妇产科常见病治疗进展

主编 贾　璐　闫艳荣　李春梅　齐玉玲
刘　霞　李利霞　何顺之

黑龙江科学技术出版社
HEILONGJIANG SCIENCE AND TECHNOLOGY PRESS

图书在版编目（CIP）数据

妇产科常见病治疗进展 / 贾璐等主编. -- 哈尔滨：黑龙江科学技术出版社，2023.7

ISBN 978-7-5719-2006-7

Ⅰ．①妇… Ⅱ．①贾… Ⅲ．①妇产科病—常见病—诊疗 Ⅳ．①R71

中国国家版本馆CIP数据核字（2023）第107040号

妇产科常见病治疗进展

FUCHANKE CHANGJIANBING ZHILIAO JINZHAN

主　　编　贾　璐　闫艳荣　李春梅　齐玉玲　刘　霞　李利霞　何顺之
责任编辑　陈兆红
封面设计　宗　宁
出　　版　黑龙江科学技术出版社
　　　　　地址：哈尔滨市南岗区公安街70-2号　邮编：150007
　　　　　电话：（0451）53642106　传真：（0451）53642143
　　　　　网址：www.lkcbs.cn
发　　行　全国新华书店
印　　刷　黑龙江龙江传媒有限责任公司
开　　本　787 mm×1092 mm　1/16
印　　张　23.25
字　　数　586千字
版　　次　2023年7月第1版
印　　次　2023年7月第1次印刷
书　　号　ISBN 978-7-5719-2006-7
定　　价　198.00元

编委会

◎ 主　编

贾　璐　闫艳荣　李春梅　齐玉玲

刘　霞　李利霞　何顺之

◎ 副主编

高向慧　李　娜　王莹琼　车艳芳

王　萍　彭银平　周　珍

◎ 编　委（按姓氏笔画排序）

王　萍（菏泽市成武县残联医院）

王莹琼（东莞市东坑人民医院）

车艳芳（威海市环翠区张村镇卫生院）

刘　霞（临朐县海浮山医院）

齐玉玲（安丘市人民医院）

闫艳荣（滕州市中心人民医院）

李　娜（长治市妇幼保健院）

李利霞（山东省济宁市任城区妇幼保健院）

李春梅（武汉市西湖区人民医院）

何顺之（烟台毓璜顶医院）

张丽娟（泰安市岱岳区妇幼保健院）

周　珍（江山市人民医院）

聂树霞（山东省新泰市人民医院）

贾　璐（梁山县人民医院）

高向慧（黄岛高向慧中西医结合诊所）

黄　蓉（荆楚理工学院附属中心医院/荆门市第二人民医院）

彭银平（建始县人民医院）

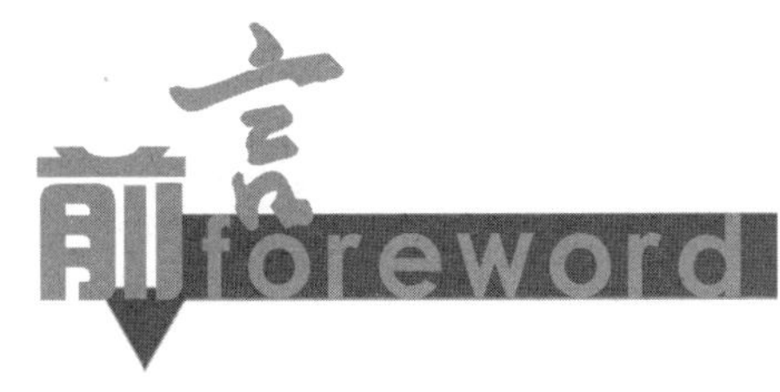

妇产科学是一门涉及面较广的医学学科。妇产科学的主要任务是对妇女生殖系统疾病的治疗与保健。随着医学科学的发展，现代医疗设备的广泛应用，妇产科常见疾病的临床诊断、鉴别诊断及治疗水平有了很大的提高。但由于许多女性对妇产科疾病缺乏应有的认识，也缺乏对身体的保健意识，加之各种不良生活习惯等因素的影响，导致一些女性疾病缠身，久治不愈。近年来，妇女健康与妇产科疾病的防治问题引起了社会广泛重视，保护妇女健康、防治妇产科疾病已成为医学上重大的攻坚任务。医务人员必须具备全面的医学理论知识、熟练的医疗技术操作能力，提高临床诊断与治疗水平，才能胜任临床医疗工作。为了提高妇产科疾病的临床诊断水平及防治疗效，保障广大妇女身心健康，同时帮助临床医学生及医师迅速提高诊断与治疗水平，我们组织编写了这本《妇产科常见病治疗进展》，旨在为妇产科医务工作者提供一本实用的临床参考书。

本书首先介绍了女性生殖器发育异常，然后主要介绍了女性生殖系统炎症、女性生殖内分泌疾病等妇产科疾病，针对疾病从病因、病理、临床表现、诊断与鉴别诊断等几方面进行详细论述；最后阐述了辅助生殖技术等知识。本书贴近临床实际，内容充实、重点突出、实用性高，有助于临床医师对妇产科疾病迅速做出正确诊断，制订有效的治疗方案，可供住院医师、进修医师及医学院校学生参考使用。

由于我们编写时间仓促、缺乏经验，书中存在的不足和错误之处恳请各位读者予以指正，以便进一步修订完善。

《妇产科常见病治疗进展》编委会

2023 年 3 月

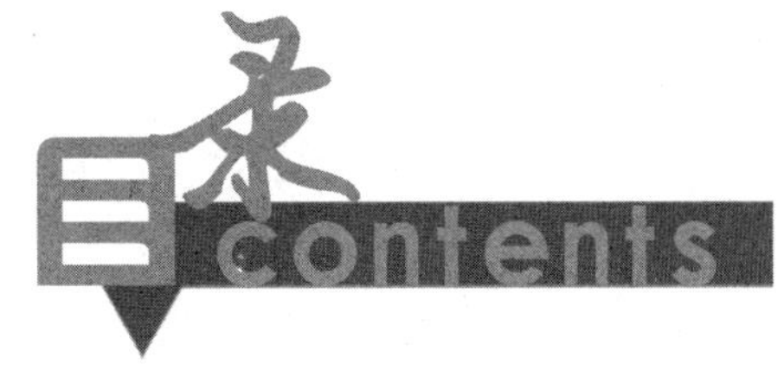
目录
contents

第一章

女性生殖器发育异常

第一节　外生殖器发育异常

女性外生殖器发育异常中较常见的有处女膜闭锁和外生殖器男性化。

一、处女膜闭锁

处女膜闭锁又称无孔处女膜，是发育过程中、阴道末端的泌尿生殖窦组织未腔化所致。由于无孔处女膜使阴道和外界隔绝，故阴道分泌物或月经初潮的经血排出受阻，积聚在阴道内。有时经血可经输卵管倒流至腹腔。若不及时切开，反复多次的月经来潮使积血增多，发展为子宫腔积血，输卵管可因积血粘连而伞端闭锁。

(一)临床表现

绝大多数患者至青春期发生周期性下腹坠痛，呈进行性加剧。严重者可引起肛门或阴道部胀痛和尿频等症状。检查可见处女膜膨出，表面呈蓝紫色；肛诊可扪及阴道膨隆，凸向直肠；并可扪及盆腔肿块，用手指按压肿块可见处女膜向外膨隆更明显。偶有幼女因大量黏液潴留在阴道内，导致处女膜向外凸出而确诊。盆腔B超检查可见子宫和阴道内有积液。

(二)治疗

先用粗针穿刺处女膜膨隆部，抽出积血可以送检进行细菌培养及抗生素敏感试验，而后再X形切开，排出积血，常规检查宫颈是否正常，切除多余的处女膜瓣，修剪处女膜，再用可吸收缝线缝合切口边缘，使开口成圆形，必要时术后给予抗感染药物。

二、外生殖器男性化

外生殖器男性化系外生殖器分化发育过程中受到大量雄激素影响所致。常见于真两性畸形、先天性肾上腺皮质增生或母体在妊娠早期接受具有雄激素作用的药物治疗。

(1)真两性畸形：染色体核型多为46，XX；46，XX/46，XY嵌合体；46XY少见。患者体内同时存在睾丸和卵巢两种性腺组织，较多见的是性腺内含有卵巢与睾丸组织，又称卵睾；也可能是一侧为卵巢，另一侧为睾丸。真两性畸形患者外生殖器的形态很不一致，多数为阴蒂肥大或阴茎偏小。

(2)先天性肾上腺皮质增生:为常染色体隐性遗传性疾病。是胎儿肾上腺皮质合成皮质酮或皮质醇的酶(如21-羟化酶、11β-羟化酶和3β-羟类固醇脱氢酶)缺乏,不能将17α-羟孕酮羟化为皮质醇或不能将孕酮转化为皮质酮,因此,其前质积聚,并向雄激素转化,产生大量雄激素。

(3)副中肾管无效抑制引起的异常:表现为外生殖器模糊,如雄激素不敏感综合征(即睾丸女性化综合征),患者虽然存在男性性腺,但因其雄激素敏感细胞质受体蛋白基因缺失,雄激素未能发挥正常的功能,副中肾管抑制因子水平低下,生殖器向副中肾管方向分化,形成女性外阴及部分阴道,使基因型为男性的患者出现女性表型。

(4)外在因素:影响生殖器官的药物主要为激素类药物。妊娠早期服用雄激素类药物,可发生女性胎儿阴道下段发育不全,阴蒂肥大及阴唇融合等发育异常;妊娠晚期服用雄激素可致阴蒂肥大。

(一)临床表现

阴蒂肥大,有时显著增大似男性阴茎。严重者伴有阴唇融合,两侧大阴唇肥厚有皱,并有不同程度的融合,类似阴囊。

(二)诊断

1.病史和体征

询问患者母亲在妊娠早期是否曾接受具有雄激素作用的药物治疗,家族中有无类似畸形患者。检查时应了解阴蒂大小,尿道口与阴道口的位置,有无阴道和子宫。同时检查腹股沟与大阴唇,了解有无异位睾丸。

2.实验室检查

疑真两性畸形或先天性肾上腺皮质增生时,应检查染色体核型。前者染色体核型多样;后者则为46,XX。应行血内分泌测定,血睾酮呈高值;有条件者可查血清17α-羟孕酮值,数值呈增高表现。

3.影像学检查

超声检查了解盆腔内性腺情况,必要时可磁共振显像帮助诊断。

4.性腺活检

可通过腹腔镜检查进行性腺活检,确诊是否为真两性畸形。

(三)治疗

应尊重患者的性别取向决定手术方式。多数取向女性,可行肥大阴蒂部分切除,使保留的阴蒂接近正常女性阴蒂大小,同时手术矫正外阴部其他畸形。

1.真两性畸形

腹腔内或腹股沟处的睾丸易发生恶变,应将腹腔内或腹股沟处的睾丸或卵睾切除,保留与外生殖器相适应的性腺,并按照患者意愿、患者疾病特点及家人愿望等因素确定性别取向。

2.先天性肾上腺皮质增生

先给予肾上腺皮质激素治疗,减少血清睾酮含量至接近正常水平,再做阴蒂部分切除整形术和其他畸形的相应矫正手术。

(李春梅)

第二节　阴道发育异常

阴道由副中肾管(又称米勒管)和泌尿生殖窦发育而来。在胚胎第6周,在中肾管(又称午非管)外侧,体腔上皮向外壁中胚叶凹陷成沟,形成副中肾管。双侧副中肾管融合形成子宫和部分阴道。胚胎6~7周,原始泄殖腔被尿直肠隔分隔为泌尿生殖窦。在胚胎第9周,双侧副中肾管下段融合,其间的纵形间隔消失,形成子宫阴道管。泌尿生殖窦上端细胞增生,形成实质性的窦阴道球,并进一步增殖形成阴道板。自胚胎11周起,阴道板开始腔化,形成阴道。目前大多数研究认为,阴道是副中肾管在雌激素的影响下发育而成的,从胚胎第5周体腔上皮卷折到胚胎第8周与泌尿生殖窦融合,其间任何时间副中肾管发育停止,泌尿生殖窦发育成阴道的过程都会停止。因此副中肾管的形成和融合过程异常及其他致畸因素均可引起阴道的发育异常。

阴道发育异常可分为3类:先天性无阴道、副中肾管尾端融合异常和阴道腔化障碍。临床上可见以下几种异常。

一、先天性无阴道

先天性无阴道是双侧副中肾管发育不全或双侧副中肾管尾端发育不良所致。目前所知,先天性无阴道既非单基因异常的结果,也非致癌物质所致。发生率为1/5 000~1/4 000,先天性无阴道几乎均合并无子宫或仅有始基子宫,卵巢功能多为正常。

(一)临床表现

原发性闭经及性生活困难。极少数具有内膜组织的始基子宫患者因经血无正常流出通道,可表现为周期性腹痛。检查可见患者体格、第二性征及外阴发育正常,但无阴道口,或仅在前庭后部见一浅凹。偶见短浅阴道盲端。常伴子宫发育不良(无子宫或始基子宫)。45%~50%的患者伴有泌尿道异常,10%伴有脊椎异常。此病须与处女膜闭锁和雄激素不敏感综合征相鉴别。肛诊时,处女膜闭锁可扪及阴道内肿块,向直肠膨隆,子宫正常或增大,B超检查有助于鉴别诊断。雄激素不敏感综合征为X连锁隐性遗传病,染色体核型为46,XY;血清睾酮为男性水平。而先天性无阴道为46,XX;血清睾酮为女性水平。

(二)治疗

1.模具顶压法

用木质或塑料阴道模具压迫阴道凹陷,使其扩张并延伸到接近正常阴道的长度。适用于无子宫且阴道凹陷组织松弛者。

2.阴道成形术

方法多种,各有利弊。常见术式:羊膜阴道成形术、盆腔腹膜阴道成形术、乙状结肠代阴道术、皮瓣阴道成形术和外阴阴道成形术等多种方法。若有正常子宫,应设法使阴道与宫颈连通。

二、阴道闭锁

(一)定义

阴道闭锁为泌尿生殖窦未参与形成阴道下段所致。根据闭锁的解剖学特点将其分为两种类型。Ⅰ型阴道闭锁：闭锁位于阴道下段，长度为2～3cm，其上多为正常阴道，子宫体及宫颈均正常。Ⅱ型阴道闭锁：即阴道完全闭锁，多合并有子宫颈发育不良，子宫体正常或畸形，内膜可有正常分泌功能。

（二）临床表现

症状与处女膜闭锁相似，绝大多数表现为青春期后出现逐渐加剧的周期性下腹痛，但无月经来潮。严重者伴有便秘、肛门坠胀、尿频或尿潴留等症状。检查时无阴道开口，但闭锁处黏膜表面色泽正常，亦不向外膨隆，肛查可扪及向直肠凸出的阴道积血包块，其位置较处女膜闭锁高。

（三）治疗

治疗应尽早手术。

1.Ⅰ型阴道闭锁

术时应先用粗针穿刺阴道黏膜，抽到积血并以此为指示点，切开闭锁段阴道，排出积血，常规检查宫颈是否正常，切除多余闭锁的纤维结缔组织，充分扩张闭锁段阴道，利用已游离的阴道黏膜覆盖创面。术后放置模型，定期扩张阴道以防粘连、瘢痕挛缩。

2.Ⅱ型阴道闭锁

可先行腹腔镜探查术，了解子宫发育情况、盆腔内有无子宫内膜异位及粘连。对子宫畸形、子宫发育不良或继发重度子宫内膜异位症者，可切除子宫。如保留子宫则需行阴道成形术、宫颈再造术及阴道子宫接通术，且手术效果欠佳。

三、阴道纵隔

（一）定义

阴道纵隔为双侧副中肾管会合后，其尾端纵隔未消失或部分消失所致。纵隔多位于正中，也可偏于一侧或同时伴有一侧的阴道下段闭锁。可分为完全纵隔与不完全纵隔两种。完全纵隔也称双阴道，常合并双宫颈、双子宫。

（二）临床表现

(1)阴道完全纵隔者无症状，不影响性生活，也可经阴道分娩。不完全纵隔者可有性交困难或不适，或分娩时胎先露下降受阻，导致产程进展缓慢。

(2)妇科检查即可确诊：阴道检查可见阴道被一纵形黏膜壁分为两条纵行通道，黏膜壁上端近宫颈，完全纵隔下端达阴道口，不完全纵隔未达阴道口。

（三）治疗

如无症状、不影响性生活和分娩者，可不予治疗，否则应行纵隔切除术，缝合创面，以防粘连。如分娩时发现且阻碍先露下降时，可将纵隔中央切断，胎儿娩出后再将多余的黏膜瓣切除，缝合黏膜边缘。

四、阴道斜隔

（一）定义

阴道斜隔或阴道斜隔综合征：阴道纵隔末端偏离中线向一侧倾斜与阴道壁融合，形成双阴道，一侧与外界相通，另一侧为阴道盲端或有孔，常合并双子宫、双宫颈，伴有同侧泌尿系统发育异常。

病因尚不明确。可能是副中肾管向下延伸未到泌尿生殖窦形成一盲端所致。

(二)病理分型

1.Ⅰ型为无孔斜隔

隔后的子宫与外界及另侧子宫完全隔离,宫腔积血聚积在隔后腔。

2.Ⅱ型为有孔斜隔

隔上有一数毫米的小孔,隔后子宫与另侧子宫隔绝,经血通过小孔滴出,引流不畅。

3.Ⅲ型为无孔斜隔合并宫颈瘘管

在两侧宫颈间或隔后腔与对侧宫颈之间有小瘘管,有隔一侧子宫经血可通过另一侧宫颈排出,引流亦不通畅。

(三)临床表现

发病年龄较轻,月经周期正常,三型均有痛经。

1.Ⅰ型

痛经较重,平时一侧下腹痛。阴道内可触及侧方包块,张力大;宫腔积血时可触及增大子宫;如经血逆流,附件区可触及包块。

2.Ⅱ型及Ⅲ型

经期延长,月经间期阴道少量褐色分泌物或陈旧血淋漓不净,脓性分泌物有臭味。检查阴道侧壁或侧穹隆可触及囊性肿物,张力较小,压迫时有陈旧血流出。

(四)诊断

月经周期正常,有痛经及一侧下腹痛;经期延长,经间期淋漓出血,分泌物增多有异味。妇科检查一侧穹隆或阴道壁有囊肿,增大子宫及附件肿物。局部消毒后在囊肿下部穿刺,抽出陈旧血,即可诊断。B超检查可见一侧宫腔积血,阴道旁囊肿,同侧肾阙如。子宫碘油造影检查可显示Ⅲ型者宫颈间的瘘管。有孔斜隔注入碘油,可了解隔后腔情况。必要时应做泌尿系统造影检查。

(五)治疗

斜隔切开引流,由囊壁小孔或穿刺定位,上下剪开斜隔,暴露宫颈。沿斜隔附着处,做菱形切除,边缘电凝止血或油纱卷压迫24～48小时,一般不放置阴道模型。

五、阴道横隔

(一)定义

两侧副中肾管会合后与泌尿生殖窦相接处未贯通,或阴道板腔道化时在不同部位未完全腔化贯通致阴道横隔形成。横隔可位于阴道的任何水平,以中上段交界处为多见。隔上有小孔称不全性横隔,无孔称完全性横隔。

(二)临床表现

1.不全性横隔

临床症状因横隔位置高低、孔径大小而有不同表现。如孔大、位置高,经血通畅、不影响性生活者,可无不适症状。个别在分娩时影响胎先露下降才得以发现。如横隔上孔小,则经血不畅、淋漓不净,易感染,有异味白带。检查见阴道短,横隔上有孔,看不到宫颈。

2.完全性横隔

原发性闭经伴周期性腹痛,症状同Ⅰ型阴道闭锁。肛查:阴道上方囊性包块,子宫可增大。

（三）诊断

根据症状及妇科检查不难诊断。当横隔位于阴道顶端，接近宫颈时，应了解有无宫颈先天性闭锁。B超或磁共振有助于诊断。

（四）治疗

因横隔可影响分娩，完全性横隔可阻碍经血排出，故发现横隔应及时切开，环形切除多余部分，间断缝合创面切缘。术后需放置模型，以防粘连。如分娩时发现横隔，横隔薄者可切开横隔，经阴道分娩。如横隔较厚，应行剖宫产术，并将横隔上的小孔扩大，以利恶露排出。

（李　娜）

第三节　宫颈及子宫发育异常

宫颈形成约在胚胎14周，由于副中肾管尾端发育不全或发育停滞所致宫颈发育异常，主要包括宫颈阙如、宫颈闭锁、先天性宫颈管狭窄、宫颈角度异常、先天性宫颈延长症伴宫颈管狭窄、双宫颈等宫颈发育异常。

一、先天性宫颈闭锁

临床上罕见。若患者子宫内膜有功能时，青春期后可因宫腔积血而出现周期性腹痛，经血还可经输卵管逆流入腹腔，引起盆腔子宫内膜异位症。治疗可手术穿通宫颈，建立人工子宫阴道通道或行子宫切除术。

二、子宫发育异常

子宫发育异常是女性生殖器官发育异常中最常见的一种，是因副中肾管在胚胎时期发育、融合、吸收的某一过程停滞所致。

（一）子宫未发育或发育不良

1.先天性无子宫

因双侧副中肾管形成子宫段未融合，退化所致。常合并无阴道。卵巢发育正常。

2.始基子宫

双侧副中肾管融合后不久即停止发育，子宫极小，仅长1～3 cm。多数无宫腔或为一实体肌性子宫。偶见始基子宫有宫腔和内膜。卵巢发育可正常。

3.幼稚子宫

双侧副中肾管融合后不久即停止发育，子宫极小，卵巢发育正常。

(1)临床表现：先天性无子宫或实体性的始基子宫无症状。常因青春期后无月经就诊，经检查才发现。具有宫腔和内膜的始基子宫、若宫腔闭锁或无阴道者，可因月经血潴留或经血倒流出现周期性腹痛。幼稚子宫月经稀少或初潮延迟，常伴痛经。检查可见子宫体小，宫颈相对较长，宫体与宫颈之比为1∶1或2∶3。子宫可呈极度前屈或后屈。

(2)治疗：先天性无子宫、实体性始基子宫可不予处理。始基子宫或幼稚子宫有周期性腹痛提示存在宫腔积血者，需手术切除。

(二)单角子宫与残角子宫

1.单角子宫

仅一侧副中肾管正常发育形成单角子宫,同侧卵巢功能正常。另侧副中肾管完全未发育或未形成管道,未发育侧卵巢、输卵管和肾脏亦往往同时阙如。

2.残角子宫

一侧副中肾管发育,另一侧副中肾管中下段发育缺陷,形成残角子宫。有正常输卵管和卵巢,但常伴有同侧泌尿器官发育畸形。约65%单角子宫合并残角子宫。根据残角子宫与单角子宫解剖上的关系,分为3种类型:Ⅰ型残角子宫有宫腔,并与单角子宫腔相通;Ⅱ型残角子宫有宫腔,但与单角子宫腔不相通;Ⅲ型为实体残角子宫,仅以纤维带相连单角子宫。

(1)临床表现:单角子宫无症状。残角子宫若内膜有功能,但其宫腔与单角宫腔不相通者,往往因月经血倒流或宫腔积血出现痛经,也可发生子宫内膜异位症。检查可见单角子宫偏小、梭形、偏离中线。伴有残角子宫者可在子宫一侧扪及较子宫小的硬块,易误诊卵巢肿瘤。若残角子宫腔积血时可扪及肿块,有触痛,残角子宫甚至较单角子宫增大。子宫输卵管碘油造影、B超检查、磁共振显像有助于正确诊断。

(2)治疗:单角子宫不予处理。孕期加强监护,及时发现并发症予以处理。非孕期Ⅱ型残角子宫确诊后应切除。早、中期妊娠诊断明确,及时切除妊娠的残角子宫,避免子宫破裂。晚期妊娠行剖宫产后,需警惕胎盘粘连或胎盘植入,造成产后大出血。切除残角子宫时将同侧输卵管间质部、卵巢固有韧带及圆韧带固定于发育对侧宫角部位。

(三)双子宫

双子宫为两侧副中肾管未融合,各自发育形成两个子宫和两个宫颈。两个宫颈可分开或相连;宫颈之间也可有交通管,也可为一侧子宫颈发育不良、阙如,常有一小通道与对侧阴道相通。双子宫可伴有阴道纵隔或斜隔。

1.临床表现

患者多无自觉症状。伴有阴道纵隔可有性生活不适。伴阴道无孔斜隔时可出现痛经;伴有孔斜隔者于月经来潮后有阴道少量流血,呈陈旧性且淋漓不尽,或少量褐色分泌物。检查可扪及子宫呈分叉状。宫腔探查或子宫输卵管碘油造影可见两个宫腔。伴阴道纵隔或斜隔时,检查可见相应的异常。

2.治疗

一般不予处理。当有反复流产,应除外染色体、黄体功能及免疫等因素。伴阴道斜隔应做隔切除术。

(四)双角子宫

双角子宫是双侧中肾管融合不良所致,分两类:①完全双角子宫(从宫颈内口处分开);②不全双角子宫(宫颈内口以上处分开)。

1.临床表现

一般无症状。有时双角子宫月经量较多并伴有程度不等的痛经。检查可扪及宫底部有凹陷。B超检查、磁共振显像和子宫输卵管碘油造影有助于诊断。

2.治疗

双角子宫一般不予处理。若双角子宫出现反复流产时,应行子宫整形术。

（五）纵隔子宫

纵隔子宫为双侧副中肾管融合后，纵隔吸收受阻所致，分两类：①完全纵隔子宫（纵隔由宫底至宫颈内口之下）；②不全纵隔子宫（纵隔终止于宫颈内口之上）。

1.临床表现

一般无症状。纵隔子宫可致不孕。纵隔子宫流产率为26%～94%，妊娠结局最差。检查可见完全纵隔者宫颈外口有一隔膜。B超检查、磁共振显像和子宫输卵管碘油造影可以辅助诊断，宫腔镜和腹腔镜联合检查可以明确诊断。

2.治疗

纵隔子宫影响生育时，宫底楔形切除纵隔是传统治疗方法。20世纪80年代后采用在腹腔镜监视下，通过宫腔镜切除纵隔是主要治疗纵隔子宫的手术方法。手术简单、安全、微创，妊娠结局良好。

（六）弓形子宫

弓形子宫为宫底部发育不良，中间凹陷，宫壁略向宫腔突出。

1.临床表现

一般无症状。检查可扪及宫底部有凹陷；凹陷浅者可能为弓形子宫。B超、磁共振显像和子宫输卵管碘油造影有助于诊断。

2.治疗

弓形子宫一般不予处理。若出现反复流产时，应行子宫整形术。

（七）己烯雌酚所致的子宫发育异常

妊娠2个月内服用己烯雌酚（DES）可导致副中肾管的发育缺陷，女性胎儿可发生子宫发育不良，如狭小T形宫腔、子宫狭窄带、子宫下段增宽及宫壁不规则。其中，以T形宫腔常见（42%～62%）。T形宫腔也可见于母亲未服用者DES，称DES样子宫。

1.临床表现

一般无症状，常在子宫输卵管碘油造影检查时发现。由于DES可致宫颈功能不全，故早产率增加。妇科检查无异常。诊断依靠子宫输卵管碘油造影。

2.治疗

一般不予处理。宫颈功能不全者可在妊娠14～16周行宫颈环扎术。

（王莹琼）

第四节　输卵管发育异常

输卵管发育异常罕见，是副中肾管头端发育受阻，常与子宫发育异常同时存在。几乎均在因其他病因手术时偶然发现。

一、输卵管缺失或痕迹

输卵管痕迹或单侧输卵管缺失为同侧副中肾管未发育所致。常伴有该侧输尿管和肾脏的发育异常。未见单独双侧输卵管缺失，多伴发其他内脏严重畸形，胎儿不能存活。

二、输卵管发育不全

输卵管发育不全是较常见的生殖器官发育异常。输卵管细长弯曲，肌肉不同程度的发育不全，无管腔或部分管腔不通畅造成不孕，有憩室或副口是异位妊娠的原因之一。

三、副输卵管

单侧或双侧输卵管之上附有一稍小、但有伞端的输卵管。有的与输卵管之间有交通，有的不通。

四、单侧或双侧有两条发育正常的输卵管

两条发育正常的输卵管均与宫腔相通。

治疗：若不影响妊娠，无须处理。

（彭银平）

第五节　卵巢发育异常

卵巢发育异常因原始生殖细胞迁移受阻或性腺形成移位异常所致，有以下几种情况。

一、卵巢未发育或发育不良

单侧或双侧卵巢未发育极罕见。单侧或双侧发育不良卵巢外观色白，细长索状，又称条索状卵巢。发育不良卵巢切面仅见纤维组织，无卵泡。临床表现为原发性闭经或初潮延迟、月经稀少和第二性征发育不良。常伴内生殖器或泌尿器官异常。多见于特纳综合征患者。B超检查、腹腔镜检查有助于诊断，必要时行活体组织检查和染色体核型检查。

二、异位卵巢

卵巢形成后仍停留在原生殖嵴部位，未下降至盆腔内。卵巢发育正常者无症状。

三、副卵巢

罕见。一般远离正常卵巢部位，可出现在腹膜后。无症状，多在因其他疾病手术时发现。

治疗：若条索状卵巢患者染色体核型为XY，卵巢发生恶变的频率较高，确诊后应予切除。

临床特殊情况的思考和建议如下。

(1)副中肾管无效抑制引起的异常：性腺发育异常合并副中肾管无效抑制时，表现为外生殖器模糊，如雄激素不敏感综合征。患者虽然存在男性性腺，但其雄激素敏感细胞质受体蛋白基因缺失，雄激素未能发挥正常的功能，副中肾管抑制因子水平低下，生殖器向副中肾管方向分化，形成女性外阴及部分阴道发育。临床上常表现为雄激素不敏感综合征，该类患者其基因性别是染色体46，XY。患者女性第二性征幼稚型，无月经来潮，阴道发育不全，无子宫或残角子宫，雄激素达男性水平，但无男性外生殖器，性腺未下降至阴囊，多位于盆腔或腹股沟部位，但是为满足其

社会性别的需要，阴道发育不良者，在患者有规律性生活时行阴道重建手术。可考虑行腹膜代阴道、乙状结肠代阴道，阴道模具顶压法等治疗，同时切除性腺，手术后激素替代维持女性第二性征。阴道部分发育者，只需切除性腺即可。

(2)女性生殖道畸形患者发生泌尿系统畸形：由于生殖系统与泌尿系统在原始胚胎的发生发展过程中互为因果、相互影响，因此，生殖系统畸形往往合并泌尿系统畸形，特别是生殖道不对称性畸形如阴道斜隔综合征、残角子宫等，如阴道斜隔伴同侧肾脏阙如或异位单肾畸形，双侧或单侧马蹄肾。目前，对于生殖道畸形合并泌尿系统畸形的诊断，通常是通过患者所表现出来的痛经、月经从未来潮或下腹痛、盆腔包块等妇科症状，然后才进一步检查是否有泌尿系统畸形的。这样往往是在女性青春期以后甚至是围绝经期才得以发现，从而延误诊断，诱发妇科多种疾病的发生。同时未能对肾脏发育异常做出诊断，对单侧肾脏的功能保护也存在隐患。因此，如何早期诊断早期发现，对于生殖系统疾病的预防和泌尿系统功能的保护有非常现实的意义。诊断方法包括常规行盆腔及泌尿系统彩色三维B超检查，并行静脉肾盂造影(IVP)，必要时行输卵管碘油造影(HSG)。还可以应用腹腔镜、MRI及CT进行诊断。对于生殖道畸形合并泌尿系统畸形的治疗主要是解决患者的生殖器畸形，解除患者症状并进行生殖器整形。

(3)条索状卵巢：临床表现为原发性卵巢功能低下，大多数为原发闭经，少数患者月经初潮后来几次月经即发生闭经。临床治疗目的在于促进身材发育，第二性征及生殖道发育，建立人工周期。

(周　珍)

第二章

女性生殖系统炎症

第一节 非特异性外阴炎

非特异性外阴炎是由物理、化学等非病原体因素所致的外阴皮肤或黏膜炎症。

一、病因

外阴易受经血、阴道分泌物刺激，若患者不注意清洁，或粪瘘患者受到粪便污染刺激、尿瘘患者受到尿液长期浸渍等，均可引起非特异性炎症反应。长期穿紧身化纤内裤或经期长时间使用卫生用品所导致的物理化学刺激，如皮肤黏膜摩擦、局部潮湿、透气性差等，亦可引起非特异性外阴炎。

二、临床表现

外阴皮肤黏膜有瘙痒、疼痛、烧灼感，于活动、性交、排尿及排便时加重。急性炎症期检查见外阴充血、肿胀、糜烂，常有抓痕，严重者形成溃疡或湿疹；慢性炎症时检查可见外阴皮肤增厚、粗糙、皲裂，甚至苔藓样变。

三、治疗

治疗原则为消除病因，保持外阴局部清洁、干燥，对症治疗。

(一)病因治疗

寻找并积极消除病因，改善局部卫生。若发现糖尿病应及时治疗，若有尿瘘、粪瘘应及时行修补。

(二)局部治疗

保持外阴局部清洁、干燥，大小便后及时清洁外阴。可用0.1%聚维酮碘液或1∶5 000高锰酸钾液坐浴，每天2次，每次15～30分钟。坐浴后涂抗生素软膏或中成药药膏。也可选用中药水煎熏洗外阴部，每天1～2次。

（聂树霞）

第二节　前庭大腺炎

前庭大腺炎由病原体侵入前庭大腺所致，生育期妇女多见，幼女及绝经后期妇女少见。

一、病原体

本病多为混合性细菌感染，主要病原体为葡萄球菌、大肠埃希菌、链球菌、肠球菌。随着性传播疾病发病率的升高，淋病奈瑟菌及沙眼衣原体也成为常见病原体。

病原体侵犯腺管，初期导致前庭大腺导管炎，腺管开口往往因肿胀或渗出物凝聚而阻塞，分泌物积存不能外流，感染进一步加重则形成前庭大腺脓肿。若脓肿消退后，腺管阻塞，脓液吸收后被黏液分泌物所替代，形成前庭大腺囊肿。前庭大腺囊肿可继发感染，形成脓肿，并反复发作。

二、临床表现

前庭大腺炎起病急，多为一侧。初起时局部产生肿胀、疼痛、灼热感，检查见局部皮肤红肿、压痛明显，患侧前庭大腺开口处有时可见白色小点。若感染进一步加重，脓肿形成并快速增大，直径可达 3.6 cm，患者疼痛剧烈，行走不便，脓肿成熟时局部可触及波动感。少数患者可能出现发热等全身症状，腹股沟淋巴结可呈不同程度增大。当脓肿内压力增大时，表面皮肤黏膜变薄，脓肿可自行破溃。若破孔大，可自行引流，炎症较快消退而痊愈；若破孔小，引流不畅，则炎症持续存在，并反复发作。

前庭大腺囊肿多为单侧，也可为双侧。若囊肿小且无急性感染，患者一般无自觉症状，往往于妇科检查时方被发现；若囊肿大，可感到外阴坠胀或性交不适。检查见患侧阴道前庭窝外侧肿大，在外阴部后下方可触及无痛性囊性肿物，多呈圆形、边界清楚。

三、治疗

(一)药物治疗

急性炎症发作时，需保持局部清洁，可取前庭大腺开口处分泌物做细菌培养，确定病原体。常选择使用喹诺酮或头孢菌素与甲硝唑联合抗感染。也可口服清热、解毒中药，或局部坐浴。

(二)手术治疗

前庭大腺脓肿需尽早切开引流，以缓解疼痛。切口应选择在波动感明显处，尽量靠低位以便引流通畅，原则上在内侧黏膜面切开，并放置引流条，脓液可送细菌培养。无症状的前庭大腺囊肿可随访观察；对囊肿较大或反复发作者可行囊肿造口术。

(聂树霞)

第三节 滴虫性阴道炎

滴虫性阴道炎是由阴道毛滴虫引起的常见阴道炎症，也是常见的性传播疾病。

一、病原体

阴道毛滴虫生存力较强，适宜在温度为 25 ～40 ℃、pH 5.2～6.6 的潮湿环境中生长，在 pH 5.0以下环境中其生长受到抑制。月经前后阴道 pH 发生变化，月经后接近中性，隐藏在腺体及阴道皱襞中的滴虫得以繁殖，滴虫性阴道炎常于月经前后发作。滴虫能消耗或吞噬阴道上皮细胞内的糖原，阻碍乳酸生成，使阴道 pH 升高。滴虫能消耗氧，使阴道成为厌氧环境，易致厌氧菌繁殖，约 60％患者同时合并细菌性阴道病。阴道毛滴虫还能吞噬精子，影响精子在阴道内存活。滴虫不仅寄生于阴道，还常侵入尿道或尿道旁腺，甚至膀胱、肾盂，可以引发多种症状。

二、传播方式

经性交直接传播是其主要传播方式。滴虫可寄生于男性的包皮皱褶、尿道或前列腺中，男性由于感染滴虫后常无症状，易成为感染源。也可经公共浴池、浴盆、浴巾、游泳池、坐式便器、衣物、污染的器械及敷料等间接传播。

三、临床表现

潜伏期为 4～28 天。25％～50％患者感染初期无症状，主要症状是阴道分泌物增多及外阴瘙痒，间或出现灼热、疼痛、性交痛等。分泌物典型特点为稀薄脓性、泡沫状、有异味。分泌物灰黄色、黄白色呈脓性是因其中含有大量白细胞。若合并其他感染，则呈黄绿色；呈泡沫状、有异味是滴虫无氧酵解碳水化合物产生腐臭气体所致。瘙痒部位主要为阴道口及外阴。若合并尿道感染，可有尿频、尿痛的症状，有时可有血尿。检查见阴道黏膜充血，严重者有散在出血点，甚至宫颈有出血斑点，形成“草莓样”宫颈；部分无症状感染者阴道黏膜无异常改变。

四、诊断

根据典型临床表现容易诊断，阴道分泌物中找到滴虫即可确诊。最简便的方法是湿片法，取 0.9％氯化钠温溶液 1 滴放于玻片上，在阴道侧壁取典型分泌物混于其中，立即在低倍光镜下寻找滴虫。显微镜下可见到呈波状运动的滴虫及增多的白细胞被推移。此方法的敏感性为60％～70％，阴道分泌物智能化检测系统及分子诊断技术可提高滴虫检出率。取分泌物前 24～48 小时避免性交、阴道灌洗或局部用药。取分泌物时阴道窥器不涂润滑剂，分泌物取出后应及时送检并注意保暖，否则滴虫活动力减弱，造成辨认困难。分泌物革兰染色涂片检查会使滴虫活动减弱造成检出率下降。

本病应与需氧菌性阴道炎（aerobic vaginitis，AV）相鉴别，两者阴道分泌物性状相似，稀薄、泡沫状、有异味。主要通过实验室检查鉴别。滴虫性阴道炎湿片检查可见滴虫，而 AV 常见的病原菌为B 族链球菌、葡萄球菌、大肠埃希菌及肠球菌等需氧菌，镜下可见大量中毒白细胞和大量杂菌，乳杆菌减少或消失，阴道分泌物中凝固酶和葡萄糖醛酸苷酶可呈阳性。

此外，因滴虫性阴道炎可合并其他性传播疾病，如 HIV、黏液脓性宫颈炎等，诊断时需特别注意。

五、治疗

滴虫性阴道炎患者可同时存在尿道、尿道旁腺、前庭大腺多部位滴虫感染，治愈此病需全身用药，并避免阴道冲洗。主要治疗药物为硝基咪唑类药物。

（一）全身用药

初次治疗可选择甲硝唑 2 g，单次口服；或替硝唑 2 g，单次口服；或甲硝唑 400 mg，每天 2 次，连服 7 天。口服药物的治愈率达 90%～95%。服用甲硝唑者，服药后 12～24 小时间避免哺乳；服用替硝唑者，服药后 3 天内避免哺乳。

（二）性伴侣的治疗

滴虫性阴道炎主要由性行为传播，性伴侣应同时进行治疗，并告知患者及性伴侣治愈前应避免无保护性行为。

（三）随访及治疗失败的处理

由于滴虫性阴道炎患者再感染率很高，最初感染 3 个月内需要追踪、复查。若治疗失败，对甲硝唑 2 g 单次口服者，可重复应用甲硝唑 400 mg，每天 2 次，连服 7 天；或替硝唑 2 g，单次口服。对再次治疗后失败者，可给予甲硝唑 2 g，每天 1 次，连服 5 天；或替硝唑 2 g，每天 1 次，连服 5 天。为避免重复感染，对密切接触的用品如内裤、毛巾等建议高温消毒。

（四）妊娠期滴虫性阴道炎的治疗

妊娠期滴虫性阴道炎可导致胎膜早破、早产及低出生体重儿等不良妊娠结局。妊娠期治疗的目的主要是减轻患者症状。目前对甲硝唑治疗能否改善滴虫性阴道炎的不良妊娠结局尚无定论。治疗方案为甲硝唑 400 mg，每天 2 次，连服 7 天。甲硝唑虽可透过胎盘，但未发现妊娠期应用甲硝唑会增加胎儿畸形或机体细胞突变的风险。但替硝唑在妊娠期应用的安全性尚未确定，应避免应用。

（聂树霞）

第四节　外阴阴道假丝酵母菌病

外阴阴道假丝酵母菌病（vulvovaginal candidiasis，VVC）曾称念珠菌性阴道炎，是由假丝酵母菌引起的常见外阴阴道炎症。国外资料显示，约有 75% 的妇女一生中至少患过 1 次 VVC，45% 的妇女经历过 2 次或 2 次以上的发病。

一、病原体及诱发因素

80%～90% 病原体为白假丝酵母菌，10%～20% 病原体为光滑假丝酵母菌、近平滑假丝酵母菌、热带假丝酵母菌等。假丝酵母菌适宜在酸性环境中生长，其阴道 pH 通常小于 4.5。假丝酵母菌对热的抵抗力不强，加热至 60 ℃，1 小时即死亡；但对干燥、日光、紫外线及化学制剂等因素

的抵抗力较强。白假丝酵母菌为双相菌，有酵母相和菌丝相。酵母相为孢子，在无症状寄居及传播中起作用；菌丝相为孢子伸长形成假菌丝，具有侵袭组织的能力。10%～20%的非孕妇女及30%的孕妇阴道中可能黏附有假丝酵母菌寄生，但菌量极少，呈酵母相，并不引起炎症反应；在宿主全身及阴道局部细胞免疫能力下降时，假丝酵母菌转化为菌丝相，大量繁殖生长侵袭组织，引起炎症反应。发病的常见诱因有长期应用广谱抗生素、妊娠、糖尿病、大量应用免疫抑制剂及接受大量雌激素治疗等，胃肠道假丝酵母菌感染者粪便污染阴道、穿紧身化纤内裤及肥胖使外阴局部温度与湿度增加，也是发病的影响因素。

二、传播途径

主要为内源性传染，假丝酵母菌作为机会致病菌，除阴道外，也可寄生于人的口腔、肠道，这3个部位的假丝酵母菌可互相传染，也可通过性交直接传染。少部分患者通过接触感染的衣物间接传染。

三、临床表现

主要表现为外阴阴道瘙痒、阴道分泌物增多。外阴阴道瘙痒症状明显，持续时间长，严重者坐立不安，以夜晚更加明显。部分患者有外阴部灼热痛、性交痛及排尿痛，尿痛是排尿时尿液刺激水肿的外阴所致。阴道分泌物的特征为白色稠厚，呈凝乳状或豆腐渣样。妇科检查可见外阴红斑、水肿，可伴有抓痕，严重者可见皮肤皲裂、表皮脱落。阴道黏膜红肿、小阴唇内侧及阴道黏膜附有白色块状物，擦除后露出红肿黏膜面，急性期还可见到糜烂及浅表溃疡。

外阴阴道假丝酵母菌病可分为单纯性 VVC 和复杂性 VVC，后者占 10%～20%。单纯性 VVC 包括非孕期妇女发生的散发性、白假丝酵母菌所致的轻或中度 VVC；复杂性 VVC 包括非白假丝酵母菌所致的 VVC、重度 VVC、复发性 VVC、妊娠期 VVC 或其他特殊患者如未控制的糖尿病、免疫低下者所患 VVC。

四、诊断

对有阴道炎症症状或体征的妇女，若在阴道分泌物中找到假丝酵母菌的芽生孢子或假菌丝即可确诊。可用湿片法或革兰染色检查分泌物中的芽生孢子和假菌丝。湿片法多采用 10%氢氧化钾溶液，可溶解其他细胞成分，提高假丝酵母菌检出率。对于有症状而多次湿片法检查为阴性或治疗效果不好的难治性 VVC 病例，可采用培养法同时行药敏试验。

VVC 合并细菌性阴道病、滴虫性阴道炎是常见的阴道混合性感染的类型，实验室检查可见到两种或以上致病微生物。pH 测定具有鉴别意义，若 VVC 患者阴道分泌物 pH＞4.5，需要特别注意存在混合感染的可能性，尤其是合并细菌性阴道病的混合感染。

本病症状及分泌物性状与细胞溶解性阴道病（cytolytic vaginosis，CV）相似，应注意鉴别。CV 主要由乳杆菌过度繁殖，pH 过低，导致阴道鳞状上皮细胞溶解破裂而引起相应临床症状的一种疾病。常见临床表现为外阴瘙痒、阴道烧灼样不适，阴道分泌物性质为黏稠或稀薄的白色干酪样。两者主要通过实验室检查鉴别，VVC 镜下可见到芽生孢子及假菌丝，而 CV 可见大量乳杆菌和上皮溶解后细胞裸核。

五、治疗

消除诱因，根据患者情况选择局部或全身抗真菌药物，以局部用药为主。

(一)消除诱因

及时停用广谱抗生素、雌激素等药物，积极治疗糖尿病。患者应勤换内裤，用过的毛巾等生活用品用开水烫洗。

(二)单纯性 VVC

常采用唑类抗真菌药物。

1.局部用药

可选用下列药物放置于阴道深部：①克霉唑制剂，克霉唑阴道片 1 片(500 mg)，单次用药；或克霉唑栓每晚 1 粒(150 mg)，连用 7 天。②咪康唑制剂，硝酸咪康唑栓每晚 1 粒(200 mg)，连用 7 天；或硝酸咪康唑阴道软胶囊每晚 1 粒(400 mg)，连用 3 天。③制霉菌素制剂，制霉菌素阴道泡腾片每晚 1 片(10 万单位)，连用 10～14 天。

2.全身用药

对未婚妇女及不宜采用局部用药者，可选用口服药物。常用药物：氟康唑 150 mg，顿服。

(三)复杂性 VVC

(1)重度 VVC：在单纯性 VVC 治疗的基础上延长 1 个疗程的治疗时间。若为口服或局部用药一天疗法的方案，则在 72 小时后加用 1 次；若为局部用药 3～7 天的方案，则延长为 7～14 天。

(2)复发性外阴阴道假丝酵母菌病(recurrent vulvovaginal candidiasis，RVVC)：1 年内有症状并经真菌学证实的 VVC 发作 4 次或以上，称为 RVVC。治疗重点在于积极寻找并去除诱因，预防复发。抗真菌治疗方案分为强化治疗与巩固治疗，根据培养和药物敏感试验选择药物。在强化治疗达到真菌学治愈后，给予巩固治疗半年。强化治疗方案即在单纯性 VVC 治疗的基础上延长 1～2 个疗程的治疗时间。巩固治疗目前国内外尚无成熟方案，可口服氟康唑 150 mg，每周 1 次，连续 6 个月；也可根据复发规律，每月给予 1 个疗程局部用药，连续 6 个月。

在治疗前建议作阴道分泌物真菌培养同时行药敏试验。治疗期间定期复查监测疗效，并注意药物不良反应，一旦出现肝功能异常等不良反应，立即停药，待不良反应消失更换其他药物。

(3)妊娠期 VVC：以局部用药为主，以小剂量长疗程为佳，禁用口服唑类抗真菌药物。

(四)注意事项

无需对性伴侣进行常规治疗。有龟头炎症者，需要进行假丝酵母菌检查及治疗，以预防女性重复感染。男性伴侣包皮过长者，需要每天清洗，建议择期手术。症状反复发作者，需考虑阴道混合性感染及非白假丝酵母菌病的可能。

(五)随访

在治疗结束的 7～14 天，建议追踪复查。若症状持续存在或治疗后复发，可做真菌培养同时行药敏试验。对 RVVC 患者在巩固治疗的第 3 个月及第 6 个月时，建议进行真菌培养。

(王　萍)

第五节　细菌性阴道病

细菌性阴道病(bacterial vaginosis,BV)是阴道内正常菌群失调所致的、以带有鱼腥臭味的稀薄阴道分泌物增多为主要表现的混合感染。

一、病因

正常阴道菌群以乳杆菌占优势。若产生过氧化氢(H_2O_2)的乳杆菌减少,阴道 pH 升高,阴道微生态失衡,其他微生物大量繁殖,主要有加德纳菌,还有其他厌氧菌,如动弯杆菌、普雷沃菌、紫单胞菌、类杆菌、消化链球菌等,以及人型支原体感染,导致细菌性阴道病。促使阴道菌群发生变化的原因仍不清楚,可能与频繁性交、反复阴道灌洗等因素有关。

二、临床表现

带有鱼腥臭味的稀薄阴道分泌物增多是其临床特点,可伴有轻度外阴瘙痒或烧灼感,性交后症状加重。分泌物呈鱼腥臭味,是厌氧菌产生的胺类物质(尸胺、腐胺、三甲胺)所致。有 10%~40%的患者无临床症状。检查阴道黏膜无明显充血等炎症表现。分泌物呈灰白色、均匀一致、稀薄状,常黏附于阴道壁,但容易从阴道壁拭去。

三、诊断

主要采用 Amsel 临床诊断标准,下列 4 项中具备 3 项,即可诊断为细菌性阴道病,多数认为线索细胞阳性为必备条件。

(1)线索细胞阳性:取少许阴道分泌物放在玻片上,加 1 滴 0.9%氯化钠溶液混合,于高倍显微镜下寻找线索细胞。镜下线索细胞数量占鳞状上皮细胞比例大于 20%,可以诊断细菌性阴道病。线索细胞即为表面黏附了大量细小颗粒的阴道脱落鳞状上皮细胞,这些细小颗粒为加德纳菌及其他厌氧菌,使得高倍显微镜下所见的鳞状上皮细胞表面毛糙、模糊、边界不清,边缘呈锯齿状。

(2)匀质、稀薄、灰白色阴道分泌物,常黏附于阴道壁。

(3)阴道分泌物 pH>4.5。

(4)胺试验阳性:取阴道分泌物少许放在玻片上,加入 10%氢氧化钾溶液 1~2 滴,产生烂鱼肉样腥臭气味,是因胺遇碱释放氨所致。

四、治疗

治疗选用抗厌氧菌药物,主要有甲硝唑、替硝唑、克林霉素。甲硝唑可抑制厌氧菌生长而不影响乳杆菌生长,是较理想的治疗药物。

(一)全身用药

首选为甲硝唑 400 mg,口服,每天 2 次,共 7 天;其次为替硝唑 2 g,口服,每天 1 次,连服 3 天;或替硝唑 1 g,口服,每天 1 次,连服 5 天;或克林霉素 300 mg,口服,每天 2 次,连服 7 天。

不推荐使用甲硝唑 2 g 顿服。

(二)局部用药

甲硝唑制剂 200 mg,每晚 1 次,连用 7 天;或 2%克林霉素软膏阴道涂抹,每次 5 g,每晚 1 次,连用 7 天。哺乳期以选择局部用药为宜。

(三)注意事项

(1)BV 可能导致子宫内膜炎、盆腔炎性疾病及子宫切除后阴道残端感染,准备进行宫腔手术操作或子宫切除的患者即使无症状也需要接受治疗。

(2)BV 与绒毛膜羊膜炎、胎膜早破、早产、产后子宫内膜炎等不良妊娠结局有关,有症状的妊娠期患者均应接受治疗。

(3)细菌性阴道病复发者可选择与初次治疗不同的抗厌氧菌药物,也可试用阴道乳杆菌制剂恢复及重建阴道的微生态平衡。

(王　萍)

第六节　萎缩性阴道炎

萎缩性阴道炎是由雌激素水平降低、局部抵抗力下降引起的,以需氧菌感染为主的阴道炎症。常见于自然绝经或人工绝经后的妇女,也可见于产后闭经、接受药物假绝经治疗者。

一、病因

绝经后妇女因卵巢功能衰退或缺失,雌激素水平降低,阴道壁萎缩,黏膜变薄,上皮细胞内糖原减少,阴道内 pH 升高(多为 5.0～7.0),嗜酸的乳杆菌不再为优势菌,局部抵抗力降低,以需氧菌为主的其他致病菌过度繁殖,从而引起炎症。

二、临床表现

主要症状为外阴灼热不适、瘙痒,阴道分泌物稀薄,呈淡黄色;感染严重者阴道分泌物呈脓血性。可伴有性交痛。检查时见阴道皱襞消失、萎缩、菲薄。阴道黏膜充血,有散在小出血点或点状出血斑,有时见浅表溃疡。

三、诊断

根据绝经、卵巢手术史、盆腔放射治疗史及临床表现,排除其他疾病,可以诊断。阴道分泌物镜检见大量白细胞而未见滴虫、假丝酵母菌等致病菌。萎缩性阴道炎患者因受雌激素水平低落的影响,阴道上皮脱落细胞量少且多为基底层细胞。对有血性阴道分泌物者,应与生殖道恶性肿瘤进行鉴别。对出现阴道壁肉芽组织及溃疡情况者,需行局部活组织检查,与阴道癌相鉴别。

四、治疗

治疗原则为补充雌激素,增加阴道抵抗力;使用抗生素抑制细菌生长。

(一)补充雌激素

补充雌激素主要是针对病因的治疗,以增加阴道抵抗力。雌激素制剂可局部给药,也可全身给药。局部涂抹雌三醇软膏,每天1～2次,连用14天。口服替勃龙2.5 mg,每天1次,也可选用其他雌孕激素制剂连续联合用药。

(二)抑制细菌生长

阴道局部应用抗生素如诺氟沙星制剂100 mg,放于阴道深部,每天1次,7～10天为1个疗程。对阴道局部干涩明显者,可应用润滑剂。

(王　萍)

第七节　急性子宫颈炎

急性子宫颈炎是指子宫颈发生急性炎症,包括局部充血、水肿,上皮变性、坏死,黏膜、黏膜下组织、腺体周围见大量中性粒细胞浸润,腺腔中可有脓性分泌物。急性子宫颈炎可由多种病原体引起,也可由物理因素、化学因素刺激或机械性子宫颈损伤、子宫颈异物伴发感染所致。

一、病因及病原体

急性子宫颈炎的病原体。①性传播疾病病原体:淋病奈瑟菌及沙眼衣原体,主要见于性传播疾病的高危人群。②内源性病原体:部分子宫颈炎发病与细菌性阴道病病原体、生殖支原体感染有关。但也有部分患者的病原体不清楚。沙眼衣原体及淋病奈瑟菌均感染子宫颈管柱状上皮,沿黏膜面扩散引起浅层感染,病变以子宫颈管明显。除子宫颈管柱状上皮外,淋病奈瑟菌还常侵袭尿道移行上皮、尿道旁腺及前庭大腺。

二、临床表现

大部分患者无症状。有症状者主要表现为阴道分泌物增多,呈黏液脓性,阴道分泌物刺激可引起外阴瘙痒及灼热感。此外,可出现经间期出血、性交后出血等症状。若合并尿路感染,可出现尿急、尿频、尿痛。妇科检查见子宫颈充血、水肿、黏膜外翻,有黏液脓性分泌物附着甚至从子宫颈管流出,子宫颈管黏膜质脆,容易诱发出血。若为淋病奈瑟菌感染,因尿道旁腺、前庭大腺受累,可见尿道口、阴道口黏膜充血、水肿及多量脓性分泌物。

三、诊断

出现两个特征性体征之一、显微镜检查子宫颈或阴道分泌物白细胞增多,可做出急性子宫颈炎症的初步诊断。子宫颈炎初步诊断后,需进一步做沙眼衣原体和淋病奈瑟菌的检测。

(1)两个特征性体征,具备一个或两个同时具备:①于子宫颈管或子宫颈管棉拭子标本上,肉眼见到脓性或黏液脓性分泌物;②用棉拭子擦拭子宫颈管时,容易诱发子宫颈管内出血。

(2)白细胞检测:子宫颈管分泌物或阴道分泌物中白细胞增多,后者需排除引起白细胞增多的阴道炎症。①子宫颈管脓性分泌物涂片作革兰染色,中性粒细胞＞30个/高倍视野;②阴道分泌物湿片检查白细胞＞10个/高倍视野。

(3)病原体检测:应作沙眼衣原体和淋病奈瑟菌的检测,以及有无细菌性阴道病及滴虫性阴道炎。检测淋病奈瑟菌常用的方法:①分泌物涂片革兰染色,查找中性粒细胞中有无革兰阴性双球菌,由于子宫颈分泌物涂片的敏感性、特异性差,不推荐用于女性淋病的诊断方法;②淋病奈瑟菌培养,为诊断淋病的“金标准”方法;③核酸检测,包括核酸杂交及核酸扩增,尤其核酸扩增方法诊断淋病奈瑟菌感染的敏感性、特异性高。

检测沙眼衣原体常用的方法:①衣原体培养,因其方法复杂,临床少用;②酶联免疫吸附试验检测沙眼衣原体抗原,为临床常用的方法;③核酸检测,包括核酸杂交及核酸扩增,尤以后者为检测沙眼衣原体感染敏感、特异的方法。但应做好质量控制,避免污染。

若子宫颈炎症进一步加重,可导致上行感染,因此对子宫颈炎患者应注意有无上生殖道感染。

四、治疗

主要为抗生素药物治疗。可根据不同情况采用经验性抗生素治疗及针对病原体的抗生素治疗。

(一)经验性抗生素治疗

对有以下性传播疾病高危因素的患者(如年龄小于 25 岁,多性伴或新性伴,并且为无保护性性交或性伴患性传播疾病),在未获得病原体检测结果前,可采用经验性抗生素治疗,方案为阿奇霉素 1 g 单次顿服;或多西环素 100 mg,每天 2 次,连服 7 天。

(二)针对病原体的抗生素治疗

对于获得病原体者,选择针对病原体的抗生素。

1.单纯急性淋病奈瑟菌性子宫颈炎

主张大剂量、单次给药,常用药物有头孢菌素及头霉素类药物。前者如头孢曲松钠 250 mg,单次肌内注射;或头孢克肟 400 mg,单次口服;也可选择头孢唑肟 500 mg,肌内注射;头孢噻肟钠 500 mg,肌内注射。后者如头孢西丁 2 g,肌内注射,加用丙磺舒 1 g 口服。另可选择氨基糖苷类抗生素中的大观霉素 4 g,单次肌内注射。

2.沙眼衣原体感染所致子宫颈炎

治疗药物主要有以下三类。①四环素类:如多西环素 100 mg,每天 2 次,连服 7 天;米诺环素 0.1 g,每天 2 次,连服 7~10 天。②大环内酯类:主要有阿奇霉素 1 g,单次顿服;或克拉霉素 0.25 g,每天 2 次,连服 7~10 天;或红霉素 500 mg,每天 4 次,连服 7 天。③氟喹诺酮类:主要有氧氟沙星 300 mg,每天 2 次,连服 7 天;或左氧氟沙星 500 mg,每天 1 次,连服 7 天;或莫西沙星 400 mg,每天 1 次,连服 7 天。

由于淋病奈瑟菌感染常伴有衣原体感染,因此,若为淋菌性子宫颈炎,治疗时除选用抗淋病奈瑟菌药物外,同时应用抗衣原体感染药物。

3.合并细菌性阴道病

同时治疗细菌性阴道病,否则将导致子宫颈炎持续存在。

(三)性伴侣的处理

若子宫颈炎患者的病原体为淋病奈瑟菌或沙眼衣原体,应对其性伴进行相应的检查及治疗。

(王　萍)

第八节　慢性子宫颈炎

慢性子宫颈炎指子宫颈间质内有大量淋巴细胞、浆细胞等慢性炎细胞浸润，可伴有子宫颈腺上皮及间质的增生和鳞状上皮化生。慢性子宫颈炎症可由急性子宫颈炎迁延而来，也可为病原体持续感染所致，病原体与急性子宫颈炎相似。

一、病理

(一)慢性子宫颈管黏膜炎

由于子宫颈管黏膜皱襞较多，感染后容易形成持续性子宫颈黏膜炎，表现为子宫颈管黏液增多及脓性分泌物，反复发作。

(二)子宫颈息肉

子宫颈息肉是子宫颈管腺体和间质的局限性增生，并向子宫颈外口突出形成息肉。检查见子宫颈息肉通常为单个，也可为多个，红色，质软而脆，呈舌形，可有蒂，蒂宽窄不一，根部可附在子宫颈外口，也可在子宫颈管内。光镜下见息肉表面被覆高柱状上皮，间质水肿、血管丰富及慢性炎性细胞浸润。子宫颈息肉极少恶变，但应与子宫的恶性肿瘤鉴别。

(三)子宫颈肥大

慢性炎症的长期刺激导致腺体及间质增生。此外，子宫颈深部的腺囊肿均可使子宫颈呈不同程度肥大，硬度增加。

二、临床表现

慢性子宫颈炎多无症状，少数患者可有持续或反复发作的阴道分泌物增多，淡黄色或脓性，性交后出血，月经间期出血，偶有分泌物刺激引起外阴瘙痒或不适。妇科检查可发现黄色分泌物覆盖子宫颈口或从子宫颈口流出，或在糜烂样改变的基础上同时伴有子宫颈充血、水肿、脓性分泌物增多或接触性出血，也可表现为子宫颈息肉或子宫颈肥大。

三、诊断及鉴别诊断

根据临床表现可初步做出慢性子宫颈炎的诊断，但应注意将妇科检查所发现的阳性体征与子宫颈的常见病理生理改变进行鉴别。

(一)子宫颈柱状上皮异位和子宫颈鳞状上皮内瘤变

除慢性子宫颈炎外，子宫颈的生理性柱状上皮异位、子宫颈鳞状上皮内病变，甚至早期子宫颈癌也可表现为子宫颈糜烂样改变。生理性柱状上皮异位是阴道镜下描述子宫颈管内的柱状上皮生理性外移至子宫颈阴道部的术语，由于柱状上皮菲薄，其下间质透出而成肉眼所见的红色。曾将此种情况称为“宫颈糜烂”，并认为是慢性子宫颈炎最常见的病理类型之一。目前已明确“宫颈糜烂”并不是病理学上的上皮溃疡、缺失所致的真性糜烂，也与慢性子宫颈炎症的定义即间质中出现慢性炎细胞浸润并不一致。因此，“宫颈糜烂”作为慢性子宫颈炎症的诊断术语已不再恰当。子宫颈糜烂样改变只是一个临床征象，可为生理性改变，也可为病理性改变。生理性柱状上皮异位多见于青春期、生育期妇女雌激素分泌旺盛者、口服避孕药或妊娠期，由于雌激素的作用，鳞柱交界部外移，子宫颈局部呈糜烂样改变外观。此外，子宫颈 SIL 及早期子宫颈癌也可使子宫颈呈糜烂样改变，因此，对于子宫颈糜烂样改变者需进行子宫颈细胞学检查和/或 HPV 检测，必要时行阴道镜及活组织检查以除外子宫颈 SIL 或子宫颈癌。

(二)子宫颈腺囊肿

子宫颈腺囊肿绝大多数情况下是子宫颈的生理性变化。子宫颈转化区内鳞状上皮取代柱状上皮过程中，新生的鳞状上皮覆盖子宫颈腺管口或伸入腺管，将腺管口阻塞，导致腺体分泌物引流受阻，潴留形成囊肿。子宫颈局部损伤或子宫颈慢性炎症使腺管口狭窄，也可导致子宫颈腺囊肿形成。镜下见囊壁被覆单层扁平、立方或柱状上皮。浅部的子宫颈腺囊肿检查见子宫颈表面突出单个或多个青白色小囊泡，容易诊断。子宫颈腺囊肿通常不需处理。但深部的子宫颈腺囊肿，子宫颈表面无异常，表现为子宫颈肥大，应与子宫颈腺癌鉴别。

(三)子宫颈恶性肿瘤

子宫颈息肉应与子宫颈的恶性肿瘤及子宫体的恶性肿瘤相鉴别，因后两者也可呈息肉状，从子宫颈口突出，鉴别方法行子宫颈息肉切除，病理组织学检查确诊。除慢性炎症外，内生型子宫颈癌尤其腺癌也可引起子宫颈肥大，因此对子宫颈肥大者，需行子宫颈细胞学检查，必要时行子宫颈管搔刮术进行鉴别。

四、治疗

(一)慢性子宫颈管黏膜炎

对持续性子宫颈管黏膜炎症，需了解有无沙眼衣原体及淋病奈瑟菌的再次感染、性伴是否已进行治疗、阴道微生物群失调是否持续存在，针对病因给予治疗。对病原体不清者，尚无有效治疗方法。对子宫颈呈糜烂样改变、有接触性出血且反复药物治疗无效者，可试用物理治疗。物理治疗注意事项：①治疗前，应常规行子宫颈癌筛查；②有急性生殖道炎症列为禁忌；③治疗应选在月经干净后 3～7 天间进行；④物理治疗后有阴道分泌物增多，甚至有大量水样排液，术后1～2 周脱痂时可有少许出血；⑤在创面尚未愈合期间(4～8 周)禁盆浴、性交和阴道冲洗；⑥物理治疗有引起术后出血、子宫颈狭窄、不孕、感染的可能，治疗后应定期复查，观察创面愈合情况直到痊愈，同时注意有无子宫颈管狭窄。

(二)子宫颈息肉

行息肉摘除术，术后将切除息肉送病理组织学检查。

(三)子宫颈肥大

一般无需治疗。

(王　萍)

第九节　盆腔炎性疾病

盆腔炎性疾病是指女性上生殖道的一组感染性疾病，主要包括子宫内膜炎、输卵管炎、输卵管卵巢脓肿、盆腔腹膜炎。炎症可局限于一个部位，也可同时累及几个部位，以输卵管炎、输卵管卵巢炎最常见。盆腔炎性疾病多发生在性活跃的生育期妇女，初潮前、无性生活和绝经后妇女很少发生盆腔炎性疾病，即使发生，也常常是邻近器官炎症的扩散。盆腔炎性疾病若未能得到及时、彻底治疗，可导致不孕、输卵管妊娠、慢性盆腔痛，炎症反复发作，从而严重影响妇女的生殖健康，且增加家庭与社会经济负担。

一、女性生殖道的自然防御功能

女性生殖道的解剖、生理、生化及免疫学特点具有比较完善的自然防御功能，以抵御感染的发生；健康妇女阴道内虽有某些微生物存在，但通常保持生态平衡状态，并不引起炎症。

（一）解剖生理特点

(1)两侧大阴唇自然合拢，遮掩阴道口、尿道口。

(2)由于盆底肌的作用，阴道口闭合，阴道前后壁紧贴，可防止外界污染。阴道正常微生物群尤其是乳杆菌，可抑制其他细菌生长。

(3)子宫颈内口紧闭，子宫颈管黏膜为分泌黏液的单层高柱状上皮所覆盖，黏膜形成皱褶、嵴突或陷窝，从而增加黏膜表面积；子宫颈管分泌大量黏液形成胶冻状黏液栓，成为上生殖道感染的机械屏障。

(4)生育期妇女子宫内膜周期性剥脱，也是消除宫腔感染的有利条件。

(5)输卵管黏膜上皮细胞的纤毛向宫腔方向摆动及输卵管的蠕动，均有利于阻止病原体侵入。

（二）生化特点

子宫颈黏液栓内含乳铁蛋白、溶菌酶，可抑制病原体侵入子宫内膜。子宫内膜与输卵管分泌液都含有乳铁蛋白、溶菌酶，清除偶尔进入宫腔及输卵管的病原体。

（三）生殖道黏膜免疫系统

生殖道黏膜如阴道黏膜、子宫颈和子宫聚集有不同数量的淋巴细胞，包括 T 细胞、B 细胞。此外，中性粒细胞、巨噬细胞、补体及一些细胞因子，均在局部有重要的免疫功能，发挥抗感染作用。

当自然防御功能遭到破坏，或机体免疫功能降低、内分泌发生变化或外源性病原体侵入，均可导致炎症发生。

二、病原体及其致病特点

盆腔炎性疾病的病原体有外源性及内源性两个来源，两种病原体可单独存在，但通常为混合感染，可能是外源性的衣原体或淋病奈瑟菌感染造成输卵管损伤后，容易继发内源性的需氧菌及厌氧菌感染。

（一）外源性病原体

主要为性传播疾病的病原体，如沙眼衣原体、淋病奈瑟菌。其他有支原体，包括人型支原体、生殖支原体及解脲支原体，其中以生殖支原体为主。

（二）内源性病原体

来自原寄居于阴道内的微生物群，包括需氧菌及厌氧菌，可以仅为需氧菌或仅为厌氧菌感染，但以需氧菌及厌氧菌混合感染多见。主要的需氧菌及兼性厌氧菌有金黄色葡萄球菌、溶血性链球菌、大肠埃希菌；厌氧菌有脆弱类杆菌、消化球菌、消化链球菌。厌氧菌感染的特点是容易形成盆腔脓肿、感染性血栓性静脉炎，脓液有粪臭并有气泡。70%～80%盆腔脓肿可培养出厌氧菌。

三、感染途径

(一)沿生殖道黏膜上行蔓延

病原体侵入外阴、阴道后，或阴道内的病原体沿子宫颈黏膜、子宫内膜、输卵管黏膜，蔓延至卵巢及腹腔，是非妊娠期、非产褥期盆腔炎性疾病的主要感染途径。淋病奈瑟菌、沙眼衣原体及葡萄球菌等，常沿此途径扩散(图 2-1)。

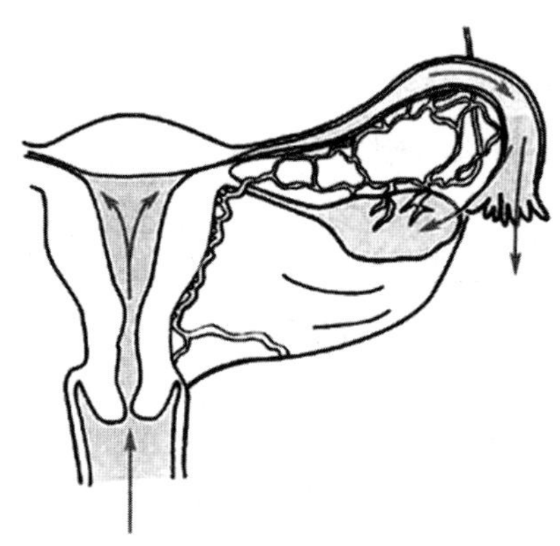

图 2-1 炎症经黏膜上行蔓延

(二)经淋巴系统蔓延

病原体经外阴、阴道、子宫颈及宫体创伤处的淋巴管侵入盆腔结缔组织及内生殖器其他部分，是产褥感染、流产后感染及放置宫内节育器后感染的主要感染途径。链球菌、大肠埃希菌、厌氧菌多沿此途径蔓延(图 2-2)。

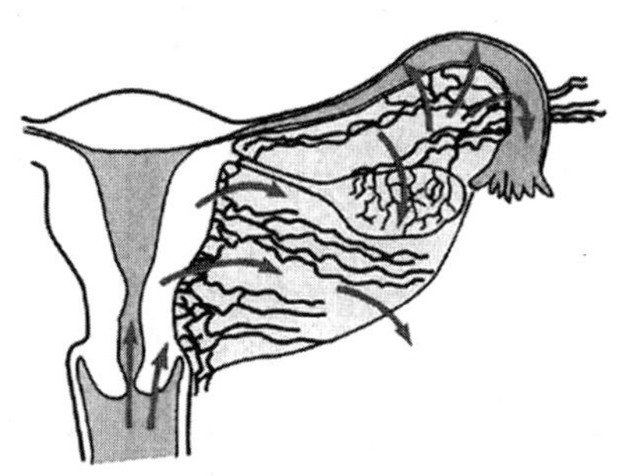

图 2-2 炎症经淋巴系统蔓延

(三)经血液循环传播

病原体先侵入人体的其他系统，再经血液循环感染生殖器，为结核菌感染的主要途径(图 2-3)。

(四)直接蔓延

腹腔其他脏器感染后，直接蔓延到内生殖器，如阑尾炎可引起右侧输卵管炎。

四、高危因素

了解高危因素利于盆腔炎性疾病的正确诊断及预防。

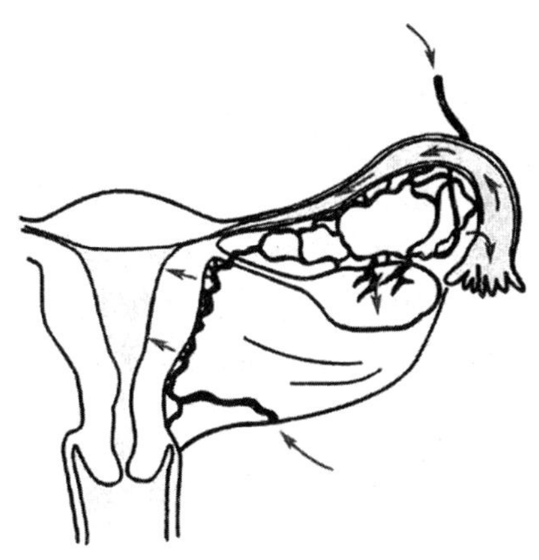

图 2-3　炎症经血行传播

(一)年龄

据美国资料显示，盆腔炎性疾病的高发年龄为 15～25 岁。年轻妇女容易发生盆腔炎性疾病可能与频繁性活动、子宫颈柱状上皮异位、子宫颈黏液机械防御功能较差有关。

(二)性活动

盆腔炎性疾病多发生在性活跃期妇女，尤其是初次性交年龄小、有多个性伴侣、性交过频及性伴侣有性传播疾病者。

(三)下生殖道感染

下生殖道感染如淋病奈瑟菌性子宫颈炎、沙眼衣原体性子宫颈炎，以及细菌性阴道病与盆腔炎性疾病的发生密切相关。

(四)子宫腔内手术操作后感染

如刮宫术、输卵管通液术、子宫输卵管造影术、宫腔镜检查等，由于手术所致生殖道黏膜损伤、出血、坏死，导致下生殖道内源性病原体上行感染。

(五)性卫生不良

经期性交，使用不洁月经垫等，均可使病原体侵入而引起炎症。此外，低收入群体不注意性卫生保健，阴道冲洗者盆腔炎性疾病的发生率高。

(六)邻近器官炎症直接蔓延

如阑尾炎、腹膜炎等蔓延至盆腔，病原体以大肠埃希菌为主。

(七)盆腔炎性疾病再次急性发作

盆腔炎性疾病所致的盆腔广泛粘连、输卵管损伤、输卵管防御能力下降，容易造成再次感染，导致急性发作。

五、病理及发病机制

(一)急性子宫内膜炎及子宫肌炎

子宫内膜充血、水肿，有炎性渗出物，严重者内膜坏死、脱落形成溃疡。镜下见大量白细胞浸润，炎症向深部侵入形成子宫肌炎。

(二)急性输卵管炎、输卵管积脓、输卵管卵巢脓肿

急性输卵管炎症因病原体传播途径不同而有不同的病变特点。

1.炎症经子宫内膜向上蔓延

首先引起输卵管黏膜炎，输卵管黏膜肿胀、间质水肿及充血、大量中性粒细胞浸润，严重者输卵管上皮发生退行性变或成片脱落，引起输卵管黏膜粘连，导致输卵管管腔及伞端闭锁，若有脓液积聚于管腔内则形成输卵管积脓。淋病奈瑟菌及大肠埃希菌、类杆菌及普雷沃菌，除直接引起输卵管上皮损伤外，其细胞壁脂多糖等内毒素引起输卵管纤毛大量脱落，导致输卵管运输功能减退、丧失。因衣原体的热休克蛋白与输卵管热休克蛋白有相似性，感染后引起的交叉免疫反应可损伤输卵管，导致严重输卵管黏膜结构及功能破坏，并引起盆腔广泛粘连。

2.病原菌通过子宫颈的淋巴播散

通过宫旁结缔组织，首先侵及浆膜层，发生输卵管周围炎，然后累及肌层，而输卵管黏膜层可不受累或受累极轻。病变以输卵管间质炎为主，其管腔常可因肌壁增厚受压变窄，但仍能保持通畅。轻者输卵管仅有轻度充血、肿胀、略增粗；严重者输卵管明显增粗、弯曲，纤维素性脓性渗出物增多，造成与周围组织粘连。

卵巢很少单独发炎，白膜是良好的防御屏障，卵巢常与发炎的输卵管伞端粘连而发生卵巢周围炎，称为输卵管卵巢炎，习称附件炎。炎症可通过卵巢排卵的破孔侵入卵巢实质形成卵巢脓肿，脓肿壁与输卵管积脓粘连并穿通，形成输卵管卵巢脓肿。输卵管卵巢脓肿可为一侧或两侧，约半数是在可识别的急性盆腔炎性疾病初次发病后形成，另一部分是屡次急性发作或重复感染而形成。输卵管卵巢脓肿多位于子宫后方或子宫、阔韧带后叶及肠管间粘连处，可破入直肠或阴道，若破入腹腔则引起弥漫性腹膜炎。

（三）急性盆腔腹膜炎

盆腔内生殖器发生严重感染时，往往蔓延到盆腔腹膜，表现为腹膜充血、水肿，并有少量含纤维素的渗出液，形成盆腔脏器粘连。当有大量脓性渗出液积聚于粘连的间隙内，可形成散在脓肿；积聚于直肠子宫陷凹处形成盆腔脓肿，较多见。脓肿可破入直肠而使症状突然减轻，也可破入腹腔引起弥漫性腹膜炎。

（四）急性盆腔结缔组织炎

病原体经淋巴管进入盆腔结缔组织而引起结缔组织充血、水肿及中性粒细胞浸润。以宫旁结缔组织炎最常见，开始局部增厚，质地较软，边界不清，以后向两侧盆壁呈扇形浸润，若组织化脓形成盆腔腹膜外脓肿，可自发破入直肠或阴道。

（五）败血症及脓毒败血症

当病原体毒性强、数量多、患者抵抗力降低时，常发生败血症。发生盆腔炎性疾病后，若身体其他部位发现多处炎症病灶或脓肿者，应考虑有脓毒败血症存在，但需经血培养证实。

（六）肝周围炎（Fitz-Hugh-Curtis 综合征）

肝周围炎指肝包膜炎症而无肝实质损害的肝周围炎，淋病奈瑟菌及衣原体感染均可引起。由于肝包膜水肿，吸气时右上腹疼痛。肝包膜上有脓性或纤维渗出物，早期在肝包膜与前腹壁腹膜之间形成松软粘连，晚期形成琴弦样粘连。5%～10%输卵管炎可出现肝周围炎，临床表现为继下腹痛后出现右上腹痛，或下腹疼痛与右上腹疼痛同时出现。

六、临床表现

可因炎症轻重及范围大小而有不同的临床表现。轻者无症状或症状轻微。常见症状为下腹痛、阴道分泌物增多。腹痛为持续性，活动或性交后加重。若病情严重可出现发热甚至高热、寒

战、头痛、食欲缺乏。月经期发病可出现经量增多、经期延长。若有腹膜炎，出现消化系统症状如恶心、呕吐、腹胀、腹泻等。伴有泌尿系统感染可有尿急、尿频、尿痛症状。若有脓肿形成，可有下腹包块及局部压迫刺激症状；包块位于子宫前方可出现膀胱刺激症状，如排尿困难、尿频，若引起膀胱肌炎还可有尿痛等；包块位于子宫后方可有直肠刺激症状，出现腹泻、里急后重感和排便困难。若有输卵管炎的症状及体征，并同时有右上腹疼痛者，应怀疑有肝周围炎。

患者体征差异较大，轻者无明显异常发现，或妇科检查仅发现子宫颈举痛或宫体压痛或附件区压痛。严重病例呈急性病容，体温升高，心率加快，下腹部有压痛、反跳痛及肌紧张，甚至出现腹胀，肠鸣音减弱或消失。妇科检查：阴道可见脓性臭味分泌物；子宫颈充血、水肿，将子宫颈表面分泌物拭净，若见脓性分泌物从子宫颈口流出，说明子宫颈管黏膜或宫腔有急性炎症。子宫颈举痛；宫体稍大，有压痛，活动受限；子宫两侧压痛明显，若为单纯输卵管炎，可触及增粗的输卵管，压痛明显；若为输卵管积脓或输卵管卵巢脓肿，可触及包块且压痛明显，不活动；宫旁结缔组织炎时，可扪及宫旁一侧或两侧片状增厚，或两侧宫骶韧带高度水肿、增粗，压痛明显；若有盆腔脓肿形成且位置较低时，则后穹隆触痛明显，可在子宫直肠陷窝处触及包块，并可有波动感，三合诊检查更有利于了解盆腔脓肿的情况及与邻近器官的关系。

七、诊断

根据病史、症状、体征及实验室检查可做出初步诊断。由于盆腔炎性疾病的临床表现差异较大，临床诊断准确性不高（与腹腔镜相比，阳性预测值为 65%～90%）。理想的盆腔炎性疾病诊断标准，既要敏感性高，能发现轻微病例，又要特异性强，避免非炎症患者应用抗生素。但目前尚无单一的病史、体征或实验室检查，既敏感又特异。由于临床正确诊断盆腔炎性疾病比较困难，而延误诊断又导致盆腔炎性疾病后遗症的发生。

最低诊断标准提示在性活跃的年轻女性或者具有性传播疾病的高危人群，若出现下腹痛，并可排除其他引起下腹痛的原因，妇科检查符合最低诊断标准，即可给予经验性抗生素治疗。

附加标准可增加最低诊断标准的特异性，多数盆腔炎性疾病患者有子宫颈黏液脓性分泌物，或阴道分泌物 0.9%氯化钠溶液湿片中见到大量白细胞，若子宫颈分泌物正常并且阴道分泌物镜下见不到白细胞，盆腔炎性疾病的诊断需慎重，应考虑其他引起腹痛的疾病。阴道分泌物检查还可同时发现是否合并阴道感染，如细菌性阴道病及滴虫性阴道炎。

特异标准基本可诊断盆腔炎性疾病，但由于除超声检查及磁共振检查外，均为有创检查，特异标准仅适用于一些有选择的病例。腹腔镜诊断盆腔炎性疾病标准包括：①输卵管表面明显充血；②输卵管壁水肿；③输卵管伞端或浆膜面有脓性渗出物。腹腔镜诊断输卵管炎准确率高，并能直接采取感染部位的分泌物做细菌培养，但临床应用有一定局限性，如对轻度输卵管炎的诊断准确性较低、对单独存在的子宫内膜炎无诊断价值，因此并非所有怀疑盆腔炎性疾病的患者均需腹腔镜检查。

在做出盆腔炎性疾病的诊断后，需进一步明确病原体。子宫颈管分泌物及后穹隆穿刺液的涂片、培养及核酸扩增检测病原体，虽不如通过剖腹探查或腹腔镜直接采取感染部位的分泌物做培养及药敏准确，但临床较实用，对明确病原体有帮助。涂片可作革兰染色，可以根据细菌形态为及时选用抗生素提供线索；培养阳性率高，并可做药敏试验。除病原体检查外，还可根据病史（如是否为性传播疾病高危人群）、临床症状及体征特点初步判断病原体。

八、鉴别诊断

盆腔炎性疾病应与急性阑尾炎、输卵管妊娠流产或破裂、卵巢囊肿蒂扭转或破裂等急症相鉴别。

九、治疗

主要为抗生素药物治疗，必要时手术治疗。抗生素治疗可清除病原体，改善症状及体征，减少后遗症。经恰当的抗生素积极治疗，绝大多数盆腔炎性疾病能彻底治愈。抗生素的治疗原则：经验性、广谱、及时和个体化。初始治疗往往根据病史、临床表现及当地的流行病学推断病原体，给予经验性抗生素治疗。由于盆腔炎性疾病的病原体多为淋病奈瑟菌、衣原体及需氧菌、厌氧菌的混合感染，需氧菌及厌氧菌又有革兰阴性及革兰阳性之分，故抗生素的选择应涵盖以上病原体，选择广谱抗生素或联合用药。根据药敏试验选用抗生素较合理，但通常需在获得实验室结果后才能给予。在盆腔炎性疾病诊断 48 小时内及时用药将明显降低后遗症的发生。具体选用的方案根据医院的条件、患者的病情及接受程度、药物有效性及性价比等综合考虑选择个体化治疗方案。

(一)门诊治疗

若患者一般状况好，症状轻，能耐受口服抗生素，并有随访条件，可在门诊给予非静脉应用(口服或肌内注射)抗生素。

(二)住院治疗

若患者一般情况差，病情严重，伴有发热、恶心、呕吐；或有盆腔腹膜炎；或输卵管卵巢脓肿；或门诊治疗无效；或不能耐受口服抗生素；或诊断不清，均应住院给予抗生素药物治疗为主的综合治疗。

1.支持疗法

卧床休息，半卧位有利于脓液积聚于直肠子宫陷凹而使炎症局限。给予高热量、高蛋白、高维生素流食或半流食，补充液体，注意纠正电解质紊乱及酸碱失衡。高热时采用物理降温。尽量避免不必要的妇科检查以免引起炎症扩散，有腹胀者应行胃肠减压。

2.抗生素治疗

给药途径以静脉滴注收效快。

目前由于耐氟喹诺酮类药物淋病奈瑟菌株的出现，氟喹诺酮类药物不作为盆腔炎性疾病的首选药物。若存在以下因素：淋病奈瑟菌地区流行和个人危险因素低、有良好的随访条件、头孢菌素不能应用(对头孢菌素类药物过敏)等，可考虑应用氟喹诺酮类药物，但在开始治疗前，必须进行淋病奈瑟菌的检测。

3.手术治疗

主要用于抗生素控制不满意的输卵管卵巢脓肿或盆腔脓肿。手术指征如下。

(1)脓肿经药物治疗无效：输卵管卵巢脓肿或盆腔脓肿经药物治疗 48～72 小时，体温持续不降，患者中毒症状加重或包块增大者，应及时手术，以免发生脓肿破裂。

(2)脓肿持续存在：经药物治疗病情有好转，继续控制炎症数天(2～3 周)，包块仍未消失但已局限化，可手术治疗。

(3)脓肿破裂：突然腹痛加剧，寒战、高热、恶心、呕吐、腹胀，检查腹部拒按或有中毒性休克表现,应怀疑脓肿破裂。若脓肿破裂未及时诊治,死亡率高。因此,一旦怀疑脓肿破裂,需立即在抗生素治疗的同时行手术治疗。

可根据情况选择经腹手术或腹腔镜手术,也可行超声或CT引导下的穿刺引流。手术范围应根据病变范围、患者年龄、一般状态等全面考虑。原则以切除病灶为主。年轻妇女应尽量保留卵巢功能,以采用保守性手术为主;年龄大、双侧附件受累或附件脓肿屡次发作者,可行全子宫及双附件切除术;对极度衰弱危重患者的手术范围须按具体情况决定,可在超声或CT引导下采用经皮引流技术。若盆腔脓肿位置低、突向阴道后穹隆时,可经阴道切开排脓,同时注入抗生素。

(三)中药治疗

主要为活血化瘀、清热解毒药物,如银翘解毒汤、安宫牛黄丸或紫血丹等。

十、性伴侣的治疗

对于盆腔炎性疾病患者出现症状前60天内接触过的性伴侣进行检查和治疗。如果最近一次性交发生在6个月前,则应对最后的性伴侣进行检查、治疗。在女性盆腔炎性疾病患者治疗期间应避免无保护性性交。

十一、随访

对于抗生素治疗的患者,应在72小时内随诊,明确有无临床情况的改善。若抗生素治疗有效,在治疗后的72小时内患者的临床表现应有改善,如体温下降,腹部压痛、反跳痛减轻,子宫颈举痛、子宫压痛、附件区压痛减轻。若此期间症状无改善,需进一步检查,重新进行评价,必要时腹腔镜或手术探查。无论其性伴侣接受治疗与否,建议沙眼衣原体和淋病奈瑟菌感染者治疗后3个月复查上述病原体。若3个月时未复查,应于治疗后1年内任意1次就诊时复查。

十二、盆腔炎性疾病后遗症

若盆腔炎性疾病未得到及时正确的诊断或治疗,可能会发生盆腔炎性疾病后遗症。主要病理改变为组织破坏、广泛粘连、增生及瘢痕形成,导致:①输卵管增生、增粗,输卵管阻塞;②输卵管卵巢粘连形成输卵管卵巢肿块;③若输卵管伞端闭锁、浆液性渗出物聚集形成输卵管积水或输卵管积脓或输卵管卵巢脓肿的脓液吸收,被浆液性渗出物代替形成输卵管积水或输卵管卵巢囊肿;④盆腔结缔组织表现为主、骶韧带增生、变厚,若病变广泛,可使子宫固定。

(一)临床表现

(1)不孕:输卵管粘连阻塞可致不孕。盆腔炎性疾病后不孕发生率为20%~30%。

(2)异位妊娠:盆腔炎性疾病后异位妊娠发生率是正常妇女的8~10倍。

(3)慢性盆腔痛:炎症形成的粘连、瘢痕及盆腔充血,常引起下腹部坠胀、疼痛及腰骶部酸痛,常在劳累、性交后及月经前后加剧。文献报道约20%急性盆腔炎发作后遗留慢性盆腔痛。慢性盆腔痛常发生在盆腔炎性疾病急性发作后的4~8周。

(4)盆腔炎性疾病反复发作:由于盆腔炎性疾病造成的输卵管组织结构破坏,局部防御功能减退,若患者仍处于同样的高危因素,可造成再次感染导致盆腔炎性疾病反复发作。有盆腔炎性疾病病史者,约25%将再次发作。

(二)妇科检查

若为输卵管病变,则在子宫一侧或两侧触到呈索条状增粗的输卵管,并有轻度压痛;若为输卵管积水或输卵管卵巢囊肿，则在盆腔一侧或两侧触及囊性肿物，活动多受限；若为盆腔结缔组织病变，子宫常呈后倾后屈，活动受限或粘连固定，子宫一侧或两侧有片状增厚、压痛，宫骶韧带常增粗、变硬，有触痛。

（三）治疗

盆腔炎性疾病后遗症需根据不同情况选择治疗方案。不孕患者，多需要辅助生殖技术协助受孕。对慢性盆腔痛，尚无有效的治疗方法，对症处理或给予中药、理疗等综合治疗，治疗前需排除子宫内膜异位症等其他引起盆腔痛的疾病。盆腔炎性疾病反复发作者，抗生素药物治疗的基础上可根据具体情况，选择手术治疗。输卵管积水者需行手术治疗。

十三、预防

（1）注意性生活卫生，减少性传播疾病。对沙眼衣原体感染高危妇女（如年龄＜25 岁、新的性伙伴、多个性伴侣、性伴侣有性传播疾病、社会地位低）筛查和治疗可减少盆腔炎性疾病发生率。

（2）及时治疗下生殖道感染。虽然细菌性阴道病与盆腔炎性疾病相关，但检测和治疗细菌性阴道病能否降低盆腔炎性疾病发生率，至今尚不清楚。

（3）公共卫生教育，提高公众对生殖道感染的认识及预防感染的重要性。

（4）严格掌握妇科手术指征，做好术前准备，术时注意无菌操作，预防感染。

（5）及时治疗盆腔炎性疾病，防止后遗症发生。

（王　萍）

第三章

女性生殖内分泌疾病

第一节 痛 经

痛经是指伴随着月经的疼痛。疼痛可以出现在行经前后或经期，主要集中在下腹部，常呈痉挛性，通常还伴有其他症状，包括腰腿疼、头痛、头晕、乏力、恶心、呕吐、腹泻、腹胀等。痛经是育龄期妇女常见的疾病，发生率很高，文献报道为30%～80%不等，每个人的疼痛阈值差异及临床上缺乏客观的评价指标使得人们对确切的发病率难以评估。我国1980年全国抽样调查结果表明：痛经发生率为33.19%，其中原发性痛经占36.06%，其余为继发性痛经。不同年龄段痛经发生率不同，初潮时发生率较低，随后逐渐升高，16～18岁达顶峰，30～35岁时下降，生育期稳定在40%左右，以后更低，50岁时为20%左右。

痛经分为原发性和继发性两种。原发性痛经是指不伴有其他明显盆腔疾病的单纯性功能性痛经；继发性痛经是指因盆腔器质性疾病导致的痛经。

一、原发性痛经

青春期和年轻的成年女性的痛经大多数是原发性痛经，是功能性的，与正常排卵有关，没有盆腔疾病；但有大约10%的严重痛经患者可能会查出有盆腔疾病，如子宫内膜异位症或先天性生殖道发育异常。原发性痛经的发病原因和机制尚不完全清楚，研究发现原发性痛经发作时有子宫收缩的异常，而造成收缩异常的原因有局部前列腺素、白三烯类物质、血管升压素、催产素的增高等。

（一）病因和病理生理

1.子宫收缩异常

正常月经期子宫的基础张力<1.33 kPa，宫缩时可达16 kPa，收缩频率为3～4次/分。痛经时宫腔的基础压力提高，收缩频率增高且不协调。因此原发性痛经可能是子宫肌肉活动增强、过渡收缩所致。

2.前列腺素（PG）的合成和释放过多

子宫内膜是合成前列腺素的主要场所，子宫合成和释放前列腺素过多可能是导致痛经的主要原因。PG的增多不仅可以刺激子宫肌肉过度收缩，导致子宫缺血，并且使神经末梢对痛觉刺激敏感化，使痛觉阈值降低。

3.血管紧张素和催产素过高

原发性痛经患者体内的血管紧张素增高，血管紧张素可以引起子宫肌层和血管的平滑肌收缩加强，因此，被认为是引起痛经的另一重要因素。催产素是引起痛经的另一原因，临床上应用催产素拮抗剂可以缓解痛经。

4.其他因素

主要是精神因素，紧张、压抑、焦虑、抑郁等都会影响对疼痛的反应和主观感受。

（二）临床表现

原发性痛经主要发生在年轻女性身上，初潮或初潮后数月开始，疼痛发生在月经来潮前或来潮后，在月经期的48～72小时持续存在，疼痛呈痉挛性，集中在下腹部，有时伴有腰痛，严重时伴有恶心、呕吐、面色苍白、出冷汗等，影响日常生活和工作。

（三）诊断与鉴别诊断

诊断原发性痛经，首先要排除器质性盆腔疾病的存在。全面采集病史，进行全面的体格检查，必要时结合辅助检查，如B超、腹腔镜、宫腔镜、子宫输卵管碘油造影等，排除子宫器质性疾病。鉴别诊断主要排除子宫内膜异位症、子宫腺肌症、盆腔炎等疾病引起的于继发性痛经，还要与慢性盆腔痛相区别。

（四）治疗

1.一般治疗

对痛经患者，尤其是青春期少女，必须进行有关月经的生理知识教育，消除其对月经的心理恐惧。痛经时可卧床休息，热敷下腹部，还可服用非特异性的止痛药。研究表明，对痛经患者施行精神心理干预可以有效减轻症状。

2.药物治疗

（1）前列腺素合成酶抑制剂：非甾体抗炎药是前列腺素合成酶抑制剂，通过阻断环氧化酶通路，抑制前列腺素合成，使子宫张力和收缩力下降，达到止痛的效果。有效率60%～90%，服用简单，不良反应小，还可以缓解其他相关症状，如恶心、呕吐、头痛、腹泻等。用法：一般于月经来潮、痛经出现前开始服用，连续服用2～3天，因为前列腺素在月经来潮的最初48小时释放最多，连续服药的目的是减少前列腺素的合成和释放。因此疼痛时临时间断给药效果不佳，难以控制疼痛。

常用于治疗痛经的非甾体类药物及剂量见表3-1。

表3-1　常用治疗痛经的非甾体类止痛药

药物	剂量
甲芬那酸	首次500 mg，250 mg/6小时
氟芬那酸	100～200 mg/6～8小时
吲哚美辛	25～50 mg/6～8小时
布洛芬	200～400 mg/6小时
酮洛芬	50 mg/8小时
芬必得	300 mg/12小时

布洛芬和酮洛芬的血药浓度30～60分钟达到峰值，起效很快。吲哚美辛等对胃肠道刺激较

大,容易引起消化道大出血,不建议作为治疗痛经的一线药物。

(2)避孕药具:短效口服避孕药和含左炔诺孕酮的宫内节育器(曼月乐)适用于需要采用避孕措施的痛经患者,可以有效地治疗原发性痛经。口服避孕药可以使50%的患者疼痛完全缓解,40%明显减轻。曼月乐对痛经的缓解的有效率也高达90%左右。避孕药的主要作用是抑制子宫内膜生长、抑制排卵、降低前列腺素和血管升压素的水平。各类雌、孕激素的复合避孕药均可以减少痛经的发生,它们减轻痛经的程度无显著差异。

(3)中药治疗:中医认为痛经是由于气血运行不畅引起,因此一般以通调气血为主,治疗原发性痛经一般用当归、川芎、茯苓、白术、泽泻等组成的当归芍药散,效果明显。

3.手术治疗

以往对原发性痛经药物治疗无效者的顽固性病例,可以采用骶前神经节切除术,效果良好,但有一定的并发症。近年来,主要用子宫神经部分切除术。无生育要求者,可进行子宫切除术。

二、继发性痛经

继发性痛经是指与盆腔器官的器质性病变有关的周期性疼痛。常在初潮后数年发生。

(一)病因

有许多妇科疾病可能引起继发性痛经,它们包括以下。

1.典型周期性痛经的原因

处女膜闭锁、阴道横隔、宫颈狭窄、子宫异常(先天畸形、双角子宫)、子宫腔粘连(Asherman 综合征)、子宫内膜息肉、子宫平滑肌瘤、子宫腺肌病、盆腔瘀血综合征、子宫内膜异位症、IUD 等。

2.不典型的周期性痛经的原因

子宫内膜异位症、子宫腺肌病、残留卵巢综合征、慢性功能性囊肿形成、慢性盆腔炎等。

(二)病理生理

研究表明,子宫内膜异位症和子宫腺肌症患者体内产生过多的前列腺素,可能是痛经的主要原因之一。前列腺素合成抑制制剂可以缓解该类疾病的痛经症状。环氧化酶(COX)是前列腺素合成的限速酶,在子宫内膜异位症和子宫腺肌症患者体内表达量过度增高。这些均说明前列腺素合成代谢异常与继发性痛经的疼痛有关。

宫内节育器(IUD)的不良反应主要是月经过多和继发痛经,其痛经的主要原因可能是子宫的局部损伤和 IUD 局部的白细胞浸润导致的前列腺素合成增加。

(三)临床表现

痛经一般发生在初潮后数年,生育年龄妇女较多见。疼痛多发生在月经来潮之前,月经前半期达到高峰,此后逐渐减轻,直到结束。继发性痛经症状常有不同,伴有腹胀、下腹坠痛、肛门坠痛等。但子宫内膜异位症的痛经也有可能发生在初潮后不久。

(四)诊断和鉴别诊断

诊断继发性痛经,除了详细询问病史外,主要通过盆腔检查,相关的辅助检查,如 B 超、腹腔镜、宫腔镜及生化指标的化验等,找出相应的病因。

(五)治疗

继发性痛经的治疗主要是针对病因进行治疗。

(黄 蓉)

第二节　多囊卵巢综合征

多囊卵巢综合征(PCOS)是青春期少女和育龄期妇女最常见的妇科内分泌疾病之一,据估计其在育龄期妇女中的发生率为5%～10%。1935年,Stein和Leventhal首次描述了多囊卵巢综合征,因此它又被称为Stein-Leventhal综合征。PCOS在临床上主要表现为功能性高雄激素血症和不排卵,近年来发现继发于胰岛素抵抗的高胰岛素血症也是它的特征性表现之一。

1970年以来,已对PCOS做了大量的研究工作,可是其发病机制迄今仍不清楚。20世纪70年代发现许多PCOS患者的血清LH/FSH比值偏高,因此当时认为促性腺激素分泌紊乱是PCOS发病的主要原因。从20世纪80至90年代迄今对PCOS发病机制的研究主要集中在雄激素分泌过多和胰岛素抵抗方面。目前认为PCOS的发病机制非常复杂,H-P-O轴紊乱、胰岛素抵抗、肾上腺皮质功能异常,一些生长因子和遗传因素都牵涉其中。

PCOS不但影响生殖健康,而且还引起糖尿病、高血压、子宫内膜癌等远期并发症,对健康的危害很大。但是由于PCOS的发病机制尚不清楚,因此现在的治疗往往都达不到根治的目的。

一、病理生理机制

关于PCOS发病的病理生理机制,人们做了许多研究,提出了一些假说,如促性腺激素分泌失调、性激素分泌失调、胰岛素抵抗和遗传因素等。近年又发现,脂肪细胞分泌的一些激素也可能与PCOS的发生有关。

(一)促性腺激素分泌失调和性激素分泌失调

卵巢合成雄激素受促性腺激素调节,LH刺激卵泡膜细胞分泌雄激素。20世纪70年代发现PCOS患者体内的LH水平异常升高,FSH水平相对偏低,当时认为PCOS患者体内过多的雄激素是促性腺激素分泌紊乱的结果。

PCOS患者体内过多的雄激素在周围组织的芳香化酶作用下转化成雌酮。与排卵正常的妇女相比,PCOS患者体内的雌酮/雌二醇比值偏高。雌激素对促性腺激素的分泌有反馈调节作用,过去认为雌酮/雌二醇的比值不同,反馈作用也有差异。当雌酮/雌二醇比值偏高时可引起LH分泌增加,从而加重PCOS的促性腺激素分泌紊乱。

过去认为在PCOS患者体内,促性腺激素分泌失调和性激素分泌失调相互影响形成恶性循环是PCOS发病的关键,因此当时把LH/FSH比值作为PCOS的诊断标准之一。目前认为,促性腺激素分泌失调和性激素分泌失调很可能只是PCOS的临床表现,因此新的PCOS诊断标准没有考虑LH/FSH比值。

(二)胰岛素抵抗

胰岛素抵抗指机体对胰岛素不敏感,在正常人群中的发生率为10%～25%,在PCOS妇女中的发生率为50%以上。在胰岛素抵抗时,机体为代偿糖代谢紊乱会分泌大量的胰岛素,从而导致高胰岛素血症。PCOS患者往往同时存在高胰岛素血症和高雄激素血症,目前认为高胰岛素血症与高雄激素血症之间存在因果关系。

1.在PCOS中高胰岛素血症引起高雄激素血症

由于人们观察到有胰岛素抵抗和高胰岛素血症的妇女常常有男性化表现,因此考虑胰岛素可能影响雄激素代谢。Taylor第1次提出有胰岛素抵抗的PCOS患者体内过多的睾酮是高胰岛素血症直接作用于卵巢的结果。以后又有许多临床观察结果支持这一假说,部分或全部切除卵巢或用长效GnRHa抑制卵巢雄激素合成后,胰岛素抵抗依然存在,高胰岛素血症没有得到改善。黑棘皮症患者在青春期就存在胰岛素抵抗和高胰岛素血症,可是在若干年后才能观察到血雄激素水平升高。因此,如果说高胰岛素血症与高雄激素血症之间存在因果关系,很可能是高胰岛素血症引起高雄激素血症。

近年来,许多实验证实胰岛素对血雄激素水平具有一定的调节作用。这些实验一般采用高胰岛素——正常血糖钳夹技术或口服葡萄糖方法,使胰岛素水平在短期内迅速提高,结果发现无论是胰岛素水平正常的妇女还是高胰岛素血症患者的血雄激素水平都有不同程度的升高。笔者也发现高胰岛素血症患者体内的雄激素水平明显高于胰岛素水平正常的妇女,尽管她们体内的LH水平及LH/FSH差别无统计学意义,这提示胰岛素能刺激卵巢合成更多的睾酮,胰岛素水平升高可能会引起高雄激素血症。为研究慢性高胰岛素血症对雄激素合成的影响,一些实验用二甲双胍改善胰岛素抵抗降低胰岛素水平,结果发现睾酮水平也相应降低。口服二甲双胍并不影响血LH的脉冲频率和振幅、LH/FSH值、LH对LHRH的反应和体内性激素合成。这些研究的结果从反面进一步证实,胰岛素能增加卵巢雄激素的合成。

2.高胰岛素血症引起高雄激素血症的机制

胰岛素增强细胞色素$P_{450c}17\alpha$的活性,从而刺激卵巢雄激素的合成。细胞色素$P_{450c}17\alpha$是一种双功能酶,同时有17α-羟化酶和17,20-裂解酶活性,是性类固醇激素合成的关键酶。在许多PCOS患者的卵巢内,细胞色素$P_{450c}17\alpha$的活性显著增强。二甲双胍能抑制肝糖原的合成,提高周围组织对胰岛素的敏感性,从而减少胰岛素的分泌,降低胰岛素水平。伴有高胰岛素血症的PCOS患者口服二甲双胍4～8周后,血胰岛素水平降低,细胞色素$P_{450c}17\alpha$的活性也显著降低,睾酮的合成也受到抑制。用控制饮食的方法改善肥胖型PCOS患者的胰岛素抵抗做类似实验得到同样的结果。这表明PCOS患者卵巢中细胞色素$P_{450c}17\alpha$活性增强可能是高胰岛素直接刺激的结果。

高胰岛素增强胰岛素样生长因子-1(IGF-1)的生物活性。IGF-1是一种能促进合成代谢的多肽,其结构类似于胰岛素。IGF-1的作用是由IGF-1受体介导的,该受体在结构和功能上类似于胰岛素受体,与胰岛素也有一定的亲和力。另外,体内还存在胰岛素和IGF-1的杂交受体,其两条链中一条来自胰岛素受体,另一条来自IGF-1受体,同胰岛素和IGF-1均有较高的亲和力。体内大多数IGF-1与IGF结合球蛋白(IGFBP)结合,只有少部分是游离的,具有生物活性。体内共有6种IGFBP,其中IGFBP-1是由肝脏合成的,在调节IGF-1活性方面最重要。

IGF-1能直接刺激卵泡膜细胞合成雄激素,也能协同LH的促雄激素合成作用。许多研究证明胰岛素能通过影响IGF-1系统促进卵巢雄激素的生物合成,这可能是高胰岛素诱发高雄激素的机制之一。体内升高的胰岛素则竞争性地结合于IGF-1受体或杂交受体,发挥类似IGF-1的生物学效应,从而促进卵巢雄激素的合成。

更多的研究表明胰岛素主要通过影响IGFBP-1的合成来促进卵巢雄激素的合成,胰岛素能抑制肝脏IGFBP-1的合成,提高卵巢组织IGF-1的生物活性,促进雄激素的合成。PCOS患者血胰岛素水平升高时,血IGFBP-1浓度明显降低。PCOS患者胰岛素抵抗得到改善,胰岛素水平降低后，血 IGFBP-1 会相应升高。

LH 主要作用于已分化的卵泡膜细胞，促进其合成雄激素。LH 是促进雄激素合成的最重要的因子，它能增强细胞色素 $P_{450c}17\alpha$ 的活性，促进雄激素的生物合成。体外实验发现胰岛素能协同 LH 促进卵巢雄激素的合成，这可能是高胰岛素血症引起高雄激素血症的又一机制。另外，有学者认为胰岛素可能在垂体水平调节 LH 的分泌，从而增强卵巢雄激素的合成。

近年来的研究还表明，高胰岛素对雄激素代谢的调控不仅与直接参与卵巢雄激素的合成有关，而且还可能与影响性激素结合球蛋白(SHBG)合成有关。SHBG 是由肝脏合成的，与睾酮有很高的亲和力，而与其他性类固醇激素的亲和力则较低。体内大多数睾酮都与 SHBG 结合，只有小部分是游离的。被组织直接利用的只是游离的睾酮，而不是与 SHBG 结合的部分。因此，SHBG 能调节雄激素的生物利用度。

胰岛素能抑制肝细胞 SHBG 的生物合成，SHBG 降低能增加游离睾酮浓度，诱发高雄激素血症。青春期性成熟过程中常伴有胰岛素抵抗和高胰岛素血症，此时女孩体内 SHBG 水平偏低。生育年龄妇女中也发现血胰岛素水平与 SHBG 水平呈负相关，高胰岛素血症患者的血 SHBG 水平显著低于胰岛素正常的正常妇女。当高胰岛素血症患者的胰岛素抵抗改善后，胰岛素水平下降，SHBG 水平也明显升高。在离体培养的肝细胞中发现，胰岛素能直接抑制 SHBG 的生物合成。

高胰岛素血症引起高雄激素血症的机制非常复杂，一些脂肪细胞分泌的激素或因子也可能参与其中，如瘦素、脂联素和抵抗素等。

(三)肾上腺皮质与 PCOS

肾上腺皮质是雄激素的又一重要来源，由于 95%以上的硫酸脱氢表雄酮(DHEAS)来自肾上腺皮质，因此临床上把 DHEAS 水平作为衡量肾上腺皮质雄激素分泌的指标。研究发现一半以上的 PCOS 患者伴有 DHEAS 的分泌增加，这提示肾上腺皮质可能在PCOS的发病机制中发挥一定的作用。

有学者认为肾上腺皮质功能早现与 PCOS 的发生有关。作为第二性征的阴毛和腋毛是肾上腺皮质分泌的雄激素作用的结果，正常女孩在 8 岁以后，肾上腺皮质分泌的雄激素开始增加，临床上主要表现为血脱氢表雄酮和硫酸脱氢表雄酮水平升高及阴毛出现，这被称为肾上腺皮质功能初现。另外，青春期阴毛的出现称为阴毛初现。8 岁以前发生肾上腺皮质功能启动称为肾上腺皮质功能早现，许多研究发现肾上腺功能早现在 PCOS 的发病机制中可能扮演一定的角色。

(四)遗传因素

PCOS 具有家族集聚性。与普通人群相比，多囊卵巢(PCO)患者的姐妹更容易发生月经紊乱、高雄激素血症和多囊卵巢；PCOS 患者的姐妹发生 PCOS 的概率是普通人群的 4 倍左右；早秃是男性雄激素过多的临床表现，PCOS 患者的一级男性亲属有较高的早秃发病风险。目前许多学者认为遗传因素在 PCOS 的发病机制中起重要作用，但是 PCOS 的高度异质性却提示 PCOS 的遗传模式可能非常复杂。

目前，国内外学者对 PCOS 的相关基因做了大量研究，其中包括类固醇激素代谢相关基因、糖代谢和能量平衡基因、与下丘脑和垂体激素活动有关的基因等。目前，对调节类固醇激素合成和代谢的酶的基因研究较多。文献表明 PCOS 患者的 CYP11A、CYP17、CYP11B2、SHBG、雄激素受体、GnRH、LH、ISNR、IGF 和瘦素的基因都可以发生表达水平或单核苷酸多态性变化。虽

然已对PCOS的遗传学做了很多研究，可是迄今仍未发现能导致PCOS的特异基因。目前发现的与PCOS有关的基因，只是对PCOS临床表现的严重程度有所修饰，而对PCOS的发生没有决定作用。疾病基因连锁分析和关联分析均不能证明这些基因与PCOS存在特异的遗传学关系。

随着遗传学的发展，人们发现人类疾病有半数原因与基因遗传有关，另一半则取决于基因组外遗传变化，这种基因组外遗传变化不改变遗传信息，但可导致细胞遗传性质发生变化，这就是表观遗传学。表观遗传调控可以影响基因转录活性而不涉及DNA序列改变，其分子基础是DNA甲基化及染色质的化学修饰和物理重塑。大量的临床和基础研究结果表明环境因素在疾病发生、发展中有巨大的影响，而表观遗传调控在遗传因素和环境因素的互动关系中起着桥梁的作用。

PCOS除了有高雄激素血症、排卵障碍和多囊卵巢以外，还常伴有胰岛素、血糖和血脂的变化，因此近年来人们认为PCOS也是一种代谢性疾病。饮食结构、生活方式可以影响PCOS的发生，控制饮食、增加锻炼、降低体重等措施能明显改善PCOS的症状，这提示PCOS的发生、发展与环境因素有密切关系。由于一直没找到导致PCOS的特异基因，因此笔者推测，PCOS的发生可能是PCOS易感基因与环境因素共同作用的结果。也就是说，在环境因素的影响下，人体启动了表观遗传调控，PCOS易感患者的相关基因表达发生了变化，从而导致了PCOS的发生。虽然目前关于其他代谢性疾病与表观遗传学关系的研究已经有了大量的报道，可是关于PCOS与表观遗传学变化关系的研究国内外却鲜有报道。

二、临床表现

PCOS临床表现呈高度异质性，有月经稀发或闭经、多毛、痤疮、肥胖、黑棘皮症、多囊卵巢、不孕、LH/FSH升高、血睾酮水平升高、血清性激素结合球蛋白(SHBG)降低和空腹胰岛素水平升高等。

(一)症状

1.月经失调

月经失调是由排卵障碍引起的，多表现为月经稀发或闭经，少数可表现为月经频发或月经规则。

2.不孕

PCOS是排卵障碍性不孕的主要病因，许多患者正是由于不孕才来就诊的。有统计表明，约75%的PCOS患者有不孕。

(二)体征

1.肥胖

一半以上的PCOS患者有肥胖表现。体质量指数[BMI，体质量(kg)/身高^2(m^2)]是常用的衡量肥胖的指标。肥胖的标准为BMI≥25。

腰臀围比(WHR)=腰围/臀围，WHR的大小与腹部脂肪的量呈正相关。根据WHR可以把肥胖分为两类：WHR≥0.85时称为男性肥胖、腹部型肥胖、上身肥胖或中心型肥胖；WHR<0.85时称为女性肥胖、臀股肥胖、下身肥胖或外周型肥胖。PCOS多与男性肥胖有关。

2.多毛、雄激素性脱发和痤疮

多毛、雄激素性脱发和痤疮是由高雄激素血症引起的。多毛是指性毛过多，妇女的性毛主要分布于上唇、下唇、腋下、胸中线、腹中线和外阴，雄激素水平过高时这些部位的毫毛就会变成恒毛，临床上表现为多毛(图 3-1)。四肢和躯干的毛发生长受雄激素的影响较少，它们主要与体质和遗传有关，这些部位的毛发增多不一定与高雄激素血症有关。约 2/3 的 PCOS 患者有多毛。

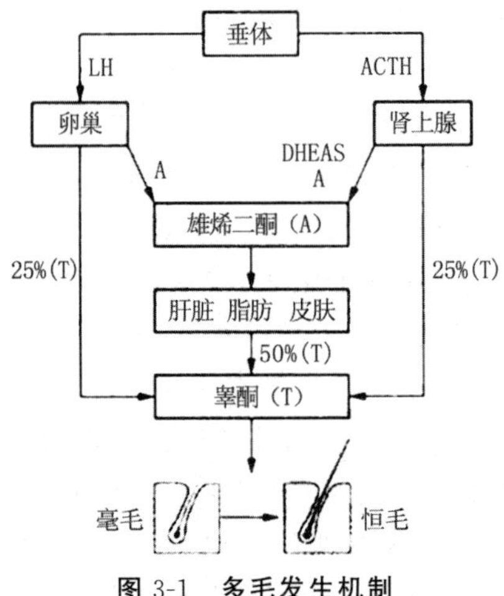

图 3-1 **多毛发生机制**

临床上多用 Ferriman-Gallway 半定量评分法(即 FG 评分)来评判多毛的严重程度(图 3-2)。Ferriman 和 Gallway 把对雄激素敏感的毛发分为 9 个区，根据性毛生长情况，分别评 0～4 分。对每个区进行评分，最后把 9 个区的评分相加作为总评分。如果总评分＞7 分，则诊断为多毛。

雄激素性脱发为进行性头发密度减少，男女均可发生，但女性症状较轻。临床上表现为头顶部毛发变得稀疏，其病理特点是生长期毛囊与休止期毛囊比例下降，毛囊逐渐缩小，毛囊密度减少。

痤疮主要分布于面部，部分患者的背部和胸部也可有较多的痤疮。痤疮是高雄激素血症的一个重要体征，不少患者因面部痤疮过多而就诊。

3.黑棘皮症

继发于胰岛素抵抗的高胰岛素血症患者常有黑棘皮症。黑棘皮症是一种较常见的皮肤病变，受累部位皮肤增厚成乳头瘤样斑块，外观像天鹅绒；病变皮肤常伴有色素沉着，呈灰褐色至黑色，故称为黑棘皮症。黑棘皮症多发生于皮肤皱褶处，如腋、颈部和项部、腹股沟、肛门生殖器等部位，且呈对称性分布。黑棘皮症评分标准如下。

0：无黑棘皮症。

1＋：颈部和腋窝有细小的疣状斑块，伴有或不伴有受累皮肤色素沉着。

2＋：颈部和腋窝有粗糙的疣状斑块，伴有或不伴有受累皮肤色素沉着。

3＋：颈部、腋窝及躯干有粗糙的疣状斑块，伴有或不伴有受累皮肤色素沉着。

4.妇科检查

可发现阴毛呈男性分布，有时阴毛可延伸至肛周和腹股沟外侧；阴道、子宫、卵巢和输卵管无异常。

(三)辅助检查

1.内分泌检查

测定血清促卵泡激素(FSH)、黄体生成素(LH)、泌乳素(PRL)、睾酮、硫酸脱氢表雄酮(DHEAS)、性激素结合球蛋白(SHBG)、雌二醇、雌酮和空腹胰岛素。有月经者在月经周期的第

3～5 天抽血检测，闭经者随时抽血检测。

PCOS 患者的 FSH 在正常卵泡早期水平范围，为 3～10 U/L。约 60%患者的 LH 水平较正常妇女高，LH/FSH＞2.5，如 LH/FSH≥3，有助于诊断。多数患者的 PRL 水平在正常范围（＜25 ng/mL），少部分患者的 PRL 水平可轻度升高（40 ng/mL）。

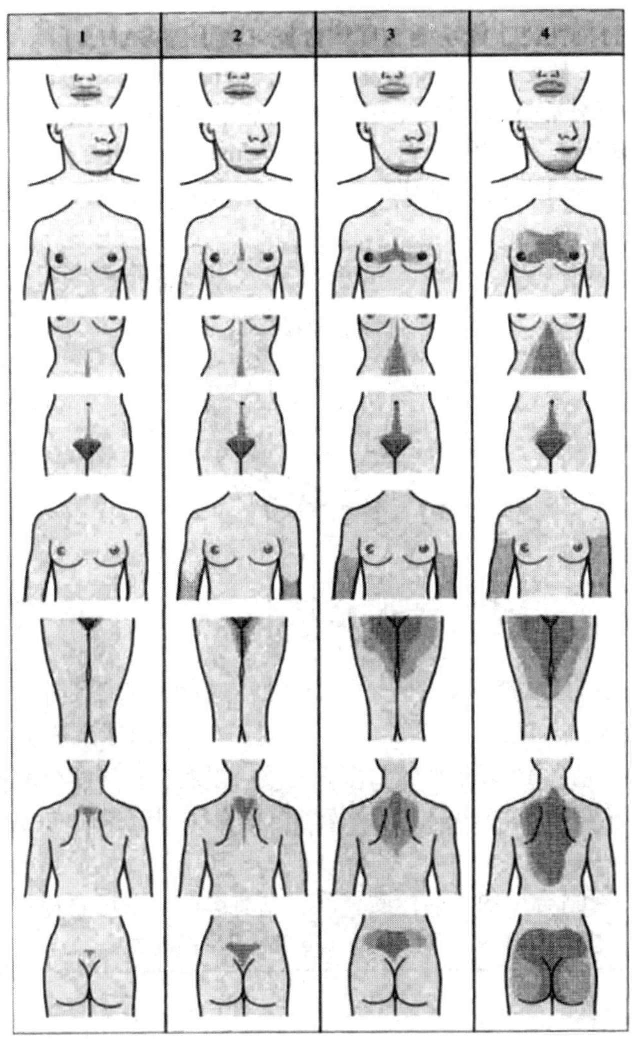

图 3-2　Ferriman-Gallway 评分

妇女体内的睾酮水平往往升高，如伴有肾上腺皮质分泌雄激素过多时，DHEAS 水平也可升高。一般来说，大多数 PCOS 患者体内的睾酮水平偏高（＞0.55 ng/mL），一半患者体内的 DHEAS 水平偏高。妇女体内的大多数睾酮是与 SHBG 结合的，只有少部分是游离的。当 SHBG 水平降低时，游离睾酮会增加，此时即使总睾酮在正常范围，也可有多毛和痤疮等表现。PCOS 患者的 SHBG 水平往往较低。

PCOS 患者的雌二醇水平往往低于雌酮水平，这是过多的雄激素在周围组织中转化成雌酮的缘故。

有胰岛素抵抗的患者空腹胰岛素水平升高，大于 20 mU/L。

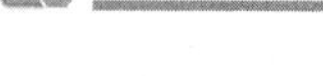

2.超声检查

已常规用于 PCOS 的诊断和随访，PCOS 患者在做超声检查时常发现卵巢体积增大，皮质增厚，皮质内有多个直径为 2～10 mm 的小卵泡。

3.基础体温(BBT)

由于患者存在排卵障碍，因此 BBT 呈单相反应。

4.腹腔镜检查

腹腔镜下见卵巢体积增大，皮质增厚，皮质内有多个小卵泡。

(四)PCOS 临床表现的异质性

不同的 PCOS 患者，临床表现不完全相同。前面介绍的各种表现可以有多种组合，这些不同的组合均可以诊断为 PCOS(图 3-3)。

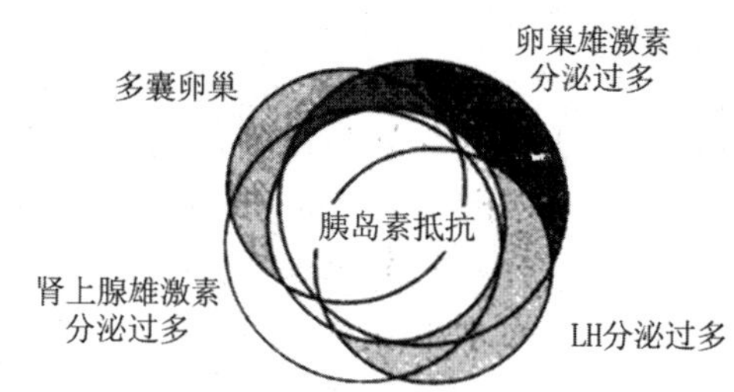

图 3-3　PCOS 临床表现的异质性过多

三、诊断标准

PCOS 是一个综合征，因此严格来说没有一个诊断标准能完全满足临床诊断要求。目前，临床上最为广泛接受的诊断标准是 2003 年鹿特丹诊断标准。该标准是从 1990 年 NIH 诊断标准发展而来的，其依据的基础是 10 多年来的临床研究结果。鹿特丹诊断标准不可能是 PCOS 的最终诊断标准。随着对 PCOS 认识的深入，将来可能会在鹿特丹诊断标准的基础上修订出一个更好的诊断标准。由于国内缺乏大样本、多中心的 PCOS 临床流行病学资料，因此国内学者无法基于自己的资料建立一个适合中国人的诊断标准。目前国内多采用鹿特丹诊断标准(表 3-2)。

表 3-2　PCOS 2003 年鹿特丹诊断标准

修正的 2003 年标准(3 项中符合 2 项)
1.排卵稀发或无排卵
2.高雄激素血症的临床和/或生化证据
3.多囊卵巢
排除其他病因(先天性肾上腺皮质增生、分泌雄激素的肿瘤和库欣综合征)

(一)排卵障碍的诊断

多数患者有月经稀发或继发性闭经，故排卵障碍不难诊断。如患者月经正常，则需要测定基础体温或做卵泡监测来了解有无排卵。

(二)高雄激素血症的诊断标准

高雄激素血症的诊断标准见表 3-3。女性体内雄激素有 3 个来源：卵巢、肾上腺皮质和周围组织转化。人体内的雄激素有雄烯二酮、睾酮、双氢睾酮、DHEA 和 DHEAS 等，任何一种雄激素水平的异常升高都可引起高雄激素血症的临床表现。目前，临床上能常规测定的雄激素是睾酮，由于游离睾酮测定的技术要求高，因此国内包括上海市各医院只测定总睾酮。多数 PCOS 有总睾酮的升高，但总睾酮不升高并不意味着可除外高雄激素血症。

表 3-3　高雄激素血症的诊断标准

1.有高雄激素血症的生化证据：血睾酮升高或 DHEAS 升高或血 SHBG 下降
2.有高雄激素血症的临床证据：多毛或痤疮
只要满足上述两项中的一项即可诊断为高雄激素血症

多毛是指性毛异常增多，单纯的临床诊断不需要做 FG 评分。上唇、颏、胸部中线、乳头周围、下腹中线等部位出现毛发即可诊断，阴毛增多也可诊断。脱发也是高雄激素血症的临床表现，但临床上较少见。

痤疮出现也是高雄激素血症存在的标志，单纯的临床诊断不需要做 Rosenfield 评分。反复出现的痤疮是诊断高雄激素血症的有力证据。

(三)多囊卵巢的诊断

多囊卵巢的诊断标准见表 3-4。由于卵巢体积也是多囊卵巢的诊断标准之一，因此在做超声检查时应同时测定卵巢的 3 个径线。该诊断标准不适用于正在口服避孕药的妇女，因为使用口服避孕药能改变正常妇女和 PCOS 妇女的卵巢形态。如果存在优势卵泡(＞10 mm)或黄体的证据，需在下个周期再做超声检查和测定基础体温。

表 3-4　多囊卵巢的诊断标准

1.每侧卵巢至少有 12 个直径为 2～9 mm 的卵泡
2.卵巢体积增大(＞10 mL)，用简化的公式 0.5×长(cm)×宽(cm)×厚度(cm)来计算卵巢的体积只要一侧卵巢满足上述两项中的一项即可诊断为多囊卵巢

(四)排除相关疾病

排除先天性肾上腺皮质增生、库欣综合征和分泌雄激素的肿瘤等临床表现相似的疾病，对诊断 PCOS 非常重要。当血睾酮水平≥1.5 ng/mL时应除外分泌雄激素的肿瘤，患者有向心性肥胖、满月脸等体征时应除外库欣综合征。当环丙孕酮/炔雌醇对降低雄激素的疗效不明显时，应考虑排除 21-羟化酶缺陷引起的不典型肾上腺皮质增生症。

高雄激素血症患者常规除外甲状腺功能失调的意义有限，因为其在高雄激素血症患者中的发生率并不比正常生育年龄妇女中的发病率高。在评估高雄激素血症患者时应常规测定泌乳素，目的是排除高催乳素血症。需要注意的是许多高雄激素血症患者的泌乳素水平可处于正常范围的上限或稍微超过正常范围。严重的胰岛素抵抗综合征(如高雄激素血症-胰岛素抵抗-黑棘皮综合征或 Hairan 综合征)不难诊断，因为这些患者往往有典型的黑棘皮症。

(五)胰岛素抵抗

胰岛素抵抗在 PCOS 妇女中，无论是肥胖的还是不肥胖的，都很常见(高达 50%)。但基于以下理由鹿特丹标准并未把胰岛素抵抗列为 PCOS 的诊断标准。

(1)PCOS 妇女中所报道的胰岛素抵抗的发生率，因所使用试验的敏感性和特异性的不同及 PCOS 的异质性而不同。

(2)缺乏标准的全球性的胰岛素分析。

(3)目前尚没有在普通人群中探查胰岛素抵抗的临床试验。公认的评估胰岛素抵抗的最佳方法是正常血糖钳夹试验,但该方法操作复杂,患者依从性差,因此只适于小样本的科学研究,不适于临床应用。

国内、外许多学者都通过计算 OGTT 试验的胰岛素水平曲线下面积与血糖水平曲线下面积比值,来评估胰岛素抵抗状况,可是该方法无法给出判断胰岛素抵抗的参考值,因此不能用于胰岛素抵抗的诊断。目前,临床上常用的诊断胰岛素抵抗的指标有胰岛素敏感指数(ISI)和胰岛素抵抗指数(HOMA-IR),这两个指数都是根据空腹胰岛素水平和葡萄糖水平计算出来的。它们的优点是计算简便,患者依从性高;缺点是不能反映胰岛素水平的正常生理变化和β细胞的功能变化。目前使用的 ISI 和 HOMA-IR 的参考值不是来自大规模的多中心研究,因此其可靠程度令人质疑。

(4)目前缺少资料证明,胰岛素抵抗的指标可预测对治疗的反应,因此这些指标在诊断 PCOS 及筛选治疗方面的作用尚不明确。2003 年,鹿特丹共识关于代谢紊乱筛选的总结如下:①对诊断PCOS来说没有一项胰岛素抵抗试验是必需的,它们也不需要选择治疗;②应该对肥胖型 PCOS 妇女做代谢综合征的筛选,包括用口服糖耐量试验筛选葡萄糖不耐受;③对不肥胖的 PCOS 妇女有必要做进一步的研究以确定这些试验的使用,尽管在胰岛素抵抗额外危险因素如糖尿病家族史存在时需要对这些试验加以考虑。

(六)鉴别诊断

1.多囊卵巢

虽然患者的卵巢皮质内见多个小卵泡,呈多囊改变,但患者的月经周期规则、有排卵,内分泌激素测定无异常发现。

2.库欣综合征

由于肾上腺皮质增生,肾上腺皮质分泌大量的皮质醇和雄激素。临床上表现为月经失调、向心性肥胖、紫纹和多毛等症状。内分泌激素测定,LH 在正常范围、皮质醇水平升高,小剂量的地塞米松试验无抑制作用。

3.迟发性 21-羟化酶缺陷症

临床表现与 PCOS 非常相似,诊断的依据是 17-羟孕酮的升高和有昼夜规律的 ACTH-皮质醇分泌。

4.卵巢雄激素肿瘤

患者体内的雄激素水平更高,睾酮多数>3 ng/mL,男性化体征也更显著。超声检查可协助诊断。

5.高催乳素血症

患者虽有月经稀发或闭经,可是常伴有溢乳。内分泌激素测定除发现泌乳素水平升高外,余无特殊。

四、治疗

由于 PCOS 的具体发病机制尚不清楚,因此现在的治疗都达不到治愈的目的。PCOS 治疗的目的是解决患者的需求,减少远期并发症。

(一)一般治疗

对于肥胖的 PCOS 患者来说,控制体重是最重要的治疗手段之一。控制体重的关键是减少

饮食和适当增加体育锻炼。一般来说不主张使用药物控制体重,除非患者极度肥胖。

1.控制饮食

节食是治疗肥胖最常见的方法,优点是短时间内就可使体重下降。如果每天膳食能量减少5 021 kJ(1 200 kcal),10～20 周后患者的体重就可以下降 15%。节食的缺点是不容易坚持,为了达到长期控制体重的目的,现在不主张过度节食。刚开始减肥时,每天膳食能量减少 2 092 kJ(500 kcal),坚持 6～12 个月体重可以下降 5～10 kg。每天膳食减少 418 kJ(100 kcal)时,可以保持体重不增加。

在节食的同时,还应注意食物结构。建议患者总的能量摄入不低于 5 021 kJ/d,其中 15%～30%的能量来自脂肪,15%的能量来自蛋白质,55%～60%来自糖类。患者应不吃零食,少吃或不吃油炸食品和含油脂高的食品,多吃蔬菜和水果。喝牛奶时,应选择脱脂牛奶或脂肪含量少的牛奶。另外,每天的膳食还应保证提供足够的维生素和微量元素。

2.增加体力活动

体力活动可以消耗能量,因此对控制体重有帮助。为降低体重,患者每天应坚持中等强度的体育锻炼 60 分钟。如果做不到上述要求,那么适当增加体力活动也是有意义的。步行或骑自行车 1 小时,可以消耗能量 251～836 kJ(60～200 kcal)。

每天坚持体育锻炼对很多人来说不现实。但是,每天适当增加体力活动还是可行的。为此建议患者尽量避免长时间的久坐少动,每天坚持有目的的步行 30～60 分钟(有条件的可以做中等强度的体育锻炼),这对控制体重很有帮助。

体重减少 5%～10%后,患者有可能恢复自发排卵。体重减轻对改善胰岛素抵抗和高雄激素血症也有益,临床上表现为空腹胰岛素、睾酮水平降低,SHBG 水平升高,黑棘皮症、多毛和痤疮症状得到改善。另外,控制体重对减少远期并发症,如糖尿病、心血管疾病、子宫内膜癌等也有帮助。

(二)治疗高雄激素血症

高雄激素血症是 PCOS 的主要临床表现。当患者有高雄激素血症,但无生育要求时,采用抗高雄激素血症疗法。有生育要求的患者,也应在雄激素水平恢复正常或下降后,再治疗不孕症。

1.螺内酯

螺内酯又名安体舒通。该药原本用作利尿剂,后来发现它有抗雄激素的作用,所以又被用于治疗高雄激素血症。治疗方案:螺内酯20 mg,每天 3 次,口服,最大剂量每天可用至 200 mg,连续使用 3～6 个月。在治疗的早期患者可能有多尿表现,数天以后尿量会恢复正常。肾功能正常者一般不会发生水和电解质的代谢紊乱。如果患者有肾功能损害,应禁用或慎用该药。在使用螺内酯时,往往会出现少量、不规则出血。由于螺内酯没有调节月经的作用,因此如果患者仍然有月经稀发或闭经,须定期补充孕激素,以免发生子宫内膜增生症或子宫内膜癌。

2.复方口服避孕药

PCOS 的雄激素主要来自卵巢,卵巢分泌雄激素的细胞主要是卵泡膜细胞。LH 能刺激卵泡膜细胞分泌雄激素,当 LH 水平降低时,卵泡膜细胞分泌的雄激素减少。复方口服避孕药能负反馈地抑制垂体分泌 LH,减少卵巢雄激素的分泌,因此可用于治疗多毛和痤疮。另外,复方口服避孕药还有调整月经周期的作用。

(1)复方甲地孕酮片:又称避孕片 2 号,每片含甲地孕酮 1 mg、炔雌醇 35 μg。治疗方案:从月经周期的第 3～5 天开始每天服用 1 片,连服 21 天后等待月经来潮。

(2)复方去氧孕烯片:为短效复方口服避孕药,每片复方去氧孕烯片含去氧孕烯 150 μg、炔雌醇 30 μg。治疗方案:从月经周期的第 3~5 天开始每天服用 1 片,连服 21 天后等待月经来潮。

(3)环丙孕酮/炔雌醇:为短效复方口服避孕药,每片环丙孕酮/炔雌醇含环丙孕酮 2 mg、炔雌醇 35 μg。由于环丙孕酮具有很强的抗雄激素活性,因此环丙孕酮/炔雌醇除了能通过抑制 LH 的分泌来治疗高雄激素血症外,还能通过环丙孕酮直接对抗雄激素来治疗高雄激素血症。总的来讲,环丙孕酮/炔雌醇的疗效优于复方甲地孕酮片和复方去氧孕烯片。治疗方案:从月经周期的第 3~5 天开始每天服用 1 片,连服 21 天后等待月经来潮。

3.地塞米松

地塞米松为人工合成的长效糖皮质激素制剂,它对下丘脑-垂体-肾上腺皮质轴有负反馈抑制作用,对肾上腺皮质雄激素的分泌有抑制作用。如果患者体内的 DHEAS 水平升高,提示肾上腺皮质来源的雄激素增多,可给予地塞米松治疗。一般情况下较少使用地塞米松,往往在氯米芬疗效欠佳且 DHEAS 升高时才使用地塞米松。方法:地塞米松 0.50~0.75 mg/d。一旦确诊怀孕,应立即停用地塞米松。为了避免肾上腺皮质功能受到抑制,地塞米松治疗时间一般不超过 3 个月。

4.非那雄胺

非那雄胺是 20 世纪 90 年代研制开发的新一类Ⅱ型 5α-还原酶抑制剂,其结构与睾酮相似,临床上主要用于治疗前列腺疾病,近年也开始用于治疗女性高雄激素血症。非那雄胺每片 5 mg,治疗前列腺增生时的剂量是 5 mg/d,女性用药的剂量需要摸索。

5.氟他胺

氟他胺为非类固醇类雄激素受体拮抗剂。临床证据表明,其抗高雄激素血症的疗效不亚于螺内酯。用法:氟他胺每次 250 mg,每天 1~3 次。抗雄激素治疗 1~2 个月后痤疮体征就会得到改善,6~12 个月后多毛体征得到改善。在治疗高雄激素血症时,一般至少治疗 6 个月才停药。在高雄激素血症改善后,改用孕激素疗法。患者往往在停止抗高雄激素血症治疗一段时间后又复发,复发后可以再选用抗高雄激素疗法。有学者认为没有必要在高雄激素血症缓解后仍长期使用抗高雄激素疗法。

(三)治疗高胰岛素血症

1.控制体重

对肥胖患者来说,治疗高胰岛素血症首选控制体重。控制体重的关键是减少饮食和适当增加体育锻炼。

2.二甲双胍

二甲双胍能抑制肝糖原的合成,提高周围组织对胰岛素的敏感性,从而减少胰岛素的分泌。降低血胰岛素水平,是目前用于改善胰岛素抵抗最常见的药物。由于 PCOS 中胰岛素抵抗的发生率较高,因此从 20 世纪 90 年代以来二甲双胍越来越普遍地用于治疗 PCOS。治疗方案:二甲双胍 250~500 mg,每天 3 次,口服。部分患者服用后有恶心、呕吐、腹胀或腹泻不适,继续服药 1~2 周后症状会减轻或消失,少部分患者会因无法耐受该药而终止治疗。

许多研究均报道二甲双胍能通过改善胰岛素抵抗来降低雄激素水平,促进排卵。因此,许多学者在联合使用二甲双胍和氯米芬治疗耐氯米芬的 PCOS 患者时取得了很好的疗效。可是,在对 1966—2002 年发表的有关文献分析后却发现,根据当时的资料无法确定二甲双胍治疗 PCOS 不孕症的疗效。二甲双胍也可用于无生育要求的育龄期 PCOS 患者,研究报道胰岛素抵抗和高雄激素血症可因此得到改善。无胰岛素抵抗的育龄期 PCOS 患者可否使用二甲双胍，尚有待进一步的研究。

青春期 PCOS 患者可否使用二甲双胍治疗，目前还存在很大的争议。理论上讲，二甲双胍能改善胰岛素抵抗，减少糖尿病和心血管疾病的发生率。可是糖尿病和心血管疾病多发生在 40 岁以后，青春期 PCOS 患者使用二甲双胍治疗 20 年(或以上)是否安全，根据目前的文献无法回答该问题。间断或短期使用二甲双胍与不使用二甲双胍有何区别一，目前也不清楚。

3.罗格列酮

该药为噻唑烷二酮类药物，其主要功能是改善胰岛素抵抗，因此被称为胰岛素增敏剂。用法：罗格列酮 2～8 mg/d。其疗效优于二甲双胍。罗格列酮可能有肝毒性作用，因此在使用期间应严密随访肝功能。目前，在治疗胰岛素抵抗时往往首选二甲双胍，如果二甲双胍疗效欠佳，则加用罗格列酮。对重度胰岛素抵抗，开始时就可以联合使用二甲双胍和罗格列酮。

改善胰岛素抵抗时首选饮食控制和体育锻炼，当饮食控制和体育锻炼效果不佳时才加用二甲双胍和罗格列酮。在药物治疗时应继续坚持饮食控制和体育锻炼，一旦确诊患者怀孕应停用二甲双胍或罗格列酮。

一般来说，一旦选用二甲双胍治疗，至少使用 6 个月。一般在使用二甲双胍 6 个月后对患者进行评价，如果胰岛素抵抗得到改善，则停用二甲双胍。在停药随访期间，如果再次出现明显的胰岛素抵抗，则再选用二甲双胍治疗。

(四)建立规律的月经周期

如果多毛和痤疮不严重，且又无生育要求，可采用补充激素的方式让患者定期来月经，这样可以避免将来发生子宫内膜增生或子宫内膜癌。

1.孕激素疗法

每月使用孕激素 5～7 天，停药后 1～7 天可有月经来潮。例如，甲羟孕酮 8～12 mg，每天 1 次，连续服用 5～7 天；甲地孕酮 6～10 mg，每天 1 次，连续服用 5～7 天。该方案适用于体内有一定雌激素水平的患者(如子宫内膜厚度≥7 mm)，停药后 1 周左右会有月经来潮。如果撤药性出血较多，可适当延长孕激素的使用天数。

孕激素疗法的优点是使用方便，患者容易接受。如果没有特殊情况，该方案可以长期使用。在采用孕激素治疗时，如果患者出现明显的高雄激素血症的临床表现，需要改用降雄激素治疗。如果患者有生育要求，可改用促排卵治疗。

2.雌、孕激素序贯治疗

每月使用雌激素 20～22 天，在使用雌激素的最后 5～7 天加用孕激素。例如，戊酸雌二醇 1～2 mg，每天 1 次，连续服用 21 天；从使用戊酸雌二醇的第 15 天开始加用甲羟孕酮 10 mg，每天 1 次，连续服用7 天。停药后 1～7 天有月经来潮。使用 3～6 个周期后可停药，观察患者下一周期有无月经自发来潮，如果有月经自发来潮可继续观察下去；如无月经自发来潮，则继续使用激素治疗。

由于许多 PCOS 患者体内的雌激素水平并不低，所以大多数情况下不需要采用此方案。如果患者体内雌激素水平偏低，单用孕激素治疗。患者的月经量偏少或无“月经”，可以选择该方案。

3.雌、孕激素联合治疗

每月同时使用雌激素和孕激素 20～22 天。例如，戊酸雌二醇1～2 mg，每天 1 次，连续服用 21 天；在使用戊酸雌二醇的同时服用甲羟孕酮 4 mg。停药后 1～7 天就有月经来潮。长期使用雌、孕激素联合治疗，患者的月经会逐步减少，如果停药后无月经来潮，应首先排除妊娠可能，如果没有怀孕则说明子宫内膜生长受到抑制，此时可改用雌、孕激素序贯治疗。雌、孕激素连续治疗3～6个周期后可停药，观察下一周期有无月经自发来潮，如果有月经自发来潮则继续观察下去；如无月经自发来潮，可继续使用激素治疗。

复方口服避孕药属于雌、孕激素联合治疗。由于复方口服避孕药使用方便，治疗高雄激素血症和多囊卵巢综合征的疗效好，因此临床上在考虑雌、孕激素联合治疗时往往选择复方口服避孕药。

(五)促卵泡发育和诱发排卵

仅适用于有生育要求者。无生育要求者一般不采用此治疗方法。为提高受孕的成功率，在促排卵之前往往先治疗高雄激素血症和胰岛素抵抗，使血睾酮、LH和胰岛素水平恢复至正常范围，增大的卵巢恢复正常，卵泡数减少。

1.氯米芬

氯米芬(克罗米酚，cc)为雌激素受体拮抗剂，它能竞争性地结合下丘脑、垂体上的雌激素受体，解除雌激素对下丘脑-垂体-卵巢轴的抑制，促进卵泡的发育。氯米芬为PCOS患者促卵泡发育的首选药。氯米芬治疗PCOS时，排卵成功率可高达80%，但受孕率却只有40%。目前认为受孕率低下与氯米芬拮抗雌激素对子宫内膜和宫颈的作用有关。

从月经周期的第2～5天开始服用氯米芬，开始剂量为50 mg，每天1次，连续服用5天。停药5天开始进行卵泡监测。宫颈黏液评分，可了解氯米芬是否抑制宫颈黏液的分泌。超声检查，可了解卵泡发育情况和子宫内膜厚度。

一般停用氯米芬5～10天内会出现直径>10 mm的卵泡。如果停药10天还没有出现直径>10 mm的卵泡，则视为氯米芬无效。卵泡直径>10 mm时，应每2～3天做一次卵泡监测。当成熟卵泡直径>16 mm时，肌内注射HCG 6 000～10 000 U诱发排卵，一般在注射HCG 36小时后发生排卵。

如果低剂量的氯米芬无效，下个周期可以增加剂量。氯米芬的最大剂量可以用到200 mg/d。不过，许多医师认为没必要使用大剂量的氯米芬(>100 mg/d)，有研究表明使用大剂量的氯米芬并不增加诱发排卵的成功率。当氯米芬治疗无效时，应改用HMG+HCG。与HMG治疗相比，氯米芬治疗的受孕率较低，不易引起严重的卵巢过度刺激综合征(OHSS)。

如果氯米芬抑制宫颈黏液分泌，就表现为卵泡发育与宫颈黏液不同步。此时可加用戊酸雌二醇1～2 mg/d，以改善宫颈黏液。部分患者的宫颈黏液因此得到改善，但是也有许多患者无效。如果无效，则采用人工授精。肌内注射HCG前停用戊酸雌二醇。

如果氯米芬抑制子宫内膜的生长，就表现为卵泡发育与子宫内膜的厚度不一致。此时也可加用戊酸雌二醇2 mg/d，以刺激内膜生长。但是该治疗方法往往无效。临床上如果出现氯米芬抑制内膜生长的情况，往往改用其他药物治疗，如HMG等。对诊断为氯米芬抵抗的患者来说，加用地塞米松或二甲双胍可能有效。许多报道发现地塞米松或二甲双胍，尤其是二甲双胍，能提高氯米芬治疗的成功率。

氯米芬的不良反应有多胎和卵巢过度刺激。一般来说，氯米芬很少引起严重的卵巢过度刺激综合征，所以还是很安全的。

2.他莫昔芬

他莫昔芬与氯米芬一样也是雌激素受体拮抗剂，其作用机制与氯米芬相似，也是通过解除雌激素对下丘脑-垂体-卵巢轴的抑制，促进卵泡的发育。临床上较少使用他莫昔芬。从月经周期的第2～5天开始服用他莫昔芬20～40 mg，每天1次，连续服用5天。用药过程中需监测卵泡的发育。当成熟卵泡的直径达到18～20 mm时，肌内注射HCG 6 000～10 000 U，36小时后发生排卵。

他莫昔芬也可以抑制宫颈黏液的分泌和子宫内膜的生长。如果出现这些情况，可以参考氯米芬的处理方法。

3.来曲唑

来曲唑是第3代非类固醇芳香化酶抑制剂，临床上主要用于治疗乳腺癌，近年来也开始用于诱发排卵的治疗。来曲唑能抑制雌激素的合成，减轻雌激素对下丘脑-垂体-卵巢轴的抑制作用，这是来曲唑诱发排卵的机制。用法：从月经周期的第2～4天开始服用来曲唑2.5～7.5 mg，每天1次，连续服用5天。用药过程中需监测卵泡的发育。当成熟卵泡的直径达到18～20 mm时，肌内注射HCG 6 000～10 000 U，36小时后发生排卵。

有研究表明来曲唑诱发排卵的成功率优于氯米芬。另外，来曲唑没有对抗宫颈和子宫内膜的缺点。由于来曲唑半衰期短，因此有作者推测它可能对胎儿无不利影响。来曲唑用于诱发排卵的时间还很短，远期不良反应还有待于进一步的观察。

由于来曲唑治疗的资料还很少，因此临床上应慎用。

4.人绝经期促性腺激素（HMG）

该药是从绝经妇女的尿液中提取的，每支含FSH和LH各75 U，适用于氯米芬治疗无效的患者。

从月经周期的第2～5天开始每天肌内注射HMG，起步剂量是1支/天，治疗期间必须监测卵泡发育的情况。一般在使用3～5天后做第一次超声监测，如果卵泡直径＞10 mm，应缩短卵泡监测间隔时间。当B超提示优势卵泡直径达16～20 mm时，停用HMG，肌内注射HCG 5 000～10 000 U，48小时后复查B超了解是否排卵。

如果卵泡持续1周不增大，则增加剂量至2支/天。如果治疗2周还没有优势卵泡出现，应考虑该周期治疗失败。

HMG治疗的并发症有卵巢过度刺激综合征（OHSS）和多胎妊娠。严重的OHSS可危及患者的生命，因此在使用HMG时应严密监测卵泡的发育，一旦发现有OHSS的征象，应立即采取适当的措施。当超声检查发现一侧卵巢有3个以上直径＞14 mm的优势卵泡或卵巢直径＞5 cm时容易发生严重的OHSS，此时应建议患者放弃使用HCG。在采用雌激素测定监测卵泡发育时，雌二醇浓度＞2 000 pg/mL提示有发生OHSS的可能。

HMG＋FSH治疗可能对减少OHSS的发生有帮助。由于患者不同，具体用法也不相同。临床上应根据卵泡监测的结果调整剂量。

在使用HMG治疗前，如果发现卵巢体积大、卵泡数多，可以先用环丙孕酮/炔雌醇或GnRHa治疗，待卵巢体积缩小后，再给予促排卵治疗。

使用药物怀孕的患者常有黄体功能不全，因此一旦确诊怀孕，立即给予黄体酮或HCG肌内注射。用法：黄体酮20～40 mg/d或HCG 1 000～2 000 U/d。有卵巢过度刺激的患者，不宜采用HCG保胎。

5.体外受精-胚胎移植术（IVF-ET）

当患者经上述治疗仍达不到怀孕目的时，可以选择IVF-ET。

6.未成熟卵泡体外培养

近年来,未成熟卵泡体外培养也开始用于治疗 PCOS 引起的不孕,该方法的优点是可以避免 OHSS。

(六)手术治疗

由于手术疗效有限,因此近年来不主张手术治疗。手术治疗仅限于迫切要求生育且要求手术治疗的患者。在手术治疗后的 3～6 个月,由于卵泡液的丢失,卵巢局部雄激素水平有所降低,所以患者可能有自发排卵。手术 6 个月后,卵巢局部雄激素水平又恢复至手术前水平,卵泡发育及排卵存在障碍,此时患者很难自然怀孕。

1.腹腔镜下行皮质内卵泡穿刺及多点活检

术中注意避免过多使用电凝,否则会灼伤周围组织,从而影响卵巢的功能,引起卵巢早衰。

2.经腹卵巢楔形切除术

此法是最早用于多囊卵巢的手术方法,由于术后输卵管、卵巢周围的粘连率高,近年来已被腹腔镜手术所替代。本手术楔形切除的卵巢组织不应大于原卵巢组织的 1/3,以免引起卵巢早衰。

(李利霞)

第三节　高催乳素血症

机体受到内外环境因素(生理性或病理性)的影响,血中催乳激素(PRL)水平升高,其升高值达到或超过 30 ng/mL 时,称高催乳素血症(HPRL)。发生高催乳素血症时,除有泌乳外常伴性功能低下,女性则有闭经不孕等表现。若临床上妇女停止授乳半年到 1 年仍有持续性溢乳,或非妊娠妇女有溢乳伴有闭经者,称闭经-溢乳综合征(AGS)。HPRL 在妇科内分泌疾病中较常见,其发病率约 29.8%(12.9%～75%)。引起催乳激素增高的原因十分复杂。

一、催乳激素的来源和内分泌调节

PRL 来源于垂体前叶分泌细胞,妊娠和产褥期此种分泌细胞占垂体 20%～40%,其余时间占 10%。下丘脑分泌多巴胺,经门脉系统进入垂体抑制 PRL 的分泌。也有人认为下丘脑分泌 PRL 抑制因子(PIF)抑制 PRL 分泌。下丘脑的促甲状腺释放激素(TRH)在促使垂体释放促甲状腺激素(TSH)的同时又能促使 PRL 的释放。5-羟色胺亦可促使 PRL 的分泌。通常 PRL 的分泌是受下丘脑的控制和调节。正常情况下,PRL 主要受下丘脑的持续性抑制控制。

二、病因

正常情况,PRL 的分泌呈脉冲式释放,其昼夜节律对乳腺的发育、泌乳和卵巢功能起重要调节作用,一旦此调节作用失衡即可引起 HPRL。

(一)生理性高催乳素血症

日常的生理活动可使 PRL 暂时性升高,如夜间睡眠(2～6 Am),妊娠期、产褥期 3～4 周,乳头受吸吮性刺激、性交、运动和应激性刺激,低血糖等均可使 PRL 有所升高,但升高幅度不会太大，持续时间不会太长，否则可能为病理状态。

（二）病理性高催乳素血症

1.下丘脑-垂体病变

垂体 PRL 腺瘤是造成高催乳素血症主要原因，一般认为大于 10 mm 为大 PRL 腺瘤，小于 10 mm 称 PRL 微腺瘤，一般说来血中 PRL 大于 250 ng/mL 者多为大腺瘤，100～250 ng/mL 多为微腺瘤。随着 CT、MRI、放免测定使 PRL 腺瘤的检出率逐年提高。微小腺瘤有时临床长期治疗观察中才能确诊。

颅底炎症、损伤、手术，空泡蝶鞍综合征，垂体柄病变、压迫等亦可引起发病。

2.原发性和/或继发性甲状腺功能低下

由于甲状腺素分泌减少，解除了下丘脑-垂体的抑制作用，使 TRH 分泌增加，从而使 TSH 分泌增加，也刺激 PRL 分泌增加并影响卵巢与生殖功能。

（三）医源性高催乳素血症

药物治疗其他疾病时往往造成 PRL 的增高。

1.抗精神失常药物

氯丙嗪、阿米替林、丙咪嗪、舒必利、苯海索（安坦）、索拉西泮（罗拉）、奋乃静、甲丙氨酯（眠尔通）、甲氧氯普胺（灭吐灵）等，以上药物可影响多巴胺的产生，影响 PIF 的作用而导致 PRL 分泌增多。

2.甾体激素

雌激素和口服避孕药可通过对丘脑抑制 PIF 的作用或直接刺激 PRL 细胞分泌，使 PRL 升高。

3.其他药物

α-甲基多巴、利血平、苯丙胺、异烟肼、吗啡等也可使 PRL 升高。

（四）其他疾病

其他疾病亦可同时引起 PRL 的升高，例如，未分化支气管肺癌、肾上腺瘤、胚胎癌、艾迪生病、慢性肾衰竭、肝硬化、妇科手术、乳头炎、胸壁外伤、带状疱疹等。

（五）特发性闭经-溢乳综合征

此类患者与妊娠无关，临床亦查不到垂体肿瘤或其他器质性病变，许多学者认为可能系下丘脑-垂体功能紊乱，促性腺激素分泌受到抑制，而 PRL 分泌增加。其中部分病例经数年临床观察，最后发现垂体 PRL 腺瘤，故此类患者可能有无症状性潜在垂体瘤。所以对所有 HPRL 患者应定期随诊，早期发现肿瘤。

三、临床表现

（一）月经失调-闭经

当 PRL 升高超过生理水平时，则对性功能有影响，可表现为功能性出血、月经稀发以至闭经。有学者报道 PRL＜60 ng/mL 仅表现月经稀发，PRL＞60 ng/mL 易产生闭经。月经的改变可能是渐进而非急剧的变化，病早期时可能有正常排卵性月经，然后发展到虽有排卵而黄体功能不全、无排卵月经、月经稀发以至闭经。

（二）溢乳

溢乳的程度可表现不同，从挤压出一些清水或乳汁到自然分泌出不等量的乳汁。多数患者在检查乳房时挤压乳房才发现溢乳。有人报道，当 PRL 很高时则雌激素很低，而泌乳反停止，故溢乳与 PRL 水平不呈正相关。

(三)不孕/习惯性早期流产史

(1)高 PRL 血症伴无排卵，即使少数患者不闭经，但从基础体温(BBT)、宫内膜活检及孕酮测定均证实无排卵，所以常有原发不孕。

(2)高 PRL 血症伴黄体功能不全，主要表现：①BBT 示黄体期短于 12 天，黄体期温度上升不到 0.3 ℃；②宫内膜活检显示发育迟缓；③黄体中期孕酮值小于 5 ng/mL。故高 PRL 血症患者易不孕，有习惯性早期流产史。

(四)其他表现

若发病在青春期前，第二性征不发育。成年妇女可有子宫萎缩，性功能减退，部分患者由于雌素水平低落而出现更年期症状。微小腺瘤(小于 1 cm 直径)时，很少有自觉症状，肿瘤长大向上压迫视交叉时，则有头痛、视力障碍、复视、偏盲、甚至失明等。

四、诊断

(一)病史及体格检查

重点了解月经史、婚育史、闭经和溢乳出现的始因、诱因、全身疾病史和引起 HPRL 相关的药物治疗史。查体时应注意有无肢端肥大和黏液性水肿。妇科检查了解性器官和性征有无萎缩或器质性病变。乳房检查注意乳房发育、形态、有无肿块、炎症、观察溢乳(多用双手轻挤压乳房)溢出物性状和数量。

(二)内分泌检查

1.PRL 的测定

取血前患者至少 1 个月未服用激素类药物或多巴胺拮抗剂，当天未做乳房检查，一般在晨 8～10点空腹取血，取血前静坐 0.5 小时，两次测定值均不低于 30 ng/mL 为异常。药物引起的 HPRL 很少超过80 ng/mL，停药后则 PRL 恢复正常。当 PRL 大于 100 ng/mL 时应首先除外垂体瘤可能性。一般认为 PRL 值的升高与垂体瘤体积呈正相关。巨大腺瘤出血坏死时 PRL 值可不升高。需指出的是目前所用 PRL 放免药盒仅测定小分子 PRL(相对分子质量 25 000)，而不能测定大/大大分子(相对分子质量5 万～10 万)PRL，故某些临床症状明显而 PRL 正常者，不能排除所谓隐匿型高催乳素血症。

2.其他相关内分泌测定

各种原发的或继发的内分泌疾病均可能与高催乳素血症有关。除测定 PRL 外应测 FSH、LH、E_2、P，了解卵巢及垂体功能。TRH 测定除外原发性甲状腺功能低下，肾上腺功能检查和生长激素测定等。

(三)泌乳素功能试验

1.泌乳素兴奋试验

(1)促甲状腺激素释放激素试验(TRH Test)：正常妇女 1 次静脉注射 TRH 100～400 μg 后，25～30 分钟 PRL 较注药前升高 5～10 倍，TSH 升高 2 倍，垂体瘤不升高。

(2)氯丙嗪试验：氯丙嗪促进 PRL 分泌。正常妇女肌内注射 25～50 mg 后 60～90 分钟血 PRL 较用药前升高 1～2 倍。持续 3 小时，垂体瘤时不升高。

(3)灭吐灵兴奋试验：该药为多巴胺受体拮抗剂，促进 PRL 合成和释放。正常妇女静脉注射

10 mg后 30～60 分钟，PRL 较注药前升高 3 倍以上。垂体瘤时不升高。

2.泌乳素抑制试验

(1)左旋多巴试验：该药为多巴胺前体物，经脱羧酶作用生成多巴胺，抑制 PRL 分泌。正常妇女口服 500 mg 后 2～3 小时 PRL 明显降低。垂体瘤时不降低。

(2)溴隐亭试验：该药为多巴胺受体激动剂，强力抑制 PRL 合成和释放。正常妇女口服 2.5～5.0 mg后2～4 小时 PRL下降达到 50%，持续 20～30 小时，特发性 HPRL 和 PRL 腺瘤时下降明显。

(四)医学影像学检查

1.蝶鞍断层扫描

正常妇女蝶鞍前后径小于 17 mm、深度小于 13 mm、面积小于 130 mm^2，若出现以下现象应做 CT 或 MRI 检查：①蝶鞍风船状扩大；②双蝶底或重像；③鞍内高/低密度区或不均质；④平面变形；⑤鞍上钙化灶；⑥前后床突骨质疏松或鞍内空泡样变；⑦骨质破坏。

2.CT 和 MRI 扫描

可进一步确定颅内病灶定位和放射测量。

3.各种颅内造影

各种颅内造影包括海绵窦造影，气脑造影和脑血管造影。

(五)眼科检查

明确颅内病变压迫现象，包括视力、眼压、眼底检查等。

五、治疗

针对病因不同，治疗目的不同，合理选择药物和手术方式等。

(一)病因治疗

若病因是由原发性甲状腺功能低下引起的 HPRL，可用甲状腺素替代疗法。由药物引起者，停药后一般短期 PRL 可自然恢复正常，如停药后半年 PRL 仍未恢复，再采用药物治疗。

(二)药物治疗

1.溴隐亭

溴隐亭为治疗高 PRL 血症的首选药物，它是麦角生物碱的衍生物，多巴胺受体激动剂，直接作用于下丘脑和垂体，抑制 PRL 合成与分泌，且抑制垂体瘤的生长使肿瘤缩小或消失。用药方法较多，一般先每天2.5 mg，5～7 天，若无不良反应可增加到 5.0～7.5 mg/d(分 2～3 次服)，根据 PRL 水平增加剂量，连续治疗3～6 个月或更长时间。一般治疗 4 周左右，血 PRL 降到正常。2～14周溢乳停止，月经恢复。治疗期间一旦妊娠即应停药。

不良反应：治疗初期有恶心、头痛、眩晕、腹痛、便秘、腹泻，有时尚可出现直立性低血压等。不良反应一般症状不重，在 1～2 周内自行消失。

2.溢乳停(甲磺酸硫丙麦角林)

20 世纪 80 年代新开发的拟多巴胺药物，其药理作用和临床疗效与溴隐亭相似，但剂量小，毒副作用少，作用时间长。目前已由天津药物研究院 1995 年完成Ⅱ期临床研究，并开始临床试用，剂量每片 50 μg。用法每天 25～50 μg，1 周后无不良反应加量，根据 PRL 水平增加剂量，直至 PRL 水平降至正常。

3.左旋多巴

左旋多巴在体内转化为多巴胺作用于下丘脑，抑制 PRL 分泌，但作用时间短，需长期服药。剂量每天0.5 mg，3 次/天，连续半年。大部分患者用药后 1 个月恢复月经，1.5～2 个月溢乳消失。此药对垂体瘤无效。

4.维生素 B_6 可抑制泌乳

其作用机制可能是作为多巴脱羧酶的辅酶，增加下丘脑内多巴向多巴胺转化，刺激 PIF 作用，而抑制 PRL 分泌。用法为每天 200～600 mg，可长期应用。

5.其他药物

长效溴隐亭(LA)注射剂每次 50 mg，每天肌内注射 1 次，最大剂量可达 100 mg。

CV205-502(苯并喹啉衍生物)是一种新的长效非麦角类多巴胺激动剂，作用时间长达 24 小时。剂量每天 0.06～0.075 mg。

(三)促排卵治疗

对 HPRL 患者中无排卵和不孕者，单纯用以上药物不能恢复排卵和妊娠。因此，除用溴隐亭治疗外，应配伍促排卵药物治疗，具体方法有以下 3 种方式。

(1)溴隐亭-CC-HCG。

(2)溴隐亭-HMG-HCG。

(3)GnRH 脉冲疗法-溴隐亭。

综合治疗，除缩短治疗的周期并可提高排卵率和妊娠率。

(四)手术治疗

对垂体瘤患者手术切除效果良好，对微腺瘤治疗率可达 85%。目前经蝶鞍显微手术切除垂体瘤安全、方便、易行，损伤正常组织少，多恢复排卵性月经。但对较大垂体瘤，因垂体肿瘤没有包膜，与正常组织界限不清，不易切除彻底，故遗留 HPRL 血症，多伴有垂体功能不全症状。因此有人建议对较大肿瘤术前选用溴隐亭治疗，待肿瘤缩小再手术，可提高手术疗效。如术后肿瘤切除不完全，症状未完全消除，服用溴隐亭等药物仍可获得疗效，术后出现部分垂体功能不全，PRL 仍高可用 HMG/HCG 联合治疗，加用溴隐亭等药物，若有其他内分泌腺功能不全现象，可根据检查结果补充甲状腺素、泼尼松等。

(五)放射治疗

放射治疗适用肿瘤已扩展到蝶鞍外或手术未能切除干净术后持续 PRL 高水平者。方法可行深部X 线、^{60}Co、α-粒子和质子射线治疗，同位素^{198}Au 种植照射。

(六)综合疗法

综合疗法对那些 HPRL 合并有垂体瘤患者单纯手术或单纯放疗疗效均不满意。1988 年 Chun 报道垂体瘤单纯手术、放疗、手术后加放疗，肿瘤的控制率分别为 85%、50%、93%，而平均复发时间为 3、4、4.5 年。因此，有人主张对有浸润性 PRL 大腺瘤先用溴隐亭治疗使肿瘤缩小再手术，术后加放疗，可提高肿瘤的治愈率。对溢乳闭经综合征患者，不论采用何种疗法均应定期随访检查，包括 PRL 测定和蝶鞍 X 线复查。

(李利霞)

第四章

妇科急腹症

第一节 异位妊娠

正常妊娠时，孕卵着床于子宫体部内膜。异位妊娠是指受精卵种植并发育在子宫体腔以外部位的妊娠，俗称宫外孕。

由于性紊乱、性开放、性传播性疾病、剖宫产、辅助生殖技术的应用等多种因素影响，全世界范围内异位妊娠的发生率均有提高，约占妊娠总数的2%，死亡率约占孕产妇死亡总数的9%～10%，是早期妊娠死亡率最高的疾病之一，是妇产科常见的急腹症。统计资料显示，近几年异位妊娠发病率与二十世纪最后二十年相比呈三至五倍增长，在过去20年中美国异位妊娠的发生率增加了6倍，英国增加了4倍。我国内地一些大、中城市的发病率也有成倍的升高，尤其是青、少年发生异位妊娠的案例所占比例也在增加。随着超声诊断技术的普及，以及人绒毛膜促性腺激素(HCG)测定方法灵敏度的增强等，绝大多数异位妊娠已能在早期作出诊断，得到及时的治疗。但对于非典型病例，症状变化多，临床易造成诊断延迟或误诊，甚至死亡，故越来越受到重视。

异位妊娠发生部位以输卵管最为常见，占90%以上，其他部位有卵巢、腹腔、阔韧带、子宫颈、宫角及残角子宫等。少见的异位妊娠有子宫憩室妊娠、子宫小囊妊娠、子宫壁妊娠、子宫峡部妊娠、子宫切除后异位妊娠、腹膜后妊娠、阴道妊娠、宫内宫外复合妊娠、多胎异位妊娠、持续性异位妊娠、绝育后异位妊娠等，由于近年来国内剖宫产率的上升，剖宫产子宫瘢痕妊娠的报道也日渐增多。

一、输卵管妊娠

卵子在输卵管壶腹部受精后，受精卵因某些因素在输卵管内运行受阻，而停留在输卵管的某一部位着床、发育，发生输卵管妊娠。其发生部位以输卵管壶腹部最为常见，占50%～70%，其次为峡部，占20%～25%，输卵管及伞部占17%，间质部较少，占2%～4%。

(一)病理

1.输卵管变化

受精卵在输卵管壶腹部种植最多，其次为峡部、伞部及间质部。受精卵着床后，输卵管壁出现蜕膜反应，但由于输卵管管腔狭窄，管壁较薄且缺乏黏膜下组织，蜕膜形成较差，不利于胚胎发育,往往较早发生输卵管流产;输卵管的血管分布不利于受精卵着床,胚胎滋养细胞往往穿破输卵管动脉或小动脉。由于小动脉压力较绒毛血管高,故血液自破口流入绒毛间;同时,输卵管肌层不如子宫肌层厚和坚韧,胚胎滋养细胞容易侵入,甚至穿透输卵管壁而引起输卵管破裂。

2.子宫变化

和正常妊娠一样,输卵管妊娠时合体滋养细胞产生的 HCG 使黄体类固醇激素分泌增加,子宫肌层和子宫内膜发生相应的变化,子宫增大、变软,子宫内膜发生蜕膜化,蜕膜化的程度与 HCG 水平有关。但输卵管妊娠蜕膜下的海绵层及血管系统发育较差。当输卵管滋养细胞活力下降时,蜕膜自宫壁剥离,发生阴道流血,有时可以排出完整的蜕膜管型,排出组织做病理检查无绒毛结构,这一点有助于异位妊娠的诊断。子宫内膜可见有 Arias-Stella(A-S)反应,即子宫内膜呈过度增生和分泌状态,内膜腺体增生,腺体细胞肥大,边界消失,排列成团,突入腺腔,细胞极性消失,核深染,胞质有空泡。内膜 A-S 反应与妊娠有关,并非异位妊娠所特有。

3.卵巢变化

与正常妊娠相似,卵巢黄体转变成为妊娠黄体,有时还可见到黄素囊肿。

4.转归和结局

输卵管管腔狭小,管壁薄弱,妊娠时不能形成良好的蜕膜,不利于胚胎的生长发育,常发生以下结局。

(1)输卵管妊娠流产:输卵管妊娠最为常见的结局,多见于妊娠 8～12 周的壶腹部妊娠。受精卵种植在输卵管黏膜皱褶内,由输卵管黏膜及纤维蛋白形成的包蜕膜很脆弱。随着孕囊的发育增大,发育中的胚泡突破薄弱的包膜,落入管腔,而发生流产。若整个孕囊剥离落入管腔并经伞部进入腹腔,则为输卵管完全流产,这种情况下出血一般不多。若孕囊部分剥离排出,则为输卵管部分流产,和宫腔内不全流产相似,此时可发生反复出血,形成输卵管血肿或输卵管周围血肿,血液积聚在直肠子宫陷凹,形成盆腔血肿。如果出血量不多,病情稳定,久之,胚胎死亡,血肿机化并与周围组织粘连,临床上称之为“陈旧性宫外孕”。也有部分晚期胎儿发生多种改变,如浸软、木乃伊化或石化,有时合并感染化脓,或形成干性坏疽;偶有感染破溃进入肠管、阴道穹隆,甚至从肠道或阴道排出。

(2)输卵管妊娠破裂:多见于输卵管峡部妊娠,发病多在孕 6 周左右。随着受精卵发育长大,滋养细胞向管壁侵蚀肌层及浆膜,穿透输卵管管壁引起。输卵管破裂后,由于输卵管肌层及浆膜内血管丰富,破裂后可造成急性大出血,患者迅速进入休克状态。但也有表现为少量反复出血,并形成盆腔血肿。输卵管间质部妊娠虽然少见,但结局几乎都是妊娠破裂。由于间质部肌层较厚,破裂时间晚,常发生在妊娠 12～16 周,因该处为子宫血管和输卵管血管汇集区,一旦发生破裂,出血量大而迅速,后果十分严重,常常在短时间内发生致命性的腹腔内出血。

(3)继发腹腔妊娠:输卵管妊娠流产或破裂,孕囊排出进入腹腔,多数情况下胚胎枯萎,停止发育;偶尔也可发生胚胎腹腔内继续发育生长,形成继发性腹腔妊娠。当输卵管破于阔韧带前后叶腹膜之间,则可发生阔韧带内妊娠。胚胎脾脏种植也见有报道。

(4)异位复合妊娠:同时存在宫内和输卵管妊娠称之为异位复合妊娠,这种情况十分少见,并常常误诊为单纯输卵管妊娠。随着辅助生殖技术的应用,复合妊娠时有报道。

(二)临床表现

输卵管妊娠的临床表现与受精卵着床部位、有无流产或破裂,以及出血量多少、时间长短等因素有关。

1.停经

多数输卵管妊娠患者在发病前有短期停经史。除输卵管间质部妊娠停经时间较长外，大都在6～8周左右。但约有20%～30%患者无明显停经史，仅表现为月经周期改变及经血量异常而无明显的停经史。原因：①部分异位妊娠因滋养层活力低，蜕膜自行变性剥脱而致阴道流血；②将异位妊娠流产、破裂、胚胎死亡、绒毛停止发育、蜕膜组织丧失激素的支持而坏死脱落误认为“月经延迟”；③少数异位妊娠破裂，破裂处血液逆流入宫腔而致阴道流血。常因医师或患者将不规则阴道出血误认为末次月经，或由于月经仅过期几日，不认为是停经，所以仔细询问病史十分重要。

2.腹痛

腹痛是输卵管妊娠最常见的症状，其发生率在90%以上。输卵管妊娠发生流产或破裂之前，由于胚胎在输卵管内逐渐增大，输卵管膨胀而常表现为一侧下腹部隐痛或酸胀感。当发生输卵管妊娠流产或破裂时，患者感一侧下腹部撕裂样疼痛，常伴有恶心、呕吐。当血液积聚于直肠子宫陷凹处时，可出现肛门坠胀感。出血量较多时呈贫血貌，血液刺激膈肌可引起肩胛部放射性疼痛。

3.阴道流血

多见于停经后阴道少量流血，色暗红，淋漓不尽，持续性或间歇性，可伴有蜕膜碎片排出，偶有大量阴道流血。出血可能与胚胎死亡、流产、雌激素撤退有关。

4.晕厥与休克

当输卵管妊娠流产或破裂时，由于腹腔内出血和剧烈腹痛，部分患者很快处于休克状态。休克程度取决于内出血的速度及出血量，与阴道流血量不成比例。

5.盆腔包块

1/3～1/2的患者可扪及盆腔包块，位于子宫一侧或后方，其大小、形状和质地常有变化，边界多不清楚，伴有压痛和触痛。病变持续较久时，肿块机化变硬，边界逐渐清楚。

6.腹部压痛或反跳痛

因腹腔内出血激惹腹膜可引起压痛和反跳痛，反跳痛常重于压痛。少数患者出现肩痛，为腹腔内出血量多刺激膈肌引起，称为 Danforth 征。

7.宫颈举痛

将子宫颈轻轻上抬或左右摇摆时可引起剧烈疼痛，称为宫颈举痛或摇摆痛，为输卵管妊娠的主要体征之一，是因加重对腹膜刺激所致。若腹腔内出血较多，查体子宫有漂浮感。

8.体温

一般体温正常，少数患者因腹腔内出血吸收可出现体温略升高，但不超过38 ℃。

（三）诊断

1.HCG 测定

HCG是由两个非共价键相连的肽链组成的糖蛋白激素。其单个亚基不具有生物活性，当连接成完整化合物时始具活性，分子量约为4.7万。其主要功能就是刺激黄体，有利于雌激素和黄体酮持续分泌，以促进子宫蜕膜的形成，使胎盘生长成熟。HCGα亚单位的氨基酸排列与黄体生长激素(LH)α亚单位相似，故用完整的抗HCG分子的抗体测定HCG时与LH间有免疫交叉反应。但它们的β亚单位各不相同。因此为避免交叉反应，目前临床上多采用灵敏度高、特异性强的β-HCG-RIA法进行特异的HCG检测，定量动态观察β-HCG的变化。

正常妊娠受精卵着床时，即排卵后的第6天受精卵滋养层的合体细胞开始分泌微量人绒毛膜促性腺激素(human chorionic gonadotropin，HCG)。着床后用特异的βHCG抗血清能在母血中检测中 HCG。妊娠早期 HCG 分泌量增长迅速，约 2 天增长一倍，在受精后 10 天可用放免法(RIA)自母体血清中测出，故成为早期诊断妊娠的最敏感方法。HCG 在妊娠 8～10 周达最高水平，持续约 10 天后迅速下降，至妊娠中晚期血清浓度仅为峰值的 10%左右，持续至分娩。产后 2 周恢复至正常月经周期水平。临床上常以 HCG 水平增长的速度协助诊断宫内妊娠与异位妊娠，在妊娠早期检测血 HCG 倍增水平具有宫内妊娠的诊断意义。

异位妊娠时，受精卵着床在子宫外，蜕膜形成不良，滋养细胞发育欠佳，合体滋养细胞合成、分泌的 HCG 量往往低于宫内妊娠。通常异位妊娠患者更加倾向于出现过早的 HCG 平台期，或者 HCG 水平较低(往往＜2 000 mU/mL)，且 48 小时倍增小于 66%。如果在怀孕 4 天内，血浆 HCG 水平在 48 小时内倍增小于 50%，往往提示异常妊娠，但并不能鉴别是异位妊娠还是流产。异位妊娠与流产血 HCG 下降各具特点，血 HCG 下降快，半衰期＜1.4 天者约 92%是宫内妊娠流产；血 HCG 下降慢，半衰期＞7 天者约 86%为异位妊娠；半衰期 1.4～6.9 天，则两者均有可能，其中 1/3 为异位妊娠。对于异位妊娠被误诊为宫内妊娠行人工流产者，如果宫内吸出物未见绒毛或病理报告内膜呈 A-S 反应，应动态监测 HCG 水平的变化，辅助超声检查，必要时腹腔镜检查明确诊断；若吸宫术后 24 小时 HCG 下降≥50%，诊断为异常宫内妊娠的敏感性和特异性分别达 92%和 100%，由此可排除宫外妊娠。

异位妊娠者腹腔内血 HCG 水平均高于血清 HCG 水平，是因为异位妊娠破裂或流产时含 HCG 的血液直接流入腹腔，保持较长时间。而静脉循环中的 HCG 经肝脏代谢后由肾脏排出，下降迅速。

2.超声检查

超声检查对异位妊娠的诊断具有重要的临床价值，尤其是早期异位妊娠，通过超声检查往往能提供较多的信息。超声诊断异位妊娠的敏感性为 73.9%，特异性为 99.9%。随着仪器分辨率的提高，尤其是阴道超声及彩色多普勒血流成像的应用，超声诊断异位妊娠的正确率明显提高。异位妊娠的超声表现可见子宫大小正常或稍大，内膜蜕膜样变化，子宫的一侧附件处可探及肿块，肿块边界欠清，边缘不规则，回声类型主要与超声探查时异位妊娠所处的不同阶段而不同，未破型、破裂型、流产型、陈旧型异位妊娠患者的超声声像图表现均有其自身的特点。

(1)破裂型输卵管妊娠：超声声像图表现为大片液性暗区，宫体一侧或子宫后方探查到回声紊乱包块，边界清晰或不清，形态不规则，宫内未见到孕囊。包块内可见圆形或椭圆形无回声区，少数病例可见包块见妊娠囊，内见胚芽组织和原始心管搏动。

(2)未破裂型或流产型输卵管妊娠：超声声像图表现为子宫内膜增厚，宫内无孕囊，子宫周围或一侧附件混合回声包块；在子宫与卵巢间可见输卵管环，该环为增宽的输卵管管壁水肿，与管腔内的妊娠组织及血块共同形成低回声区所致。在输卵管环内可见妊娠光环，约 10%的病例在妊娠囊内见到胚芽或心管搏动。此外，腹盆腔存在程度不一的液性暗区。

(3)陈旧型输卵管妊娠：超声声像图显示盆腔内形态不规则、无包膜、边缘模糊、内部回声增强的混合性光团，其间可见散在液性暗区。

经腹超声检查和经阴道超声检查是临床上常用的诊断异位妊娠重要的辅助手段。异位妊娠经腹超声诊断符合率 71.4%，经阴道超声诊断符合率 85.7%，准确率为 97.59%。经腹超声具有较大的检查范围，但影响检查结果的因素较多，如膀胱充盈程度、肠胀气、患者过胖等均可影响对正常结构的观察；阴道超声检查异位妊娠图像分辨力高，能更好地显示子宫、卵巢及盆腔肿块的细微结构，对宫内、外妊娠囊、卵黄囊、胚芽、原始心管搏动等细微结构的显示效果好，尤其在异位妊娠早期内出血不多,无回声区只局限于直肠子宫陷凹或子宫周围时,阴道超声检查有较高的敏感性,但检查范围较小,往往不能了解疾病声像图表现的全貌;故破裂型异位妊娠出血量较多的病例,最好能联合经腹部扫查,以补充经阴道检查的不足,进一步提高诊断准确率。阴道超声一般较经腹部超声提前1～2周确认宫内妊娠囊,而经腹部超声检查显像要到停经7周才能查到胚芽与原始心管搏动。

3.腹腔镜检查

多数情况下,异位妊娠通过病史、体征、血β-HCG测定及超声检查即可对早期异位妊娠作出诊断,但有部分诊断比较困难的病例,可以在腹腔镜直视下明确诊断,并进行手术治疗。对特殊部位的异位妊娠,如卵巢妊娠、宫角妊娠、残角子宫妊娠等可对病变部位作出正确的诊断,同时也可与其他不易鉴别的附件包块等相鉴别。但在极早期受精卵着床部位形态学未发生明显变化前,或盆腹腔粘连的情况下,腹腔镜的假阴性率为2%～5%。由于腹腔镜检查为有创性检查,故不宜作为常规检查方法。此外,在腹腔大量出血或伴有休克的患者禁做腹腔镜检查。

腹腔镜技术用于妇产科疾病的诊断和治疗已日趋成熟。对于异位妊娠,腹腔镜可详细观察异位妊娠的部位,与周围组织的关系及有无粘连。未破裂型输卵管妊娠着床部位增粗肿胀,多呈暗褐色,局部膨隆,表面血管增生怒张。若腹腔内有出血,凝血块附着病灶,则观察妊娠着床部位较为困难,可用生理盐水冲洗、洗净腹腔内血液,待视野清晰后,再观察诊断。若输卵管妊娠流产,则在患侧输卵管伞端可见活动性出血,伞端周围有积血块;输卵管着床部位先兆破裂时,病灶表面局部有浆液性渗出,输卵管浆膜菲薄;破裂时可见到输卵管局部有不规则破口,有活动性出血或血液渗出,有时可见到绒毛或胚胎阻塞于破口处。盆腹腔积血较多。若进行盆腔冲洗,有时可从吸引液中找到胚泡。

4.阴道后穹隆穿刺

阴道后穹隆穿刺是一种简单可靠的诊断方法,适用于疑有腹腔内出血的患者。腹腔内出血最易积聚于直肠子宫陷凹,穿刺常可抽出暗红色血液,放置后不凝固,是因为异位妊娠破裂或流产血液流入腹腔,刺激腹膜产生一种纤维酶原激活物,使血液中的纤维酶原转为纤溶酶,促使血液中纤维蛋白溶解。此外,纤溶酶同时能水解多种血浆蛋白和凝血因子,使血液不再凝固。若抽出液体为脓液或浆液性液体,则可排除异位妊娠。若穿刺针头误入静脉,则血液较红,将抽出的血液放置10分钟左右即可凝结。若腹腔内无内出血,或出血很少,或血肿位置较高,或直肠子宫陷凹有粘连时,可能抽不出血液,但也不能完全否定异位妊娠的存在。

临床上常将抽出后的血液滴在白纱布上,若为新鲜静脉血,在纱布上出现一红晕,而陈旧性出血中含有小血凝块。在显微镜下观察,若为新鲜血,镜下红细胞呈串钱状,散在的红细胞很少,而后穹隆穿刺血则存在皱缩的陈旧性红细胞,散在分布,排列呈鱼鳞状。

5.诊断性刮宫

单靠诊断性刮宫诊断异位妊娠具有很大的局限性,目前很少依靠诊断性刮宫协助诊断。在不能排除异位妊娠或阴道流血较多时,诊断性刮宫目的在于排除合并宫内妊娠流产。将刮宫获取的内膜进行病理检查,异位妊娠的子宫内膜变化无特征性,可表现为子宫内膜蜕膜反应、高度分泌相伴有或不伴有A-S反应、分泌相及增生相等多种不同的表现。若无阴道流血,则子宫内膜往往为致密层,呈蜕膜组织;若已有流血且流血时间在2周以内,刮宫组织往往取自海绵层,呈高度分泌相,或可见A-S反应,若流血时间持续2周以上内膜致密层和海绵层已相继脱落,而基底层内膜对激素反应不敏感,故多表现为分泌反应欠佳或者增生相。若刮出组织查见绒毛,则可诊断为宫内妊娠。

6.孕酮检查

血清孕酮在妊娠 8 周前由滋养细胞及其黄体分泌，比较稳定，12 周后因胎盘形成，孕酮合成能力上升，孕酮水平迅速提高，但在 12 周前维持在一定水平。在这个时期，孕酮水平反映了滋养层细胞的功能。异位妊娠患者滋养细胞发育欠佳，细胞活力下降，使黄体功能不足，从而引起血清孕酮水平明显低于宫内妊娠者。因此，血清孕酮量的变化情况是衡量黄体功能和胎盘发育是否正常、妊娠正常与否的一个最可靠指标。异位妊娠患者孕酮值只达到正常月经周期黄体期的低限水平，显著低于正常妊娠和先兆流产患者。孕酮检测与动态血 β-HCG 的检测相比，只需单次测定，随机取样，数小时内可获得结果，检测简便、快捷，将血清孕酮测定作为对妊娠者的常规测定，可明显提高异位妊娠的早期诊断率，尤其对 β-HCG 阳性而 B 超宫内、宫外均未见妊娠囊者，联合测定血清孕酮有相当大的诊断价值。目前认为，血清中孕酮$<$15.9 nmol/L 时，胚泡活性差，可作为筛选异位妊娠和自然流产的标志。

7.其他

生化标记：除血 β-HCG、孕酮检测外，还有其他一些血生化检测或标记方法可用于协助诊断异位妊娠，包括雌二醇(E_2)，血管内皮生长因子(VEGF)、激活素(ACT)-抑制素(INH)、妊娠特异糖蛋白 β_1(SP1)、妊娠相关蛋白(PAPP-A)、甲胎蛋白(AFP)、肌酸激酶(CK)、肾素、胎儿纤维连接蛋白(FFN)、人胎盘生乳素(HPL)、淀粉酶、子宫内膜蛋白、CA125 等。

(四)鉴别诊断

具有典型症状和体征的异位妊娠诊断不难，结合患者病史、体征，实验室辅助检查及超声检查，必要时行腹腔镜检查，多能明确诊断。但由于异位妊娠可发生在生育期的任何年龄，发生部位广泛，孕卵在不同部位发育的时间长短不一，病理过程不尽相同，加上个体差异，使其在临床表现与体征上变化多样，易与多种疾病相混淆，因而临床上异位妊娠误诊率仍较高。误诊的原因涉及多方面、多学科。疾病本身的复杂性与多变性、疾病发生过程的不典型性、临床医生本身知识、经验与技术水平不足、诊断技术设备与手段的不完善等均是造成误诊的原因。

异位妊娠误诊的原因：①病史采集不详，查体不全面。详细的询问病史，特别是月经史和规范的体格检查是降低误诊率的重要环节。对育龄妇女遇有与异位妊娠有关的病史均应详细询问和全面考虑，如盆、腹腔手术操作史、盆腔炎史、人工流产和放置宫内节育器、子宫内膜异位症、分娩与产褥等。对于少数患者因腹痛、头晕而于内、外科就医，由于内、外科医生缺乏对女性病史的详细询问，只重视右下腹痛及消化道症状如恶心、呕吐、胃痛等，未做相关妇科检查，没有进一步结合辅助检查加以鉴别即作出内、外科诊断，将异位妊娠误诊为急性阑尾炎、急性胃肠炎、感染性休克等，从而延误治疗。②过于相信输卵管结扎术后或放置宫内节育器者避孕者，未考虑异位妊娠的可能。由于安放宫内节育器可能并发输卵管炎而发生异位妊娠，输卵管结扎术后可出现再通、瘘管仍存在发生异位妊娠的可能。③辅助检查误导。临床医生过度依赖辅助检查。尿妊娠试验简便、快速，试验阳性有助于排除其他疾病，但假阴性率较高，可达 10%左右，故试验阴性不能完全排除异位妊娠，应复查尿妊娠试验或查血 β-HCG。超声检查可以区别孕囊在宫内还是宫外，并了解腹腔内有无积液或包块。但是，由于部分异位妊娠的超声图像不典型及 B 超的质量和超声检查者经验不足，可能造成误诊。④人工流产手术时未对吸出物仔细检查，或对未见绒毛或仅见可疑绒毛未予重视，也未对患者进行严密随访。对术后患者出现腹痛、出血认为是术后常见症状，未详细询问手术过程均是造成误诊的原因。⑤医务人员专业知识、技能缺乏，临床思维不当，因症状不典型、病史未掌握或对疾病缺乏全面的考虑，容易将该病与其他疾病混淆。

异位妊娠易误诊需与妇科其他疾病相鉴别的有早期妊娠流产、急性输卵管炎、出血性输卵管炎、黄体破裂、卵巢囊肿蒂扭转或卵巢囊肿破裂；易误诊或与其他科疾病相鉴别的主要有急性阑尾炎、输尿管结石、急性胃肠炎、胃穿孔、菌痢、尿路感染等。

异位妊娠根据症状出现的缓急分为急腹症型和稳定型两种临床表现。急腹症型主要表现为突发的下腹剧痛或全腹、胃部的疼痛，可伴有不同程度的休克，全腹压痛、反跳痛和移动性浊音。该型多是输卵管种植部位突然破裂，引起多量的腹腔内出血。常见于输卵管峡部妊娠、输卵管间质部妊娠和卵巢妊娠破裂。稳定型表现为病情进展缓慢，阴道出血不规则，似月经不调，腹痛不明显或不剧烈，多见于输卵管妊娠流产型或破裂后出血暂时停止，胚胎死亡或活力不高，形成包块。对有这两种临床表现的生育年龄女性均应高度警惕异位妊娠可能，重视病史的全面采集，尤其是未婚女性隐瞒性生活史者，要耐心个别询问，并给予相应检查，以免误诊。

(1)急腹症型异位妊娠的鉴别：见表 4-1。

表 4-1 异位妊娠的鉴别诊断

	输卵管妊娠	流产	急性输卵管炎	急性阑尾炎	黄体破裂	卵巢囊肿蒂扭转
停经	多有	有	无	无	多无	无
腹痛	突然撕裂样剧痛，自下腹一侧开始向全腹扩散	下腹中央阵发性坠痛	两下腹持续性疼痛	持续性疼痛，从上腹开始，经脐周转至右下腹	下腹一侧突发性疼痛	下腹一侧突发性疼痛
阴道流血	量少，暗红色，可有蜕膜组织或管型排出	先量少，后增多，鲜红色，有小血块或绒毛排出	无	无	无或有如月经量流血	无
休克	程度与外出血不成比例	程度与外出血成比例	无	无	无或有轻度休克	无
体温	正常，有时稍高	升高	升高	升高	正常	稍高
盆腔检查	举宫颈时一侧下腹疼痛，宫旁直肠子宫陷凹有肿块	宫口稍开，子宫增大变软	举宫颈时两侧下腹疼痛，仅在输卵管积水处触及肿块	无肿块触及，直肠指检右侧高位压痛	无肿块触及，一侧附件压痛	宫颈举痛，卵巢肿块边缘清晰，蒂部触痛明显
白细胞计数	正常或稍高	正常	升高	升高	正常或稍高	稍高
血红蛋白	下降	正常	正常	正常	下降	正常
后穹隆穿刺	可抽出不凝血液	阴性	可抽出渗出液或脓液	阴性	可抽出血液	阴性
β-HCG 检测	多为阳性	多为阳性	阴性	阴性	阴性	阴性
B 型超声	一侧附件低回声区，其内或有妊娠囊	宫内可见妊娠囊	两侧附件低回声区	子宫附件区无异常图像	一侧附件低回声区	一侧附件低回声区，边缘清晰，有条索状蒂

(2)与卵巢子宫内膜异位囊肿破裂的鉴别:近年来对卵巢子宫内膜异位囊肿破裂导致的急腹症报道逐渐增多。卵巢子宫内膜异位囊肿常伴有继发性渐进性痛经、不规则子宫出血和不孕。其与异位妊娠破裂的鉴别诊断如表 4-2。

表 4-2 卵巢子宫内膜异位囊肿与异位妊娠破裂的鉴别诊断

	卵巢子宫内膜异位囊肿破裂	异位妊娠破裂(输卵管)
妊娠反应	—	+
下腹痛	轻→重	重
不孕症	+/—	+/—
出血量	不太多	可以很多
CEA	+/—	—
HCG	—	+/—
后穹隆穿刺	血黏稠如巧克力状	+/—,血不暗、不凝
超声检查	圆形,张力大的囊肿可因周围粘连而不规则,子宫直肠穿刺积液、积血	宫腔线清,妊娠囊多在输卵管,直肠子宫陷凹有积血
腹腔镜	可见多处灶性出血、充血、瘢痕、卵巢破口及巧克力液	可见输卵管外侧发蓝、肿胀

(3)输卵管或附件扭转与梗阻:与输卵管系膜相连的输卵管可单独或与同侧卵巢一起发生扭转,称为输卵管扭转或附件扭转。临床上很少见。其原因有输卵管或输卵管系膜过长、输卵管积水、单角子宫双侧不对称,或卵巢肿瘤,或因妊娠、子宫肌瘤引起的子宫增大,在体位改变、创伤等诱因作用下引起输卵管扭转。亦有 20%发生在输卵管及卵巢无明显病变时。其临床表现与卵巢囊肿蒂扭转相似,突发性下腹剧痛,呈间歇性,常伴有恶心、呕吐。患侧附件有压痛或肌紧张,如有输卵管积水等病变,可触及肿块。阴道检查有明显触痛,也可触及肿块。严重者直肠子宫陷凹处积聚渗出液,后穹隆穿刺时可抽得浆液血性液体。但患者很少出现脉搏增快及其他休克症状。合并妊娠者,β-HCG 呈阳性,不易与异位妊娠鉴别,主要诊断靠腹腔镜检或剖腹探查术后确诊。

(4)子宫肌瘤红色变性:子宫肌瘤红色变性是因子宫肌瘤血供障碍,导致肌瘤缺血、坏死、溶血、血栓、栓塞及溶血血液渗入瘤体所致。其发生率在 1.9%～25.0%,其中与妊娠有关占 20.3%～34.8%,且多见于妊娠中期。患者可出现严重的腹痛伴呕吐、发热,一般在 38 ℃左右。白细胞增高,检查肿瘤局部有明显的压痛,绝大多数一周左右即可恢复。根据病史、B 超、β-HCG 等检查可与异位妊娠鉴别。

(5)子宫破裂、穿孔:产科因素引起的子宫破裂,多发生于难产、高龄多产和子宫曾经手术或有过损伤的产妇。可发生在妊娠早期、中期和晚期,可为自发性、创伤性或病理性等多种情况下的破裂。通过 B 超、β-HCG 及腹腔镜等检查多可鉴别。非产科因素的子宫破裂可为手术操作中医疗器械所导致的子宫穿孔,也可为疾病导致的自发性子宫破裂。后者可见于侵蚀性葡萄胎或绒毛膜癌侵蚀子宫肌层,穿破子宫肌壁,进入阔韧带致阔韧带血肿,进入腹腔引起腹腔内出血,出现腹痛及腹膜刺激征等表现。结合病史、超声检查及 β-HCG 检测可与异位妊娠鉴别。

(6)胎盘早剥、前置胎盘伴植入:胎盘早剥、前置胎盘均属于妊娠晚期出血性疾病,胎盘早剥

可表现为妊娠期剧烈腹痛，异位妊娠也有极少数患者妊娠至中晚期，如间质部妊娠、残角子宫妊娠、腹腔妊娠等。其破裂后导致腹腔内出血并伴有剧烈腹痛，通过超声检查显示子宫肌层不连续。有时需通过剖腹探查才能明确异位妊娠破裂部位，才能确诊和鉴别胎盘早剥或胎盘前置伴植入的情况。

(7)膜样痛经：膜样痛经又称蜕膜样痛经，是痛经中比较严重的疾病，多见于青年女性。发生膜样痛经，是因为子宫内膜完整地从宫颈口排出，如果宫颈口狭小，完整的子宫内膜不容易排出，子宫就增强收缩，宫颈口逐渐扩张，子宫内膜才能排出。表现为患者腹部疼痛剧烈，出冷汗，面色苍白，肢冷，恶心呕吐，甚至晕厥。当子宫内膜整块排出后，腹痛即可缓解。膜样痛经为周期性腹痛，β-HCG 为阴性即可鉴别。

(8)胃肠道疾病：急性阑尾炎、急性胃肠炎、胃穿孔、菌痢等胃肠道疾病可出现腹痛、恶心、呕吐等症状，若患者因消化系统症状就诊时，尤其是首诊于内外科时，须高度警惕异位妊娠，结合β-HCG及 B 超检查，诊断多无困难。

(9)泌尿道疾病：尿路结石和尿路感染患者可出现一些与异位妊娠相似的症状，如尿频、尿急等，通过详细的病史采集及相应的辅助检查多可鉴别。

(五)治疗

输卵管妊娠处理方式的选择取决于年龄大小、有无生育要求、异位妊娠的部位、大小、结局状况，包括出血程度及输卵管损害情况，术者技术水平及手术措施等综合因素决定。手术治疗仍是目前主要的治疗手段。由于阴道超声、血清 β-HCG 测定的应用及腹腔镜诊治手段的广泛开展使得异位妊娠的早期诊断率得到明显提高，为患者的保守性手术和非手术治疗提供了更多的机会，为早期治疗提供了时间保证，减少了异位妊娠破裂导致腹腔内大出血的危险，降低了死亡率。而越来越多的患者迫切要求保留生育功能，因此，早期诊断、合理处理异位妊娠十分重要。

1.手术治疗

手术治疗有经腹途径和腹腔镜途径两种，手术方式有根治性方式和保守性方式两种。根治性术式即为输卵管切除术；保守性手术包括伞端妊娠物排出术、壶腹部妊娠线性切开术及峡部妊娠节段性切除术等。采取何种途径和何种方式取决于患者有无生育要求、输卵管妊娠部位、大小、结局状况，包括内出血程度及输卵管壁损害程度，以及对侧输卵管的状况、术者技术水平及手术措施等综合因素决定。

(1)根治性手术：即输卵管切除术，为最基本最常用的术式。该术式可以达到迅速止血、挽救生命的目的，尤其适用于抢救内出血并发休克的患者。对于这种急症患者应在积极纠正休克的同时，迅速开腹，提出患侧输卵管，用卵圆钳钳夹住出血部位，或者用长弯钳夹住患侧输卵管下方的阔韧带和输卵管近子宫端，暂时控制出血，并加快输液、输血，待血压上升后继续手术切除输卵管。切除患侧输卵管前应先探查子宫及对侧输卵管情况。手术方法：用两把血管钳自患侧输卵管伞端系膜向子宫角部钳夹，在两把血管钳间切断，残端以 7 号丝线贯穿缝扎近卵巢端的系膜断端。用系膜周围腹膜或圆韧带包埋系膜残端。对适用于年龄偏大、已有子女无生育要求者，并根据患者要求决定是否同时结扎对侧输卵管；对虽有生育愿望要求保留输卵管者，若因输卵管病灶范围广泛，损害输卵管系膜和血管者，或在保守性手术中输卵管难以止血者，非手术治疗、腹腔镜手术失败者，也应行输卵管切除术。

输卵管间质部妊娠，应争取在破裂前手术，以避免破裂大出血，危及生命。手术需行子宫角部楔形切除及患侧输卵管切除，必要时需切除子宫。

在异位妊娠手术中行自体血液回收，是抢救严重内出血伴休克的有效措施之一，不禁可以节约宝贵的血液资源，自体血中还能提供新鲜的凝血因子和血小板等成分，也可以减少异体输血所致的输血反应和疾病传播的可能性，在一定程度上解决了基层医院血源短缺的问题。自体回收腹腔内血液应符合以下条件：妊娠＜12 周，无胎膜破裂，出血时间＜24 小时，血液未被污染，镜下红细胞破坏率＜30％。每 100 mL 血液中需加入 3.8％枸橼酸钠 10 mL 抗凝，经 6～8 层纱布或经 20 μm 过滤器过滤后，再输入体内，为防止枸橼酸钠中毒，每自体输血 500 mL 以上者，应补充 10％葡萄糖酸钙 10～20 mL。

（2）保守性手术：指手术清除妊娠产物但保留输卵管的方法。由于高分辨 B 超尤其是阴道探头超声的发展、血清 β-HCG 测定的应用、诊断与治疗性腹腔镜的临床应用，使异位妊娠的早期诊断和治疗成为可能，加上显微技术、手术器械及缝合材料的发展及普及，为输卵管保守性手术创造了有利条件。

保守性手术适应证多用于以下情况：无子女、希望生育者；或者子女小、要求保留输卵管功能的年轻妇女；输卵管妊娠是首次妊娠；既往已切除一侧输卵管，患者病情稳定；输卵管无明显炎症、粘连和大范围的输卵管损伤。但能否行保守性手术还取决于孕卵着床部位、输卵管破损程度和既往输卵管存在的病变。如输卵管已有明显病变或解剖学改变，切除病灶后残留段输卵管长度不足 5 cm，陈旧性输卵管妊娠部位有血肿形成或积血、盆腔感染，或严重失血性休克者为保守性手术的禁忌。保守性手术主要有以下几种术式。

1）输卵管造口术：是在输卵管系膜的对侧即输卵管游离缘、输卵管妊娠部位表面最薄弱处作一切口，长度相当于妊娠部位最大管径或超过妊娠膨胀部位两端，从切口处轻轻挤压出妊娠组织挤出的方法。搔刮或清创孕卵的着床部位易引起出血，并增加输卵管内膜损伤的机会，因此，不主张搔刮和清创。输卵管切缘有出血者可用 4-0 肠线或 7-0 尼龙线扣锁缝合止血。该方法简单，效果良好，一般术后 4 个月恢复良好，随访做子宫输卵管碘油造影或腹腔镜检查少有瘘管形成。本法适用于输卵管妊娠未破裂型者。

2）输卵管切开缝合术：主要适用于输卵管壶腹部妊娠或妊娠部位接近伞端者。方法：将患侧输卵管伞端至输卵管妊娠部位切开，用钝刮匙或刀柄刮净妊娠组织，或吸管吸除妊娠组织，剥离面出血用电凝或缝扎止血。切口用 6-0 或 8-0 尼龙线间断缝合，称输卵管成形术。该法操作简单，但易形成输卵管与周围组织粘连，可在创面部位涂抹透明质酸钠等，减少粘连的形成。

3）输卵管伞端妊娠挤出术：当妊娠部位位于伞端、部分壶腹部妊娠接近伞端的患者，可用手指轻轻将胚胎组织从壶腹部向伞端挤压，使胚胎组织自伞端排除。但本法可能有妊娠产物的残留，可能造成持续性异位妊娠，有再次手术的可能，且再次输卵管妊娠的发生率高于输卵管造口术和输卵管切开术。

4）输卵管节段切除及端端吻合术：适用于输卵管妊娠破裂型或损伤较严重者，以及峡部妊娠及壶腹部近侧段妊娠者。切除孕段输卵管，检查两端输卵管通畅后，两端残端用 6-0 或 8-0 的尼龙线间断肌层缝合 3～4 针，再间断缝合浆膜层 3 针以腹膜化。术中需不断用肝素盐水冲洗术野，防治血凝块阻塞吻合的输卵管腔。吻合后经宫腔注入稀释的亚甲蓝，观察是否通畅。

5）输卵管伞端成形术：适用于输卵管伞端妊娠。纵形切开输卵管远端，去除妊娠组织后，将输卵管远端黏膜像袖口样外翻，用 8-0 无创伤尼龙线将黏膜外翻缝合于近端浆膜。此术因破坏伞部拾卵功能，日后妊娠效果不佳。

施行保守手术时，应注意术中充分止血。在输卵管整形手术过程中的出血多采用盐水冲清创面，以细针电凝头很准确地凝固出血点，少数亦可用 3-0 无创伤肠线缝扎止血，对于上述方法用后胚胎着床部位仍有出血者，可行管壁浆肌层肠线“8”字缝合多能止血。术毕腹腔放置右旋糖酐 500 mL 或透明质酸酶或甲硝唑等防止粘连。术后常规应用有效抗生素，或服中药使输卵管组织尽快恢复功能及治疗对侧潜在的炎症。术后 2 周检测血清 β-HCG，了解妊娠组织是否被彻底清除。术后患者恢复第一次月经后 3～7 天行输卵管通液术。

(3)腹腔镜手术：近年来由于腹腔镜诊断与治疗手段的迅速普及和大力开展，腹腔镜手术逐渐成为诊断和治疗异位妊娠的首选。腹腔镜手术具有微创、术后盆腹腔粘连少，术后恢复快等优点，对于未育、要求保留输卵管功能的年轻女性，腹腔镜治疗异位妊娠已变的尤为重要。

随着异位妊娠的发生率增加及诊疗技术的进步，尤其是腹腔镜下的保守手术的广泛运用，持续性异位妊娠(persistent ectopic pregnancy，PEP)的发生率也随之上升。PEP 是指输卵管妊娠保守手术过程中未能完全清除胚囊，使残留在输卵管内的滋养层组织仍继续增殖，血清 β-HCG 血清滴度不下降或反而上升，阴道有不规则流血。PEP 是输卵管妊娠保守治疗后最常见的并发症。发生的高危因素包括：停经时间短，孕龄小，异位妊娠病灶的体积较小，盆腔粘连，术前 HCG 和孕酮水平过高，滋养细胞活性强。研究报道腹腔镜手术有更高的残存滋养细胞的发生率，开腹的输卵管切开术后持续性异位妊娠的发生率为 3%～5%，腹腔镜手术为 5.1%～29.0%，挤压术或流产型者可高达 12.5%～18.0%。

治疗持续性异位妊娠有再次手术切除输卵管、或输卵管切开清除病灶，以及 MTX 等治疗方式。为预防持续性异位妊娠的发生，线性切开手术时，切口应足够长，注意着床部位的彻底清除，避免绒毛残留；未破裂的孕囊应尽量完整切除病灶；已破裂者，应反复多次冲洗盆腹腔以防止绒毛残留。此外，术后可在病灶局部注射 50 mg MTX，杀死残余的滋养细胞，防止持续性输卵管妊娠的发生。

2.非手术治疗

随着医务人员诊断水平的提高和患者的警觉，高敏感度的放射免疫测定 β-HCG、高分辨 B 超的发展，诊断性和治疗性腹腔镜的应用，80%的异位妊娠患者可在未破裂前得以诊断，早期诊断为非手术治疗提供了条件和时机。异位妊娠的非手术治疗包括期待疗法和药物治疗。

(1)期待疗法：是指对部分低危的输卵管妊娠患者不采取任何手段的干预，只严密监测血 β-HCG水平的变化，观察患者症状和体征，直至 β-HCG 降至正常。部分早期的输卵管妊娠患者可以通过完全流产后胚囊死亡或溶解吸收自然消退，临床出血少，无明显的临床症状和体征，可选用期待疗法。

选择期待疗法的一般适应证：①无临床症状或临床症状轻微；②异位妊娠包块直径＜3 cm；③血 HCG＜1 000 mU/mL 并持续下降；④无胎心搏动；⑤有随诊条件。治疗期间，密切观察临床表现、生命体征，动态测定血 HCG、血细胞比容，并进行超声波检查。如果连续两次血 β-HCG 不降或升高，或附件包块长大，应立即处理。需警惕个别的病例血 β-HCG 水平很低，但仍有破裂的可能。

(2)药物治疗：一些药物可以作用于滋养细胞，抑制其生长发育，促使妊娠组织的吸收、消散。药物治疗主要用于早期异位妊娠，Mol 等的 Meta 分析提示，对于低水平血清 HCG 的患者应用全身性的甲氨蝶呤治疗是一个很好的替代腹腔镜手术的选择。有证据表明，药物治疗避免了手术造成的创伤、痛苦及瘢痕、周围组织粘连和术后并发症等，同时最大限度地保全了患者的生育功能，在长期疗效和短期疗效方面与保守性腹腔镜手术具有可比性，而药物保守治疗比手术方式有更高的日后宫内怀孕概率，可满足患者的生育要求，同时药物保守治疗更为方便经济。药物治疗方法分为全身治疗和局部治疗，药物种类有甲氨蝶呤（MTX）、前列腺素（PG）、米非司酮（RU480）、氯化钾、高渗葡萄糖及中药等。其中，研究较为深入、应用最广泛、疗效最肯定的药物是甲氨蝶呤。

1）甲氨蝶呤：MTX 为抗代谢类抗肿瘤药物，是一种叶酸拮抗剂，通过与细胞内二氢叶酸还原酶结合，阻断二氢叶酸转化为具有生物活性的四氢叶酸，抑制嘌呤和嘧啶的合成，从而干扰 DNA、RNA 及蛋白质的合成。妊娠期滋养细胞增生活跃，多处于细胞增殖周期，MTX 能抑制胚胎滋养细胞分裂和增殖，导致胚胎死亡。MTX 对细胞的毒性决定于药物浓度和作用时间。高浓度的 MTX 持续作用较长时间后可造成骨髓和黏膜损害，连续给药的毒性是单次给药的数倍。研究表明，同量 MTX 无论全身用药还是局部给药在血清中能达到同量的 MTX 水平，一般终止妊娠的血药浓度远低于出现毒性反应的阈值，无须解救措施。MTX 现已被美国妇产科医师协会认可为临床治疗异位妊娠的一线药物。

适应证：适用于早期未破裂、无活跃性腹腔内出血的患者。①患者一般情况良好，无活动性出血和输卵管妊娠破裂的征象；②血 HCG≤5 000 mU/mL；③无明显的胚胎心脏搏动；④输卵管妊娠包块直径＜3 cm；⑤肝、肾功能及红细胞、白细胞、血小板计数在正常范围内，无凝血功能异常；⑥具有良好的随访条件；⑦保守性手术失败后发生持续性异位妊娠的补救措施之一。

禁忌证：①患者出现腹痛症状，表明妊娠部位张力较高，或者输卵管妊娠破裂或流产出血对腹膜产生刺激，或流产时输卵管痉挛收缩所致。②B 超发现妊娠部位胎心搏动，表明胎儿器官和胎盘已发育，一旦破裂，出血往往迅速导致失血性休克。③血 HCG＞5 000 mU/mL，表明胚胎活性强，滋养细胞增殖活跃，药物治疗失败率增加。④严重的肝、肾疾病或凝血功能障碍不能进行药物治疗。外周血白细胞数＞4.0×10^9/L，血小板＞100×10^9/L，肝、肾功能需在正常范围方能用药。

用药方法及疗效：MTX 给药途径有全身用药和局部用药，目前口服和静脉用药不常用，肌内注射和局部应用已成为临床普遍认同的方法。近年常有报道在超声、腹腔镜、宫腔镜下将 MTX 直接注射至病灶，以及髂内动脉插管栓塞介入化疗。

MTX 口服：0.4 mg/(kg·d)，连服 5 天为 1 个疗程。目前仅用于保守手术治疗输卵管妊娠失败后的持续性输卵管妊娠的辅助治疗。

MTX 肌内注射：0.4 mg/(kg·d)，连用 5 天为 1 个疗程。如 1 个疗程后 β-HCG 无明显下降，间隔一周可开始第二个疗程。异位妊娠单纯肌内注射 MTX 保守治疗，成功率有不同报道，国内报道 90%以上，国外文献报道为 71.4%～84.5%。

MTX 单次肌内注射：按体表面积计算，MTX 50 mg/m^2，单次肌内注射。如给药后 4～7 天，β-HCG下降＜15%或继续升高，第 7 天给予第二次药物肌内注射（50 mg/m^2），而不需用 CF（甲酰四氢叶酸）解救。

MTX-CF 方案：该方案 8 天为 1 个疗程。MTX 1 mg/kg 肌内注射，隔天一次，第 1、3、5、7 天使用，同时使用 CF 以减少不良反应，其用量为 MTX 的 1/10，即 0.1 mg/kg 肌内注射，隔天一次，第 2、4、6、8 天使用。给药后 48 小时如果 β-HCG 下降＞15%，可以停药观察，否则继续用药。

MTX-CF 个体减量方案：该方案根据患者的血 β-HCG 水平决定用药。MTX 1 mg/kg 肌内注射，一天一次，次日 CF 0.1 mg/kg 肌内注射。一次 MTX 和一次 CF 注射为一次化疗剂量，总量共 4 次剂量。每天测定血 β-HCG 和孕酮水平。当 β-HCG 下降＞15％及孕酮＜1 mg/mL 时停用。

MTX 腹腔镜下局部注射：腹腔镜诊断与治疗同时一次完成。在确诊后，将一根 22 号长针从患侧耻骨联合上 3～4 cm 腹壁进入，外接注射器，提起患侧输卵管，将 MTX 10～25 mg 溶于 2～4 mL 注射用水或生理盐水中，注射入输卵管妊娠部位的最扩张段，缓慢推注，注射后停留 1～2 分钟后快速推出针头。文献多有报道在注射 MTX 前先用细穿刺针在输卵管系膜内注入 1∶8 000肾上腺素 10～20 mL，或将垂体后叶素 6～12 U 用 20 mL 生理盐水稀释，分 1～3 点注入输卵管系膜内及输卵管包块的基底部，使系膜血管收缩，以减少出血量，疗效更佳。目前腹腔镜下 MTX 局部注射多用于输卵管妊娠腹腔镜保守治疗后预防持续性异位妊娠的辅助手段。方法：腹腔镜下行输卵管切开取胚术或输卵管挤压术后，检查无活动性出血，50 mg MTX 溶于 3～5 mL注射用水或生理盐水中，注射到患侧输卵管系膜内。研究证实，联合治疗可最大限度的降低持续性异位妊娠的发生，但对再次同侧的异位妊娠并无预防作用。

MTX 宫腔镜下局部注射：B 超监视下，宫腔镜下行输卵管插管，对准输卵管口插入导管深 1.5～2.0 cm，拔出管芯，再将导管轻柔插入输卵管内，感觉有阻力时停止，经导管缓慢注入溶于注射用水 2 mL 的 MTX 40 mg，时间约 5 分钟，推注后停留 2～3 分钟，将导管和镜体一同拔出，让患者臀部抬高。

MTX 经阴道或腹部超声引导下局部注射：在阴道或腹部超声引导下经阴道后穹隆穿刺进入异位孕囊内，先抽出孕囊内的液体或部分内容物，局部注射 MTX 10～50 mg(溶于 2～4 mL 注射用水或生理盐水)。第 4、7 天测 β-HCG，如下降＜15％，需肌内注射 MTX 50 mg/m^2。如 β-HCG下降≥15％，则每周复查 1 次。

MTX 单次给药与多次给药成功率无明显差异，但单次用药操作简单，注射次数少，患者所受痛苦较小，减少患者医疗费用，不良反应发生率低，不需解毒，疗效确切，更易被患者接受，尤其对有生育要求的患者，在异位妊娠早期诊断的前提下，有着更广泛的使用前景。

监测指标：因妊娠滋养细胞具有较强的侵蚀性，且患者对药物的反应不一，因此，在保守治疗过程中密切注意观察病情变化和治疗反应，包括患者的临床症状和体征、血 βHCG 水平的波动、毒性反应等。

临床征象：药物治疗过程中需密切监测患者生命体征，观察自觉症状，了解有无活跃性出血的征象。约有 1/3～1/2 患者用药后会发生腹痛加重，但并无活跃性出血的征象，可能与滋养细胞坏死、溶解有关。滋养细胞坏死后自输卵管管壁剥离，妊娠产物排至腹腔内，刺激腹膜引起腹痛。若患者发生腹痛，需严密观察病情发展，门诊患者改为留院观察。若有内出血征象者，根据患者的一般情况及出血量的多少，决定是否需要手术治疗。

血清 β-HCG 水平：异位妊娠给予药物保守治疗后，能够确切反映疗效的最主要指标是血清 β-HCG 的下降。血 β-HCG 监测在评价治疗效果、及时调整治疗方案、提高保守治疗成功率方面具有非常重要的意义。常为用药后隔日测定 β-HCG，如下降≥15％，可改为每周测一次，直至正常。治疗过程中，由于 MTX 在注射后 1～4 天内抑制快速增长的滋养细胞，摧毁胚胎及胎盘绒毛，使异位妊娠流产，在此过程中加快了 HCG 的释放，致使 HCG 在一段时间内有所增高，以后才逐渐下降。故用药前应与患者充分沟通交流，否则会带给患者焦虑，容易产生对医疗的不信任，干扰治疗。需注意即使 β-HCG 下降很低时，仍有输卵管破裂的可能性。β-HCG 降至正常所需的时间与用药前的 β-HCG 水平有关，给药前 β-HCG 值越高，则下降至正常所需的时间越长。

B超监测：药物治疗不需常规进行B超监测。若患者出现腹痛加重，需进行B超检查，了解附件区的包块有无增大，直肠子宫陷凹的液体深度有无增加，以此估计内出血量，评估是否需手术治疗。附件区包块消失的时间与用药前的初始包块大小有关，包块越大，所需时间越长。部分患者β-HCG降至正常后，附件包块可能仍持续存在，可继续观察。

毒性反应：MTX在人体内的吸收、分布、生物转化和排泄等存在着很大的个体差异，患者体内的MTX血药浓度过高和持续时间过长是导致其不良反应的直接原因。MTX高浓度维持时间越长，其毒性发生率越高。常见为胃肠道反应，包括食欲缺乏、恶心、呕吐、口角炎、消化道黏膜溃疡、腹胀、腹痛、腹泻、消化道出血等，其余还有骨髓抑制、肝肾功能损害、神经系统损害、脱发、药物性皮疹等，严重时危及患者生命。多数反应为轻度，少数反应为中度，停药后可自行恢复。若反应较重可减量或停药，也可用CF解救。

对妊娠和子代的影响：MTX于1965年开始用于治疗妊娠滋养细胞疾病，多年来，在治疗妊娠滋养细胞肿瘤方面MTX的使用及毒性反应的观察积累了大量的经验。而治疗异位妊娠的剂量远远低于治疗妊娠滋养细胞肿瘤的剂量，故MTX治疗异位妊娠是安全、有效的。MTX对以后妊娠无毒副作用，并不增加流产率和畸形率，无远期并发症，是安全可靠的。但MTX用量超量可引起输卵管超微结构紊乱，导致输卵管表面上皮节律性蠕动能力的下降，通畅度受损，从而出现不孕和再次异位妊娠的后果，因此MTX剂量因限定在避免以上情况的最低剂量范围内。Hajenius等对35篇关于异位妊娠治疗方案的随机对照研究进行循证医学分析发现，MTX治疗与保留输卵管的腹腔镜手术治疗比较，在输卵管保留、输卵管通畅程度、再次发生EP和保留生育功能方面比较，无显著性差异($P>0.05$)。

2)其他药物：米非司酮(RU486)可通过竞争孕酮受体，拮抗孕酮活性，从而使绒毛组织发生退变，蜕膜组织发生萎缩性坏死，致胚胎死亡。可作为对局部化疗或介入治疗后的辅助治疗酌情使用。国内多与MTX联合应用治疗异位妊娠。

中药天花粉结晶蛋白注射液：天花粉最初用于中期妊娠引产。结晶天花粉能迅速选择性作用于绒毛滋养细胞，催化细胞内核糖体失活，抑制细胞内蛋白质合成，导致细胞死亡，绒毛滋养层广泛变性、坏死，细胞解体，纤维素沉着，绒毛间隙闭塞及阻断血液循环，而后加速绒毛变性坏死、促进前列腺素释放而流产。根据研究剂量不同，天花粉治疗异位妊娠的成功率为86%～93%。天花粉是一种大分子植物蛋白制剂，具有较强的抗原性，可引起过敏反应，过敏性体质者和青霉素过敏者禁用。用药前需做皮肤试验和先使用试探剂量。方法：在常规皮试后试探量0.05 mg注射于肌内，如无反应，2小时后给予治疗量1.2～1.8 mg作臀部肌内注射。为减少不良反应，可同时加用地塞米松5 mg肌内注射，每天2次，共3天。用药后48小时卧床休息，观察生命体征及副反应情况。常见的副反应为发热，头晕，皮疹，全身酸痛等，少数可能产生过敏性休克。

氟尿嘧啶(5-Fu)：5-Fu是对滋养细胞高度敏感的化疗药物，它可使绒毛变性、坏死，达到杀胚胎的作用。有报道采用宫腔镜下输卵管内注射5-Fu每次250 mg，治疗输卵管妊娠的有效率为88.24%，血β-HCG下降至正常所需时间为7～14天。5-Fu的不良反应是骨髓抑制、过敏反应及严重的消化道症状，并有可能致突变，使用也不及MTX方便。

高渗葡萄糖：可引起局部组织脱水和滋养细胞坏死，促使妊娠物吸收，安全有效，无不良反应。可在阴道超声监测下或腹腔镜下将50%葡萄糖5～20 mL注入妊娠部位。但治疗前血β-HCG>2 500 mU/mL者不能使用该法。

氯化钾：作用于胎儿心脏引起收缩不全和胎儿死亡，故常与MTX合用于有胎心搏动者。用药方式为通过阴道超声引导行孕囊穿刺、局部注射氯化钾。

前列腺素(PG):有文献报道 PGF2a 局部注射成功率可达 84%～92%,在腹腔镜引导下局部注射 PGF2a 治疗输卵管妊娠的成功率为 92%(22/24)。PGF2a 能增加输卵管的蠕动及输卵管动脉痉挛,使黄体产生的孕酮减少。但由于可能导致严重的心血管方面的不良反应,如心律失常、肺水肿等,目前临床上较少使用。

中药治疗:中药用于异位妊娠的保守治疗有数千年的历史,现代临床及药理研究表明有些中药确实有杀胚的作用,如天花粉、蜈蚣等。目前认为异位妊娠属“少腹血瘀症”范畴,其病机多由于气血劳损、脏腑虚弱、风、冷、湿、热之邪犯于冲任或气血瘀滞、情志不畅、房事过度、精浊损于冲任而导致孕后凝聚,孕卵未能移行至胞宫,而居于胞脉,以致胀破脉络,阴血内溢于少腹,有气虚瘀阻、气血虚脱、瘀阻包块,发生血瘀、血虚、厥脱等一系列证候。中药治疗以活血化瘀为其基本治疗法。临床遣方用药时应注意,既要遵循活血、化瘀、消癥的原则,还要结合病情的不同阶段和患者的特殊表现辨证用药。从症状体征,异位妊娠分为休克型、稳定型和包块型。应根据临床分型及症候,辨证施治。未破损期治法以活血化瘀、消症杀胚为主。根据主方可适当给予清热解毒药如加黄芩、双花、连翘等以预防感染,此期以卧床休息为主,逐渐适当活动。已破损期临床慎用中药治法,腹腔大量积液,或盆腔包块较大者,宜手术治疗;休克阶段,内出血多,要注意虚、实两方面,同时兼顾患者体质的寒热,以回阳固脱、补气摄血为主;因输卵管妊娠本身为实症,而内出血、血压下降、面色苍白、出冷汗、脉虚弱又为虚症,要根据患者当时情况,进行分析,如虚症较重,用人参补气,以防血虚,同时佐以活血祛瘀,以促使内出血吸收。病情稳定,盆腔内有明显包块,中药治疗治法以化瘀消症,破坚散结为主。除用主方活血祛瘀外,应加用化坚破积之药物,以消除包块,加用善破癥瘕之三棱、莪术等;如包块较硬,加穿山甲、川牛膝,以加强消症散结效果;体质虚弱,加黄芪、党参,以扶正祛邪。异位妊娠中药保守治疗成功的关键在于早期诊断和严格选择患者,在治疗过程中,存在起效慢、疗程长,辨证施治存在主观性、经验性等特点。目前国内多采用中药治疗联合 MTX 或米非司酮、天花粉等治疗异位妊娠,均获得较为满意的疗效。

3.一般治疗

输卵管妊娠流产或破裂常伴有腹腔内出血,出血过多过快可导致贫血,甚至失血性休克,如误诊或抢救不及时将危及患者生命。故需输液输血纠正一般情况,补足血容量;术后补充铁剂,增加营养,使患者早日康复。合并感染者应用抗生素。对出现失血性休克者,因立即输血、输液,抗休克治疗,同时尽快手术止血。

(六)输卵管妊娠治疗后的生殖状态

输卵管妊娠患者多数未生育,故治疗后的生殖状态逐渐得到越来越多的关注。目前,评价输卵管妊娠的治疗效果主要是观察其生殖状态和并发症。反应生殖状态的指标有宫内妊娠率和足月活产率,并发症包括持续异位妊娠和再次异位妊娠等。影响生殖状态的因素有以下几种。

1.生育史

既往无生育能力低下或不育史者,治疗后宫内妊娠率为 75%～90%,再次异位妊娠率为 5%～10%。既往有此病史者,输卵管妊娠治疗后宫内妊娠率为 37%～42%,再次异位妊娠率比前增加 8%～18%。

2.对侧输卵管情况

对侧输卵管正常者,术后宫内妊娠率和再次异位妊娠率分别为 75%～83%和 8.0%～9.7%左右,而对此输卵管有粘连或损伤者为 41%～56%和 13%～20%。

3.再次或多次异位妊娠对生殖状态的影响

有文献报道，二次异位妊娠后再次异位妊娠率可达40%，三次异位妊娠后，宫内妊娠率和再次异位妊娠率都只有26%，而不育者可高达58%。异位妊娠术后的自然宫内妊娠中64.4%发生于治疗后12个月内，93.1%发生于24个月内。多次异位妊娠后宫内妊娠率显著下降，再次异位妊娠率升高。而采用体外受精(IVF)后的妊娠与自然妊娠比较，再次异位妊娠率降低，宫内妊娠率可达30%。因而对于对侧输卵管损伤或缺如及多次异位妊娠者，尤其是术后12～18个月仍未自然妊娠的情况下，应采用IVF助孕。

4.开腹手术与腹腔镜手术后生殖状态比较

近年的大量研究表明，开腹与腹腔镜手术对异位妊娠的生殖状态没有影响。Yao等回顾了1 514例行保守手术的输卵管异位妊娠病例，开腹手术(n=811)后的宫内妊娠率和再次异位妊娠率分别为61.4%和15.4%，腹腔镜(n=703)术后为61%和15.5%。同样，切除输卵管术后宫内妊娠率和再次异位妊娠率也相似，与开腹或腹腔镜手术途径无关。

5.输卵管切除与输卵管保留手术后的影响

输卵管保守性手术(线形切开、造口、开窗术、妊娠物挤出术)存在持续性异位妊娠发生率为5%～10%。

二、输卵管间质部妊娠

(一)定义

输卵管间质部妊娠是指受精卵种植在潜行于子宫壁内部分的输卵管间质部内发育形成的妊娠，约占异位妊娠的2%。由于间质部同时接受子宫及卵巢来源的双重血供，此处血运丰富，妊娠一旦发生破裂，可在短时间内发生大量腹腔内出血，若处理不及时，可危及患者生命，因此，间质部妊娠是输卵管妊娠中后果最严重的一种，其早期正确诊断、及时处理显得尤为重要。

(二)病因

1.炎症影响

输卵管间质部约1 cm，短而腔窄，盆腔炎及输卵管病变时使输卵管管腔狭窄，孕卵运送受阻或延迟，孕卵不能到达宫腔而着床于此。

2.肌瘤压迫

宫角附近的肌瘤压迫，使输卵管管腔变窄。

(三)分型

输卵管间质部妊娠根据孕卵着床后的生长方向分为三型。

1.峡部型

孕卵向输卵管峡部方向生长、发育。

2.子宫型

孕卵向子宫腔方向生长发育，该型由于孕卵周围包绕着较厚的肌层组织，早期很少出现症状，妊娠维持时间较其他二型更长，可晚至妊娠12～14周，有报道最长可维持至21余周。此型一旦破裂，与子宫角破裂无异，可在短时间内发生致命性腹腔内出血。由于此型向宫角发展，位置深，绒毛不易清干净，术后易发生持续性异位妊娠。

3.纯间质部型

孕卵着床于间质部，在间质部生长发育，不向子宫角或输卵管峡部发展。

(四)临床表现

常有停经及早孕反应。未破裂时，仅有下腹隐痛。破裂时间较迟，多在停经 12 周以后发生。一旦发生破裂，可在短时间内发生失血性休克。阴道出血少见。

(五)诊断

在妊娠 8 周以前，难以和宫角妊娠相鉴别。停经、血 β-HCG 阳性、超声示宫内无孕囊，可诊断为异位妊娠。超声尤其是阴道彩超在鉴别宫角妊娠与间质部妊娠中有明显优势：间质部妊娠超声特点是宫角部位突起包块，内有孕囊，孕囊偏向外侧，极度靠近浆膜层，其周围无完整的肌层，仅有间断的薄肌层围绕，孕囊与子宫内膜线不相连。直视下，包块位于圆韧带的外侧。宫角妊娠的超声特点：子宫角部查见包块，其内有孕囊回声，孕囊偏向内侧，其周围有完整的肌层包绕，孕囊与子宫内膜线相连。直视下，包块位于圆韧带的内侧。

(六)治疗

传统的治疗方法是开腹行子宫角部楔形切除，甚至切除子宫。随着腹腔镜技术的不断提高，作为微创的腹腔镜，已基本取代开腹手术。常见的腹腔镜手术方式有三种。①线型切开取胚术：先于宫底部注射缩宫术 20 U 或垂体后叶素 6 U，于包块最薄处线型切开，迅速、彻底清除妊娠物后，适度电凝创面，尽快以 0/2 可吸收线缝合创面，创面周围可注入甲氨蝶呤 20 mg，以减少持续性异位妊娠的发生。该方法适用于包块直径在 3 cm 以内或包块外突不明显、不易套扎的患者。②输卵管套扎法：适用于可套扎的各种大小的包块，尤其是 3 cm 以上易大出血的包块：切除包块远端输卵管，然后用套圈套扎妊娠包块，收紧后切开包块，彻底清除妊娠组织。对包块内部特别是靠近宫角方向，应充分电凝，既可止血又可破坏残余绒毛，防止持续性异位妊娠的发生。取出妊娠组织后，可切除部分包块组织，但应在套扎线上方 1 cm 以上切除组织以防滑脱。该方法出血极少，但可能在套扎线以下残留异位妊娠组织，特别是子宫型患者，更易发生持续性异位妊娠。防止的方法：在完成套扎、切开、清除、电凝止血后，于宫底注射宫缩剂，剪断套扎线，此时创面一般无活动性出血。充分暴露包块基层部，彻底清除可能残留的妊娠物后，再行套扎或缝合止血可大大减少持续性异位妊娠的发生。③楔形切除宫角部：直接用电刀或超声刀楔形切除包块和部分宫角，由于该方法可能出血较多，且影响子宫正常形态，现已不推荐使用。④对于已破裂大出血的间质部妊娠，应在抗休克、加强宫缩的同时进行手术，如能套扎，则可明显减少出血，酌情缝合或宫角楔形切除。如不能套扎，应尽快清除妊娠组织，立即缝合止血，必要时行宫角部楔形切除甚至切除子宫。紧急情况下，腹腔镜技术不熟练者，建议直接开腹手术。

处理输卵管间质部妊娠的三个减少：①减少术中出血；②减少对子宫的损伤；③减少术后持续性异位妊娠的发生。妊娠部位套扎法，即可减少出血，又可最大限度地减少对子宫的损伤，现已广泛使用。但该方法可能残留部分绒毛，术中对包块底部(向宫角方向)适度电凝，必要时可解除套扎线，彻底清除、电凝可能残存的异位妊娠组织后，酌情再套扎或缝合妊娠部位，可以大大减少持续性异位妊娠的发生。

三、宫颈妊娠

(一)定义

宫颈妊娠是指受精卵着床于组织学内口水平以下的宫颈管内，并在此处生长、发育的异位妊娠。是异位妊娠中较罕见但危险的一种类型。占异位妊娠的比例近 1%，其发病率约 1/8 628～1/1 000 次妊娠。宫颈妊娠若未早期诊断，或因误诊而行刮宫术，有可能发生危及生命的大出血。近年来，由于研究的深入及超声技术的不断提高，宫颈妊娠的早期诊断率得到了提高，药物治疗（如 MTX）、Foley 尿管压迫、子宫动脉栓塞等保守治疗变得切实可行，有效提高了宫颈妊娠的疗效及预后，死亡率由 40%～50%降至 6%以下。

（二）病因

病因不明，可能与子宫腔内膜损伤、宫腔环境异常、受精卵运行过快或发育迟缓等有关。患者往往有刮宫史、剖宫产史、宫内节育器的使用等病史。

（三）临床表现

典型表现为停经后的无痛性阴道流血，在妇检或刮宫时可能发生大出血；查体时宫颈膨大、紫蓝色着色，宫颈外口可扩张、边缘较薄，子宫正常大小或稍大，质地往往不软。

（四）诊断

确诊往往依靠彩色多普勒超声。根据上述临床表现，血 β-HCG 阳性结合既往患者的宫腔操作史或助孕史，再结合超声特点，多可确诊。宫颈妊娠超声诊断标准：①宫腔空虚；②宫颈管膨大；③宫颈内口下方颈管内可见孕囊，孕囊周围有丰富的血流信号，有时可见原始心管搏动；④宫颈内口关闭。

（五）鉴别诊断

宫颈妊娠容易误诊，需与以下疾病相鉴别：①难免流产和不全流产，子宫大小与孕周相符或稍小于孕周，而宫颈妊娠子宫多正常大小或稍大于正常。彩色多普勒超声显示：宫颈妊娠的孕囊多呈典型的圆形或椭圆形，且孕囊周围有丰富的血流信号，而流产至宫颈的妊娠，其孕囊周围无血流信号，孕囊多呈变形皱缩的锯齿状。20 世纪 80 年代以前，宫颈妊娠的诊断率很低，多误诊为难免流产或不全流产。②滋养细胞肿瘤，多伴有肺部或盆腔其他部位的转移灶，且患者多有葡萄胎妊娠史。③子宫血管畸形，亦有可能发生无痛性阴道大出血，但患者血的 β-HCG 呈阴性，血管造影可确诊。

（六）治疗

要减少出血，保留患者的生育功能，关键在于早期诊断，早期适当处理。凡确诊宫颈妊娠，严禁直接行刮宫术，必须先杀胚，如药物直接杀胚或栓塞子宫血管阻断血供，待胚胎死亡、局部血液循环不明显后，可以刮宫或期待治疗。

1.药物治疗

常用药物为甲氨蝶呤（MTX），它能抑制滋养细胞增生，使绒毛变性坏死。全身给药：①单次给药，MTX 50 mg/m^2 肌内注射。②8 天法疗，疗效较肯定，1、3、5、7 天用 MTX 1 mg/kg 各肌内注射一次，2、4、6、8 天用四氢叶酸 0.1 mg/kg 各肌内注射一次。局部用药：对孕囊大、血 β-HCG 水平高者尤为适用，可作为首选。在超声指引下，将 MTX 30～50 mg 注入孕囊，复查超声如仍有胎心搏动，可于孕囊内注入 5 mmol/L 的氯化钾液。注意监测血 β-HCG 及孕囊局部血流变化，可酌情行刮宫术，药物治疗失败的高危因素：①孕周＞9 周；②血 β-HCG＞10 000 U/L；③超声可见胎心搏动。

2.选择性子宫动脉栓塞术（UAE）

以往宫颈妊娠发生危及生命的大出血时，往往选择子宫全切术，近年来，子宫动脉栓塞术能有效阻断子宫的血供，达到有效止血的目的，因此，UAE 作为急诊止血的方案十分有效。栓塞后的子宫动脉约在两周后再通，不影响生育功能。该方法已在大多数有条件的医院广泛使用，对确诊或高度怀疑的宫颈妊娠先行栓塞术再酌情刮宫。目前，在血管栓塞的同时，常向左右子宫动脉各注入 MTX 各 25 mg，达到阻断胚胎血供和药物杀胚的双重功效，更易使异位绒毛坏死，治疗效果更明显。

3.宫腔镜下异位妊娠清除术

应严格掌握适应证，以免导致大出血。适应证：①孕龄为 4～6 周；②阴道流血量不多；③血 β-HCG 水平不高（一般＜5 000 U/L）；④超声未见胎心搏动。宫腔镜的优势在于可直视下明确胚胎着床部位，在直视下将妊娠物清干净，同时可对出血部位电凝止血。

4.双侧髂内动脉结扎术

由于其操作较复杂且创伤大，现已很少使用。仅适用于大出血紧急情况下、其他方法无效、患者坚决要求保留生育能力的情况下使用。

5.Foley 导管球部压迫止血术

该方法简便、费用低，部分患者止血效果明显，可作为其他方法的辅助治疗，在清宫过程中持续少量出血时，该方法止血效果明显。如在清宫过程中发生大出血时，可用 Foley 导管压迫后，酌情行子宫血管介入术（栓塞术）。

6.子宫全切术

该方法使患者丧失生育功能，现已很少使用。仅适用于无法控制的大出血时，为挽救患者生命不得以才行子宫全切术。

直接刮宫可引起难以控制的大出血，因此确诊的宫颈妊娠严禁先刮宫，而应在杀胚后再酌情行刮宫术。对疑似病例，可在备血、做好动脉栓塞术或子宫全切术准备的前提下行吸宫或钳刮术。操作过程中如遇大出血，宜停止操作，给予宫缩剂，于宫颈管内填塞纱布止血，如仍出血不止，可急诊行子宫动脉栓塞术，必要时行子宫全切术。如填塞有效，则可行药物杀胚或子宫动脉栓塞术以防再大量出血。因宫颈内膜薄、蜕膜化程度差，妊娠组织易植入宫颈间质导致清宫不全，因此，清宫时常规应在超声监测下进行，以求清宫完全。

综上所述，宫颈妊娠一旦确诊或高度怀疑，严禁直接刮宫，以免造成不可控制的大出血。宜先行药物杀胚或子宫动脉栓塞后，待血 β-HCG 下降、超声示胚胎局部血供减少后再酌情行刮宫术，刮宫术应在超声监测下进行，可避免清宫不全和清宫过度。

（车艳芳）

第二节　卵巢破裂

卵巢破裂是指卵巢的成熟卵泡、黄体、黄体囊肿、子宫内膜异位囊肿或肿瘤在某些因素作用下发生破裂，导致卵巢血管破裂出血或卵巢囊内液溢出等，严重者可造成腹腔内大量出血。其发生率为 3%左右。最常见的是卵巢黄体破裂，约占卵巢破裂的 80%，其他还可见滤泡囊肿、卵巢巧克力囊肿及卵巢肿瘤破裂等。

卵巢破裂多为外界诱因所致，也可为自发性，还有一部分为医源性损伤。常见的诱因主要是外力因素，如腹部遭重击（拳打、脚踢、撞击等）、妇科检查、性交、B 超检查、穿刺抽吸、腹部针刺治疗等均可引起卵巢破裂。卵巢黄体囊肿、巧克力囊肿、肿瘤及卵巢过度刺激综合征患者增大的卵巢等可因囊内压增大、肿瘤侵蚀囊壁等发生自发性破裂。医源性卵巢破裂多见于子宫附件手术时引起卵巢损伤和不同程度的卵巢破裂;辅助生殖治疗中的卵泡穿刺、取卵均可致卵巢破裂。

一、卵巢黄体囊肿破裂

卵巢黄体囊肿破裂是临床上最为常见的卵巢破裂疾病。卵巢在排卵后形成黄体,正常成熟黄体直径 2～3 cm,若黄体腔内有大量的积液,使腔的直径超过 3 cm 形成黄体囊肿,在外力作用或其他因素影响下可引起囊肿破裂、出血,甚至引起急腹症。

(一)病因

在卵巢黄体血管化时期,容易破裂,一般先在内部出血,使囊内压增加,继而引起破裂出血。原有基础性疾病如血液病者,凝血机制异常,易出血且不易止血。此外,外伤、性交、妇检、卵巢受直接或间接外力作用、盆腔炎症等其他因素均可导致黄体囊肿破裂。

(二)临床表现

1.症状

可发生于已婚或未婚妇女,以育龄期妇女最常见。一般在黄体期,常有性交、外伤等诱因,突然出现下腹疼痛,一侧开始,逐渐蔓延至整个腹腔,伴恶心、呕吐、大小便频繁感。重者可出现口干、心悸、头晕、眼花、晕厥等休克症状。亦有少数患者无明显诱因,腹痛发生于月经中期。

2.体征

痛苦面容,腹肌轻度紧张,压痛反跳痛,宫颈举痛,后穹隆饱满、触痛,子宫一侧可扪及界限不清的包块,早期如嫩豆腐感,晚期质硬、不活动、触痛明显。出血多者可出现贫血貌,脉率快、四肢湿冷、血压下降等休克表现,腹部叩诊移动性浊音阳性。

(三)诊断与鉴别诊断

1.诊断

一般根据病史、症状、体征能明确诊断。下列化验和辅助检查有助于诊断和鉴别诊断。

(1)血常规:血红蛋白下降。

(2)血或尿 HCG 测定:阴性,但妊娠黄体破裂为阳性。

(3)B 超:患侧卵巢增大或包块形成,盆腹水。

(4)阴道后穹隆穿刺:抽出不凝的暗红色血液。

(5)腹腔镜检查:确诊的金标准,可见腹腔内积血,卵巢破裂有血块附着或活动性出血。

2.鉴别诊断

主要与以下疾病相鉴别。

(1)异位妊娠破裂或流产:腹痛、少许阴道流血、腹腔内出血体征与卵巢黄体囊肿破裂相似,但该病有停经史、早孕反应,做妊娠试验即可鉴别。

(2)急性阑尾炎:有转移性右下腹痛,体温升高,腹膜刺激征明显,白细胞升高;但无腹腔内出血症状体征,妇科检查宫颈无举痛或轻微举痛可以鉴别。

(3)卵巢巧克力囊肿破裂:一侧腹痛开始,常发生于月经后半期与本病相似,但其有痛经、盆腔包块史或明确的子宫内膜异位症病史,腹腔内出血的症状体征不明显,阴道后穹隆穿刺出淡咖啡色液体有助鉴别。腹腔镜检查可见卵巢巧克力囊肿及其他子宫内膜异位病灶。

(四)治疗

(1)保守治疗适用于出血少者,主要措施是卧床休息和应用止血药物。

(2)手术治疗适用于出血多者,若合并休克,应在积极纠正休克的同时手术治疗。现首选腹

腔镜手术，吸尽积血，电凝或缝合止血，术式选择的原则是尽量保留卵巢功能，尤其是有生育要求的患者。若出血迅猛或无腹腔镜手术条件者，也可行开腹手术。术后纠正贫血。

二、卵巢巧克力囊肿破裂

卵巢巧克力囊肿破裂是常见的妇科急腹症之一，据文献报道发生率在4.2%～7.3%。是由于卵巢巧克力囊肿即子宫内膜异位囊肿在外力作用下或自发破裂，囊液溢入盆腔刺激腹膜所致。常引起剧烈腹痛、恶心呕吐，甚至血压下降和休克表现，需急诊手术处理。

（一）病因和发病机制

子宫内膜异位症患者，卵巢最易被异位内膜侵犯，约80%病变累及一侧，累及双侧占50%。随病变发展，异位内膜侵犯卵巢皮质并在其内生长，反复周期性出血，长期形成子宫内膜异位囊肿，在月经期内出血增多，腔内压力增大，整个囊肿迅速增大，囊液为褐色黏稠血液。囊肿可自发破裂，多在月经期前后囊内反复出血囊内压急剧增高所致；也可在外力作用下发生破裂，常见于妇科检查、性交及腹部撞击等；少数情况下，卵巢巧克力囊肿恶变，囊壁血供不足，侵蚀、穿破囊壁发生自发性破裂。

卵巢巧克力囊肿破裂时，若破口小，仅少许囊液溢出，刺激局部腹膜发生局部炎性反应和组织纤维化，使裂口自行封闭，但也造成卵巢与邻近脏器紧密粘连，致使卵巢固定在盆腔内，活动度差，可借此与其他出血性卵巢囊肿鉴别。若破口较大，囊液流出多，则引起严重腹膜刺激征，出现剧烈腹痛、恶心呕吐及肛门坠胀等症状。若破裂时累及囊壁血管，还可合并内出血，也是形成急腹症的因素之一。

（二）临床症状

1.症状

（1）多发生在月经前和月经周期后半期（黄体期），常有性交、妇科检查或外力撞击等诱因，也可无明显诱因而自发发生。

（2）突发下腹剧痛，开始于一侧，继之整个腹部疼痛，伴恶心、呕吐和肛门坠胀。

（3）偶有血压下降和休克症状。

2.体征

（1）腹部有明显的腹膜刺激症状，有明显压痛、反跳痛及肌紧张。

（2）偶有移动性浊音。

（3）妇科检查于盆腔一侧或双侧可触及边界不清的包块，常与子宫后壁紧贴，不活动，有触痛。

（三）诊断与鉴别诊断

1.诊断

根据有痛经和盆腔包块史或明确的子宫内膜异位症病史，结合症状与体征，一般不难诊断。若在直肠子宫陷凹扪及触痛结节；B超提示卵巢囊肿，囊壁厚，囊液内见反光增强的细点或分隔状；阴道后穹隆穿刺出咖啡色样液体可以确诊。腹腔镜检查是目前诊断的最佳方法，可同时手术治疗。

2.鉴别诊断

主要与以下疾病鉴别。

（1）异位妊娠破裂：一侧下腹剧烈腹痛后累及全腹，腹部明显压痛反跳痛，妇科检查附件扪及边界不清的包块等表现与卵巢巧克力囊肿破裂相似，但有停经史、早孕反应，阴道后穹隆穿刺出不凝血，妊娠试验阳性可鉴别。

(2)卵巢黄体破裂：均由一侧腹痛开始，常发生于月经后半期，但腹腔内出血的症状体征较明显，阴道后穹隆穿刺出不凝血有助鉴别。

(3)卵巢囊肿扭转：常发生于体位、腹压剧变后或孕中期、产后，腹膜刺激征不明显，B超提示盆腔无积液或少许积液可以鉴别。

(4)急性阑尾炎：有转移性右下腹痛，腹膜刺激征明显，麦氏点压痛反跳痛，常伴体温升高、白细胞升高，B超提示无盆腔积液，不难鉴别。

(四)治疗

(1)确诊后宜立即手术，因流出的囊液可引起盆腔粘连、不孕或异位的内膜再次播散和种植。首选腹腔镜手术，术中彻底冲洗吸引溢入盆腔内的囊液，做囊肿剥除术，尽量减少正常卵巢组织损伤，维持卵巢功能，减少不孕机会。

(2)若囊肿与周围组织致密粘连，原则上应尽量剥除囊肿。有文献报道，当卵巢周围粘连严重，强行剥除易损伤脏器时，则可切开放液，并反复冲洗囊腔，行囊壁电凝术，并使用防粘剂，术后辅以药物治疗。

(3)对年龄较大且已有子女者，若疑有卵巢巧克力囊肿恶变者，可考虑做患侧附件切除。

(4)术后一般宜服用治疗子宫内膜异位症的药物，以防止肉眼未能检出的病灶或囊液污染盆腔引起新的播散和种植。常用药物包括促性腺激素释放激素激动剂(GnRH-a)、达那唑和内美通、口服避孕药、米非司酮、含孕激素的宫内节育器等。

三、卵巢肿瘤破裂

卵巢肿瘤破裂是卵巢肿瘤常见并发症之一，约3%卵巢肿瘤会发生破裂。

(一)病因

1.自发性卵巢肿瘤破裂

肿瘤迅速侵蚀性生长，囊壁血供不足，侵蚀、穿破囊壁薄弱部分导致。

2.外伤性卵巢囊肿破裂

常由外力，如腹部重击(拳打、脚踢、撞击等)、分娩、性交、妇科检查、B超检查及穿刺等引起肿瘤壁破裂。

(二)临床表现

1.症状

症状轻重取决于破裂口大小、流入腹腔的囊液性质和量。小囊肿或单纯性浆液性囊腺瘤破裂时，仅感轻微或中等度腹痛；大囊肿或成熟型畸胎瘤破裂后，常致剧烈腹痛、恶心呕吐，有时导致内出血、腹膜炎或休克。

2.体征

腹膨隆，压痛反跳痛，腹肌紧张，有时有移动性浊音；妇科检查和腹部检查发现原有肿瘤消失或缩小，子宫和肿块有漂浮感。不同卵巢肿瘤破裂后，溢入盆腔的囊液性质不同可产生不同的后果和症状体征。如卵巢黏液性囊腺瘤或癌的黏液性物质，可形成腹膜黏液瘤及肠粘连；囊性畸胎瘤的皮脂、角蛋白溢入盆腔，可造成腹膜油脂肉芽肿等，更主要是恶性卵巢肿瘤破裂易致盆腹腔转移。

(三)诊断

原有卵巢肿瘤者，在腹部重压、妇科检查、性交、B超检查或穿刺等诱因后，突然出现腹痛、腹膜刺激征，妇科和腹部检查肿块消失或缩小，甚至腹部膨隆、休克等症状，应考虑是否有卵巢肿瘤破裂。B超提示有液性暗区，阴道后穹隆穿刺出囊内容物或血性液体有助于诊断。腹腔镜检查是确诊手段。

(四)治疗

凡疑有或确诊卵巢治疗破裂者，应立即手术治疗。可选择腹腔镜或直接开腹手术。术中应尽量吸净囊液，清洗盆腹腔，并涂片行细胞学检查，切除标本送病理学检查，尤其注意破口边缘有无恶性病变。若疑为卵巢恶性肿瘤破裂需做冷冻切片检查，确定为卵巢恶性肿瘤后按恶性肿瘤处理原则处理。

(车艳芳)

第三节　卵巢囊肿或肿瘤扭转

卵巢囊肿或肿瘤扭转是常见的妇科急腹症之一，居妇科急腹症第五位，也是卵巢囊肿最常见的一种并发症，约10%卵巢囊肿或肿瘤发生蒂扭转。卵巢囊肿或肿瘤的蒂由骨盆漏斗韧带、卵巢固有韧带和输卵管组成。当蒂沿一个方向旋转时，供应卵巢囊肿或肿瘤的血管发生扭曲，使卵巢囊肿缺血，甚至坏死破裂，引起剧烈腹痛。蒂扭转好发于瘤蒂长、中等大小、活动度良好、重心偏于一侧的肿瘤(如囊性畸胎瘤、黏液性及浆液性囊腺瘤等)，多发生在体位突然变动时、妊娠期或产褥期子宫位置发生改变时。青年女性比较常见，但也可以发生于绝经后妇女及少年儿童，甚至新生儿。

卵巢扭转是指卵巢因各种原因导致扭转的一种疾病，多见于10岁左右的女孩。卵巢扭转轻者于短时间内可自行缓解，但易反复发作，重症卵巢扭转不易恢复，卵巢扭转后血管梗死，组织缺血，进一步发展也可发生破裂。

一、病因

卵巢囊肿或肿瘤扭转的原因多与腹压的突然改变有关。卵巢囊肿或卵巢肿瘤若蒂部较长，囊实部位不一，重心和极性改变，在体位突然改变时，如跳跃、转身、翻滚、倒立等动作或从事某一劳动突然停止时，身体的运动停止而引起瘤蒂的扭转。此外膀胱充盈、排空，咳嗽或肠蠕动，也可引起扭转。妊娠期，卵巢囊肿或肿瘤随增大的空间升入腹腔，有较大的活动空间，或产后子宫骤然缩小，腹壁松弛，子宫的推移和牵引也可发生蒂扭转。卵巢扭转多由于先天性异常，如输卵管或卵巢系膜过长，常呈螺旋形而发生；其次是先天性生殖器官异常，如单角子宫，两侧不对称可能是卵巢扭转的诱因。因右侧盲肠蠕动较多，盆腔有较大的活动空间，卵巢扭转以右侧多见。近年来随着辅助生殖技术的开展，卵巢过度刺激造成卵巢扭转的发生率有所上升。

二、病理变化

卵巢肿瘤扭转沿着蒂的方向发生，为顺时针或为逆时针。发生蒂扭转可有不同程度，可有扭转轻微、90°、180°、360°或扭转数圈不等。扭转不足360°时称不全扭转，有自然松解回复的可能；如扭转360°以上则称完全扭转，此时不能恢复。卵巢肿瘤蒂或卵巢发生急性扭转后，瘤体的血液循环发生障碍，可压迫瘤蒂中的静脉，静脉回流受阻，而动脉继续供血，瘤内高度充血或血管破裂，致使瘤体急剧增大，瘤内出血，肿瘤呈紫褐色，蒂部进一步扭转可使动脉血流闭塞受阻，肿瘤发生缺血、坏死变为紫黑色，易破裂和继发感染。

三、临床表现

典型症状是突然发生一侧下腹剧痛，常伴恶心、呕吐甚至休克，系腹膜牵引绞窄引起。一般无放射性疼痛。若是不全扭转，则出现轻微疼痛或间歇性疼痛，有时扭转自行复位，则疼痛随之缓解。部分患者既往自己曾扪及下腹可活动的包块，或既往妇科检查发现有附件包块，并可有类似疼痛发作的历史。若在体位改变后发生下腹部剧痛，或原有附件包块在体位改变后出现剧烈腹痛，应考虑扭转的可能。

腹部检查时，下腹一侧可有不同程度的压痛、反跳痛或肌紧张，但不一定在腹部触及肿块。盆腔检查时可触及包块，位于子宫旁，子宫与肿块连接处即蒂扭转处触痛明显。扭转发生数小时后有体温升高、白细胞计数增高和血沉略增快等。B型超声检查可发现盆腔包块，结合临床也有助于诊断。

四、诊断及鉴别诊断

本病的典型症状与体征：既往有附件肿块病史的患者突发性一侧下腹剧痛，呈持续性、阵发性加剧，常伴恶心、呕吐甚至休克。妇科检查扪及附件区肿块张力大，压痛，以瘤蒂部最明显。超声检查可以探及附件区肿物回声。典型病例诊断多无困难。但并非所有的病例都有明显的触痛点，因为扭转的蒂部可能位置较深，有时不全扭转可以自然复位，腹痛可随之缓解。此外，一些患者延迟就诊，或者误以为外科疾病，是临床漏诊或误诊的原因。为了提高诊断符合率，及早诊断和治疗，应仔细询问病史，详细查体，结合辅助检查，作出正确诊断。

超声对卵巢扭转的诊断除了二维超声所提供的卵巢形态学改变外，主要依靠对扭转血管蒂的识别。超声图像显示，不完全性蒂扭转时，囊性肿块的壁因水肿而增厚；完全蒂扭转时，囊性肿块的无回声区内可因出血坏死有光团出现，扭转的蒂部回声杂乱，蒂长者扭转时同侧附件区出现双肿块图像，即近子宫的“实性肿块”系肿块的蒂将输卵管、阔韧带、血管或肠管扭转而成，形态不规则，轮廓欠清晰。彩色多普勒超声可显示扭转血管蒂所形成的低回声包块，不全性扭转的血管蒂直径较完全性扭转的血管蒂直径小，临床症状轻，有时可自行缓解，CDFI于扭转的蒂内、囊肿的周边或肿瘤内实性区仍可检出少量动、静脉血流信号，超声确诊相对较难。完全性扭转因动脉血流受阻而易发生卵巢坏死或肿瘤坏死破裂或继发感染，盆腔有炎性渗出液，且CDFI在扭转的蒂部、卵巢周边及内部均未见动、静脉血流，因此诊断较为容易。

该疾病在临床表现上需与卵巢囊肿破裂、黄体破裂、异位妊娠破裂、急性阑尾炎、急性盆腔炎及输尿管结石相鉴别(表4-3)。

五、治疗

扭转一经确诊，应尽快处理。选择何种手术方式与囊肿性质、扭转时间、扭转的程度及患者的年龄有关。传统的手术方法是行患侧附件切除术，不采取患侧附件松解，目的是为了避免卵巢

静脉内已形成的血栓脱落发生肺动脉栓塞的危险。术时在蒂根下方钳夹后再将肿瘤和扭转的瘤蒂一并切除，钳夹前不可将扭转组织复位。

表 4-3 鉴别表

	输卵管妊娠破裂	卵巢黄体破裂	卵巢囊肿扭转	卵巢巧克力囊肿破裂	急性阑尾炎
既往史	不育、慢性盆腔炎、绝育或宫内避孕器	无特殊	下腹肿块	子宫内膜异位症或盆腔肿块	慢性阑尾炎
发病诱因	无特殊	无特殊	常发生于体位、腹压剧变后或孕中期、产后	无特殊	无特殊
发病时间和月经变化	常有闭经，继之少量出血	多发生于月经周期后半期	(—)	多发生于经期或月经后半期	(—)
腹痛	下腹一侧→全下腹→全腹	下腹一侧→全下腹→全腹	下腹一侧	下腹一侧→全下腹	上腹或脐周→右下腹
休克	多见	部分患者有	(—)	(—)	(—)
腹部体征	饱满、压痛、反跳痛	饱满、压痛、反跳痛	一侧压痛、有时触及包块	下腹明显压痛及反跳痛	麦氏点压痛及反跳痛
肌紧张	轻度，全腹	轻度，全腹	(—)	下腹	右下腹
移动浊音	常有	常有	(—)	常无	(—)
盆腔检查	宫颈举痛，后穹隆饱满，附件包块边缘不清	宫颈举痛，后穹隆饱满，一般无肿块	附件肿块，蒂部压痛	宫旁压痛、包括，子宫、直肠窝结节	常无变化
穿刺	不凝血	不凝血	(—)	淡咖啡样液	(—)
体温	多正常	多正常	多正常，24～48 小时后可略升	稍高	稍高，一般不超过 38 ℃
白细胞	正常或稍高	正常或稍高	正常或稍高	略升高	升高
贫血	常有	偶有	(—)	(—)	(—)
妊娠试验	常阳性	(—)	(—)	(—)	(—)

由于卵巢囊肿或肿瘤扭转多发生于年轻女性，此年龄段的女性多有生育要求，且随着生活水平的提高，年轻妇女保护卵巢内分泌功能的意识增强，因此，保留卵巢的保守性手术已受到日益关注。近 20 年国内外均有对卵巢肿瘤蒂扭转患者实行保守手术成功的报道。有研究认为卵巢囊肿蒂扭转发生卵巢静脉栓塞的概率为 0.2%，与是否复位无关。国外有学者报道 27 例妊娠合并卵巢肿瘤蒂扭转患者 22 例接受保守手术(附件松解、囊肿剔除)后，无一例发生术后血栓栓塞。国内有报道采用高位结扎卵巢动、静脉后将扭转的附件复位，剔除卵巢囊肿，既切除了卵巢病变，保留了卵巢功能，又防止了肺动脉栓塞，术后随访患者卵巢均有卵泡发育，血供正常，且均无卵巢功能减退的症状。该术式的理论依据是卵巢具有双重血液循环(卵巢动静脉和子宫动静脉的分支)的解剖特点。采用近端结扎卵巢动静脉的方法阻断了血栓脱落的通道，避免了肺动脉栓塞的发生，而子宫动脉上行的卵巢支及其后形成的侧支循环可提供卵巢血供。但该术式对卵巢正常功能的影响尚存在争议。

目前多主张对于年轻的患者，良性肿瘤轻度扭转无坏死者，血运良好，可行单纯囊肿剥除术；

对良性肿瘤坏死或年龄>45 岁且无生育要求者行患侧附件切除术，酌情行对侧卵巢探查术；对于术前查体及超声提示恶性可能的患者，应做好充分的术前准备，术中行冷冻切片，避免二次手术。若病理证实为交界性或恶性肿瘤者则需根据患者年龄、生育要求、病理类型制订相应的手术方案。

六、特殊类型的卵巢囊肿蒂扭转

妊娠合并卵巢囊肿的发生率为 0.05%。由于妊娠时盆腔充血，骨盆漏斗韧带变软、变长，随着子宫增大，卵巢囊肿位置随之改变，进入腹腔，活动空间变大，卵巢囊肿扭转在孕期发生率较非孕期高 3 倍，最常发生于孕 6～16 周。妊娠合并卵巢囊肿扭转比非孕期危害大，因孕期临床表现缺乏特异性，易导致误诊。如果诊治不及时，可导致母亲卵巢坏死、功能丧失，胎儿流产、早产，甚至危及母儿生命。如果是恶性卵巢囊肿，妊娠期盆腔充血，可使肿瘤迅速增大，促使肿瘤扩散。目前国内多采用 B 超作为主要的辅助检查手段，而国外学者认为磁共振更适用于妊娠期妇女，是诊断卵巢囊肿扭转的有效的辅助检查方法，可以与阑尾炎、盆腔脓肿鉴别。在排除恶性或者交界性肿瘤后，妊娠期可严密观察。如果密切观察过程中腹痛进行性加重或者不除外恶性肿瘤时需要及时行探查术。

老年女性妇科急腹症以卵巢囊肿扭转和破裂为多见，占 86.1%，卵巢囊肿蒂扭转的发生率为 6.0%，病理类型以卵巢黏液性及浆液性囊腺瘤多见。由于老年人生理功能减退，反应迟钝，大多腹痛及腹部体征不明显；此外，内科并发症多，易掩盖急症症状和体征，加之对疾病认识不够，不愿就诊而延误就诊时间，致使病情复杂，容易误诊，如不及时处理，会造成严重后果。及时手术对老年妇女非常重要，应根据患者的全身情况及肿块的性质制订适当的手术方案。因老年患者并发症多，机体防御功能薄弱，如为良性肿瘤可行患侧附件切除术；如果术中冷冻病理检查为恶性肿瘤，应酌情制订相应的手术方案，必要时术后化疗；要加强围术期的管理，减少并发症的发生。

七、预后及防治

绝大多数患者手术后即可顺利恢复。因肿瘤多为良性，预后一般良好。如扭转严重或时间过长，肿瘤已有继发感染，或已破裂，内容物溢入腹腔，则有可能引起继发性腹膜炎。

卵巢囊肿或肿瘤扭转主要的预防措施是定期行妇科检查，做到卵巢囊肿或肿瘤的早发现、早诊断、早治疗。生育年龄女性应常规进行妇科检查，必要时配合超声和肿瘤标志物检查；孕前加强优生优育教育，进行妇科检查，减少妊娠合并卵巢囊肿扭转的发生，避免发生流产、早产，降低围生儿的发病率和死亡率；对腹痛的幼女或女童，不能忽略盆腔的检查，并结合超声，力争早期诊断和治疗，以免延误病情，造成永久性的一侧卵巢功能的丧失。对老年妇女要加强宣教，及时就诊和治疗，减少手术并发症的发生。有卵巢囊肿病史的妇女，一旦出现腹痛症状，应及时就诊。在内外科就诊的急腹症患者，要重视科室间的协作，对于女性患者进行必要的妇科检查，以免误诊。

（车艳芳）

第五章

中西医结合治疗妇科常见病

第一节　外阴白色病变

外阴白色病变是指女阴皮肤和黏膜因营养障碍而致组织发生变性及色素改变的一组慢性疾病。病因至今尚未明了，可能与外阴局部的刺激、遗传因素、自身免疫因素、性激素中睾酮不足有关。属中医“阴痒”范畴。

一、入院评估

(一)询问要点

(1)发现阴痒出现的持续时间、分布的部位和演变情况，伴随症状。

(2)有无明显的诱因，发作有无规律，是否经过治疗及诊治情况。

(3)既往有无慢性疾病，有无外阴、阴道疾病，注意患者年龄、营养状况。

(4)家族中有无类似病史，个人生活习惯如何，是否对外阴造成不良刺激，是否长期接触过化学药物。

(二)查体

注意外阴皮肤、黏膜的颜色，组织变化的情况。外阴皮肤、黏膜色素减退或变白，粗糙和萎缩。

增生型：病区皮肤增厚似皮革，隆起有皱襞或有鳞屑、湿疹样变，外阴颜色呈暗红或粉红夹杂有界限清晰的白色斑块，一般无萎缩或粘连。

硬化苔藓型：早期见粉红、白色或有光泽的多角形平顶小丘疹，融合成片后呈紫癜状。进一步发展皮肤和黏膜变白、变薄，失去弹性，干燥易皲裂，阴蒂萎缩且与其包皮粘连，小阴唇缩小变薄，与大阴唇内侧融合以至消失。晚期皮肤菲薄。

(三)门诊资料

本病的检查主要依靠病理。取材在有皲裂、溃疡、隆起、硬结或粗糙处进行，并应选择不同病变部位多点取材，为做到取材适当，可选用1%甲苯胺蓝涂病变区，待自干后再用1%醋酸液擦洗脱色，凡不脱色区表示该处有裸核存在，在该处活检。

二、病情分析

(一)诊断

1.诊断要点

除临床症状和体征外,主要依据病理检查方能诊断。临床表现外阴瘙痒难忍。

检查表现:外阴黏膜和皮肤色素减退、白色变,皮肤增厚、变硬、粗糙或皲裂、萎缩,呈不规则散在的白色斑块。

2.病理检查

(1)增生型:表皮层角化过度和角化不全,棘细胞层不规则增厚,上皮脚向下延伸。真皮浅层有淋巴细胞和少量浆细胞浸润,但上皮细胞层次排列整齐,细胞的大小和核的形态染色正常。

(2)硬化苔藓型:表皮层角化过度和毛囊角质栓塞,表皮棘层变薄伴基底细胞液化变性,黑素细胞减少,在均质化的下方即真皮中层有淋巴细胞和浆细胞浸润带。

(3)混合型:同时出现以上两种情况。

3.临床类型

临床类型包括增生型、硬化苔藓型、混合型三种。

(二)鉴别诊断

1.各种慢性外阴病变

如糖尿病外阴炎、真菌性外阴炎、接触性皮炎等长期刺激后外阴也会呈白色,此类患者局部瘙痒、灼热、疼痛,随病变的治愈白色区会消失。

2.白癜风

外阴皮肤出现界限明显的发白区,但表面光滑润泽,质地完全正常,且无任何自觉症状。

(三)中医辨证要点

1.肝肾阴虚

外阴皮肤变色甚至变白、增厚或萎缩、皲裂,阴部干涩,奇痒难忍,五心烦热,头晕目眩,时有烘热汗出,腰酸腿软。舌红苔少,脉弦而数。

2.肝经湿热

外阴白斑,局部瘙痒、灼痛,甚至破溃、流黄水,白带增多,色黄气秽,胸闷烦躁,口苦口干,尿赤便秘。舌质淡边尖红,苔黄腻,脉弦数。

3.脾肾阳虚

外阴皮肤变白,局部瘙痒,腰痛酸楚,尿频尿多,四肢欠温,畏寒肢冷,面浮肢肿,纳呆,便溏。舌淡胖,苔薄白边有齿痕,脉沉细无力。

三、治疗计划

(一)西医治疗

1.一般治疗

保持外阴清洁,内裤要宽松;在瘙痒的白斑处避免用刺激性药物,不用肥皂或沸水烫洗;忌食辛辣刺激性食物。

2.全身用药

对精神紧张、失眠患者可用镇静、安眠和脱敏药物。

3.局部用药

主要用于控制瘙痒。

(1)增生型:用皮质激素,0.025%肤轻松,0.01%曲安奈德或1%～2%氢化可的松软膏或霜剂,每天涂擦局部2～4次,瘙痒控制后改用氢化可的松软膏,每天1～2次继续治疗。

(2)硬化苔藓型:丙酸睾丸酮局部涂擦是标准的治疗方法。200 mg丙酸睾丸酮加入10%凡士林油膏或软膏,配制成2%制剂涂擦患部,稍予按摩,每天3～4次,连治3～6个月。

如瘙痒严重的,亦可将上述的丙酸睾丸酮制剂与1%或2.5%氢化可的松软膏混合涂擦。如在用药期间出现男性化不良反应,可改用100 mg黄体酮油剂加入30 g软膏中局部涂擦。近年有人采用0.05%丙酸氯氟美松软膏局部治疗,最初1个月每天2次,继而每天1次,用2个月,最后每周2次用3个月,总计用半年。凡瘙痒顽固,表面用药无效,可用曲安奈德混悬液皮下注射,将5 mg曲安奈德混悬液用2 mL生理盐水稀释后,取脊髓麻醉穿刺针在耻骨联合下方注入皮下,经过大阴唇皮下直至会阴,然后在缓慢回抽针头时,将其注入皮下组织,对侧同法治疗。注射后轻轻按摩。如此未达到治疗目的,还可在区域麻醉阻滞下,皮下注射纯酒精,其法为先在外阴部每相距1 cm作纵横直线标记,在每纵横直线十字交叉点皮下各注入0.1～0.2 mL纯酒精,注入后轻轻按摩。注意不能将酒精注入皮内。

幼女硬化性苔藓至青春期可自愈,其治疗有别于成年妇女,不宜采用丙酸睾丸酮油膏或软膏治疗,以免出现男性化。一般用1%氢化可的松软膏或用100 mg黄体酮油剂加入30 g油膏或软膏中涂擦局部。

(3)混合型:选用肤轻松软膏涂擦局部,每天3～4次,用6周,继用2%丙酸睾丸酮软膏6～8周,以后每周2～3次长期使用。

4.激光治疗

二氧化碳或氦氖激光治疗硬化苔藓型有一定的疗效,但复发率高。

5.手术治疗

症状明显、药效不显,特别是局部出现溃疡、结节病变者或有重度不典型增生者,一般行局部病灶切除或单纯外阴切除术,术后定期随访,复发率高,达50%以上。

(二)中医治疗

1.辨证论治

(1)肝肾阴虚:治疗以调补肝肾,养荣润燥,左归丸合二至丸加减。

(2)肝经湿热:治疗以清热利湿,消斑止痒,龙胆泻肝汤加减。

(3)脾肾阳虚:治疗以温补脾肾,祛风止痒,右归饮加减。

2.中成药

白斑膏,每次适量外用,每天1～2次。

3.中药外洗

珍珠散:珍珠、青黛、雄黄各3 g,黄柏9 g,儿茶6 g,冰片0.5 g,共研细末外搽。用于阴痒,皮肤破损者。

四、疗效观察

(一)治愈

症状消失,局部皮肤恢复正常,手术治疗后无残余病变,切口愈合,随访未发生癌变。症状消失或减轻,局部病变好转。

(二)好转

患者现有症状明显减轻。

五、预后评估

药物治疗对控制瘙痒,改善局部病变或防止其发展取得较好的效果,但要长期随访,特别对增生型营养不良伴有溃疡、硬结者,应警惕其癌变。手术多采用外阴单纯切除术,但复发率高。

六、出院医嘱

(1)注意饮食,禁食辛辣刺激之品。

(2)保持外阴清洁,宜穿吸湿性好、宽松透气的内裤。

(3)避免用刺激性药物及肥皂洗外阴。

(4)坚持治疗,定期随访。

(高向慧)

第二节　前庭大腺炎

前庭大腺位于两侧大阴唇下 1/3 深部。前庭大腺炎是病原体侵入前庭大腺引起的炎症。当急性化脓性炎症时,脓液不能排出形成前庭大腺脓肿。前庭大腺管开口阻塞,分泌物不能排出,在急性炎症消退后,脓液逐渐转为清液可形成囊肿称为前庭大腺囊肿。其病因多由性交、分娩或其他情况污染外阴时病原体侵入而成。属于中医“阴肿”“阴疮”范畴。

一、入院评估

(一)询问要点

(1)询问外阴部肿胀、疼痛持续时间,分布的部位、程度,演变的情况及伴随症状。

(2)有无明显的诱因,肿物是否逐渐长大,有无触痛,有无波动感,是否有发热等症。治疗经过,效果如何。

(3)有无前庭大腺炎的病史及反复发作史。

(二)查体

1.一般检查

注意体温、行走的步态,是否可触及肿大的淋巴结。

2.妇科检查

外阴部大阴唇的下 1/3 处是否有肿物,注意肿物大小,有无触痛,皮色是否改变,有无热感。前庭大腺囊肿皮色无改变,脓肿皮色变红,有触痛并有波动感。

(三)门诊资料

(1)查血常规:白细胞总数可升高。

(2)细菌培养+药敏:自开口部挤压的分泌物做病原菌培养并做药物敏感试验以指导用药。

（四）继续检查项目

肿物穿刺：抽出黏液为囊肿，抽出脓液的是脓肿。

二、病情分析

（一）诊断

1.诊断要点

主要依据临床表现及体征。大阴唇下 1/3 处红肿疼痛，触痛明显。脓肿形成后疼痛明显，可伴发热。前庭大腺囊肿多为单侧，大小不等。囊肿小时症状不明显，时感外阴部坠胀或有性交不适。妇科检查：前庭大腺脓肿于大阴唇一侧下 1/3 处有红肿硬块，触之疼痛，有热感和波动感；前庭大腺囊肿于大阴唇下 1/3 处有肿物，皮色不变，无明显的触痛。查白细胞计数可升高。

2.临床类型

临床类型包括前庭大腺脓肿、前庭大腺囊肿。

（二）鉴别诊断

大阴唇腹股沟疝形成的局部包块，其可与腹股沟外环相连，挤压后可复位，包块消失，向下屏气时肿块胀大。

（三）中医辨证要点

1.肝经湿热

外阴红肿胀痛，常伴发热，两胁胀痛，口苦咽干，小便短赤，大便不爽。舌红苔黄腻或黄厚，脉弦数或濡数。

2.热毒内盛

外阴肿甚，肿处皮肤潮红，按之柔软，或已有脓汁自破溃处排出，多臭秽难闻，伴发热，口渴，带下量多。舌质红苔薄黄，脉沉数。

3.寒凝血瘀

外阴部包块，按之柔软，推之可移，或小便清长，大便溏薄。舌质淡苔薄白，脉沉迟

三、治疗计划

（一）西医治疗

1.一般治疗

卧床休息，并注意外阴清洁，如发热可补充液体。

2.抗生素治疗

根据病原菌的性质，选用适当的抗生素。可用青霉素 80 万单位，静脉滴注，每天 1 次；或用 80 万单位，肌内注射，每天 2 次，同时加用甲硝唑 250 mL，静脉滴注；头孢氨苄或头孢拉定 0.5 g，每天 4 次；喹诺酮类药物环丙沙星或诺氯氟沙星 0.2 g，每天 3 次。

3.局部治疗

可用坐浴或热敷。如脓肿形成可切开引流并作造口术。单纯切开引流只能暂时缓解症状，但易复发。囊肿较小的不必治疗；较大的可行前庭大腺囊肿造口术，近年来采用二氧化碳激光作囊肿造口术。

(二)中医治疗

1.辨证论治

(1)肝经湿热:治疗以清肝利湿,消肿止痛,龙胆泻肝汤加减。

(2)热毒内盛:治疗以清热解毒,化瘀排脓,仙方活命饮加减。

(3)寒凝血瘀:治疗以温经散寒,活血化瘀,阳和汤加减。

2.中成药

(1)桂枝茯苓丸,1 丸,每天 2 次。

(2)龙胆泻肝丸,1 丸,每天 2 次。

(3)黄连解毒丸,1 丸,每天 2 次。

(4)连翘败毒丸,6 g,每天 2 次。

3.其他治疗

金黄膏外敷,红肿未溃时用。

四、疗效观察

痊愈:症状与体征消失,切口愈合。

五、预后评估

前庭大腺炎初期经积极的治疗,可保守成功,但易反复发作;如切开引流或造口,开口通畅,伤口长好,不易复发;如切口先关闭,或自溃后脓液排出不畅,易再次形成脓肿,需再行手术。

六、出院医嘱

(1)保持外阴清洁,不穿紧身衣,避免摩擦外阴。

(2)防止造口闭锁,保持前庭大腺开口通畅。

(3)养成性交后及便后清洁外阴的习惯,不用污染的卫生巾。

(高向慧)

第三节 阴 道 炎

正常的健康妇女阴道对病原体的侵入有自然的防御能力,当阴道的自御能力受到破坏时,病原体侵入可导致阴道炎症。临床常见细菌性阴道炎、滴虫性阴道炎、真菌性阴道炎、老年性阴道炎及幼女性阴道炎。临床以白带增多、阴部瘙痒为主要特征。属于中医“阴痒”“带下”等范畴。

一、入院评估

(一)询问要点

(1)询问出现白带量多、外阴瘙痒的持续时间、程度,注意白带的量、色、质及有无异味,伴随症状。

(2)有无诱发因素及诊治情况。

(3)以往有无盆腔炎病史,有无大量服用雌激素的病史,是否患有糖尿病。

(4)家庭中是否有人患有本病。

(二)查体

小阴唇和阴道黏膜充血红肿、甚则溃烂,有触痛。注意阴道黏膜有无草莓状凸起,或白色膜样物,阴道上皮有否萎缩、皱襞是否消失。分泌物增多,注意其性状,有否泡沫状或豆腐渣样或脓性分泌物。

(三)门诊资料

1.用悬滴法查找滴虫

加一小滴温生理盐水于玻片上,于阴道后穹隆处取少许分泌物混于生理盐水中,立即在低倍镜下找滴虫。对滴虫性阴道炎有意义。

2.找线索细胞

取少许白带放在玻片上,加一滴生理盐水混合,置于高倍显微镜下,见到20%以上的线索细胞(线索细胞即阴道脱落的表层细胞),对细菌性阴道炎的诊断有意义。

3.氨臭味试验

取阴道分泌物少许放玻片上,加10%氢氧化钾液1～2滴,产生一种烂鱼样腥臭味即为阳性,对诊断细菌性阴道炎有价值。

4.涂片染色法

取阴道分泌物作涂片固定后用革兰染色,置油镜下观察,可见成群革兰阳性孢子、假菌丝及菌丝,对诊断真菌性阴道炎有价值。还可取阴道分泌物涂片,晾干后瑞氏或吉姆萨染色,镜下可见梨形、顶端有四根鞭毛的滴虫,对诊断滴虫性阴道炎有意义。

5.找细菌

取少许阴道分泌物,用革兰染色法镜检,可见病原菌。

(四)继续检查项目

(1)行宫颈刮片检查:必要时做分段刮宫,尤其是血性白带常规做宫颈刮片,与恶性肿瘤鉴别,必要时分段刮宫做病理检查或局部活检。

(2)查尿糖、血糖:对老年、肥胖、顽固的病例查尿糖、血糖,或行糖耐量试验。

(3)培养及药敏试验:对疑为真菌性阴道炎,多次检查为阴性,可取分泌物做培养,镜检可见孢子和菌丝。亦可用培养法找滴虫。必要时做药敏,针对性治疗。

二、病情分析

(一)诊断

1.诊断要点

根据临床表现、体征及理化检查可明确诊断。白带增多,外阴、阴道瘙痒及烧灼痛,累及尿道可见尿频、尿急、尿痛。检查小阴唇及阴道黏膜充血、红肿,甚至糜烂、触痛。

(1)滴虫性阴道炎:白带增多,呈灰黄色、稀薄、泡沫状;外阴瘙痒,或有灼热、疼痛、性交痛。检查:阴道及宫颈黏膜红肿,有散在红斑点或草莓状凸起,后穹隆有多量液体、脓性泡状分泌物。

用悬滴法直接镜检、涂片染色、培养法找滴虫,找到滴虫即可确诊。

(2)真菌性阴道炎:白带增多,呈白色稠厚豆渣样或凝乳样;外阴、阴道瘙痒、灼痛。检查:小阴唇内侧及阴道黏膜上附着白色膜状物,擦除后露出红肿黏膜面。急性期可见糜烂面及表浅溃疡。

取阴道分泌物直接镜检、涂片染色、培养找芽孢和假菌丝即可诊断。

(3)细菌性阴道炎：阴道排出物增多，呈灰白色，有恶臭味，有轻度的外阴瘙痒或烧灼感。下列4条具备3条阳性即可诊断：①阴道分泌物为稀薄白带；②阴道 pH＞4.5(正常阴道 pH≤4.5)；③氨臭味试验阳性；④线索细胞阳性。

(4)老年性阴道炎：阴道分泌物增多，呈淡黄色，严重者可有血性、脓性白带；外阴瘙痒及烧灼感。检查可见阴道上皮萎缩、皱襞消失，上皮菲薄，阴道黏膜充血，有小血点，有时有表浅溃疡。根据年龄不难确诊。但还要进一步除外滴虫、真菌引起的阴道炎及癌变。

(5)幼女性阴道炎：阴道分泌物增多，呈脓性，外阴瘙痒，乳婴啼哭，或用手抓外阴。检查：外阴、阴蒂红肿，尿道口及阴道口黏膜充血、水肿，阴道口有脓性物流出。诊断应详细询问病史。肛查：阴道有无肿块及异物。

2.临床类型

临床类型包括滴虫性阴道炎、真菌性阴道炎、细菌性阴道炎、老年性阴道炎、幼女性阴道炎。

(二)鉴别诊断

1.阴道癌

当老年性阴道炎出现阴道黏膜的溃疡及肉芽组织形成时应当与阴道癌鉴别。其分泌物水样或血水样，合并感染时有恶臭，窥器检查可见菜花样结节。

2.慢性宫颈炎

有白带增多，可呈淡黄色、脓性、乳白色黏液或血性白带。检查时可见不同程度的糜烂、肥大、裂伤、息肉等。

(三)中医辨证要点

1.肝肾阴虚

阴部干涩，奇痒难忍，或阴部皮肤变白、增厚或萎缩、破溃，五心烦热，头晕目眩，时有烘热汗出，腰酸腿软，舌红苔少，脉弦细数。

2.肝经湿热

阴部瘙痒灼痛，带下量多，色黄如脓，稠黏臭秽，头晕目眩，口苦咽干，心烦不安，便秘溲赤。舌红苔黄腻，脉弦滑而数。

3.湿虫滋生

阴部瘙痒，如虫行状，奇痒难忍，灼热疼痛，带下量多，色黄呈泡沫状或色白如豆腐渣状，臭秽，心烦不寐，胸闷呃逆，口苦咽干，小便黄赤。舌红苔黄腻，脉滑数。

三、治疗计划

(一)西医治疗

1.滴虫性阴道炎

(1)全身治疗：甲硝唑每次 200 mg，每天 3 次，10 天为 1 个疗程，或 400 mg，每天 2 次，共 5 天。孕期慎用。

(2)局部用药：局部用药可收到较好的效果。甲硝唑 200 mg，每晚塞入阴道 1 次，10 次为 1 个疗程。可先用1%乳酸或0.5%醋酸冲洗，改善阴道内环境，提高疗效。

注意：治疗后检查滴虫为阴性，仍应于下次月经后继续治疗 1 个疗程，以巩固疗效。

2.真菌性阴道炎

(1)全身治疗:为防止阴道念珠菌的互相感染,可口服制霉菌素50万～100万单位,每天3次,7～10天为1个疗程;曲古霉素10万～20万单位口服,每天2次,连服7天。急慢性肝炎、孕妇禁用。

(2)局部用药:改变阴道的酸碱度,用2%～3%碳酸氢钠液冲洗阴道,每天1次,10天为1个疗程,冲洗后选用下药:克霉唑栓剂或片剂,每晚1次,每次1粒或用1片塞入阴道内,连用7天;达克宁栓剂,每晚1粒塞入阴道,连用4天;制霉菌素栓剂或片剂,每晚1次,每次1粒,连用7～10天;米可定阴道泡腾片,每晚1片,塞入阴道内,连用5天;1%龙胆紫水溶液涂擦阴道,每周3～4次,连续2周。

(3)消除诱因,若有糖尿病,给予积极的治疗,及时停用广谱抗生素。

3.细菌性阴道炎

(1)全身治疗:选用甲硝唑,每次口服400 mg,每天2次,共7天;替硝唑1 g,每天1次,共服3天。克林霉素为另一有效药,每次300 mg,每天2次,连用7天,孕妇慎用。孕妇可用克林霉素,口服每次300 mg,每天2次,连用7天;也可阴道上药。氨苄西林口服500 mg,每6小时1次,5～7天为1个疗程。

(2)局部用药:甲硝唑200 mg,置入阴道内,7天为1个疗程。2%克林霉素膏剂每晚1次,连用7天。此外可用过氧化氢阴道冲洗每天1次,共7天;或用1%乳酸液或0.5%醋酸液阴道冲洗,改善环境,提高疗效。

4.老年性阴道炎

(1)全身用药:补充雌激素,尼尔雌醇首次4 mg,此后每2～4周1次,每次2 mg,维持2～3个月;倍美力0.625 mg,每天1次口服,共7～10天;己烯雌酚0.125～0.25 mg,每晚1次口服,10次为1个疗程。用雌激素期间注意检查乳腺及子宫内膜有无增生及癌变。

(2)局部用药:1%乳酸或0.5%醋酸液阴道冲洗,每天1次,冲洗后局部用药,甲硝唑或诺氟沙星,每次200 mg,放入阴道深部,7～10天为1个疗程。对炎症较重的可辅以雌激素,己烯雌酚0.125～0.25 mg,每晚放入阴道1次,7天为1个疗程;倍美力0.625 mg,每晚1次涂抹阴道,共7～10天。

(3)注意营养,给高蛋白饮食,并给予B族维生素和维生素A。

5.幼女性阴道炎

保持外阴清洁、干燥,减少摩擦,向阴道内滴入与病原菌相应的药物。如有异物取出。

(二)中医治疗

1.辨证论治

(1)肝肾阴虚:治疗以调补肝肾,滋阴降火,知柏地黄丸加减。

(2)肝经湿热:治疗以泻肝清热,除湿止痒,龙胆泻肝汤加减。

(3)湿虫滋生:治疗以清热利湿,解毒杀虫,萆薢渗湿汤加减。

2.中成药

(1)白带丸,1丸,每天2次。

(2)妇宁栓,1枚,每晚睡前送入阴道深部,隔天1次,连用7天为1个疗程。

(3)知柏地黄丸,1丸,每天2次。

3.其他疗法

(1)蛇床子散,组成包括蛇床子、花椒、明矾、苦参、百部各 10~15 g,煎汤趁热先熏后坐浴,每天 1 次,10 次为 1 个疗程。

(2)阴器干枯,洗浴后可涂 4%紫草油

四、疗效观察

症状及体征消失,复查阴道分泌物,连续 3 次月经后检查均为阴性为治愈。

五、预后评估

本病经积极的治疗可治愈。但极易反复,临床症状消失还需继续治疗。性伴侣需同时治疗。

六、出院医嘱

(1)注意外阴清洁、干燥,治疗中禁止性生活,性伴侣也应积极地治疗。

(2)患者的衣物、用具要及时消毒。

(3)症状消失还应继续治疗,以防复发。

(4)每次月经干净后复查阴道分泌物找病原菌,连续 3 次。

(高向慧)

第四节　闭　　经

闭经是妇产科临床一种常见的症状,分为原发性和继发性两类。前者系指女性年满 18 岁仍无月经来潮者,约占 5%。后者则指以往建立正常月经,后因某种病理性原因而停经 6 个月以上者,约占 95%。中医称为“经闭”“女子不月”“月事不来”。

一、入院评估

(一)询问要点

(1)详细询问月经史(初潮年龄、月经周期、经期、经量)、家族史,有无先天性缺陷或其他疾病。

(2)询问闭经发生的时间、诱发因素(精神紧张、劳累、剧烈运动、体质量急剧下降、环境改变、疾病及药物因素)、伴发症状(多毛、泌乳、肥胖、周期性下腹胀痛和排尿排便困难)。

(3)有否颅脑外伤及疾病,盆腔是否接受过放射性治疗。

(4)对已婚妇女注意了解生育史及并发症,妇科手术史(人工流产、刮宫术、子宫及附件切除术等)。

(二)查体

1.一般检查

注意全身发育及营养状况,体型、身高、体质量、躯干与肢体比例,有无先天畸形,神经与智力情况。乳房发育情况,有无乳汁分泌。

2.妇科检查

注意外阴发育及阴毛分布是否正常,阴道黏膜是否萎缩变薄。内外生殖器发育情况,有无肿块,有无先天性缺陷及畸形。腹股沟有无肿块。

舌象可见紫暗或有瘀点、红、淡红、淡胖、有齿痕、淡,脉象可有沉弦或涩而有力、沉弦、细数、沉弱、缓弱、细、滑。

(三)门诊资料

1.B 型超声波检查

了解子宫形态、宫腔情况及双卵巢大小、有无肿物。

2.已婚妇女诊断性刮宫或宫腔镜检查

了解有否宫颈或宫腔粘连。刮取宫内膜做病理检查,了解子宫内膜对卵巢激素的反应,并可确定子宫内膜结核的诊断。

3.功能试验

(1)孕激素试验:黄体酮 20 mg/d,肌内注射,连续 3～5 天;或醋酸甲羟孕酮 10 mg/d,肌内注射,连续 7 天,停药后 3～7 天内有阴道流血者为阳性;提示子宫内膜已受雌激素作用,为Ⅰ度闭经。无阴道流血者,为阴性,在排除妊娠后,提示下生殖道异常,子宫内膜异常或体内雌激素水平低落。

(2)雌激素实验:用于孕激素试验阴性的闭经患者,口服己烯雌酚 1 mg/d,或结合雌激素 1.25～2.5 mg/d,连续 20 天,于服药第 16 天肌内注射黄体酮 20 mg/d,连续 3～5 天,停药后 3～7 天有阴道流血为阳性。提示子宫内膜反应正常,为Ⅱ度闭经。无阴道流血为阴性,提示子宫内膜异常,为子宫性闭经。

4.卵巢功能检查

(1)基础体温测定:双相体温提示卵巢有排卵和黄体形成。

(2)宫颈黏液结晶及阴道脱落细胞涂片检查:可了解体内雌激素水平。

(四)继续检查项目

1.垂体功能检查

(1)血清垂体促性腺激素浓度测定:对闭经的定位诊断有决定价值。FSH 正常值为 5～20 U/L,LH 为 5～25 U/L,若 FSH＞40 U/L,提示卵巢功能衰竭。若 LH＞25 U/L,FSH 却正常或偏低,则可能为多囊卵巢综合征。若 FSH、LH 均＜5 U/L,提示垂体功能减退,病变可能在垂体或下丘脑。

(2)血清 PRL:浓度测定应作为常规检查项目,并在上午 10 时左右取血,避免应激因素,正常值为 3～20 μg/L。PRL＞25 μg/L 时,为高催乳素血症。应进一步做高分辨率 CT 或 MRI 检查,排除垂体肿瘤。

(3)GnRH 兴奋试验,通过了解垂体分泌 LH、FSH 的储备,鉴别闭经的原因在垂体或下丘脑。采用国产 GnRH 戈那瑞林 25 μg 溶于 2 mL 生理盐水中静脉推注,在推注前与推注后 25、45、90、180 分钟分别取血,以放射免疫法测定 LH、FSH,25 分钟时 LH 值较基础值上升 3～5 倍,FSH 值在 45 分钟时上升 2～5 倍为正常反应,提示垂体功能正常,病变在下丘脑,若 LH 值上升倍数＜3,FSH 反应倍数＜2 或无反应,提示垂体功能低下。若 LH 值较基础值明显升高、FSH 升高不明显,LH/FSH 比值＞3 时,GnRH 兴奋试验反应亢进者,提示多囊卵巢综合征。

2.蝶鞍X线摄片或CT扫描

蝶鞍X线摄片或CT扫描检查了解有无垂体肿瘤，以早期发现垂体微腺瘤（直径<1 cm）。

3.其他检查

疑有先天性畸形者，应进行染色体核型分析及分带检查。疑闭经与甲状腺功能异常有关者，测定血 T_3、T_4、TSH。疑闭经与肾上腺功能异常有关者，做尿17-酮、17-羟类固醇或血皮质醇测定，以协助诊断。

二、病情分析

（一）诊断

1.诊断要点

诊断主要依据原发性或继发性闭经史，体格检查无先天性发育异常及器质性病变，并排除了妊娠引起的生理性闭经，经辅助检查进一步明确闭经的诊断。闭经诊断流程示意如下。

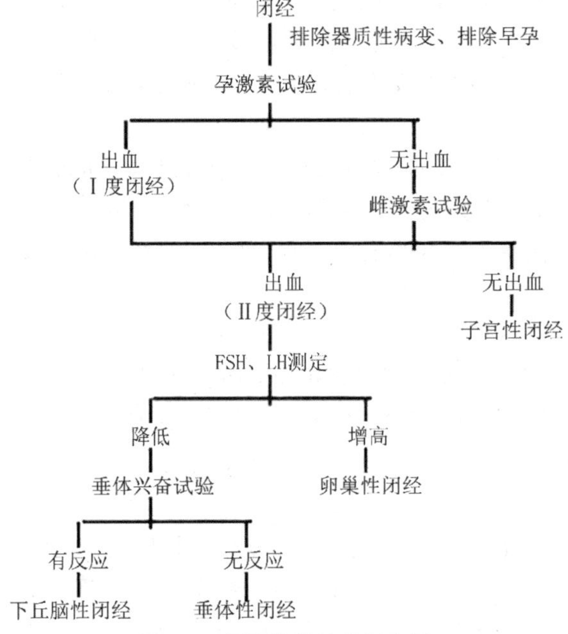

图5-1　闭经诊断流程示意图

2.临床类型

（1）子宫性闭经及隐经：子宫内膜不能对卵巢性激素作出反应产生周期性变化，从而无剥脱性出血，为子宫性闭经。如始基子宫、子宫内膜损伤及宫腔粘连，子宫内膜结核或严重的化脓性感染，放射治疗引起的子宫内膜萎缩等。若子宫内膜功能良好，仅由于月经血排出的通道受阻，经血不能流出，潴留于子宫、阴道内，为隐经。如无孔处女膜、先天性无阴道、阴道横隔和宫颈闭锁等。

（2）卵巢性闭经：卵巢原因所致内源性性激素缺乏引起闭经。如先天性卵巢发育不全（Turner综合征，染色体核型为45，XO；多X综合征，染色体核型为47，XXX，），卵巢抵抗综合征（可能为卵巢缺乏促性腺激素受体或受体变异对内源性和外源性促性腺激素缺乏有效反应），卵巢酶缺乏（17α-羟化酶缺乏），卵巢早衰（40岁前绝经者），多囊卵巢综合征，卵巢功能性肿瘤，放

射治疗或手术切除双卵巢后或严重盆腔结核影响卵巢功能。

(3)垂体性闭经：主要致病环节在垂体前叶，垂体前叶器质性病变或功能失调均可影响促性腺激素的分泌，继而致卵巢功能低落引起闭经。如希恩综合征（产后大出血、休克引起垂体前叶缺血性坏死，造成垂体功能不全），原发于垂体单一促性腺激素缺乏症，垂体生长激素缺乏症，垂体肿瘤，因肿瘤压迫使促性腺激素分泌下降，其中催乳素肿瘤可引起闭经泌乳综合征。手术和放射治疗损伤正常垂体组织，而造成不可逆性的垂体破坏等，造成闭经。

(4)下丘脑性闭经：中枢神经系统下丘脑多种病因引起的 GnRH 脉冲分泌异常，影响垂体促性腺激素的释放，进而影响卵巢功能，引起闭经。常见的有颅咽管瘤、精神性畏食、避孕药后闭经及下丘脑-垂体-卵巢轴功能不成熟等。

(二)鉴别诊断

(1)生育年龄妇女闭经与妊娠鉴别（宫内妊娠、宫外妊娠及胎死不下）：经尿妊娠试验和 B 超检查可明确诊断。

(2)与生理性闭经鉴别：如青春期前、哺乳期、绝经期的无月经来潮。

(三)中医辨证要点

1.肾虚型

(1)肾气虚证：月经初潮来迟，或月经后期量少，渐至闭经，头晕耳鸣，腰酸腿软，小便频数，性欲淡漠，舌淡红，苔薄白，脉沉细。

(2)肾阴虚证：月经初潮来迟，或月经后期量少，渐至闭经，头晕耳鸣，腰膝酸软，或足跟痛，手足心热，甚则潮热盗汗，心烦少寐，颧红唇赤，舌红苔少或无苔，脉细数。

(3)肾阳虚证：月经初潮来迟，或月经后期量少，渐至闭经，头晕耳鸣，腰痛如折，畏寒肢冷，小便清长，夜尿多，大便溏薄，面色晦暗，或目眶黯黑，舌淡，苔白，脉沉弱。

2.脾虚型

月经停闭数月，肢倦神疲，食欲缺乏，脘腹胀闷，大便溏薄，面色淡黄，舌淡胖有齿痕，苔白腻，脉缓弱。

3.血虚型

月经停闭数月，头晕目花，心悸怔忡，少寐多梦，皮肤不润，面色萎黄，舌淡，苔少，脉细。

4.气滞血瘀型

月经停闭数月，小腹胀痛拒按，精神抑郁，烦躁易怒，胸胁胀满，嗳气叹息，舌紫黯或有瘀点，脉沉弦或涩而有力。

5.寒凝血瘀型

月经停闭数月，小腹冷痛拒按，得热则痛缓，面色青白，舌紫黯，苔白，脉沉紧。

6.痰湿阻滞型

月经停闭数月，带下量多，色白质稠，形体肥胖，或面浮肢肿，神疲肢倦，头昏目眩，心悸气短，胸脘满闷，舌淡胖，苔白腻，脉滑。

三、治疗计划

(一)西医治疗

1.全身治疗

主要是全身体质治疗和心理学治疗，积极治疗全身疾病，保证足够的营养，消除精神紧张和焦虑。

2.病因治疗

(1)无孔处女膜,阴道、宫颈闭锁,阴道横隔,行手术治疗,使经血流出。

(2)宫腔粘连,可行粘连分离(宫腔探针或宫颈扩张器分离,宫腔镜直视下分离或宫腔镜定位后用血管钳分离)后,宫腔内放置节育器,同时应用雌、孕激素序贯疗法 3 个月,促进子宫内膜增生,防止再粘连。待月经来潮 2～3 次后取出节育器。

(3)卵巢功能性肿瘤或垂体肿瘤应酌情行手术治疗或放疗、化疗。

3.性激素治疗

(1)雌激素治疗:用于先天性无子宫者,为促进阴道女性化和第二性征发育。己烯雌酚 0.25 mg/d,用 3 周停 1 周,反复使用,或尼尔雌醇 1～2 毫克/次,2 周 1 次。

(2)孕激素治疗:适用于体内有一定雌激素水平者,用甲羟孕酮 4 mg,2～3 次/天,连服 7～10 天;或用黄体酮,20 mg/d,肌内注射,连续 5～7 天。使其有撤退性出血后,再用其他促排卵治疗。

(3)人工周期疗法或雌孕激素序贯疗法:适用于卵巢功能低下者或Ⅱ度闭经者。炔雌醇25～50 μg/d,或倍美力 0.625～1.25 mg/d,连续 25 天,在后 10 天联合应用甲羟孕酮 6～10 mg/d。待有撤退性出血后第 5 天开始第 2 疗程治疗。

4.促排卵治疗

(1)轻型下丘脑垂体性闭经:选用氯米芬(CC)诱导排卵。但对卵巢衰竭、垂体血管闭塞、先天性 GnRH 分泌不足引起的内源性雌激素缺乏者无效。

(2)下丘脑垂体功能衰竭:采用绝经期促性腺激素(HMG)、绒毛膜促性腺激素(HCG)治疗。于雌、孕激素撤退出血后第 3～5 天开始,HMG 150 U/d,肌内注射。用药期间严密监测卵巢中卵泡的发育情况,随时调整剂量,当卵泡成熟时,应用 HCG 5 000 U 促排卵,或用促性腺激素释放激素(GnRH)-HMG-HCG 治疗。

(3)高催乳素血症伴垂体肿瘤:采用以溴隐亭为主,配伍性激素、促性腺激素治疗,以提高排卵率。溴隐亭初服量为 1.25 mg(半片),每天 1～2 次,与食物同服。如连续 3 天无不适,可逐渐加量,常用量 5～7.5 mg/d;也可阴道用药 2.5 mg 或 5 mg,放入阴道深处,每天 1 次。连续治疗 3～6 个月,用药期间监测血催乳素浓度以决定药量。每 1 年或 2 年做 1 次 CT 或 MRI。

(二)中医治疗

1.辨证论治

(1)肾虚型。①肾气虚:治疗以补肾益气,养血调经,大补元煎加丹参、牛膝;②肾阴虚:治疗以滋肾益阴,养血调经,左归丸加减;③肾阳虚:治疗以温肾助阳,养血调经,十补丸加减。

(2)脾虚型:治疗以健脾益气,养血调经,参苓白术散加减。

(3)血虚型:治疗以补血养血,活血调经,小营煎加减。

(4)气滞血瘀型:治疗以行气活血,祛瘀通经,膈下逐瘀汤加减。

(5)寒凝血瘀型:治疗以温经散寒,活血调经,温经汤加减。

(6)痰湿阻滞型:治疗以豁痰除湿,活血调经,丹溪治湿痰方。

2.中成药

(1)通经甘露丸:具有化瘀通经作用,每服 3 g(1 丸),1 天 1 次。

(2)大黄䗪虫丸:具破血通经作用,每天 2 次,1 次 1 丸。

(3)八宝坤顺丹:适于气血两亏,肝郁不舒所致之闭经。1天2次,每次1丸口服。

(4)艾附暖宫丸:适于寒湿阻滞之闭经。1天2次,每次1丸口服

四、疗效观察及预后

(1)子宫性闭经中宫腔粘连和轻度内膜结核有治愈的可能,始基子宫和子宫内膜破坏或缺如者,多无法治愈。

(2)卵巢功能低下或垂体功能轻度低下,经中、西药物系统治疗,部分患者有治愈可能。因先天性或后天性原发性卵巢功能衰竭、卵泡缺如或耗竭者,月经恢复的可能性极少,可用雌孕激素序贯替代治疗(HRT),诱导人工月经来潮。卵巢早衰的患者也需长期采用HRT。多囊卵巢综合征者,行双侧卵巢楔形切除术,部分患者可治愈。

(3)高催乳素血症伴垂体肿瘤,经用溴隐亭4～8周,70%～80%的患者恢复月经,溢乳停止,妊娠率37.5%～80%(微腺瘤高于大腺瘤),妊娠大多发生在用药6个月内,肿瘤缩小率为40%～80%。

五、出院医嘱

(1)注意调整心态,消除引起闭经的精神因素和环境因素,劳逸适度。

(2)按治疗计划坚持服药,巩固治疗效果。

(3)定期复查,包括妇科检查,内分泌激素水平测定,垂体肿瘤定期作CT或MRI。

(高向慧)

第五节　多囊卵巢综合征

多囊卵巢综合征(PCOS)是因月经调节机制失常所产生的一种综合征。临床以月经稀少、闭经、不孕、多毛、肥胖等为其表现。该病的原因至今尚未明确,可能与下丘脑-垂体-卵巢轴的调节功能紊乱有关。目前认为PCOS是卵巢持续无排卵的最终结局。属中医"癥瘕"范畴。其临床表现还与中医的"月经后期""月经过少""闭经""不孕"等病相似。

一、入院评估

(一)询问要点

(1)详细询问患者年龄,育龄妇女是否有较长时间进行性月经稀少或闭经、多年不孕,毛须分布情况,有否男性化倾向。

(2)详细询问月经初潮的年龄,月经史及婚孕史。

(3)既往有无月经病史及其他系统疾病,个人生活和工作有否过度紧张,有无烟酒嗜好,有无偏食。

(4)家族中有否类似病史。

(二)查体

患者体形可肥胖,毛发分布可有男性化倾向,多见于上唇上面、乳头旁、腹中线、肛门周围及

四肢等。妇科检查双侧卵巢增大,较正常大 1～3 倍,包膜厚,有坚韧感。子宫大小正常。舌象可有淡、暗,脉象可有沉、滑、弦涩。

(三)门诊资料

B 型超声波检查:可见双侧卵巢均匀性增大,较正常大 1～4 倍,卵巢包膜回声粗糙,实质内有较多小液性暗区,一般直径不超过 1 cm。

(四)继续检查项目

(1)基础体温测定可判定有无排卵。

(2)激素测定可协助诊断。

(3)腹腔镜检查对可疑病变可确诊。

(4)诊断性刮宫及子宫内膜活检于月经前 1～2 天或行经 12 小时内刮取子宫内膜送病理,多为增殖期子宫内膜或子宫内膜增生过长。

二、病情分析

(一)诊断

1.诊断要点

(1)症状多种多样,如月经稀发、继发闭经、不孕、长期无排卵、多毛、肥胖、男性化等。

(2)基础体温测定为单相,偶见双相,且多为黄体功能不足型。

(3)妇科检查可见双侧卵巢对称性增大,较正常大 1～3 倍,有坚韧感。

(4)B 超可见双侧卵巢均匀性增大,较正常大 1～4 倍,卵巢包膜回声粗糙,实质内有较多小液性暗区,一般直径小于 1 cm。

(5)激素测定:血清 FSH 基值偏低而 LH 升高,使 LH/FSH≥3;血清睾酮和雄烯二酮水平均高于正常水平;尿 17-酮类固醇正常,提示雄性激素来源于卵巢,若尿 17-酮类固醇升高,则提示肾上腺功能亢进;雌二醇水平恒定不变,无排卵前后升高现象,雌酮/雌二醇比值高于正常月经周期的比值。

(6)腹腔镜检查:可见双侧卵巢增大,包膜增厚,呈灰白色,膜下可见闭锁卵泡,表面常有毛细血管网。

2.临床类型

(1)Ⅰ型:即经典的多囊卵巢综合征以 LH 升高为主。

(2)Ⅱ型:伴肥胖、LH 水平正常的多囊卵巢综合征,但胰岛素(INS)增高。

(二)鉴别诊断

1.卵巢男性化肿瘤

多为单侧性的实质性肿瘤,进行性增大明显,血清睾酮浓度较高,通常高出 3 倍,而雄烯二酮与脱氢表雄酮增加较少,腹腔镜检查可以鉴别。

2.卵泡膜细胞增殖症

本病男性化症状比多囊卵巢综合征严重,常发生于绝经后。确诊靠卵巢活检。

3.高泌乳素血症除表现为月经失调、不孕外,还有溢乳症状,泌乳素水平增高。可通过垂体功能检查、CT、蝶鞍部 X 线检查等确诊。

三、中医辨证要点

（一）肾虚挟痰

月经初潮晚或月经后期，量少，色淡质稀，渐至闭经。偶有月经量多，崩漏，平素阴道分泌物少，婚后不孕，头晕耳鸣，腰膝酸软，畏寒肢冷，大便溏薄。舌淡，苔薄白，脉沉细无力。

（二）气滞血瘀

月经后期，量少色暗有块，甚至闭经，不孕，形体肥胖，精神抑郁或烦躁易怒，小腹胀满连及胸胁，乳房胀痛。舌暗或有瘀点，脉弦涩。

（三）痰湿阻滞

月经量少，后期或闭经。平素带下量，多色白质稠，不孕。形体肥胖，多毛，头晕，胸闷，嗜睡倦怠，呕恶。舌淡体胖，边有齿痕，苔白腻，脉沉濡或沉滑。

（四）肝郁化火

闭经，或月经稀发、量少，或先后无定期，或崩漏，婚久不孕，形体壮实，毛发浓密，面部痤疮，经前乳房胸胁胀痛，或有溢乳，口干喜冷饮，大便秘结。舌红苔薄黄，脉弦或弦数。

四、治疗计划

（一）西医治疗

1.药物治疗

（1）诱发排卵，调经助孕。

1）氯米芬：从月经周期第 5 天开始，每天 50 mg，连用 5 天。如闭经患者需先用黄体酮以引起撤退性出血后，再开始治疗。若第一周期未见排卵，第二周期药量要加大，即 100 mg/d，共 5 天，若仍无效，再一次的周期中药量可再增加 50 mg/d，最高剂量不超过 200 mg/d。最高剂量使用 3～4 个月后，仍无排卵，则认为无效。

2）氯米芬配合绒毛膜促性腺激素：口服氯米芬后第 7～10 天加 HCG 10 000 U，肌内注射。

（2）调理月经。

1）甲羟孕酮：10 mg/d，于月经周期最后 10 天开始使用，10 天为 1 个疗程，连续 3～6 个疗程。

2）雌-孕激素序贯疗法：从月经第 5 天开始服己烯雌酚 1 mg，每天 1 次，连续服 20 天，于最后 5 天加用黄体酮 20 mg，每天 1 次，肌内注射，共 5 天，连续使用 3～6 个周期。

（3）治疗多毛。

于月经第 6 天起，每天服泼尼松 5～10 mg，连用 20 天，连续使用 3 个周期。

2.手术治疗

经药物治疗无效或不愿接受药物治疗者，或临床检查能触及增大的卵巢或明显多毛者，可采用手术治疗。可行双侧卵巢楔形切除术，切除 1/2～1/3 卵巢组织。

（二）中医治疗

1.辨证论治

（1）肾虚挟痰：治疗以温肾调经，燥湿化痰，二仙汤合苍附导痰汤加减。

（2）气滞血瘀：治疗以行气活血，祛瘀通经，血府逐瘀汤加减。

（3）痰湿阻滞：治疗以理气化痰，活血通经，苍附导痰汤加减。

(4)肝郁化火:治疗以疏肝解郁,清热泻火,丹栀逍遥散加减。

2.中成药

(1)丹栀逍遥丸:每次 9 克,每天 2 次。

(2)八珍益母丸:每次 9 克,每天 2 次。

(3)大黄䗪虫丸:1 丸,每天 2～3 次。

(4)二陈丸:每次 6 克,每天 3 次。

3.疗效观察

痊愈:治疗后月经恢复正常或受孕。

五、预后评估

经药物治疗均有效,但应注意长期无排卵的患者应坚持口服避孕药,周期性孕酮撤退性出血,预防因子宫内膜增生而引发癌变。

六、出院医嘱

(1)平时特别是经期注意防寒保暖,勿冒雨涉水。经期注意卫生,保持外阴清洁,禁性生活。

(2)饮食宜清淡,尽量少食膏粱厚味及刺激性之品,体形肥胖者还可适当控制饮食,防止热量过多,并检测尿糖,预防糖尿病的发生。

(3)劳逸结合,坚持适合个人的锻炼,避免过度精神刺激。

(4)由于 PCOS 的患者体内雌、雄激素水平状态较高,故应加强乳房监测及时发现早期乳腺癌,围绝经期要注意改善血脂,预防冠心病,长期无排卵性功能失调性子宫出血要定期复查,警惕子宫内膜癌的发生。

(高向慧)

第六节　功能失调性子宫出血

功能失调性子宫出血(简称功血)是指由于神经内分泌机制失常引起的异常子宫出血,需排除全身及内外生殖器官器质性病变存在,或指下丘脑-垂体-卵巢轴调节功能失常导致异常子宫出血,而非直接由全身及内外生殖器器质性病变引起的异常子宫出血。功血是妇科常见病,可发生于月经初潮至绝经间的任何年龄。临床主要表现为月经周期、经期、经量的异常,如月经周期长短不一、经期延长、经量过多或不规则阴道流血。临床分为无排卵性功血和排卵性功血两类,无排卵性功血约占 80%,其中 90%见于青春期和绝经前期,即生殖功能开始发育和衰退过程中生殖内分泌功能波动大的两个阶段,少数发生于生育期,如流产后、产后需要重新恢复排卵功能的阶段。无排卵性功血的特点为月经周期和月经量的异常,表现为月经周期紊乱、经期延长、经量多或淋漓不净。排卵性功血多见于育龄期妇女,常需与器质性病变相鉴别。其月经周期相对有规律,主要表现为月经周期缩短、经量异常增多、经期延长、经间期出血等。

功血属中医“崩漏”“月经先期”“月经过多”“经期延长”“经间期出血”范畴,排卵性功血和无排卵性功血均可伴见“不孕”。

一、病因病机

(一)中医

该病病因较为复杂,但可概括为虚、热、瘀3个方面;其主要发病机制是劳伤血气,脏腑损伤,血海蓄溢失常,冲任二脉不能制约经血,以致经血非时而下。常见有血热、肾虚、脾虚、血瘀等。

1.血热

包括阴虚血热、阳盛实热、肝经郁热、湿热等。素体阴虚,或久病失血伤阴,阴虚内热,虚火内炽,扰动血海,加之阴虚失守,冲任失约,故经血非时妄行;失血则阴愈亏,冲任更伤,以致病情反复难愈。素体阳盛,感受热邪,或过服辛温香燥助阳之品,或素性抑郁,肝气郁久化火,或热伏冲任,扰动血海,迫血妄行。久居湿地,素体阳热,湿而化热,或过食湿热之品,湿热阻滞冲任,扰动血海而无以制约经血。

2.肾虚

包括肾气虚、肾阴虚、肾阳虚等。少女禀赋不足,天癸初至,肾气稚弱,冲任未盛;育龄期因房劳多产伤肾,损伤冲任胞脉;绝经期天癸渐竭,肾气渐虚,封藏失司,冲任不固,不能调摄和制约经血。若房劳多产,经、乳数脱于血,肾阴亏损,则阴虚失守,虚火内生,扰动冲脉血海,迫血妄行。若体质虚寒,久病不愈,或过食寒凉耗阳之品,或房劳多产,伤及肾阳,阳虚火衰,胞宫失煦,不能制约经血。

3.脾虚

素体禀赋弱,忧思过度,或饮食劳倦损伤脾气,脾气亏虚,统摄无权,冲任失固,不能约制经血而成崩漏。如《妇科玉尺·崩漏》云:"思虑伤脾,不能摄血,致令妄行。"

4.血瘀

情志所伤,肝气郁结,气滞血瘀;或经期、产后余血未尽又感受寒、热邪气,寒凝热灼而致血瘀,瘀阻冲任,旧血不去,新血难安。也有因元气虚弱,无力行血,血运迟缓,因虚而瘀或久漏成瘀者。

该病病因可概括为热、虚、瘀,三者或单独成因,或复合成因,或互为因果,最终导致冲任损伤,不能制约经血。

(二)西医

正常月经周期的建立,有赖于下丘脑-垂体-卵巢-子宫之间的功能协调。正常月经的发生是基于排卵后黄体生命结束,雌激素和孕激素撤退,使子宫内膜功能层皱缩坏死而脱落出血。正常月经的周期、持续时间和血量,表现为明显的规律性和自限性。功血的发生是由于体内外多种因素如过度紧张、恐惧、忧伤、环境和气候骤变,以及全身性疾病、营养不良、贫血及代谢紊乱等影响了下丘脑-垂体-卵巢轴的功能,而致异常子宫出血,分为无排卵性功血和有排卵性功血。

1.无排卵性功血

无排卵性功血主要发生于青春期和绝经过渡期,两者发病机制不完全相同。青春期功血患者,下丘脑-垂体-卵巢轴的调节功能尚未成熟,大脑中枢对雌激素的正反馈作用存在缺陷,此时垂体分泌促卵泡激素(FSH)呈持续低水平,促黄体素(LH)无高峰形成,导致卵巢不能排卵。绝经过渡期患者,由于卵巢功能衰退,对促性腺激素的反应下降,致使卵泡在发育过程中退化,因而不能发生排卵。各种原因引起的无排卵均可导致子宫内膜受单一雌激素刺激且无孕激素对抗而发生雌激素突破性出血或雌激素撤退性出血。雌激素突破出血有两种类型,低水平雌激素维持在阈值水平，可发生间断少量出血，内膜修复慢使出血时间延长；高水平雌激素且持续维持在有效浓度，则引起长时间闭经，因无孕激素参与，内膜无限制地增厚，却无致密坚固的间质支持，致使突破性出血，出血量多。雌激素撤退性出血表现在子宫内膜受雌激素作用持续增生，当雌激素短期内大幅度下降，子宫内膜缺少足量的雌激素作用，出现脱落、出血。

此外无排卵功血的出血还与子宫内膜剥脱出血的自限性机制缺陷有关，包括：①子宫内膜组织脆性增加；②子宫内膜剥脱不完整；③内膜血管结构与功能异常，小动脉螺旋化缺乏；④纤溶亢进和凝血功能异常；⑤子宫肌层合成前列环素增多，使血管扩张和抑制血小板凝集。

2.排卵性功血

排卵性功血多发生在育龄期，主要由于卵泡发育不良或下丘脑垂体功能不足，引起排卵后黄体功能不足，或黄体期缩短，或黄体萎缩不全，导致子宫内膜不规则出血。目前认为黄体功能不足的原因：①卵泡期 FSH 缺乏，卵泡发育缓慢，雌激素分泌减少；②LH 不足，排卵后黄体发育不全，孕激素分泌减少；③LH/FSH 比率异常，使卵泡发育不良，排卵后黄体发育不全；④部分患者同时有血催乳素（PRL）水平升高；⑤生理因素如初潮、分娩及绝经前，性腺轴功能紊乱；⑥下丘脑-垂体-卵巢功能失调，或黄体机制失常，引起黄体萎缩不全。

二、临床表现

（一）症状

无排卵性功血最常见的症状是子宫不规则出血，其特点是月经周期紊乱，经期长短不一，经量时多时少，甚至大量出血。有时停经数周或数月后阴道流血，往往出血较多；有时开始即阴道不规则流血，量少淋漓不净。出血量多或时间长者可继发贫血，短期大量出血可导致休克。

排卵性功血月经症状：①黄体功能不足主要表现为月经周期明显缩短，月经频发；有的月经周期虽然在正常范围内，但卵泡期延长、黄体期缩短，可导致患者不易受孕或孕早期流产；或由于黄体过早衰退，不能支持子宫内膜，或子宫内膜反应不良，以至于经前数日即有少量出血，然后才有正常的月经来潮。②子宫内膜不规则脱落多见于育龄期妇女，表现为月经周期正常，但经期延长，可长达 9～10 天，且出血量多，症状以经期延长为主，可伴出血量多。

以上两种功血，若病程日久，或出血量多时可出现头晕、乏力、易疲倦、心慌、气短、浮肿、食欲下降、失眠等虚弱症状。

（二）体征

妇科检查：子宫大小多属正常。

（三）常见并发症

1.贫血

病程久、出血量多时出现贫血，表现为头晕、乏力、易疲倦、心慌、气短、浮肿、食欲下降、失眠等。

2.失血性休克

失血性休克可见于大出血的无排卵性功血患者，表现为意识障碍，面色苍白，四肢冷，皮肤湿冷，口唇青紫，脉搏细数，血压低。

3.不孕

无排卵性功血患者小卵泡发育，但无卵泡成熟及排卵；排卵性功血患者黄体期孕激素分泌不足或黄体过早衰退，以致患者不易受孕。

4.盆腔炎

功血患者出血时间过长，容易并发盆腔感染，而致盆腔炎。

三、实验室和其他辅助检查

(一)妊娠试验

有性生活者应行妊娠试验，排除妊娠及妊娠相关疾病。

(二)血液学检查

包括血常规、凝血功能、血清铁蛋白检查，必要时需行骨髓穿刺检查，排除血液系统疾病。轻度贫血者，血红蛋白 91～110 g/L；中度贫血者，血红蛋白 61～90 g/L；重度贫血者，血红蛋白＜60 g/L。感染者，白细胞数＞10.0×10^9/L。

(三)激素测定

青春期无排卵性功血患者血中 FSH、LH 水平可稍低，血雌二醇(E_2)水平偏低或正常。绝经期无排卵性功血患者血 FSH、LH 可正常或稍高，血 E_2 水平可正常或稍高，血睾酮(T)水平可正常或略高。排卵性功血在 BBT 上升后第 7 天血中孕酮(P)水平偏低。测定血清催乳素水平及甲状腺功能排除其他内分泌疾病。

(四)B 型超声波检查

无排卵功血可见小卵泡发育，但无卵泡成熟及排卵；有排卵功血有卵泡发育，卵泡或成熟或不成熟，均有排卵。

(五)基础体温测定

无排卵性功血患者基础体温呈单相型曲线，提示无排卵；黄体功能不足的排卵性功血患者基础体温呈双相型者提示有排卵，但高温相持续小于 11 天；子宫内膜不规则脱落的排卵性功血患者基础体温高温相下降缓慢。

(六)阴道细胞学检查

无排卵功血表现为中、高度雌激素影响。

(七)宫颈黏液结晶检查

无排卵功血仅有羊齿植物状结晶，尤其是经前出现羊齿植物状结晶。有排卵功血经后为羊齿植物状结晶，排卵后及经前可见椭圆形结晶。

(八)诊断性刮宫

可了解子宫内膜有无病变，同时也可起到止血作用。年龄＞35 岁，药物治疗无效或存在子宫内膜癌高危因素的异常子宫出血患者，应行诊断性刮宫，明确子宫内膜病变。不规则阴道流血或大量阴道出血时可随时行诊断性刮宫，诊断性刮宫时必须搔刮整个宫腔，尤其是两个宫角，并注意宫腔形态、大小，宫壁是否平滑，刮出物性质和数量。疑有子宫内膜癌时行分段诊断性刮宫。

(九)子宫内膜活检

为了解卵巢排卵情况及黄体功能，应在经前期或月经来潮 6 小时内刮宫；若怀疑子宫内膜脱落不全，则应在月经来潮第 5 天刮宫。

无排卵功血子宫内膜的病理改变。

1.增殖期子宫内膜

见于月经周期后半期甚至月经来潮后，提示未排卵。

2.子宫内膜增生症

(1)单纯性增生(旧称腺囊型增生)。

(2)复杂性增生(旧称腺瘤型增生)。

(3)不典型增生:为癌前期病变。癌变率为10%~15%,已不属于功血范畴。

3.萎缩型子宫内膜

萎缩型子宫内膜见于绝经期。

有排卵功血子宫内膜的病理改变:有排卵而黄体不健者分泌期子宫内膜落后于正常内膜2天以上,有排卵而黄体萎缩不全者月经来潮第5天子宫内膜仍有分泌相。

(十)宫腔镜检查

宫腔镜检查可提高宫腔病变如子宫内膜息肉、子宫黏膜下肌瘤、子宫内膜癌的诊断率。

(十一)腹腔镜检查

用以排除盆腔内器质性病变。

四、诊断要点

功血的诊断应采用排除法。主要依据病史、体格检查及辅助检查做出诊断。

(一)病史

详细询问患者的年龄、月经史、婚育史、避孕措施、激素类药物使用史,是否受环境和气候变化、精神紧张、劳累过度等因素的影响,或存在营养不良、代谢紊乱等因素。了解子宫出血的经过,如发病的时间,目前出血情况,出血前有无停经史及以往治疗经过(尤应注意以往内分泌治疗的情况),特别注意过去有无月经过多、月经频发、子宫不规则出血等病史。

(二)症状

1.无排卵性功血月经表现

(1)月经过多:周期规则,但经量过多(>80 mL)或经期延长(>7天)。

(2)月经过频:周期规则,但短于21天。

(3)子宫不规则过多出血:周期不规则,经期延长,经量过多。

(4)子宫不规则出血:周期不规则,经期延长而经量正常。

2.排卵性功血的月经异常表现

主要为月经周期缩短,有时月经周期虽在正常范围内,但卵泡期延长,黄体期缩短,以致患者不易受孕或在孕早期流产。或表现为月经周期正常,但经期延长,长达9~10天,且出血量多。

(三)体格检查

1.一般情况

应注意患者的精神、营养、发育状况,有无贫血及其程度,第二性征、乳房的发育及毛发分布,有无泌乳等。

2.妇科检查

子宫大小多属正常。

(四)辅助检查

1.诊断性刮宫

结果显示分泌反应至少落后2天者,提示有黄体功能不足可能;在月经周期的第5~6天诊断性刮宫,显示子宫内膜仍呈分泌期反应,且与出血期及增生期内膜并存,提示有子宫内膜不规

则脱落可能。

2.B 超

了解子宫大小、形状、子宫内膜厚度，宫腔内有无赘生物及血块等，有助于排除其他疾病；动态观察卵泡发育、优势卵泡大小及排卵情况。

3.宫腔镜检查

可在宫腔镜直视下选择病变区进行活检，有助于诊断子宫内膜息肉、子宫黏膜下肌瘤及子宫内膜癌等宫腔内病变。

4.凝血功能测定

通过血小板计数，出、凝血时间，凝血酶原时间等了解凝血功能。

5.血红细胞计数及血红蛋白

了解贫血情况。

6.BBT 测定

无排卵性功能失调性子宫出血 BBT 呈单相型，黄体功能不足者 BBT 呈双相型，但黄体期不足 11 天；子宫内膜不规则脱落者 BBT 呈双相改变，但下降缓慢。

7.宫颈黏液检查

经前宫颈黏液见羊齿植物状结晶，提示有雌激素作用但无排卵，见成排出现的椭圆体，提示有排卵。

8.阴道脱落细胞涂片检查

一般表现为中、高度雌激素影响。

9.女性生殖内分泌激素测定

血清孕酮为卵泡期低水平则提示无排卵；雌二醇可反映体内雌激素水平；催乳素及甲状腺激素有助排除其他内分泌疾病；高雄激素应考虑多囊卵巢综合征。

五、鉴别诊断

必须排除由生殖器官病变或全身性疾病所引起的子宫出血，应注意与下列疾病相鉴别。

(一)病理妊娠或妊娠并发症

如流产、异位妊娠、滋养细胞疾病、产后子宫复旧不全、胎盘残留等，可通过 HCG 测定、B 型超声检查或诊断性刮宫等协助鉴别。

(二)生殖道感染

如急性或慢性子宫内膜炎、子宫肌炎等，妇科检查可有带下增多，或子宫附件压痛。

(三)生殖道肿瘤

如子宫内膜癌、子宫肌瘤、卵巢肿瘤等，通过 B 超或诊断性刮宫可鉴别。宫颈病变可通过妇科检查结合宫颈细胞学检查、宫颈活检等有助鉴别。

(四)全身性疾病

血液病通过血液及骨髓检查可诊断；肝功能损害通过 B 超及肝功能检查有助于鉴别。甲状腺功能亢进或低下通过检测甲状腺功能有助于鉴别。

(五)性激素类药物使用不规范

含孕激素的避孕器，如节育器、阴道环、皮下埋置剂，由于持续释放低剂量孕激素，可使子宫内膜不规则脱落，表现为阴道不规则出血。

（六）生殖道损伤

妇科检查可诊断。

六、治疗

功血的治疗应根据出血的缓急之势、出血时间的久暂、患者的年龄及体质情况等决定治疗方案。功血的一线治疗是药物治疗。出血期首先是止血，出血时间长者注意预防感染。根据青春期、育龄期、绝经期等不同阶段的特点，治疗目的之差异，进行个体化治疗。青春期及生育年龄无排卵性功血以止血、调整周期、促排卵为主；绝经过渡期功血以止血、调整周期、减少经量，防止子宫内膜病变为治疗原则。

出血期的治疗原则是急则治其标，缓则治其本，急缓指出血之势而言，对于异常出血，首当止血；非出血期的治疗，或调整月经周期至正常，或止血固冲。应结合病史，根据阴道出血期、量、色、质的变化及其全身证候辨明寒、热、虚、实；同时结合兼证及体质状况、舌脉特点，辨其病在何经何脏，或在气在血；患者的不同年龄阶段亦是功血辨证施治时的重要参考。血止后固本善后，即恢复正常的月经周期是治疗的关键，月经的调节是肾气-天癸-冲任-胞宫协调作用的结果。根据中医的基本理论辨证调经，采用中医药周期疗法，以恢复正常的月经周期。

（一）辨证治疗

1.治崩三法

根据病情三法可单独使用，也可相兼使用。

(1)塞流：即止血。暴崩之际，急当止血防脱，首选补气摄血法。或大补元气，摄血固脱，或回阳救逆，固脱止血。血势不减者，宜输血救急。血势渐缓应按不同证型塞流与澄源齐头并进，采用健脾益气止血，或养阴清热止血，或养血化瘀止血治法。出血暂停或已止，则谨守病机，行澄源结合复旧之法。

(2)澄源：即正本清源，根据不同证型辨证论治。切忌不问缘由，概投寒凉或温补之剂，专事止涩，致犯“虚虚实实”之戒。

(3)复旧：即固本善后，调理恢复。但复旧并非全在补血，而应及时地调补肝肾、补益心脾以资血之源，安血之室，调经固本。视其病势，于善后方中寓治本之法。调经治本，其本在肾，故总宜填补肾精，补益肾气，固冲调经，使本固血充，则周期可望恢复正常。

2.分型论治

有无排卵性功血和排卵性功血两种。

(1)无排卵性功血又分以下几种。

1)肾阳虚。

证候特点：经血非时而下，淋漓不断，色淡质稀；面色晦暗，腰膝无力，畏寒肢冷，小便清长，浮肿，眼眶黯，五更泄泻，精神萎靡，性欲减退；舌淡黯，苔白滑，脉沉迟无力或弱。

治法：温肾固冲，止血调经。

推荐方剂：右归丸（《景岳全书》），止血加赤石脂、补骨脂、炮姜、艾叶。

基本处方：鹿角胶（烊化）15 g，熟制附子 9 g，肉桂（冲服）6 g，杜仲 15 g，枸杞子 10 g，菟丝子 15 g，熟地黄 15 g，山茱萸 12 g，山药 10 g，当归 10 g，赤石脂 10 g，补骨脂 10 g，炮姜 9 g，艾叶 10 g。水煎服，每天 1 剂。

加减法：出血量多、色淡、无块者，加党参 20 g、黄芪 20 g、菟丝子 15 g 以温肾止血。

2)肾阴虚。

证候特点:经血非时而下,量少淋漓或量多,色鲜红,质稍稠;头晕耳鸣,腰膝酸软,口干舌燥,尿黄便干,五心烦热,失眠健忘;舌质红,少苔,脉细数。

治法:滋肾益阴,固冲止血。

推荐方剂:左归丸(《景岳全书》)合二至丸(《医方集解》)。

基本处方:熟地黄 15 g,鹿角胶(烊化)10 g,龟甲胶(烊化)10 g,枸杞子 10 g,山茱萸 10 g,菟丝子12 g,怀山药 10 g,牛膝 10 g,女贞子 10 g,墨旱莲 10 g。水煎服,每天 1 剂。

加减法:出血量多加仙鹤草 15 g、乌贼骨 15 g 以固涩止血;出血淋漓不断加生蒲黄(包煎)15 g、生三七粉(冲服)3 g 以化瘀止血。

3)脾虚。

证候特点:经血非时而下,量多,色淡,质清稀,暴崩之后,经血淋漓;面色苍白,精神萎靡,气短乏力,语音低微,小腹空坠,食欲缺乏;面浮肢肿,手足不温,便溏;舌淡体胖,边有齿痕,苔薄白,脉缓弱。

治法:补气健脾,摄血固冲。

推荐方剂:固本止崩汤(《傅青主女科》)去当归,加五倍子、海螵蛸、煅龙骨、煅牡蛎。

基本处方:党参 15 g,白术 15 g,黄芪 15 g,熟地黄 10 g,炮姜 6 g,五倍子 10 g,海螵蛸 10 g,煅龙骨(先煎)15 g,煅牡蛎(先煎)15 g。水煎服,每天 1 剂。

加减法:兼血虚者,加制首乌 20 g、白芍 15 g 以养血止血;心悸失眠,加酸枣仁 15 g、五味子 10 g 以宁心安神。

4)虚热。

证候特点:经血非时而下,量少淋漓,或量多势急,色鲜红而质稠;伴见心烦失眠,面颊潮红,咽干口燥,潮热汗出,小便黄少,大便燥结;舌红,少苔,脉细数。

治法:养阴清热,固冲止血。

推荐方剂:保阴煎(《景岳全书》)加阿胶、海螵蛸、仙鹤草、藕节。

基本处方:生地黄 12 g,熟地黄 12 g,白芍 10 g,山药 10 g,续断 10 g,黄柏 9 g,黄芩 9 g,甘草 5 g,阿胶(烊化)10 g,海螵蛸 10 g,仙鹤草 15 g,藕节 10 g。水煎服,每天 1 剂。

加减法:心烦、失眠少寐,加柏子仁 15 g、酸枣仁 15 g、夜交藤 20 g 以养心安神,或加龟甲(先煎)20 g、生牡蛎(先煎)20 g、生龙骨(先煎)20 g 以重镇安神。

5)实热。

证候特点:经血非时而下,量多如崩,或淋漓不断,色深红,质稠,有血块;口渴烦热,小腹或少腹疼痛,腹部拒按,面红目赤,渴喜冷饮,口苦咽干,小便黄或大便干结;舌红,苔黄,脉滑数。

治法:清热凉血,固冲止血。

推荐方剂:清热固经汤(《简明中医妇科学》)。

基本处方:黄芩 10 g,栀子 10 g,生地黄 15 g,地骨皮 12 g,地榆 10 g,藕节 10 g,阿胶(烊化)10 g,龟甲(先煎)15 g,生牡蛎(先煎)15 g,棕榈炭 10 g。水煎服,每天 1 剂。

加减法:热瘀互结,见腹痛有块,去棕炭、牡蛎,加益母草 20 g、枳壳 10 g、生三七粉(冲服)3 g 以加强活血化瘀,加夏枯草 10 g 以清热。

6)血瘀。

证候特点:经乱无期,量时多时少,时出时止,经行不畅,色紫黯有块,质稠,小腹疼痛拒按,或痛经；舌质紫黯，有瘀点瘀斑，苔薄白，脉涩。

治法：活血化瘀，固冲止血。

推荐方剂：逐瘀止血汤（《傅青主女科》）。

基本处方：大黄 10 g，生地黄 10 g，当归 10 g，赤芍 15 g，牡丹皮 12 g，枳壳 12 g，龟甲（先煎）15 g，桃仁 12 g。水煎服，每天 1 剂。

（2）排卵性功血又分以下几种。

1）肾气虚。

证候特点：月经先期，经期延长，量少，色淡黯，质稀；伴面色晦暗，腰膝酸软，性欲减退，夜尿频数；舌淡黯，苔薄白，脉沉细无力。

治法：补肾益气，固冲止血。

推荐方剂：归肾丸（《景岳全书》）。

基本处方：熟地黄 15 g，山药 12 g，山茱萸 12 g，枸杞子 12 g，当归 10 g，茯苓 10 g，菟丝子 15 g，杜仲 15 g。水煎服，每天 1 剂。

加减法：出血量多加党参 20 g、黄芪 20 g、白术 15 g 以补后天以益先天，补益肾气。

2）脾虚。

证候特点：月经先期，经期延长，淋漓不断，量多，色淡，质稀；面色苍白，精神萎靡，神疲肢倦，气短懒言，小腹空坠，食少纳呆，便溏；舌淡胖，边有齿痕，苔薄白，脉细弱或缓弱。

治法：补气健脾，摄血固冲。

推荐方剂：固本止崩汤（《傅青主女科》）去当归，加五倍子、海螵蛸、龙骨、牡蛎。

基本处方：党参 15 g，白术 15 g，黄芪 15 g，熟地黄 10 g，炮姜 6 g，五倍子 10 g，海螵蛸 10 g，煅龙骨（先煎）15 g，煅牡蛎（先煎）15 g。水煎服，每天 1 剂。

加减法：出血量多、色淡、无块，加补骨脂 15 g、赤石脂 15 g、仙鹤草 15 g 以固涩止血。

3）阴虚血热。

证候特点：月经先期，经期延长，量少，色鲜红，质稠；面颊潮红，五心烦热，潮热盗汗，心烦失眠，咽干口燥，小便黄少，大便燥结；舌红有裂纹，少苔，脉细数。

治法：养阴清热，固冲止血。

推荐方剂：两地汤（《傅青主女科》）合二至丸（《医方集解》）。

基本处方：生地黄 15 g，地骨皮 12 g，玄参 12 g，麦冬 10 g，阿胶（烊化）10 g，白芍 10 g，女贞子10 g，墨旱莲 10 g。水煎服，每天 1 剂。

加减法：兼有瘀血，症见小腹疼痛，经行不畅，色黯有块等，加炒蒲黄（包煎）15 g、炒灵脂 10 g、丹参 10 g、赤芍 10 g 以活血化瘀止血。

4）阳盛血热。

证候特点：月经先期，经期延长，量多，色深红，质黏稠；面红颧赤，口渴欲饮，小便短赤，大便干结；舌红，苔黄，脉滑数。

治法：清热凉血，固冲止血。

推荐方剂：清热固经汤（《简明中医妇科学》）。

基本处方：黄芩 10 g，栀子 10 g，生地黄 15 g，地骨皮 12 g，地榆 10 g，藕节 10 g，阿胶（烊化）10 g，龟甲（先煎）15 g，生牡蛎（先煎）15 g，棕榈炭 10 g。水煎服，每天 1 剂。

加减法：血热伤阴者加旱莲草 15 g、玄参 10 g 以清热养阴；郁热互结加牡丹皮 15 g、赤芍

15 g以凉血化瘀。

5)肝郁血热。

证候特点:月经先期,经期延长,量或多或少,经行不畅,经色深红,质稠有块;烦躁易怒,小腹胀痛,口苦咽干,胁肋胀痛,小便黄,大便干结;舌红,苔薄黄,脉弦数。

治法:疏肝清热,凉血固冲。

推荐方剂:丹栀逍遥散(《女科撮要》)。

基本处方:当归 10 g,白芍 10 g,柴胡 10 g,薄荷 6 g,白术 10 g,茯苓 15 g,炮姜 6 g,炙甘草 5 g,牡丹皮 15 g,焦栀子 10 g。水煎服,每天 1 剂。

加减法:出血量多者,加地榆 15 g、贯众 15 g 以清热凉血止血。

6)血瘀。

证候特点:经血非时而下,量或多或少,时下时止,或淋漓不净,血色紫黯有块;质稠,小腹疼痛拒按,或痛经;舌质紫黯,舌有瘀点瘀斑,苔薄白,脉涩。

治法:活血化瘀,固冲止血。

推荐方剂:逐瘀止血汤(《傅青主女科》)。

基本处方:大黄 10 g,生地黄 10 g,当归 10 g,赤芍 15 g,牡丹皮 12 g,枳壳 12 g,龟甲(先煎)15 g,桃仁 12 g。水煎服,每天 1 剂。

加减法:瘀久化热,口干苦,血色红,量多,加黄芩 10 g、地榆 15 g、夏枯草 10 g 以清热凉血止血。

7)湿热。

证候特点:经期延长或淋漓不断,或经间期出血,质黏稠;小腹疼痛,胸脘满闷,白带色黄秽臭,质黏稠;舌红,苔黄腻,脉滑。

治法:清热利湿,凉血止血。

推荐方剂:清肝止淋汤(《傅青主女科》)加减。

基本处方:牡丹皮 12 g,黄柏 10 g,当归 10 g,白芍 10 g,地黄 10 g,黑豆 10 g,香附 9 g,牛膝 12 g,阿胶(烊化)10 g,大枣 6 g。水煎服,每天 1 剂。

加减法:湿重,加薏苡仁 20 g、泽泻 10 g 以利湿化浊;热重,加黄芩 10 g,大、小蓟各 15 g,椿根皮 10 g 清湿热,凉血止血。

(二)中成药

1.出血期用药

(1)益宫宁血口服液:补气养阴,固肾止血。用于功血气阴两虚证。每次 20 mL,每天 3 次。

(2)益母草流浸膏:活血调经,用治血瘀之崩漏,经血淋漓不尽等。每次 5～10 mL,每天 3 次。

(3)云南白药:有止血、抗炎、兴奋子宫等作用。用于治疗功血证属血热实证或气血瘀滞者。散剂,口服每次 0.2～0.3 g,每次不超过 0.5 g,4 小时服 1 次,可视出血情况连服多次。胶囊剂,口服每次 0.25～0.5 g,每天 4 次。

(4)紫地宁血散:清热凉血,收敛止血。用于功血血热证。每次 8 g,每天 3～4 次,凉开水或温水调服。

(5)宫宁颗粒:化瘀清热,止血固经。用于瘀热证所致的月经过多、经期延长;宫内节育器引起出血不良反应见上述证候者。温开水冲服。每次 1 袋,每天 3 次,饭后服用。用于经期过长、月经过多，于月经来潮前 1～3 天开始服用，服用 5～7 天有效者服用 3 个月经周期可防止复发。

(6)归芪益气养血口服液：益气养血，调补肝肾。用于气血虚弱，肝肾不足所致的月经量多，经期延长，经行小腹隐痛。口服，每次 10～20 mL，每天 2 次。糖尿病患者慎用，孕妇禁用。

(7)妇康宁片：调经养血，理气止痛。用治气滞血瘀崩漏等。每次 4 片，每天 2～3 次。

2.非出血期用药

(1)紫河车胶囊：温肾补精，益气养血。用于功血肾精不足，或虚劳消瘦，骨蒸盗汗，咳嗽气喘，食少气短。温黄酒或温开水送服，每次 15 粒，每天 2 次。

(2)鹿胎膏：补气养血，调经散寒。用于气血不足，虚弱消瘦，月经不调，行经腹痛，寒湿带下。口服，每次 10 g，每天 2 次，温黄酒或温开水送下。孕妇忌服。

(3)复方阿胶浆：补气养血。用于功血气血两虚，头晕目眩，心悸失眠，食欲缺乏及白细胞减少症和贫血。每次 20 mL，每天 3 次。

(4)定坤丹：滋补气血，调经舒郁。用于功血气血两虚兼有郁滞者。大蜜丸 9 g，每次半丸至 1 丸，每天 2 次。

(5)四物合剂：养血调经。用于血虚所致的面色萎黄、头晕眼花、心悸气短及月经不调。口服，每次10～15 mL，每天 3 次。

(6)乌鸡白凤口服液：补气养血，调经止带。用于功血气血两虚型。每次 10 mL，每天 2 次。

(7)生脉饮：益气复脉，养阴生津。用于功血气阴两伤型。实证、实热之邪未尽及表证未解者禁用。每次 10 mL，每天 3 次。

(8)归脾丸：益气健脾，养血安神。用于心脾气虚型功血出血期，或用于止血后调理。水蜜丸，每次6 g，每天 3 次。大蜜丸 9 g，每次 1 丸，每天 3 次。

(三)外治法

1.针灸

(1)体针取穴：关元，隐白，足三里，三阴交。操作方法：用毫针针刺上述穴位，针用平补平泻手法，留针 30 分钟；隐白穴用温针灸，灸 2 壮。每天 1 次，10 次为 1 个疗程，疗程间休息 3 天。

(2)腹针：针刺冲脉配关元，取关元、气海旁开 5 分，左右各取一点。常规消毒后，取 0.4 mm×75 mm 毫针，垂直快速刺入皮肤后，缓缓进针，根据患者胖瘦不同进针 1.5～2.5 寸(3.75～6.25 cm)，当患者出现强烈针感后停止进针，不提插，禁乱捣，可轻微小幅度捻转或弹针以加强刺激。要求针感下传至整个下腹部，有时向会阴部放散，甚至双侧腰骶部出现酸麻胀痛感。强烈时感觉整个下腹部、双侧腰部、骶和会阴部有明显抽搐感。出现此种现象后立即停止进针，留针 30～40 分钟，可获最佳效果。每天 1 次，7 次为 1 个疗程。

(3)经外奇穴：针刺“断红”穴，“断红”穴是经外奇穴，位于手指第 2、3 掌指关节间前 1 寸(约 2.5 cm)，相当于八邪穴之上都穴。患者取仰卧位或坐位，两手掌面向下，自然半屈状态，常规消毒后，取 3.5 寸(8.75 cm)毫针，沿掌骨水平方向刺入皮肤后，缓慢进针 1.5～2 寸(3.25～5 cm)，平补平泻法，使针感向上传导，上升至肩部为好，出现强烈针感后，停止进针，留针 20～25 分钟。每天针刺 2 次。

(4)耳针。①取穴：子宫、卵巢、内分泌、肝、肾、神门。②操作：每次选用 3～4 个穴，每天或隔天 1 次，中等刺激，留针 30～60 分钟，也可耳穴埋针。

(5)艾灸有以下几种。①艾灸隐白穴：把艾条做成米粒大小圆锥形 6 炷，分别置于两足隐白，点燃，待快燃尽时用拇指按压艾炷，每天灸 3～4 次。待出血停止后可再继续灸 1～2 天。②艾灸

百会、隐白、关元、八髎：崩者在针刺完毕后用艾条悬灸百会、隐白、关元各30分钟；对于漏者必用重灸法，在灸百会、隐白、关元的基础上重灸八髎，即用5根艾条捆在一起重灸八髎，以局部皮肤充血起红晕、小腹有温热感为度。每天艾灸1次，至血止。

2.穴位注射

（1）断红穴：患者取坐位或平卧位，双手半握拳，取断红穴注射。断红穴位于2、3掌骨间，指端下1寸（约2.5 cm）。先针后灸，有减少血量的作用。取0.5～2.0 mL酚磺乙胺1支，用5 mL 6号针注射器抽取酚磺乙胺1 mL，常规消毒后刺入穴位，待针下有酸、麻、胀等得气感后，回抽无血后将药液注入，每穴0.5 mL。一般在注射2小时后流血量明显减少或停止，个别患者至次日方见效。一般1次即可，流血量较多、注射1次后血不止者，次日再注射1次。

（2）常规穴位：子宫（耳穴）、内分泌（耳穴）、关元、肾俞（双侧）、三阴交。随症加减：实热加血海、水泉；阴虚加内关、太溪；气虚加脾俞、足三里；虚脱加百会、气海。药物：酚磺乙胺注射液、参麦注射液。方法：用10 mL注射器，5号半注射针头，抽取酚磺乙胺注射液4 mL，参麦注射液4 mL，共得复合注射液8 mL。在常规穴位局部消毒后，子宫（双侧）各注射0.1 mL，内分泌（双侧）各注射0.1 mL，三阴交穴各注射0.3 mL，关元穴注射1 mL，肾俞（双侧）各注射3 mL，每天1次，15次为1个疗程。共4个疗程。

3.耳穴压豆

主穴：子宫、卵巢、脑、肝、脾、肾。配穴：内分泌，膈穴。

方法：选光滑饱满的王不留行籽贴在0.5 cm×0.5 cm的胶布中心，用血管钳送至耳穴，贴紧后加压力，患者感到酸、麻、胀痛或发热或躯体有经络传感为度。两耳轮隔天交换治疗1次。嘱患者每天饭后、睡前、起床后自行按压所贴穴位1次，按压15分钟左右，10次为1个疗程。

4.穴位敷贴

取穴：耳穴子宫、卵巢、输卵管、盆腔、皮质下、内分泌、肾上腺、神门、脑干、肝、脾、胃、肾。将王不留行籽用胶布贴压于上述耳穴，每次按压3～5分钟，每天3～4次，出血重者，隔天换药，换药3～5次后改为每周1次。双耳交替。连续1～4周有效。

七、难点与对策

功能失调性子宫出血是妇科常见病，可发生于任何年龄；因其出血量多势猛而有时被视为急症；同时因其止血困难及月经周期的恢复困难，为难治病。针对上述情况提出以下难点与对策。

（一）难点一：有效地止血

1.因病、因证、因人而异

功血临床表现不一，有血崩，有漏下，有时甚至长年累月出血不止。目前功血的病因认识仍以虚、热、瘀三说为主，难以快速奏效的原因在于三者可单一致病，也可多重病因复合致病，又可互为因果致病，故本病反复难愈。如何快速有效地止血，必须考虑病因、病症及患者的年龄、体质状况。

对于全身症状不明显的功血患者，可根据功血虚、热、瘀的基本病因病机进行治疗。对出血量多势急，且患者整体状况不佳，甚至虚脱者治疗重在固气固摄、升提止血；对出血淋漓日久者治疗重在养血止血、化瘀止血。在整个治疗过程中，注意“塞流、澄源、复旧”止血三法灵活应用。或紧急塞流止血，或塞流澄源止血，或澄源复旧止血。

对于青春期功血患者，主要是肾气不充，因此当补肾益气为主。更年期功血，肾气亏虚兼夹血瘀多见,应补肾化瘀止血为主。体质壮实者,可去瘀生新以止血;体质虚弱者,应调补冲任,补气养血以止血。

2.多种手段联合应用

(1)充分利用阴道 B 超:可排除生殖器官的器质性病变引起的出血,同时了解子宫内膜的消长变化,结合内膜变化情况,灵活选用不同止血方法。如果内膜较厚,大于 12 mm,单纯止血药物难以完全奏效,可酌加活血药物,促进内膜脱落,去瘀生新,活血以止血;如果内膜较薄,可结合病因病机,或益气止血,或凉血止血,或收摄止血。

(2)适当介入宫腔镜检查和诊断性刮宫术:对原因不明的反复出血,如果子宫内膜不均质,且较厚时,应尽早行诊断性刮宫术,可使子宫内膜在短时间内全部脱落,减少了出血量并缩短了出血时间,同时明确出血原因,以制定下一步治疗方案。必要时合理选用激素治疗。

(二)难点二:调周与促排

针对育龄期无排卵功血患者应积极调整周期,有生育要求患者应积极采用促排卵治疗。

1.发挥中药调周优势

针对经后期、经间期、经前期、月经期四个不同的时期,肾阴阳和气血的变化,结合西医学的性腺轴中卵泡发育的不同阶段,以补肾为根本,采用益肾补血-补肾活血-益肾固冲任-活血调经的方法调整脏腑气血阴阳的动态平衡,以期恢复肾-天癸-冲任-胞宫生殖轴的功能。

(1)经后期(卵泡期):新月经周期的开始,此期经水适静,血海空虚,奠定阴精基础是经后期的重点。治宜滋肾养血,调理冲任,促进卵泡发育。

(2)经间期(排卵期):此期血海由虚复盛,阴升阳动,是重阴必阳的转换时期,因而促进阴阳转化为经间期的治疗重点。治宜理气活血兼滋肾助阳,以促排卵。

(3)经前期(黄体期):随时间推移冲任气血已由经后期溢而暂虚,过渡到阴血渐充,阳气内动,阴升阳长。至此期阳长阴消,冲任气血盛,应为阳气活动的旺盛时期。其中阳长是主要的,阴消是次要的,阳气旺盛与否关系到月经周期的进一步演变。阳长不及或阳气不足,测量基础体温可见缓慢上升,或高相偏低、偏短、不稳定等情形,此时治疗目的要延长高温期,故以补阳为主,阴中求阳助冲任气血旺盛为治疗重点。治宜温补肾阳,引血下行。

(4)行经期(月经期):月经来潮标志着本次月经的结束,新的周期的开始,此期的经水排泄实际上是阳气下泄让位于阴,故因势利导以通为主是行经期的治疗特点。治宜活血调经,使胞宫排血通畅,冲任经脉气血顺和,除旧布新,为新月经周期奠定基础。

调周法临床使用时,应测量基础体温(BBT),B 超监测排卵等,通过西医检查优势,掌握微观的深层次资料,有助于了解月经周期中不同时期的变化特点,中西医各取所长,宏观与微观的结合,才能不断提高调周法疗效。单纯中药促排卵效果不理想时,可适当使用西药促排卵治疗。

2.促排卵的治疗方法

无排卵功血止血后,对于有生育要求患者,可进行促排卵治疗。中医促排卵需辨证,根据肾藏精,主生殖等理论,多数医家认为主要应该从肾论治促排卵。如罗元恺教授主张温肾为主而兼滋阴以促排卵,认为无排卵者,多属肾阳虚为主而兼肾阴不足,治以温肾为主而兼滋阴,于经净后服促排卵汤以促其排卵。促排卵汤基本组方为:菟丝子 20 g,枸杞子 20 g,淫羊藿 10 g,制巴戟 15 g,党参20 g,熟地黄 15 g,当归 10 g,熟附子(先煎)6 g,炙甘草 6 g。于月经来潮第 5 天始连续服 14 剂左右,每天 1 剂,每天 2 次,一个月经周期为 1 个疗程,共服用 3 个疗程。

夏桂成教授认为,经间排卵期,除了活血通络、补肾燮理阴阳以促排卵,以及处理常见的五大

干扰因素(五大兼证)即痰、湿、气、血、寒五者之外,重要的是处理经间排卵期的三大矛盾,即动与静、升与降、泻与藏之间的矛盾。其主张在偏重补阴的基础上适量加用补阳之品,补肾助阳,佐调气血,主要以补肾促排卵汤为基础加减来治疗。补肾促排卵汤药用:怀山药、山茱萸、熟地黄、炒牡丹皮、茯苓、赤白芍、丹参、川续断、菟丝子、鹿角片(先煎)各 10 g,五灵脂(包煎)12 g,红花 6 g,或加川芎 6 g,荆芥 5 g。经间排卵期服,每天 1 剂,3 数律者连服 3 天,5 数律者连服 5 天,7 数律者连服7 天。鉴于排卵在入夜时间,因此要求夜间服药,一般于晚饭后 30 分钟及临睡时服药为佳。

西药促排卵需严格掌握禁忌证,规范使用促排卵药物。

(三)难点三:怎样改善有排卵性功血的黄体功能

中医认为肾虚为黄体不健的根本原因,但对是偏肾阳虚还是肾阴虚,仍有争议,夏桂成等教授研究认为黄体不健的中医辨证主要为肾阳虚肝郁证,张玉珍教授继承罗元恺教授的学术思想,在多年的临床实践中注意到黄体不健患者常有五心烦热、咽燥口干、舌红少苔、脉细数等阴虚见证,因此,主张本病的中医辨证主要为肾阴虚肝郁证,予罗氏调经种子丸(由酒洗菟丝子、酒洗当归、酒炒白芍、北柴胡等药物组成)治疗。于卵泡期开始服药,针对黄体不健的病因病机,调整患者已紊乱的"肾气-天癸-冲任-胞宫"轴,以恢复女性机体中阴阳的动态平衡。

西医认为有排卵功血主要表现以下三点:①FSH 缺乏,卵泡发育差,雌激素分泌不足,黄体功能不足;②LH 峰值不高,黄体发育不良;③下丘脑-垂体-卵巢轴功能紊乱,引起黄体萎缩不全,内膜持续不断有孕激素影响,不能完全脱落。

针对以上情况,可考虑:①枸橼酸氯米芬促排卵,应用枸橼酸氯米芬使 FSH 增高,黄体功能好转,孕激素分泌充足而不再点滴出血;②月经后半期加用黄体酮,共用 7～10 天,使子宫内膜分泌期发育良好而减少出血;③黄体萎缩不全者于黄体期加用黄体酮,抑制 LH 持续分泌并使子宫内膜发育良好,完全脱落,月经期不致延长。

八、经验与体会

(一)无排卵性功血的治疗体会

无排卵功血的群体以青春期、围绝经期为多。青春期的 H-P-O 轴功能发育尚不完善,围绝经期的卵巢功能逐渐衰竭,尽管二者均为无排卵,但二者卵巢功能的结局不同,因此治疗法则也不尽相同。

(1)对于青春期无排卵功血的总体治疗为对症止血及调整 H-P-O 轴功能为主,以恢复月经周期为治愈标志,中医治疗原则补肾是贯穿始终的治疗大法。

关于青春期功血的调周问题,目前有两种治疗认识,一是控制异常出血后,当积极调周,并且以建立排卵功能为治愈标准;二是认为治疗仅达到对症止血或建立月经周期,不强调有排卵,让患者生殖轴随着青春发育的进一步成熟,自行建立有排卵月经周期。第一种观点的目的是彻底治愈,防止复发,并为今后育龄期的生殖功能正常打下基础。第二种观点的目的是顺其自然,让有限的卵泡在育龄期生殖需要时排放,以免卵泡耗竭。卵巢的生殖功能持续时间有一定年限,青春期非生殖最佳年龄,从保全卵巢功能于生殖最佳年龄时处于活跃状态着想,让机体在自然状态下,而不是药物状态下恢复正常排卵功能有一定科学意义,相当于在最佳生育年龄前不动用储备始基卵,让卵巢处于半苏醒状态,但需要长期观察,如接近 18 周岁仍然为无排卵周期,则应积极唤醒卵巢功能。

卵巢功能与中医先天禀赋相关，先天肾气充足，则卵巢功能持续时间较长，排卵的年限相应也较长久，故多为自身便能先建立正常月经有排卵周期，反之，机体如在自身建立正常排卵周期时有障碍，属于先天禀赋不足，卵巢自排卵功能的年限相对较短，治疗时当根据患者的需要制定卵巢功能状态调节的长远计划。对于18岁以下，尤其是11～13岁月经刚初潮少女，在必要时可只调节为有正常周期月经，即让卵巢处于半休眠状态，而不强求一定恢复为有排卵月经。因此，对于青春期功血的治疗，需根据患者的禀赋情况进行判定，对于采取第二种治疗方法者，有必要进行临床远期随访。

(2)围绝经期无排卵功血的治疗主要为对症止血，控制围绝经期伴随症状，帮助其平稳过渡至绝经期，无须维持正常月经周期，中医方面健脾益气养血是主要的治疗方法。

(二)功能失调性子宫出血出血期的治疗应当顺势治疗

无论是排卵性功血还是无排卵性功血，对于出血期的治疗，应根据具体情况，止血治疗有三种体现方式：一是直接减少血量或止血；二是出血量先多，然后减少停止；三是逐渐延长不出血时间至正常周期，当视患者的具体情况而定。我们称之为顺势治疗。

1.顺应月经周期

对于功血出血期的治疗，首先应准确判断当以止塞为主或当以通下为主，对于病程短者，在接近既往正常月经周期时，当顺势以通下为主，目的是尽量不扰乱自身生殖轴内分泌功能，为日后调周打下基础，其余时间的出血则以塞流为主；对于病程长，反复阴道不规则流血者，注意寻找是否有每月一次出血明显增多的周期性变化，如有此变化，则尝试以出血量多时为月经周期，或通下或顺其自然，3～5天后则以塞为主治疗。顺应月经周期治疗，是止血与调周的有序治疗。

2.顺应胞宫生理藏泻

胞宫生理是亦藏亦泻，藏泻有时。其泻表现为行经、分娩，其藏表现为蓄经、育胎。功血患者的胞宫功能则处于藏泻失调，在治疗中当分辨胞宫处于或藏、或泻、或正由泻向藏的功能转化、或正由藏向泻的功能转化。顺应胞宫的生理功能，即在胞宫当藏时运用补法，以固冲任；在胞宫当泻时运用泻法，以去瘀滞；在胞宫功能处于转化时，则注意补泻药物的配伍比例，当胞宫生理功能出现藏泻有度，则为痊愈。B超检查结果，可帮助医者正确判定无排卵功血患者出血期间胞宫所处的生理功能状态，合理使用止血方法，以获得较好的治疗效果。胞宫的生理功能当藏时，冲任气血处于相对不足状态，子宫内膜多呈线型、薄或不能测定出厚度，一般当功血患者子宫内膜厚度为0.2～0.5 cm(双层)，可以补法为主治疗；胞宫的生理功能当泻时，冲任气血处于相对壅滞状态，子宫内膜较厚，一般当功血患者子宫内膜双层厚度达0.6～1.3 cm时，可以泻法为主治疗。单纯塞流或塞流澄源复旧三法同用多适合于内膜较薄者。有时对崩漏的治疗首先以单纯止血塞流，如为暴流如注，当塞流止血顾本；有时又当分出血的久暂、出血势头的急缓和量的多少、全身兼证舌脉等，塞流、澄源同用，如出血时间较长，出血势缓，色黯有块，当以先化瘀止血为主，可配合B超检查以了解内膜厚度，内膜较厚者，即使无血块及全身瘀滞症状，仍属胞宫冲任气血瘀滞，可以化瘀行气之法助内膜剥脱止血；内膜较薄者，可补肾健脾助内膜增生修复以止血。在据胞宫藏泻功能状态进行治疗的同时，仍当辨证加减用药。

九、预后与转归

青春期以无排卵性功血多见，患者多数随年龄增长，性腺轴功能将会逐渐发育成熟，其间经过适当的治疗，最终可建立正常排卵的月经周期，少数患者病程长，药物治疗反应差则难以治愈，或易由某些诱因而复发。

育龄期无排卵性功血患者主要为对症止血、恢复或建立正常排卵周期，有生育要求者，必要时促排卵治疗，一般多能见效；严重的无排卵性功血，应注意饮食和激素的使用。过多食用饱和脂肪酸食物会刺激雌激素的过度分泌，同时晚婚、晚育、无正常婚育、哺乳期短、环境污染等多种因素，都往往使女性长期受到雌激素的影响。子宫内膜受到长期的雌激素刺激，有可能导致子宫内膜增生和子宫内膜癌的发病增多或年龄提前。育龄期有排卵性功血多表现为经期延长或经间期出血，排除身体器质性病变后，多有自愈趋势，预后较好。

围绝经期功血病程相对较短，以止血及对症治疗，促进顺利绝经为主，疗效一般尚可，但该时期也是恶性病变的高发阶段，应加强监测，否则预后一般。

（高向慧）

第七节　绝经过渡期和绝经后疾病

绝经过渡期是指从月经周期出现明显改变至绝经前的一段时期，通常在 40 岁后开始，长度约 4 年。此期始点模糊，终点明确，但是实践中终点不能预料。闭经超过 1 年时即为绝经。绝经后是指绝经（包括自然绝经和人工绝经）以后的生命阶段。从定义看此期终点为生命的终结。在此过程中，部分妇女出现或轻或重的以自主神经功能紊乱为主的综合征，称为绝经过渡期及绝经后疾病。以往称更年期综合征。更年期原指从有生殖能力到无生殖能力的过渡阶段，包括绝经前、绝经和绝经后。此处绝经前指绝经前过渡阶段，绝经后是指绝经后的一个时期或绝经以后的生命阶段并未明确。

更年期一词含义笼统，表达绝经过程的特征不够确切，1994 年 WHO 正式建议放弃使用该词，以避免混淆。本病临床上主要表现为月经周期紊乱、潮热、出汗，以及精神、神经等症状。病因主要是由于卵巢功能衰退，雌激素水平下降所致。此外还与社会家庭环境变化、精神神经因素、个人体质、健康状况等密切相关。中医称之为“绝经前后诸证”，又称“经断前后诸证”。

一、入院评估

（一）询问要点

（1）询问月经改变情况：有否月经频发、过少、过多，月经不规则及闭经等。

（2）自主神经功能不稳定症状：有无潮热、出汗、心悸、眩晕、头痛、血压升高等症状，程度如何。

（3）精神、心理症状：有无疲劳、抑郁、焦虑、多疑、情绪不稳定、失眠健忘及皮肤感觉异常等症状。

（4）有无性欲下降、性交痛及膀胱刺激症状。

（5）有无关节及肌肉疼痛。

（二）诱因

每次症状出现有无诱发因素、发作规律，休息及用药后有无缓解，以往诊治情况，效果如何。

(三)既往史

既往有无月经紊乱病史、心血管病史、精神病史及其他系统疾病史。有无烟酒嗜好。个人生活或工作有否过度紧张。

(四)家族史

家族中有无类似病史及精神病史。

二、查体

本病无特异性体征，随着年龄的增长，第二性征可有不同程度的退化，并出现一系列老化体征。妇科检查可见外阴、阴道萎缩，弹性减退，子宫颈及子宫萎缩变小，尿道口因萎缩而呈红色或见肉阜。乳房松软、下垂。腹部及臀部增大。舌象可有红、淡、黯；脉象可有细数、沉细迟。

三、门诊资料

发病年龄多在 45～55 岁之间，可有月经紊乱、周期不规则、经期长短不一、经量不定或闭经。可出现潮热、出汗、心悸、失眠、易怒、头痛、血压波动，收缩压升高，乳房萎缩，性欲下降或性交痛，性器官萎缩，有时并发阴道炎及尿路感染。

四、继续检查项目

(一)性激素测定

雌二醇下降，丧失周期性变化，绝经后测孕酮无特殊意义，绝经后睾酮为绝经前 2 倍，故部分老年妇女可出现男性化征象。

(二)促性腺激素测定

FSH 及 LH 的含量均增高，FSH 甚于 LH。绝经后 FSH 增加 20 倍，LH 增加 5～10 倍，这种水平维持 5～10 年，然后开始下降，因此绝经前 FSH/LH<1，绝经后>1。

(三)诊断性刮宫

对绝经前阴道不规则出血或绝经后阴道出血患者应行诊断性刮宫，以除外恶性病变。绝经期妇女子宫内膜大部分为增生期改变或为萎缩型。

(四)其他

血脂、心电图、B 超、CT 检查以除外器质性病变。

五、治疗计划

(一)西医治疗

1.心理治疗

医师对待患者的态度应诚恳、热情、耐心、细心，向患者宣传卫生保健知识，使他们了解绝经过渡期是妇女正常的生理阶段，消除恐惧和忧虑，稳定精神神经状态，增强战胜疾病的信心。

2.药物治疗

(1)一般治疗：对于烦躁、失眠、忧虑等症状可用镇静药：地西泮 2.5～5.0 mg，每天 2～3 次，口服；甲丙氨酯 100～400 mg，每天 2～3 次，口服；谷维素 10～20 mg，每天 3 次，口服。心悸患者加用普萘洛尔 10 mg/d；骨质疏松者加用钙剂及注射降钙素。

(2)激素治疗。

1)雌激素:适用于有明显雌激素缺乏所致的老年性阴道炎、尿道炎、精神神经症状及骨质疏松等。对有严重肝病、胆汁淤积性疾病、雌激素依赖性肿瘤及深部静脉血栓者禁用。①己烯雌酚0.5 mg,1次/天,停药5～7天为1周期,可连用1～3个疗程;②尼尔雌醇2毫克/次,1次/2周,或1毫克/次,1次/周,口服,此药优点是对子宫内膜作用弱,不引起撤退性出血;③对于以局部症状为主时,可将己烯雌酚0.25 mg放入阴道或制成霜剂涂抹阴道,或用倍美力软膏涂抹阴道。

2)孕激素:适用于对雌激素禁用患者。①甲羟孕酮8 mg,1次/天,口服,连用3个周期;②长效甲孕酮100～150 mg,3个月1次,肌内注射。

3)雌激素与孕激素联合周期治疗:对子宫内膜癌的发生有保护作用。每月应用雌激素21天,在最后的10天中同时加用孕激素,可给甲羟孕酮或炔诺酮,2.5～5 mg/d,口服,然后同时停药。等撤退性出血停止或第5天后再开始第二个周期治疗。

4)制剂的选择:①倍美盈,为周期性激素补充疗法,每粒药均含有天然结合雌激素0.625 mg,其中后14粒还含有醋酸甲羟孕酮5 mg,适用于月经刚开始紊乱至绝经2～3年的妇女;②倍美安,为一种连续联合激素补充疗法,每粒药含有0.625 mg天然结合雌激素和2.5 mg醋酸甲羟孕酮,整个周期内每天用药1次,适用于绝经2～3年以后的妇女。③倍美力,为天然结合型雌激素,每片0.625 mg,每天服用1粒,适用于子宫切除术后(手术绝经)的妇女。

(二)中医治疗

1.辨证论治

(1)肾阴虚型:治疗以滋肾益阴,育阴潜阳,六味地黄丸加减。

(2)肾阳虚型:治疗以温肾壮阳,填精养血,右归丸加减。

(3)肾阴阳俱虚型:治疗以补肾扶阳,滋肾养血,二仙汤加减。

2.中成药

(1)更年安片:每次4片,每天3次。

(2)六味地黄丸:每次1丸,每天2次。

(3)天王补心丹:每次1丸,每天2次。

六、疗效观察

(1)痊愈:症状消失。

(2)好转:症状减轻。

七、预后评估

多数患者经对症治疗可使症状消失或减轻,取得较好疗效。

八、出院医嘱

(1)注意劳逸结合,生活规律,睡眠充足,避免过劳和紧张。

(2)适当参加体育锻炼,增强体质,防止早衰。

(3)消除患者对本病的顾虑及精神负担,保持心情舒畅。

(4)加强营养,多食新鲜水果、蔬菜,忌食生冷及辛辣刺激性食品。

(5)定期进行体格检查,尤其应进行妇科检查,包括防癌检查。

(高向慧)

第六章

病 理 妊 娠

第一节 流 产

一、定义

1977年，世界卫生组织（WHO）将流产定义为妊娠在20～22周以前终止、胎儿体重在500 g以下者。我国将流产定义为妊娠不足28周、胎儿体重不足1 000 g而自然终止者。流产发生于妊娠12周前者为早期流产，包括胚胎丢失和胎儿丢失；发生在妊娠12周至不足28周者为晚期流产。与同一性伴侣连续发生2次及以上的自然流产为反复自然流产（recurrent spontaneous abortion，RSA），其中50%左右可以找到明确原因。在确认的妊娠中，自然流产发生率约15%，连续2次及以上自然流产发生率约5%，连续3次及以上自然流产发生率为0.5%～3%。

二、病因

（一）遗传因素

尤其在早期胚胎丢失者，胚胎染色体异常占50%～60%，仅少数染色体异常可继续发育成胎儿，但会发生某些功能异常或合并畸形。夫妇双方或一方存在染色体异常也会影响胚胎发育，且可表现RSA。

（二）环境因素

过多接触有害化学物质（如砷、铅、苯、甲醛、氯丁二烯、氧化乙烯等）和物理因素（如放射线、噪音及高温等），直接或间接对胚胎或胎儿造成损害，均可引起流产。

（三）母体因素

1.全身性疾病

母体严重疾病可影响胎盘-胎儿循环发生流产。对母体血栓前状态等持续存在的疾病不进行干预和纠正还会发生RSA。

2.生殖器官疾病

如子宫畸形、子宫肌瘤、宫颈内口松弛或宫颈重度损伤，可以发生各孕期流产。

3.多囊卵巢综合征等

多囊卵巢综合征等都可能发生流产,无干预也会发生 RSA。

4.创伤

腹部手术或妊娠期外伤,可刺激子宫收缩而引发流产。

(四)胎盘内分泌功能不足

除孕激素外,胎盘还合成其他激素如绒毛膜促性腺激素、胎盘生乳素及雌激素等。

(五)免疫因素

母儿双方免疫不适应,可引起母体对胚胎排斥而致流产,包括自身免疫性疾病和同种免疫功能。相关免疫因素主要有父方的组织兼容性抗原、胎儿特异抗原、血型抗原、母体细胞免疫调节失调、孕期母体封闭抗体不足及母体抗父方淋巴细胞的细胞毒抗体不足等。

三、病理

早期流产时多数胚胎死亡,底蜕膜出血,子宫收缩妊娠产物被排出。有时 B 超下也可见蜕膜海绵层出血坏死,血栓形成,继后胎儿死亡被排出。有时底蜕膜反复出血,血块凝固包绕胚胎组织,纤维化并与子宫壁粘连稽留于宫腔内。偶有胎儿被挤压,形成纸样胎儿,或钙化后形成石胎。

四、临床表现

(一)症状

阴道流血、腹痛。并非所有胚胎/胎儿丢失时都存在阴道出血或腹痛。

(二)体征

耻骨联合上闻不到胎心音或 B 超显示胚胎/胎儿停止发育或胎心搏动消失,或底蜕膜出血。

(三)临床表现类型

流产发展的不同阶段呈现不同的临床表现形式。

1.先兆流产

少量阴道流血,继之或伴发阵发性下腹痛或腰背痛。胎膜未破,宫颈口未开,妊娠物未排出,子宫大小与停经周数相符。是需要抗流产干预时段之一,可发展为难免流产。

2.难免流产

阴道流血量增多,阵发性下腹痛加重或出现阴道流液(胎膜破裂),宫颈口已扩张,有时可见胚胎组织或胎囊堵塞于宫颈口内,子宫大小与停经周数相符或略小。流产已不可避免,需要清宫处理。

3.不全流产

不全流产指妊娠产物已部分排出体外,尚有部分残留于宫腔内,由于宫腔内残留部分妊娠产物,影响子宫收缩,可使出血持续不止。流血过多可发生失血性休克。阴道检查可见不断有血液自宫颈口内流出,有时尚可见胎盘组织堵塞于宫颈口或部分妊娠产物已排出至阴道内,而部分仍留在宫腔内。一般子宫小于停经周数。需要紧急清宫处理。

4.完全流产

完全流产指妊娠产物已全部排出,阴道流血逐渐停止,腹痛逐渐消失。检查宫颈口关闭,子宫接近正常大小,B 超宫腔内无妊娠组织残留。

5.稽留流产

胚胎或胎儿死亡滞留于宫腔未自然排出。早孕反应消失，子宫不再增大或反而缩小，胎动无或消失。子宫较停经周数小，未闻及胎心，B 超检查示无胎心搏动。

6.流产感染

若阴道流血时间过长、组织残留于宫腔或非规范堕胎术等，均有引起宫腔内感染可能。严重感染可扩展到盆腔、腹腔乃至全身，发生盆腔炎、腹膜炎、败血症及感染性休克等，称为流产感染。

五、诊断

根据病史和临床表现及血激素和 B 超检查，诊断不难。明确临床表现类型有利于做出对症处理决策。

(一)病史

询问停经史、反复流产史，早孕反应、阴道流血及流液和组织物排出、腹痛等情况。注意阴道流血、排液的色、量及臭味等。

(二)查体

观察体温、血压等全身状况，消毒条件下进行妇科检查或阴道视诊检查。

(三)辅助检查

B 超对确定流产形式有帮助，血、尿 β-HCG 与血黄体酮测定利于动态观察和评估。

六、鉴别诊断

注意鉴别的有异位妊娠、葡萄胎、功能失调性子宫出血等疾病。B 超和激素测定已使鉴别诊断不难为之。

七、处理

根据不同临床表现类型进行相应的处理。

(一)先兆流产

卧床休息，避免紧张，禁忌性生活；黄体功能不足补充黄体酮；B 超检查及 β-HCG、黄体酮测定和动态观察；同时进行病因查找和针对性治疗。可以适当考虑使用其他保胎药如中药、维生素 E等。

(二)难免流产、不全流产

一经确诊，应及时行吸宫术或钳刮术，清除宫腔内妊娠物和残留组织；晚期流产时，子宫较大，出血较多，可用缩宫素促进子宫收缩。阴道大出血伴休克者应同时输血输液。应给予抗生素预防感染。

(三)完全流产

如无感染征象，不需特殊处理。

(四)稽留流产

处理较困难。对稽留流产尤其晚期流产稽留者避免盲目实施钳夹术，可以先用前列腺素(米非司酮等)或依沙吖啶等药物引产。要在做好准备的情况下实施清宫，若胎盘等组织机化并与宫壁粘连较紧，清宫困难，可以考虑分次清宫，有宫腔镜条件下可以一次完成。同时根据患者出血、感染等状况评估其全身影响，必要时开放静脉、补液、输血和抗生素治疗；做血常规和凝血纤溶功

能等检查，尤其是出血时间长和稽留流产者不能忽视。

（五）对 RSA 要进行病因查找

通过病史、体检和实验室检查及 B 超检查了解是否存在遗传因素、环境因素、母体因素、胎盘内分泌功能和免疫因素等。存在母体因素给予对应治疗，不存在双亲遗传因素的绒毛染色体异常可以尝试再孕。多数主张在发生 2～3 次自然流产后开始病因筛查，对未发现存在各种非免疫因素及自身免疫疾病的流产为不明原因复发性流产，可考虑检测封闭抗体和自然杀伤细胞的数量及活性，进行免疫治疗。

（六）流产感染

评估感染状况和累及范围；立即给予强效广谱足量和足疗程（术后继续）抗生素；清除宫腔内感染物（有人不主张感染时行刮宫术）；感染已经扩散到盆腔有脓肿形成可以在 B 超下行穿刺引流术；必要时子宫切除。

（贾　璐）

第二节　早　　产

一、早产定义

1961 年 WHO 将早产（preterm birth，PTB）定义在孕龄 37 周以下终止者。1997 年美国妇产科医师学会将早产定义为妊娠 20～37 周分娩者。欧美国家普遍接受的早产孕周下限为 20～24 周。

目前我国采用的早产界定在发生于妊娠满 28～36^{+6} 周的分娩。自发性早产（spontaneous preterm birth，SPB）约占所有早产的 80%；因母胎疾病治疗需要终止妊娠者称医学指征性早产，约占所有早产的 20%。早产儿近期影响包括呼吸窘迫综合征、脑室内出血、支气管肺发育不全、动脉导管持续开放、早产儿视网膜病变、坏死性小肠结膜炎、呼吸暂停、高胆红素血症、低血糖、红细胞减少、视觉和听觉障碍等疾病。远期影响包括脑瘫、慢性肺部疾病、感知和运动障碍、视觉和听觉障碍、学习能力低下等。

二、病因和发病机制

确切的早产病因和发病机制并不清楚。

（一）感染

感染包括局部蜕膜-羊膜炎、细菌性阴道病、全身感染和无症状性菌尿等，以及非细菌性炎症反应。各种炎症通过启动蜕膜-羊膜细胞因子网络系统，增加前列腺素释放，导致早产。

（二）母体紧张、胎儿窘迫及胎盘着床异常

母体或胎儿的下丘脑-垂体-肾上腺轴异常活跃，导致胎盘及蜕膜细胞分泌促肾上腺激素释放激素增加，雌激素增加，子宫对缩宫素敏感度增加。

（三）蜕膜出血

导致局部凝血酶及抗凝血酶Ⅲ复合物增加，启动局部细胞因子网络或蛋白分解酶网络或直接引发宫缩。

(四)子宫过度膨胀

多胎妊娠,羊水过多,子宫畸形等。

三、临床表现和诊断

早产分娩发生前可以历经先兆早产、早产临产和难免早产3个阶段。3个阶段主要是从临床方面的宫缩、宫颈变化和病程可否逆转来考虑,截然界限很难分清楚。

(一)先兆早产

出现腹痛、腰酸,阴道流液、流血,宫缩≥6次/小时,宫颈尚未扩张,但经阴道B超测量宫颈长度≤2 cm,或为2～3 cm,同时胎儿纤维连接蛋白阳性者。

(二)早产临产

宫缩≥6次/小时,宫颈缩短≥80%,宫颈扩张≥3 cm。

(三)难免早产

早产临产进行性发展进入不可逆转阶段,如规律宫缩不断加强,子宫颈口扩张至4 cm或胎膜破裂,致早产不可避免者。

四、处理

(一)高危因素识别

于孕前、孕早期和产前检查时注意对高危因素的警觉,尤其注意叠加因素者。

(1)前次早产史:有早产史的孕妇再发早产风险比一般孕妇高2.5倍,前次早产越早,再次早产的风险越高。

(2)宫颈手术史:宫颈锥切、LEEP手术治疗、反复人工流产扩张宫颈等与早产有关。

(3)子宫畸形:子宫、宫颈畸形增加早产风险。

(4)孕妇年龄等:孕妇＜17岁或＞35岁,文化层次低、经济状况差或妊娠间隔短。

(5)孕妇体质:孕妇体质量指数＜19 kg/m^2,或孕前体重＜50 kg,营养状况差,工作时间＞80小时/周。

(6)妊娠异常:接受辅助生殖技术后妊娠、多胎妊娠、胎儿异常、阴道流血、羊水过多/过少者。

(7)妊娠期患病:孕妇患高血压病、糖尿病、甲状腺疾病、自身免疫病、哮喘、腹部手术史、有烟酒嗜好或吸毒者。

(8)生殖器官感染:孕妇患细菌性阴道病、滴虫性阴道炎、衣原体感染、淋病、梅毒、尿路感染、严重的病毒感染、宫腔感染。

(9)宫颈缩短:妊娠14～28周,宫颈缩短。

(10)胎儿纤维连接蛋白阳性:妊娠22～34周,宫颈或阴道后穹隆分泌物检测胎儿纤维连接蛋白阳性。

(11)生活方式的改变:中国人西方化生活方式。

(二)风险评估和预测

(1)妊娠前干预:对有早产史、复发性流产史者在孕前查找原因,必要时进行宫颈内口松弛状况检查。如有生殖系统畸形需要外科手术矫正。指导孕期规律产前检查。

(2)妊娠中检测:对疑似宫颈功能不全或存在早产风险因素者,对出现痛性或频繁无痛性子宫收缩、腹下坠或盆腔压迫感、月经样腹绞痛、阴道排液或出血及腰骶痛等症状时,应联合检测宫颈长度(cervical length,CL)和胎儿纤维连接蛋白(fetal fibronectin,fFN)预测早产。CL ≤2.5 cm结合 fFN 阳性,48 小时内分娩者 7.9%,7 天内分娩者 13%,预测敏感性、特异性、阳性预测值、阴性预测值分别为 42%、97%、75%、91%。

(三)一般处理

(1)早孕期 B 超检查确定胎龄、了解胎数[如果是双胎应了解绒毛膜性,如果能测颈项透明层(NT)则可了解胎儿非整倍体及部分重要器官畸形的风险]。

(2)对于有早产高危因素者,适时进行针对性预防。

(3)筛查和治疗无症状性菌尿。

(4)平衡饮食,合理增加妊娠期体重。

(5)避免吸烟饮酒、长时间站立和工作时间过长。

(四)抗早产干预措施

1.宫颈环扎术

宫颈环扎术对诊断宫颈功能不全者可于孕 13~14 周后行预防性宫颈环扎术;对于宫颈功能不全所致宫口开大或者胎膜突向阴道时的紧急治疗性环扎是有效的;对有早产史者,如果妊娠 24 周时 CL<2.5 cm 应进行宫颈环扎;对双胎、子宫发育异常、宫颈锥切者,宫颈环扎没有预防早产作用,但应在孕期注意监测。

2.黄体酮的应用

预防早产的黄体酮包括天然黄体酮阴道栓(天然黄体酮凝胶每支 90 mg、微粒化黄体酮胶囊每粒 200 mg)和 17-α 羟孕酮(每支250 mg,注射剂)。在单胎无早产史孕妇妊娠 24 周 CL<2 cm 时,应用天然孕酮凝胶 90 mg 或微粒化孕酮胶囊 200 mg 每天一次阴道给药,从 24 周开始至 36 周,能减少围生期病死率。对单胎以前有早产史者,可应用 17-α 羟孕酮 250 mg 每天一次肌内注射,从 16~20 周开始至 36 周。孕酮使用总体安全,但有报道应用 17-α 羟孕酮可增加中期妊娠死胎风险,也增加妊娠糖尿病发病风险。

3.宫缩抑制剂的应用

使用宫缩抑制剂的目的在于延迟分娩,完成促胎肺成熟治疗,以及为孕妇转诊到有早产儿抢救条件的医疗机构赢得时间。宫缩抑制剂只适用于先兆早产和早产临产者、胎儿能存活且无继续妊娠禁忌证者。当孕龄≥34 周时,一般多不再推荐宫缩抑制剂应用。如果没有感染证据,应当对 32 周或 34 周以下未足月胎膜早破(PPROM)患者使用宫缩抑制剂。

(1)钙通道阻滞剂:作用机制是在子宫平滑肌细胞动作电位的复极阶段,选择性地抑制钙内流,使胞质内的钙减少,从而有效地减少子宫平滑肌收缩。常用药物是硝苯地平。不良反应:母体一过性低血压、潮红、头晕、恶心等;胎儿无明显不良反应。禁忌证:左心功能不全、充血性心力衰竭、血流动力学不稳定者。给药剂量:尚无一致看法,通常首剂量为 20 mg,口服,90 分钟后重复一次;或10~20 mg,口服,每 20 分钟一次,共 3 次,然后 10~20 mg,每 6 小时 1 次,维持 48 小时。

(2)β_2 受体激动剂:通过作用于子宫平滑肌的 β_2 受体,启动细胞内的腺苷酸环化酶,使 cAMP 增加,降低肌浆蛋白轻链激酶的活性,细胞内钙离子浓度降低,平滑肌松弛。主要有利托君。母体不良反应较多,包括恶心、头痛、鼻塞、低钾、心动过速、胸痛、气短、高血糖、肺水肿,偶有心肌缺血等;胎儿及新生儿的不良反应包括心动过速、低血糖、低血钾、低血压、高胆红素,偶有脑室周围出血等。禁忌证:明显的心脏病、心动过速、糖尿病控制不满意、甲状腺功能亢进。用药剂量:利托君起始剂量为 50～100 μg/min 静脉滴注,每 10 分钟可增加剂量 50 μg/min,至宫缩停止,最大剂量不超过 350 μg/min,共 48 小时。用药过程中应观察心率及患者的主诉,必要时停止给药。

(3)硫酸镁:从 1969 年开始,硫酸镁作为宫缩抑制剂应用于临床,产前使用硫酸镁可使早产儿脑瘫严重程度及发生率有所降低,有脑神经保护作用,故建议对 32 周前在使用其他宫缩抑制剂抗早产的同时加用硫酸镁。不良反应:恶心、潮热、头痛、视力模糊,严重者有呼吸、心搏抑制。应用硫酸镁过程中要注意呼吸＞16 次/分钟、尿量＞25 mL/h、膝反射存在。否则停用,镁中毒时可静脉注射钙剂解救。给药方法与剂量:硫酸镁负荷剂量 5～6 g,加入 5%葡萄糖溶液100 mL 中,30 分钟滴完,此后,1～2 g/h 维持,24 小时不超过 30 g。

(4)前列腺素合成酶抑制剂:用于抑制宫缩的前列腺素合成抑制剂是吲哚米辛(非特异性环氧化酶抑制剂)。①母体不良反应:恶心、胃酸反流、胃炎等。②胎儿不良反应:在妊娠 32 周前给药或使用时间不超过48 小时,则不良反应很小,否则应注意羊水量、动脉导管有无狭窄或提前关闭。③禁忌证:血小板功能不良、出血性疾病、肝功能不良、胃溃疡、对阿司匹林过敏的哮喘。④给药方法:50 mg 口服,或100 mg阴道内或直肠给药,接着以 25 mg 每 4～6 小时给药一次,用药时间不超过 48 小时。

(5)催产素受体拮抗剂:阿托西班是一种选择性催产素受体拮抗剂,在欧洲应用较多。不良反应:阿托西班对母儿的不良反应轻微。无明确禁忌证。剂量:负荷剂量 6.75 mg,静脉注射,继之300 μg/min,维持3 小时,接着 100 μg/h,直到 45 小时。

(6)氧化亚氮(nitricoxide,NO)供体制剂:氧化亚氮为平滑肌松弛剂,硝酸甘油为 NO 的供体,用于治疗早产。硝酸甘油的头痛症状较其他宫缩抑制剂发生率要高,但是其他不良反应较轻。其不良反应主要是低血压。

4.糖皮质激素促胎肺成熟

所有≤34 周,估计 7 天内可能发生早产者应当给予 1 个疗程的糖皮质激素治疗:倍他米松 12 mg,肌内注射,24 小时重复一次,共 2 次;地塞米松 6 mg,肌内注射,6 小时重复一次,共 4 次。如果 7 天前曾使用过 1 个疗程糖皮质激素未分娩,目前仍有 34 周前早产可能,重复 1 个疗程糖皮质激素可以改善新生儿结局。不主张超过 2 个疗程以上的给药。

5.抗生素

对于胎膜完整的早产,预防性抗生素给药不能预防早产,除非分娩在即而下生殖道 B 群链球菌(GBS)阳性,应当用抗生素预防感染,否则不推荐预防性应用抗生素。

6.联合治疗

早产临产者存在宫缩和宫颈的双重变化,既存在机械性改变又存在生物化学效应,单纯的宫缩抑制剂和单纯的宫颈环扎都不可能有效阻断病程,此时双重阻断突显重要性。此外,注意针对病因和风险因素、诱发因素实施相应治疗。

(贾　璐)

第三节　妊娠剧吐

妊娠剧吐是在妊娠早期发生、以频繁恶心呕吐为主要症状的一组综合征，严重时可以导致脱水、电解质紊乱及代谢性酸中毒，甚至肝肾衰竭、死亡。其发病率通常为 0.3%～1%。恶性呕吐是指极为严重的妊娠剧吐。晨吐是妊娠早期发生的一种早孕反应，表现为于清晨空腹出现的轻度恶心、呕吐，但常可持续全天。

一、病因

尚未明确，可能与下列因素有关。

（一）绒毛膜促性腺激素（HCG）

一般认为妊娠剧吐与 HCG 水平高或突然升高密切相关。研究发现，早孕反应的发生和消失过程与孕妇血 HCG 的升降时间相符，呕吐严重时，孕妇 HCG 水平较高；多胎妊娠、葡萄胎患者 HCG 水平显著增高，呕吐发生率也高，发生的时间也提早，症状也较重；妊娠终止后，呕吐消失。但值得注意的是症状的轻重程度和 HCG 水平不一定呈正相关。

（二）雌激素

除了血清中高浓度的 HCG 水平，有人提出雌激素水平升高可能也是相关因素之一。

（三）精神和社会因素

恐惧妊娠、精神紧张、情绪不稳、经济条件差的孕妇易患妊娠剧吐，提示精神及社会因素对发病有影响。

（四）幽门螺杆菌

有研究表明，与无症状的孕妇相比，妊娠剧吐患者血清抗幽门螺杆菌的 IgG 浓度升高，因此认为其与幽门螺杆菌消化性溃疡的致病因素可能有关。

（五）一些激素水平

包括胎盘血清标记物、ACTH、泌乳素和皮质醇等可能与之有关。

（六）其他

维生素缺乏，尤其是维生素 B_6 的缺乏可导致妊娠剧吐。至于有学者提出的妊娠呕吐是母亲为保护胎儿的发育，避免危险食物进入是没有证据支持的。

二、临床表现

（一）恶心、呕吐

多见于初孕妇，常于停经 6 周左右出现。首先出现恶心、呕吐等早孕反应，以后症状逐渐加剧，直至不能进食，呕吐物中有胆汁和咖啡渣样物。

（二）水、电解质紊乱

严重呕吐和不能进食可导致脱水及电解质紊乱，使氢、钠、钾离子大量丢失：患者明显消瘦，神疲乏力，皮肤黏膜干燥，口唇干裂，眼球内陷，脉搏增快，尿量减少，尿比重增加并出现酮体。

（三）酸、碱平衡失调

可出现饥饿性酸中毒，呕吐物中盐酸的丢失可致碱中毒和低钾血症。

（四）脏器功能损伤

若呕吐严重，不能进食，可出现脏器功能损伤。若肝功能受损，则出现血转氨酶和胆红素增高；若肾功能受损，则血尿素氮、肌酐升高，尿中可出现蛋白和管型；眼底检查可有视网膜出血。严重并发症如 Wernicke-Korsakoff 综合征主要是由于维生素 B_1 缺乏导致的脑病，主要表现为中枢神经系统症状：眼球震颤、视力障碍、步态及站立姿势异常、食管破裂和气胸极少发生，病情继续发展，可致患者意识模糊，陷入昏迷状态。

三、诊断与鉴别诊断

根据病史、临床表现、妇科检查及辅助检查，诊断并不困难。但必须进行 B 型超声检查以排除葡萄胎。此外，尚需进行必要的检查以与可致呕吐的消化系统疾病如急性病毒性肝炎、胃肠炎、胰腺炎、胆管疾病、脑膜炎及脑肿瘤等鉴别。确诊妊娠剧吐后，为判断病情轻重，尚需进行以下检查。

（一）血液检查

测定血红细胞计数、血红蛋白、血细胞比容、全血及血浆黏度，以了解有无血液浓缩及其程度；测定二氧化碳结合力，或做血气分析，以了解血液 pH、碱储备及酸碱平衡情况；测定血钾、钠、氯，以了解有无电解质紊乱。监测肝肾功能以了解其有无受损。

（二）尿液检查

记 24 小时尿量，监测尿比重、酮体情况，检查有无尿蛋白及管型。

（三）心电图

及时发现有无低钾血症引起的心肌受损情况。

（四）眼底检查

了解有无视网膜出血。

（五）MRI

一旦出现神经系统症状，需要采用 MRI 头颅检查，排除其他的神经系统病变。同时，Wernicke-Korsakoff 综合征可有特征性的表现：对称性第三、四脑室，中脑导水管周围，乳头体、四叠体、丘脑等为主要受累部位；MRI 上可见上述部位病变呈稍长 T_1、长 T_2 信号，FILAIR 序列呈现高信号，DWI 序列病变急性期为高信号，亚急性期为低信号，急性期由于血-脑屏障破坏病变可强化。

四、治疗

首先排除其他疾病引起的呕吐，根据酮体的情况了解疾病的严重程度，决定治疗方案。治疗原则：心理支持，纠正水、电解质紊乱及酸碱失衡，补充营养，防治并发症。

（一）心理支持及饮食指导

了解患者的精神状态、思想顾虑，解除其思想负担，缓解其压力，多加鼓励。指导饮食，一般首先禁食 2～3 天，待患者精神好转，略有食欲后，再逐渐改为半流质，宜进食清淡、易消化的食物，避免油腻、甜品及刺激性食物，避免“有气味”的食物，“少食多餐”避免过饱。

(二)补液及纠正电解质紊乱

对于病情严重至脱水、酸中毒、电解质紊乱者需禁食、补液治疗及营养支持。根据尿量补液，每天静脉滴注葡萄糖、林格液共 3 000 mL，维持每天尿量≥1 000 mL。对低钾者，静脉补充钾离子；对代谢性酸中毒者，适当补充碳酸氢钠；对营养不良者，可予必需氨基酸及脂肪乳等营养液。

(三)药物治疗

可在上述补液中加入维生素 B_6 及维生素 C，肌内注射维生素 B_1，每天 100 mg。对病情较重者，可用止吐药如丙氯拉嗪及氯丙嗪减轻恶心和呕吐。经过以上治疗 2～3 天，一般病情大多迅速好转，症状缓解，若治疗效果不佳，则可用氢化可的松 200～300 mg 加入 5%葡萄糖液 500 mL 中静脉滴注。

(四)其他

食用姜有益于止吐，结合指压按摩和针灸也可能有益处。

(五)终止妊娠

若经治疗后病情不能缓解，反而有加重趋势，出现以下情况应考虑终止妊娠：①体温持续高于 38 ℃；②脉搏>120 次/分；③持续黄疸或蛋白尿；④多发性神经炎及神经性体征；⑤Wernicke-Korsakoff 综合征。

（贾　璐）

第四节　母儿血型不合

母儿血型不合是孕妇与胎儿之间因血型不合而产生的同种血型免疫性疾病，发生在胎儿期和新生儿早期，是胎儿新生儿溶血性疾病中重要的病因。胎儿的基因，一半来自母亲，一半来自父亲。从父亲遗传来的红细胞血型抗原为其母亲所缺乏时，此抗原在某种情况下可通过胎盘进入母体刺激产生相应的免疫抗体。再次妊娠时，抗体可通过胎盘进入胎儿体内，与胎儿红细胞上相应的抗原结合发生凝集、破坏，出现胎儿溶血，导致流产、死胎或新生儿发生不同程度的溶血性贫血或核黄疸后遗症，造成智能低下、神经系统及运动障碍等后遗症。母儿血型不合主要有 ABO 型和 Rh 型两大类：ABO 血型不合较为多见，危害轻，常被忽视；Rh 血型不合在我国少见，但病情重。

一、发病机制

(一)胎儿红细胞进入母体

血型抗原、抗体反应包括初次反应、再次反应及回忆反应。抗原初次进入机体后，需经一定的潜伏期后产生抗体，但量不多，持续时间也短。一般是先出现 IgM，约数周至数月消失，继 IgM 之后出现 IgG，当 IgM 接近消失时 IgG 达到高峰，在血中维持时间长，可达数年。IgA 最晚出现，一般在 IgM、IgG 出现后2～8 周方可检出，持续时间长；相同抗原与抗体第二次接触后，先出现原有抗体量的降低，然后 IgG 迅速大量产生，可比初次反应时多几倍到几十倍，维持时间长，IgM 则很少增加；抗体经过一段时间后逐渐消失，如再次接触抗原，可使已消失的抗体快速增加。

母胎间血循环不直接相通，中间存在胎盘屏障，但这种屏障作用是不完善的，在妊娠期微量的胎儿红细胞持续不断地进入母体血液循环中，且这种运输随着孕期而增加，有学者对16例妊娠全过程追踪观察：妊娠早、中、晚期母血中有胎儿红细胞发生率分别为6.7%、15.9%、28.9%。足月妊娠时如母儿ABO血型不合者，在母血中存在胎儿红细胞者占20%，而ABO血型相合者可达50%。大多数孕妇血中的胎儿血是很少的，仅0.1～3.0 mL，如反复多次小量胎儿血液进入母体，则可使母体致敏。早期妊娠流产的致敏危险是1%，人工流产的致敏危险是20%～25%，在超声引导下进行羊水穿刺的致敏危险是2%，绒毛取样的危险性可能高于50%。

（二）ABO血型不合

99%发生在O型血孕妇，自然界广泛存在与A(B)抗原相似的物质（植物、寄生虫、接种疫苗），接触后也可产生抗A(B)IgG抗体，故新生儿溶血病有50%发生在第一胎。另外，A(B)抗原的抗原性较弱，胎儿红细胞表面反应点比成人少，故胎儿红细胞与相应抗体结合也少。孕妇血清中即使有较高的抗A(B)IgG滴定度，新生儿溶血病病情却较轻。

（三）Rh血型不合

Rh系统分为3组：Cc、Dd和Ee，有无D抗原决定是阳性还是阴性。孕妇为Rh阴性，配偶为Rh阳性，再次妊娠时有可能发生新生儿Rh溶血病。Rh抗原特异性强，只存在Rh阳性的红细胞上，正常妊娠时胎儿血液经胎盘到母血循环中大多数不足0.1 mL，虽引起母体免疫，但产生的抗Rh抗体很少，第一胎常因抗体不足而极少发病。随着妊娠次数的增加，母体不断产生抗体而引起胎儿溶血的机会越多，甚至屡次发生流产或死胎，但如果母亲在妊娠前输过Rh(＋)血，则体内已有Rh抗体，在第一胎妊娠时即可发病，尤其是妊娠期接受Rh(＋)输血，对母子的危害更大。虽然不知道引起Rh阴性母体同种免疫所需的Rh阳性细胞确切数，但临床及实验均已证明0.03～0.07 mL的胎儿血就可以使孕妇致敏而产生抗Rh抗体。致敏后，再次妊娠时极少量的胎儿血液渗漏都会使孕妇抗Rh抗体急剧上升。

（四）ABO血型对Rh母儿血型不合的影响

Levin曾首次观察到胎儿血型为Rh(＋)A或B型与Rh(－)O型母亲出现ABO血型不合时，则Rh免疫作用发生率降低。其机制不清楚，有人认为由于母体中含有抗A或抗B自然抗体，因而进入母体的胎儿红细胞与这些抗体发生凝集，并迅速破坏，从而防止Rh抗原对母体刺激，保护胎儿以免发生溶血。

二、诊断

（一）病史

凡过去有不明原因的死胎、死产或新生儿溶血病史孕妇，可能发生血型不合。

（二）辅助检查

1.血型检查

孕妇血型为O型，配偶血型为A、B或AB型，母儿有ABO血型不合可能；孕妇为Rh阴性，配偶为Rh阳性，母儿有Rh血型不合可能。

2.孕妇血液ABO和Rh抗体效价测定

孕妇血清学检查阳性，应定期测定效价。孕28～32周，每2周测定一次，32周后每周测定一次。如孕妇Rh血型不合，效价在1∶32以上，ABO血型不合，抗体效价在1∶512以上，提示病情严重，结合过去有不良分娩史，要考虑终止妊娠；但是ABO母儿血型不合孕妇效价的高低并不与新生儿预后明显相关。

3.羊水中胆红素测定

用分光光度计做羊水胆红素吸光度分析，吸光度值差（Δ94 A450）大于 0.06 为危险值，0.03～0.06 为警戒值，小于 0.03 为安全值。

4.B 超检查

在 Rh 血型不合的患者，需要定期随访胎儿超声，严重胎儿贫血患儿可见羊水过多、胎儿皮肤水肿、胸腹水、心脏扩大、心胸比例增加、肝脾肿大及胎盘增厚等。胎儿大脑中动脉血流速度的收缩期的峰值（peak systolic velocity，PSV）升高可判断胎儿贫血的严重程度。

三、治疗

（一）妊娠期治疗

1.孕妇被动免疫

在 RhD(－)的孕妇应用抗 D 的免疫球蛋白主要的目的是预防下一胎发生溶血。指征：在流产或分娩后 72 小时内注射抗 D 免疫球蛋白 300 μg。

2.血浆置换法

Rh 血型不合孕妇，在妊娠中期（24～26 周）胎儿水肿未出现时，可进行血浆置换术，300 mL 血浆可降低一个比数的滴定度，此法比直接胎儿宫内输血，或新生儿换血安全，但需要的血量较多，疗效相对较差。

3.口服中药

如三黄汤或茵陈蒿汤。如果抗体效价下降缓慢或不下降，可一直服用至分娩。但目前中药治疗母儿血型不合的疗效缺乏循证依据。

4.胎儿输血

死胎和胎儿水肿的主要原因是重度贫血，宫内输血的目的在于纠正胎儿的贫血，常用于 Rh 血型不合的患者。宫内输血的指征：根据胎儿超声检查发现胎儿有严重的贫血可能，主要表现为胎儿大脑中动脉的血流峰值升高，胎儿水肿、羊水过多等；输血前还需要脐带穿刺检查胎儿血红蛋白进一步确定胎儿Hb＜120 g/L。输血的方法有脐静脉输血和胎儿腹腔内输血两种方式。所用血液满足以下条件：不含相应母亲抗体的抗原；血细胞比容为 80％；一般用 Rh(－)O 型新鲜血。在 B 型超声指导下进行，经腹壁在胎儿腹腔内注入 Rh 阴性并与孕妇血不凝集的浓缩新鲜血每次 20～110 mL，不超过 20 mL/kg。腹腔内输血量可按下列公式计算：（孕周－20）×10 mL。输血后需要密切监测抗体滴度和胎儿超声，可反复多次宫内输血。

5.引产

妊娠近足月抗体产生越多，对胎儿威胁也越大，故于 36 周以后，遇下列情况可考虑引产。①抗体效价：Rh 血型不合，抗体效价达 1∶32 以上；而对于 ABO 母儿血型不合一般不考虑提前终止妊娠；考虑效价高低以外，还要结合其他产科情况，综合决定。②死胎史，特别是前一胎死因是溶血症者。③各种监测手段提示胎儿宫内不安全，如胎动改变、胎心监护图形异常，听诊胎心改变。④羊膜腔穿刺：羊水深黄色或胆红素含量升高。

（二）分娩期治疗

（1）争取自然分娩，避免用麻醉药、镇静剂，减少新生儿窒息的机会。

（2）分娩时做好抢救新生儿的准备，如气管插管、加压给氧，以及换血准备。

（3）娩出后立即断脐，减少抗体进入婴儿体内。

(4)胎盘端留脐血送血型、胆红素,抗人球蛋白试验及特殊抗体测定。并查红细胞、血红蛋白,有核红细胞与网织红细胞计数。

(三)新生儿处理

多数ABO血型不合的患儿可以自愈,严重的患者可出现病理性黄疸、核黄疸等。黄疸明显者,根据血胆红素情况予以:蓝光疗法每天12小时,分2次照射;口服苯巴比妥5～8 mg/(kg·d);血胆红素高者予以人血清蛋白静脉注射1 g/(kg·d),使与游离胆红素结合,以减少核黄疸的发生;25%的葡萄糖液注射;严重贫血者及时输血或换血治疗。

(贾　璐)

第五节　胎儿生长受限

胎儿生长受限(fetal growth restriction,FGR)指胎儿体重低于其孕龄平均体重第10百分位数或低于其平均体重的2个标准差。

将新生儿的出生体重按孕龄列出百分位数,取10百分位数及90百分位数二根曲线,在10百分位以下者称小于胎龄儿(small for gestational age,SGA),在90百分位以上称大于胎龄儿(large for gestational age,LGA),在90和10百分位之间称适于胎龄儿(appropriate for gestational age,AGA)。20世纪60年代后上海地区将小于胎龄儿统称为小样儿,分为早产小样儿、足月小样儿及过期小样儿。但并不是出生体重低于第10百分位数的婴儿都是病理性生长受限,有些偏小是因为体质因素,仅仅是小个子。1992年Gardosi等认为,有25%～60%婴儿诊断为小于胎龄儿,但如果排除如母体的种族、孕产次及身高等影响出生体重的因素,这些婴儿实际上是适于胎龄儿。1969年Usher等提出胎儿生长的标准定义应基于正常范围平均值的±2标准差,与第10百分位数相比,此定义将SGA儿限定在3%,后一种定义更有临床意义,因为这部分婴儿中预后最差的是出生体重低于第3百分位数。国外报道宫内生长受限儿的发生率为全部活产的4.5%～10.0%,上海新华医院资料小样儿的发生率为3.1%。

一、病因学

胎儿生长受限的病因迄今尚未完全阐明。约有40%发生于正常妊娠,30%～40%发生于母体有各种妊娠并发症或合并症者,10%由于多胎妊娠,10%由于胎儿感染或畸形。下列各因素可能与胎儿生长受限的发生有关。

(一)孕妇因素

1.妊娠并发症和合并症

妊娠期高血压疾病、慢性肾炎、糖尿病血管病变的孕妇由于子宫胎盘灌注不够易引起胎儿生长受限。自身免疫性疾病、发绀型心脏病、严重遗传型贫血等均引起FGR。

2.遗传因素

胎儿出生体重差异,40%来自父母的遗传基因,又以母亲的影响较大,如孕妇身高、孕前体重、妊娠时年龄及孕产次等。

3.营养不良

孕妇偏食、妊娠剧吐及摄入蛋白质、维生素、微量元素和热量不足的,容易产生小样儿,胎儿出生体重与母体血糖水平呈正相关。

4.烟、酒和某些药物的影响

吸烟、喝酒、麻醉剂及相关药品均与 FGR 相关。某些降压药由于降低动脉压,降低子宫胎盘的血流量,也影响胎儿宫内生长。

(二)胎儿因素

1.染色体异常

21、18 或 13-三体综合征、Turner 综合征、猫叫综合征常伴发 FGR。超声没有发现明显畸形的 FGR 胎儿中,近 20%可发现核型异常,当生长受限和胎儿畸形同时存在时,染色体异常的概率明显增加。21-三体综合征胎儿生长受限一般是轻度的,18-三体综合征胎儿常有明显的生长受限。

2.胎儿畸形

如先天性成骨不全和各类软骨营养障碍等可伴发 FGR,严重畸形的婴儿有 1/4 伴随生长受限,畸形越严重,婴儿越可能是小于胎龄儿。许多遗传性综合征也与 FGR 有关。

3.胎儿感染

在胎儿生长受限病例中,多达 10%的人发生病毒、细菌、原虫和螺旋体感染。宫内感染如风疹病毒、巨细胞病毒、弓形虫、梅毒螺旋体等均可引起 FGR。

4.多胎

与正常单胎相比,双胎或更多胎妊娠更容易发生其中一个或多个胎儿生长受限。

(三)胎盘因素

胎盘结构和功能异常是发生 FGR 的病因,在 FGR 中孕 36 周后胎盘增长缓慢、胎盘绒毛膜面积和毛细血管面积均减少。慢性部分胎盘早剥、广泛性梗死或绒毛膜血管瘤均可造成胎儿生长受限。脐带帆状附着也可导致胎儿生长受限。

二、分类和临床表现

(一)内因性均称型 FGR

少见,属于早发性胎儿生长受限,在受孕时或在胚胎早期,不良因素即发生作用,使胎儿生长、发育严重受限。其原因包括染色体异常、病毒感染、接触放射性物质及其他有毒物质。因胎儿在体重、头围和身长三方面均受限,头围与腹围均小,故称均称型。

特点:①体重、身长、头径相称,但均小于该孕龄正常值;②外表无营养不良表现,器官分化或成熟度与孕龄相符,但各器官的细胞数量均减少,脑重量轻,神经元功能不全和髓鞘形成迟缓;③胎盘体积重量小,但组织结构无异常,胎儿无缺氧表现;④胎儿出生缺陷发生率高,围生儿病死率高,预后不良。产后新生儿多有脑神经发育障碍,伴小儿智力障碍。

(二)外因性不匀称型 FGR

常见,属于继发性生长发育不良,胚胎发育早期正常,至妊娠中晚期受到有害因素的影响,常见于妊娠期高血压疾病、慢性高血压、糖尿病、过期妊娠,导致胎盘功能不全。

特点:①新生儿外表呈营养不良或过熟儿状态,发育不匀称,身长、头径与孕龄相符而体重偏低;②胎儿常有宫内慢性缺氧及代谢障碍,各器官细胞数量正常,但细胞体积缩小,以肝脏为著;③胎盘体积正常,但功能下降,伴有缺血缺氧的病理改变,常有梗死、钙化、胎膜黄染等;④新生儿在出生以后躯体发育正常，易发生低血糖。

(三)外因性均称型 FGR

为上述两型的混合型，其病因有母儿双方的因素，常因营养不良、缺乏叶酸、氨基酸等微量元素，或有害药物的影响所致。有害因素在整个妊娠期间均产生影响。

特点：①新生儿身长、体重、头径均小于该孕龄正常值，外表有营养不良表现。②各器官细胞数目减少，导致器官体积均缩小，肝脾严重受累，脑细胞数也明显减少。③胎盘小，外观正常；胎儿少有宫内缺氧，但存在代谢不良。④新生儿的生长与智力发育常受到影响。

三、诊断

(一)产前检查

准确判断孕龄，详细询问孕产史及有无高血压、慢性肾病、严重贫血等疾病史，有无接触有毒有害物质及不良嗜好，判断是否存在导致 FGR 的高危因素。

(二)宫高及体重的测量

根据宫高推测胎儿的大小和增长速度，确定末次月经和孕周后，产前检查测量子宫底高度，在孕 28 周后如连续 2 次宫底高度小于正常的第 10 百分位数时，则有 FGR 的可能。另外，从孕 13 周起体重平均每周增加 350 g 直至足月，孕 28 周后如孕妇体重连续 3 周未增加，要注意是否有胎儿生长受限。

(三)定期 B 超监测

(1)头臀径：是孕早期胎儿生长发育的敏感指标。

(2)双顶径：对疑有胎儿生长受限者，应系统测量胎头双顶径，每 2 周 1 次观察胎头双顶径增长情况。正常胎儿在孕 36 周前其双顶径增长较快，如胎头双顶径每 2 周增长小于 2 mm，则为胎儿生长受限，若增长大于 4 mm，则可排除胎儿生长受限。

(3)腹围：胎儿腹围的测量是估计胎儿大小最可靠的指标。妊娠 36 周前腹围值小于头围值，36 周时相等，以后腹围大于头围，计算腹围/头围，若比值小于同孕周第 10 百分位，有 FGR 可能。

(四)多普勒测速

与胎儿生长受限密切相关的多普勒异常特征是脐动脉、子宫动脉舒张末期血流消失或反流，胎儿静脉导管反流等，说明脐血管阻力增加。

(五)出生后诊断

(1)出生体重：胎儿出生后测量其出生体重，参照出生孕周，若低于该孕周应有的体重的第 10 百分位数，即可做出诊断。

(2)胎龄估计：对出生体重小于 2 500 g 的新生儿进行胎龄判断非常重要。由于约 15%的孕妇没有准确的月经史加上妊娠早期的阴道流血与月经混淆，FGR 儿与早产儿的鉴别就很重要。外表观察对胎龄估计较为重要，对于胎龄未明的低体重儿可从神态、皮肤、耳壳、乳腺、跖纹、外生殖器等方面加以鉴定是 FGR 儿还是早产儿。临床上往往可以发现一些低体重儿肢体无水肿躯体缺毳毛，但耳壳软而不成形，乳房结节和大阴唇发育差的矛盾现象，则提示为早产 FGR 儿的可能。

四、治疗

(一)一般处理

(1)卧床休息：左侧卧位可使肾血流量和肾功能恢复正常，从而改善子宫胎盘的供血。

(2)吸氧:胎盘物质交换功能障碍是导致 FGR 的原因之一,吸氧能够改善胎儿的内环境。

(3)补充营养物质:FGR 的病因众多,其中包括母血中营养物质利用度的降低,或胎盘物质交换受到影响,所以 FGR 治疗的理论基础有补充治疗,包括增加营养物质糖类和蛋白质的供应。治疗越早效果越好,小于孕 32 周开始治疗效果好,孕 36 周后治疗效果差。

(4)积极治疗引起 FGR 的高危因素:对于妊娠期高血压病、慢性肾炎可以用抗高血压药物、肝素治疗。

(5)口服小剂量阿司匹林:抑制血栓素 A_2 合成,提高前列环素与血栓素 A_2 比值,扩张血管,改善子宫胎盘血供,但不改变围产儿死亡率。

(6)钙离子拮抗剂:扩张血管,改善子宫动脉血流,在吸烟者中可增加胎儿体重,对非吸烟者尚无证据。

(二)产科处理

适时分娩:胎儿确定为 FGR 后,决定分娩时间较困难,必须在胎儿死亡的危险和早产的危害之间权衡利弊。

(1)近足月:足月或近足月的 FGR,应积极终止妊娠,可取得较好的胎儿预后。孕龄达到或超过 34 周时,如果有明显羊水过少应考虑终止妊娠。胎心率正常者可经阴道分娩,但这些胎儿与适于胎龄儿相比,多数不能耐受产程与宫缩,故应采取剖宫产。如果 FGR 的诊断尚未确立,应期待处理,加强胎儿监护,等待胎肺成熟后终止妊娠。

(2)孕 34 周前:确诊 FGR 时如果羊水量及胎儿监护正常继续观察,每周 B 超检查 1 次,如果胎儿正常并继续长大时,可继续妊娠等待胎儿成熟,否则考虑终止妊娠。需考虑终止妊娠时,酌行羊膜腔穿刺,测定羊水中卵磷脂/鞘磷脂(L/S)比值、肌酐等,了解胎儿成熟度,有助于临床处理决定。为促使胎儿肺表面活性物质产生,可用地塞米松 5 mg 肌内注射,每 8 小时 1 次或 10 mg肌内注射 2 次/天,共 2 天。

(三)新生儿处理

FGR 儿存在缺氧容易发生胎粪吸入,故应即时处理新生儿,清理声带下的呼吸道吸出胎粪,并做好新生儿复苏抢救。及早喂养糖水以防止低血糖,并注意低血钙、防止感染及纠正红细胞增多症等并发症。

五、预后

FGR 近期和远期并发症发生率均较高。

(1)FGR 儿出生后的个体生长发育很难预测,一般对称性或全身性 FGR 在出生后生长发育缓慢,相反,不对称型 FGR 儿出生后生长发育可以很快赶上。

(2)FGR 儿的神经系统及智力发育也不能准确预测,1992 年 Low 等在 9～11 年长期随访研究,发现有一半的 FGR 存在学习问题,有报道 FGR 儿易发生脑瘫。

(3)FGR 儿成年后高血压、糖尿病和冠心病等心血管和代谢性疾病发病率较高。

(4)再次妊娠 FGR 的发生率,有过 FGR 的妇女,再发生 FGR 的危险性增加。有 FGR 史及持续存在内科并发症的妇女,更易发生 FGR。

(贾　璐)

第六节 胎儿畸形

广义的胎儿畸形指胎儿先天异常，包括胎儿各种结构畸形、功能缺陷、代谢及行为发育的异常。又细分为代谢障碍异常、组织发生障碍异常、先天畸形和先天变形。

狭义的胎儿畸形，即胎儿先天畸形，是指由于内在的异常发育而引起的器官或身体某部位的形态学缺陷，又称为出生缺陷。

据美国 2006 年全球出生缺陷报道，全球每年大约有 790 万的出生缺陷儿出生，约占出生总人口的 6%。已被确认的出生缺陷有 7 000 多种，其中全球前五位的常见严重出生缺陷占所有出生缺陷的 25%，依次为先天性心脏病（104 万）、神经管缺陷（32.4 万）、血红蛋白病（地中海贫血，30.8 万）、唐氏综合征（21.7 万）和 G-6-PD（17.7 万）。我国每年有 20 万～30 万肉眼可见的先天畸形儿出生，加上出生后数月和数年才显现的缺陷，先天残疾儿童总数高达 80 万～120 万，占每年出生人口总数的 4%～6%。据全国妇幼卫生监测办公室和中国出生缺陷监测中心调查，我国主要出生缺陷 2007 年排前五位的是先天性心脏病、多指（趾）、总唇裂、神经管缺陷和脑积水。

一、病因

导致胎儿畸形的因素目前认为主要由遗传、环境因素，以及遗传和环境因素共同作用所致。遗传原因（包括染色体异常和基因遗传病）占 25%；环境因素（包括放射、感染、母体代谢失调、药物及环境化学物质等）占 10%；两种原因相互作用及原因不明占 65%。

（一）遗传因素

目前已经发现有 5 000 多种遗传病，究其病因，主要分为单基因遗传病、多基因遗传病和染色体病。

单基因病是由于一个或一对基因异常引起，可表现为单个畸形或多个畸形。按遗传方式分为常见常染色体显性遗传病[多指（趾）、并指（趾）、珠蛋白生成障碍性贫血、多发性家族性结肠息肉、多囊肾、先天性软骨发育不全、先天性成骨发育不全、视网膜母细胞瘤等]、常染色体隐性遗传病（白化病、苯丙酮尿症、半乳糖血症、黏多糖病、先天性肾上腺皮质增生症等）、X 连锁显性遗传病（抗维生素 D 佝偻病、家族性遗传性肾炎等）和 X 连锁隐性遗传病（血友病、色盲、进行性肌营养不良等）。

多基因遗传病是由于两对以上基因变化，通常仅表现为单个畸形。多基因遗传病的特点是：基因之间没有显、隐性的区别，而是共显性，每个基因对表型的影响很小，称为微效基因，微效基因具有累加效应，常常是遗传因素与环境因素共同作用。常见多基因遗传病有先天性心脏病、小儿精神分裂症、家族性智力低下、脊柱裂、无脑儿、少年型糖尿病、先天性肥大性幽门狭窄、重度肌无力、先天性巨结肠、气道食管瘘、先天性腭裂、先天性髋脱位、先天性食管闭锁、马蹄内翻足、原发性癫痫、躁狂抑郁精神病、尿道下裂、先天性哮喘、睾丸下降不全、脑积水等。

染色体数目或结构异常（包括常染色体和性染色体）均可导致胎儿畸形，又称染色体病，如 21-三体综合征、18-三体综合征、13-三体综合征、Turner 综合征等。

(二)环境因素

包括放射、感染、母体代谢失调、药物及环境化学物质、毒品等环境中可接触的物质。环境因素致畸与其剂量-效应、临界作用，以及个体敏感性吸收、代谢、胎盘转运、接触程度等有关。20 世纪 40 年代广岛长崎上空爆炸原子弹诱发胎儿畸形，50 年代甲基汞污染水体引起先天性水俣病，以及 60 年代反应停在短期内诱发近万例海豹畸形以来，环境因素引起先天性发育缺陷受到了医学界的高度重视。风疹病毒可引起胎儿先天性白内障、心脏异常，梅毒也可引起胎儿畸形。另外，环境因素常常参与多基因遗传病的发生。

二、胎儿畸形的发生易感期

在卵子受精后 2 周，孕卵着床前后，药物及周围环境毒物对胎儿的影响表现为“全”或“无”效应。“全”表示胚胎受损严重而死亡，最终流产；“无”指无影响或影响很小，可以经其他早期的胚胎细胞的完全分裂代偿受损细胞，胚胎继续发育，不出现异常。“致畸高度敏感期”在受精后 3～8 周，亦即停经后的5～10 周，胎儿各部开始定向发育，主要器官均在此时期内初步形成。如神经在受精后 15～25 天初步形成，心脏在 20～40 天，肢体在 24～26 天。该段时间内受到环境因素影响，特别是感染或药物影响，可能对将发育成特定器官的细胞发生伤害，胚胎停育或畸变。8 周后进入胎儿阶段，致畸因素作用后仅表现为细胞生长异常或死亡，极少导致胎儿结构畸形。

三、常见胎儿畸形

(一)先天性心脏病

由多基因遗传及环境因素综合致病。发病率为 8‰左右，妊娠糖尿病孕妇胎儿患先天性心脏病的概率升高。环境因素中妊娠早期感染，特别是风疹病毒感染容易引起发病。

先天性心脏病种类繁多，有法洛四联症、室间隔缺损、左心室发育不良、大血管转位、心内膜垫缺损、Ebstein 畸形、心律失常等。由于医学超声技术水平的提高，绝大多数先天性心脏病可以在妊娠中期发现。

(1)法洛四联症：指胎儿心脏同时出现以下四种发育异常，即室间隔缺损、右心室肥大、主动脉骑跨和肺动脉狭窄。占胎儿心脏畸形的 6%～8%，属于致死性畸形，一旦确诊，建议终止妊娠。

(2)室间隔缺损：是最常见的先天性心脏病，占 20%～30%。缺损可分为 3 种类型或发生在 3 个部位。①漏斗部：又称圆锥间隔，约占室间隔的 1/3；②膜部室间隔：面积甚小，直径不足 1.0 cm；③肌部间隔：面积约占 2/3。膜部间隔为缺损好发部位，肌部间隔缺损最少见。

各部分缺损又分若干亚型：①漏斗部缺损分干下型(缺损位于肺动脉瓣环下，主动脉右与左冠状瓣交界处之前)，嵴上(内)型缺损(位于室上嵴之内或左上方)；②膜部缺损分嵴下型(位于室上嵴右下方)，单纯膜部缺损，隔瓣下缺损(位于三尖瓣隔叶左下方)；③肌部缺损可发生在任何部位，可单发或多发。大部分室间隔缺损出生后需要手术修补。

(3)左心室发育不良：占胎儿心脏畸形的 2%～3%，左心室狭小，常合并有二尖瓣狭窄或闭锁、主动脉发育不良。属致死性心脏畸形。

(4)大血管转位：占胎儿心脏畸形的 4%～6%，发生于孕 4～5 周，表现为主动脉从右心室发出，肺动脉从左心室发出，属复杂先天畸形。出生后需要手术治疗。首选手术方式是动脉调转术，但因需冠状动脉移植、肺动脉瓣重建为主动脉瓣、血管转位时远段肺动脉扭曲、使用停循环技术等,术后随访发现患儿存在冠状动脉病变、主动脉瓣反流、神经发育缺陷、肺动脉狭窄等并发症。

(5)心内膜垫缺损:占胎儿心脏畸形的5%左右,其中60%合并有其他染色体异常。心内膜垫是胚胎的结缔组织,参与形成心房间隔、心室间隔的膜部,以及二尖瓣和三尖瓣的瓣叶和腱索。心内膜垫缺损又称房室管畸形,主要病变是房室环上、下方心房和心室间隔组织部分缺失,且可伴有不同程度的房室瓣畸形。出生后需手术治疗,合并染色体异常时,预后不良。

(6)Ebstein 畸形:占胎儿心脏畸形的0.3%左右,属致死性心脏畸形。1866年Ebstein首次报道,又名三尖瓣下移畸形。三尖瓣隔瓣和/或后瓣偶尔连同前瓣下移附着于近心尖的右室壁上,将右室分为房化右室和功能右室,异位的瓣膜绝大多数关闭不全,也可有狭窄。巨大的房化右室和严重的三尖瓣关闭不全影响患者心功能,有报道48%胎死宫内,35%出生后虽经及时治疗仍死亡。

(7)胎儿心律失常:占胎儿的10%~20%,主要表现为期外收缩(70%~88%)、心动过速(10%~15%)和心动过缓(8%~12%)。胎儿超声心动图是产前检查胎儿心律失常的可靠的无创性影像技术,其应用有助于早期检出并指导心律失常胎儿的处理。大多数心律失常的胎儿预后良好,不需要特殊治疗,少部分合并胎儿畸形或出现胎儿水肿,则预后不良,可采用宫内药物(如地高辛)治疗改善预后。

除上述胎儿心脏畸形外,还有永存动脉干、心室双流出道、心肌病、心脏肿瘤等。必须提出的是,心脏畸形常常不是单独存在,有的是某种遗传病的一种表现,需要排查。

(二)多指(趾)

临床分为3种类型:①单纯多余的软组织块或称浮指;②具有骨和关节正常成分的部分多指;③具有完全的多指。超过100多种异常或遗传综合征合并有多指(趾)表现,预后也与是否合并有其他异常或遗传综合征有关。单纯多指(趾)具有家族遗传性,手术效果良好。目前国内很多医院没有将胎儿指(趾)形状和数量观察作为常规筛查项目。

(三)总唇裂

总唇裂包括唇裂和腭裂。发病率为1‰,再发危险为4%。父为患者,后代发生率为3%;母为患者,后代发生率为14%。单纯小唇裂出生后手术修补效果良好,但严重唇裂同时合并有腭裂时,影响哺乳。B型超声妊娠中期筛查有助诊断,但可能漏诊部分腭裂,新生儿预后与唇腭裂种类、部位、程度,以及是否合并有其他畸形或染色体异常有关。孕前3个月开始补充含有一定叶酸的多种维生素可减少唇腭裂的发生。

(四)神经管缺陷

神经管在胚胎发育的4周前闭合。孕早期叶酸缺乏可引起神经管关闭缺陷。神经管缺陷包括无脑儿、枕骨裂、露脑与脊椎裂。各地区的发病率差异较大,我国北方地区高达6‰~7‰,占胎儿畸形总数的40%~50%,而南方地区的发病率仅为1‰左右。

(1)无脑儿:颅骨与脑组织缺失,偶见脑组织残基,常伴肾上腺发育不良及羊水过多。属致死性胎儿畸形。孕妇血清甲胎蛋白(AFP)异常升高,B型超声检查可以确诊,表现为颅骨不显像,双顶径无法测量。一旦确诊,建议终止妊娠。即使妊娠足月,约75%在产程中死亡,其他则于产后数小时或数天死亡。无脑儿外观颅骨缺失、双眼暴突、颈短。

(2)脊柱裂:脊柱裂是指由于先天性的椎管闭合不全,在脊柱的背或腹侧形成裂口,可伴或不伴有脊膜、神经成分突出的畸形。可分为囊性脊柱裂和隐性脊柱裂,前者根据膨出物与神经、脊髓组织的病理关系分为脊膜膨出、脊髓脊膜膨出和脊髓裂。囊性脊柱裂的病儿于出生后即见在脊椎后纵轴线上有囊性包块突起，呈圆形或椭圆形，大小不等，有的有细颈或蒂，有的基底部较大无颈。脊髓脊膜膨出均有不同程度神经系统症状和体征，患儿下肢无力或足畸形，大小便失禁或双下肢呈完全弛缓性瘫痪。脊髓裂生后即可看到脊髓外露，局部无包块，有脑脊液漏出，常并有严重神经功能障碍，不能存活。囊性脊柱裂几乎均需手术治疗。隐性脊柱裂为单纯骨性裂隙，常见于腰骶部第五腰椎和第一骶椎。病变区域皮肤大多正常，少数显示色素沉着、毛细血管扩张、皮肤凹陷、局部多毛现象。在婴幼儿无明显症状；长大以后可出现腰腿痛或排尿排便困难。

孕期孕妇血清甲胎蛋白（AFP）异常升高，B 型超声排畸筛查可发现部分脊柱排列不规则或有不规则囊性物膨出，常伴有 lemon 征（双顶径测定断面颅骨轮廓呈柠檬状）和 banana 征（小脑测定断面小脑呈香蕉状）。孕前 3 个月起至孕后 3 个月补充叶酸，可有效预防脊柱裂发生。

（五）脑积水

与胎儿畸形、感染、遗传综合征、脑肿瘤等有关。最初表现为轻度脑室扩张，处于动态变化过程。单纯轻度脑室扩张无严重后果，但当脑脊液大量蓄积，引起颅内压升高、脑室扩张、脑组织受压，颅腔体积增大、颅缝变宽、囟门增大时，则会引起胎儿神经系统后遗症，特别是合并其他畸形或遗传综合征时，则预后不良。孕期动态 B 型超声检查有助于诊断。对于严重脑室扩张伴有头围增大时，或合并有 Dandy-Walker 综合征等其他异常时，建议终止妊娠。

（六）唐氏综合征

唐氏综合征又称 21-三体综合征或先天愚型，是最常见的染色体异常。发病率为 1/800。根据染色体核型的不同，唐氏综合征分为三种类型，即单纯 21-三体型、嵌合型和易位型。唐氏综合征的发生起源于卵子或精子发生的减数分裂过程中随机发生的染色体的不分离现象，导致 21 号染色体多了一条，破坏了正常基因组遗传物质间的平衡，造成患儿智力低下，颅面部畸形及特殊面容，肌张力低下，多并发先天性心脏病，患者白血病的发病率增高，为普通人群的 10～20 倍。生活难以自理，患者预后一般较差，50％左右于 5 岁前死亡。目前对唐氏综合征缺乏有效的治疗方法。

通过妊娠早、中期唐氏综合征母体血清学检测（早期 PAPP-A、游离 β-HCG，中期 AFP、β-HCG和 uE_3 等），结合 B 超检查，可检测 90％以上的唐氏综合征。对高风险胎儿，通过绒毛活检或羊水穿刺或脐血穿刺等技术作染色体核型分析可以确诊。一旦确诊，建议终止妊娠。

多数单纯 21-三体型唐氏综合征患者的产生是由于配子形成中随机发生的，其父母多正常，没有家族史，与高龄密切相关。因此，即使夫妇双方均不是唐氏综合征患者，仍有可能怀有唐氏综合征的胎儿。易位型患者通常由父母遗传而来，对于父母一方为染色体平衡易位时，所生子女中，1/3 正常，1/3 为易位型患者，1/3 为平衡易位型携带者。如果父母之一为 21/21 平衡易位携带者，其活婴中全部为 21/21 易位型患者。

四、辅助检查

随着母胎医学的发展，现在很多胎儿畸形可以在产前发现或干预。采用的手段有以下几方面。

（一）产科 B 超检查

除早期 B 超确定宫内妊娠、明确孕周、了解胚胎存活发育情况外，早期妊娠和中期妊娠遗传学超声筛查，可以发现 70％以上的胎儿畸形。

(二)母体血清学筛查

可用于胎儿染色体病特别是唐氏综合征的筛查。早孕期检测 PAPPA 和 β-HCG,中孕期检测 AFP、β-HCG 和 uE_3,是广泛应用的组合。优点是无创伤性,缺点是只能提供风险率,不能确诊。

(三)侵入性检查

孕早期绒毛吸取术,孕中期羊膜腔穿刺术和孕中晚期脐带穿刺术可以直接取样,进行胎儿细胞染色体诊断。

(四)胎儿镜

有创、直观,对发现胎儿外部畸形(包括一些 B 超不能发现的小畸形)优势明显,但胎儿高流失率阻碍其临床广泛应用。

(五)孕前及孕期母血 TORCH 检测

有助于了解胎儿畸形的风险与病因。

(六)分子生物学技术

从孕妇外周血中富集胎儿来源的细胞或遗传物质,联合应用流式细胞仪、单克隆抗体技术、聚合酶链反应技术进行基因诊断,是胎儿遗传疾病产前诊断的发展方向。

五、预防和治疗

预防出生缺陷应实施三级预防。一级预防是通过健康教育、选择最佳生育时机、遗传咨询、孕前保健、合理营养、避免接触放射线和有毒有害物质、预防感染、谨慎用药、戒烟戒酒等孕前阶段综合干预,减少出生缺陷的发生。二级预防是通过孕期筛查和产前诊断识别胎儿严重先天缺陷,早期发现,早期干预,减少缺陷儿的出生。三级预防是指对新生儿疾病的早期筛查、早期诊断、及时治疗,避免或减轻致残,提高患儿生活质量和生存概率。

建立、健全围生期保健网,向社会广泛宣传优生知识,避免近亲婚配或严重的遗传病患者婚配,同时提倡适龄生育,加强遗传咨询和产前诊断,注意环境保护,减少各种环境致畸因素的危害,可有效地降低各种先天畸形儿的出生率。

对于无脑儿、严重脑积水、法洛四联症、唐氏综合征等致死性或严重畸形,一经确诊应行引产术终止妊娠;对于有存活机会且能通过手术矫正的先天畸形,分娩后转有条件的儿科医院进一步诊治。宫内治疗胎儿畸形国内外有一些探索并取得疗效,如双胎输血综合征的宫内激光治疗,胎儿心律失常的宫内药物治疗等。对于胎儿畸形的宫内外科治疗,争议较大,需要进一步研究探索。

(贾　璐)

第七节　胎 儿 窘 迫

胎儿在宫内有缺氧征象危及胎儿健康和生命者,称为胎儿窘迫。胎儿窘迫是一种由于胎儿缺氧而表现的呼吸、循环功能不全综合征,是当前剖宫产的主要适应证之一。胎儿窘迫主要发生在临产过程,以第一产程末及第二产程多见,也可发生在妊娠后期。发病率各家报道不一,一般在10.0%～20.5%。产前及产时胎儿窘迫是围产儿死亡的主要原因。

一、病因

通过子宫胎盘循环，母体将氧输送给胎儿，CO_2 从胎儿排入母体，在输送交换过程中某一环节出现障碍，均可引起胎儿窘迫。

(一)母体血氧含量不足

母体血氧含量不足：如产妇患严重心肺疾病或心肺功能不全、妊娠期高血压疾病、高热、重度贫血、失血性休克、仰卧位低血压综合征等，均使母体血氧含量降低，影响对胎儿的供氧。导致胎儿缺氧的母体因素如下。①微小动脉供血不足：如妊娠期高血压疾病等。②红细胞携氧量不足：如重度贫血、一氧化碳中毒等。③急性失血：如前置胎盘、胎盘早剥等。④各种原因引起的休克与急性感染发热。⑤子宫胎盘血运受阻：急产或不协调性子宫收缩乏力等，缩宫素使用不当引起过强宫缩；产程延长，特别是第二产程延长；子宫过度膨胀，如羊水过多和多胎妊娠；胎膜早破等。

(二)胎盘、脐带因素

脐带和胎盘是母体与胎儿间氧及营养物质的输送传递通道，其功能障碍必然影响胎儿获得所需氧及营养物质。常见胎盘功能低下：妊娠期高血压疾病、慢性肾炎、过期妊娠、胎盘发育障碍(过小或过大)、胎盘形状异常(膜状胎盘、轮廓胎盘等)和胎盘感染、胎盘早剥等。常见有脐带血运受阻：如脐带脱垂、脐带绕颈、脐带打结引起母儿间循环受阻。

(三)胎儿因素

严重的心血管疾病，呼吸系统疾病，胎儿畸形，母儿血型不合，胎儿宫内感染，颅内出血，颅脑损伤等。

二、病理生理

胎儿血氧降低、二氧化碳蓄积出现呼吸性酸中毒。初期通过自主神经反射，兴奋交感神经，肾上腺儿茶酚胺及皮质醇分泌增多，血压上升及心率加快。若继续缺氧，则转为兴奋迷走神经，胎心率减慢。缺氧继续发展，刺激肾上腺增加分泌，再次兴奋交感神经，胎心由慢变快，说明胎儿已处于代偿功能极限，提示为病情严重。无氧糖酵解增加，导致丙酮酸、乳酸等有机酸增加，转为代谢性酸中毒，胎儿血 pH 下降，细胞膜通透性加大，胎儿血钾增加，胎儿在宫内呼吸运动加强，导致混有胎粪的羊水吸入，出生后延续为新生儿窒息及吸入性肺炎。肠蠕动亢进，肛门括约肌松弛，胎粪排出。若在孕期慢性缺氧情况下，可出现胎儿发育及营养不正常，形成胎儿宫内发育迟缓，临产后易发生进一步缺氧。

三、临床表现

根据胎儿窘迫发生速度可分为急性胎儿窘迫及慢性胎儿窘迫两类。

(一)慢性胎儿窘迫

多发生在妊娠末期，往往延续至临产并加重。其原因多因孕妇全身性疾病或妊娠期疾病引起胎盘功能不全或胎儿因素所致。临床上除可发现母体存在引起胎盘供血不足的疾病外，还发生胎儿宫内发育受限。孕妇体重、宫高、腹围持续不长或增长很慢。

(二)急性胎儿窘迫

主要发生在分娩期，多因脐带因素(如脐带脱垂、脐带绕颈、脐带打结)、胎盘早剥、宫缩强且持续时间长及产妇低血压、休克引起。

四、诊断

根据病史、胎动变化及有关检查可以做出诊断。

五、辅助检查

(一)胎心率变化

胎心率是了解胎儿是否正常的一个重要标志,胎心率的改变是急性胎儿窘迫最明显的临床征象。①胎心率>160 次/分,尤其是>180 次/分,为胎儿缺氧的初期表现(孕妇心率不快的情况下);②随后胎心率减慢,胎心率<120 次/分,尤其是<100 次/分,为胎儿危险征;③胎心监护仪图像出现以下变化,应诊断为胎儿窘迫:出现频繁的晚期减速,多为胎盘功能不良,重度可变减速的出现,多为脐带血运受阻表现,若同时伴有晚期减速,表示胎儿缺氧严重,情况紧急。

(二)胎动计数

胎动减少是胎儿窘迫的一个重要指标,每天监测胎动可预知胎儿的安危。妊娠近足月时,24 小时胎动>20 次。胎动消失后,胎心在 24 小时内也会消失。急性胎儿窘迫初期,表现为胎动过频,继而转弱及次数减少,直至消失,也应予以重视。

(三)胎心监护

首先进行无负荷试验(NST),NST 无反应型需进一步行宫缩应激试验(CST)或催产素激惹试验(OCT),CST 或 OCT 阳性高度提示存在胎儿宫内窘迫。

(四)胎儿脐动脉血流测定

胎儿脐动脉血流速度波形测定是一项胎盘功能试验,对怀疑有慢性胎儿窘迫者可行此监测。通过测定收缩期最大血流速度与舒张末期血流速度的比值(S/D)表示胎儿胎盘循环的阻力情况,反映胎盘的血流灌注。脐动脉舒张期血流缺失或倒置,提示严重胎儿窘迫,应该立即终止妊娠。

(五)胎盘功能检查

血浆 E_3 测定并动态连续观察,若急骤减少 30%~40%,表示胎儿胎盘功能减退,胎儿可能存在慢性缺氧。

(六)生物物理象监测

在 NST 监测的基础上应用 B 型超声仪监测胎动、胎儿呼吸、胎儿张力及羊水量,综合评分了解胎儿在宫内的安危状况。Manning 评分:10 分为正常;≤8 分可能有缺氧;≤6 分可疑有缺氧;≤4 分可以有缺氧;≤2 分为缺氧。

(七)羊水胎粪污染

胎儿缺氧,兴奋迷走神经,肠蠕动亢进,肛门括约肌松弛,胎粪排入羊水中,羊水呈绿色,黄绿色,浑浊棕黄色,即羊水Ⅰ度、Ⅱ度、Ⅲ度污染。破膜可直接观察羊水性状及粪染程度。未破膜经羊膜镜窥检,透过胎膜了解羊水性状。羊水Ⅰ度污染无肯定的临床意义;羊水Ⅱ度污染,胎心音好者,应密切监测胎心,不一定是胎儿窘迫;羊水Ⅲ度污染,应及早结束分娩。

(八)胎儿头皮血测定

头皮血气测定应在电子胎心监护异常的基础上进行。头皮血 pH 7.20~7.24 为病理前期,可能存在胎儿窘迫,应立即进行宫内复苏,间隔 15 分钟复查血气值;pH 7.15~7.19 提示胎儿酸中毒及窘迫,应立即复查,如仍≤7.19,除外母体酸中毒后应在 1 小时内结束分娩;pH<7.15 是

严重胎儿窘迫的危险信号，须迅速结束分娩。

六、鉴别诊断

对于胎儿窘迫，主要是综合考虑判断是否确实存在胎儿窘迫。

七、治疗

(一)慢性胎儿窘迫

应针对病因处理，视孕周、有无胎儿畸形、胎儿成熟度和窘迫的严重程度决定处理。

(1)定期做产前检查者，估计胎儿情况尚可，应嘱孕妇取侧卧位减少下腔静脉受压，增加回心血流量，使胎盘灌注量增加，改善胎盘血供应，延长孕周数。每天吸氧提高母血氧分压；静脉注射50%葡萄糖40 mL加维生素 C 2 g，每天 2 次；根据情况做 NST 检查；每天胎动计数。

(2)情况难以改善：接近足月妊娠，估计在娩出后胎儿生存机会极大者，为减少宫缩对胎儿的影响，可考虑行剖宫产。如胎肺尚未成熟，可在分娩前 48 小时静脉注射地塞米松 10 mg 促进胎儿肺泡表面活性物质的合成，预防呼吸窘迫综合征的发生。如果孕周小，胎儿娩出后生存可能性小，将情况向家属说明，做到知情选择。

(二)急性胎儿窘迫

(1)若宫内窘迫达严重阶段必须尽快结束分娩，其指征：①胎心率低于 120 次/分或高于 180 次/分，伴羊水Ⅱ～Ⅲ度污染；②羊水Ⅲ度污染，B 型超声显示羊水池＜2 cm；③持续胎心缓慢达100 次/分以下；④胎心监护反复出现晚期减速或出现重度可变减速，胎心 60 次/分以下持续 60s 以上；⑤胎心图基线变异消失伴晚期减速。

(2)积极寻找原因并排除如心力衰竭、呼吸困难、贫血、脐带脱垂等。改变体位，左或右侧卧位，以改变胎儿脐带的关系，增加子宫胎盘灌注量。①持续吸氧提高母体血氧含量，以提高胎儿的氧分压；静脉注射 50%葡萄糖 40 mL 加维生素 C 2 g。②宫颈尚未完全扩张，胎儿窘迫情况不严重，可吸氧、左侧卧位，观察 10 分钟，若胎心率变为正常，可继续观察；若因使用缩宫素宫缩过强造成胎心率异常减缓者，应立即停止滴注或用抑制宫缩的药物，继续观察是否能转为正常；若无显效，应行剖宫产术；施术前做好新生儿窒息的抢救准备。③宫口开全，胎先露已达坐骨棘平面以下 3 cm，吸氧同时尽快助产经阴道娩出胎儿。

（贾　璐）

第八节　巨大胎儿

巨大胎儿是一个描述胎儿过大的非常不精确的术语。国内外尚无统一的标准，有多种不同的域值标准，如 3.8 kg、4 kg、4.5 kg、5.0 kg。1991 年，美国妇产科协会提出新生儿出生体重≥4 500 g 者为巨大胎儿，我国以≥4 000 g 为巨大胎儿。生活水平提高，更加重视孕期营养，巨大儿的出生率越来越高。上海市普陀区 1989 年巨大儿的发生率为 5.05%，1999 年增加到 8.62%。有学者报道山东地区 1995－1999 年巨大儿发生率为 7.46%。Stotland 等报道美国 1995－1999 年巨大儿发生率为 13.6%。20 世纪 90 年代比 70 年代的巨大儿增加一倍。若产道、产力及胎位均正常，仅胎儿巨大,即可出现头盆不称而发生分娩困难,如肩难产。

一、高危因素

巨大胎儿是多种因素综合作用的结果,很难用单一的因素解释。临床资料表明仅有40%的巨大胎儿存在各种高危因素,其他60%的巨大胎儿无明显的高危因素存在。根据Williams产科学的描述,巨大胎儿常见的因素有糖尿病、父母肥胖(尤其是母亲肥胖)、经产妇、过期妊娠、孕妇年龄、男胎、上胎巨大胎儿、种族和环境等。

(一)孕妇糖尿病

包括妊娠合并糖尿病和妊娠糖尿病,甚至糖耐量受损,巨大胎儿的发病率均明显升高。在胎盘功能正常的情况下,孕妇血糖升高,通过胎盘进入胎儿血循环,使胎儿的血糖浓度升高,刺激胎儿胰岛β细胞增生,导致胎儿胰岛素分泌反应性升高,胎儿高糖血症和高胰岛素血症,促进糖原、脂肪和蛋白质合成,使胎儿脂肪堆积,脏器增大,体重增加,故胎儿巨大。糖尿病孕妇巨大胎儿的发病率可达26%,而正常孕妇中巨大胎儿的发生率仅为5%。但是,并不是所有糖尿病孕妇的巨大胎儿的发病率升高。当糖尿病合并妊娠的White分级在B级以上时,由于胎盘血管的硬化,胎盘功能降低,反而使胎儿生长受限的发病率升高。

(二)孕前肥胖及孕期体重增加过快

当孕前体质量指数>30 kg/m^2、孕期营养过剩、孕期体质量增加过快时,巨大胎儿发生率均明显升高。有学者对588例体质量>113.4 kg(250磅)及588例体重<90.7 kg(200磅)妇女的妊娠并发症比较,发现前者的妊娠糖尿病、巨大胎儿及肩难产的发病率分别为10%、24%和5%,明显高于后者的0.7%、7%和0.6%。当孕妇体重>136 kg(300磅)时,巨大胎儿的发生率高达30%。可见孕妇肥胖与妊娠糖尿病、巨大胎儿和肩难产等均有密切的相关性。这可能与能量摄入大于能量消耗导致孕妇和胎儿内分泌代谢平衡失调有关。

(三)经产妇

有资料报道胎儿体质量随分娩次数增加而增加,妊娠5次以上者胎儿平均体质量增加80~120 g。

(四)过期妊娠

与巨大胎儿有明显的相关性。孕晚期是胎儿生长发育最快时期,过期妊娠而胎盘功能正常者,子宫胎盘血供良好,持续供给胎儿营养物质和氧气,胎儿不断生长,以至孕期越长,胎儿体重越大,过期妊娠巨大胎儿的发生率是足月儿的3~7倍,肩难产的发生率比足月儿增加2倍。有学者报道大于41周巨大胎儿的发生率是33.3%。也有学者报道孕40~42周时,巨大胎儿的发生率是20%,而孕42~42周末时发生率升高到43%。

(五)孕妇年龄

高龄孕妇并发肥胖和糖尿病的机会增多,因此分娩巨大胎儿的可能性增大。Stotland等报道孕妇30~39岁巨大儿发生率最高,为15.3%;而20岁以下发生率最低,为8.4%。

(六)上胎巨大胎儿

曾经分娩过超过4 000 g新生儿的妇女与无此病史的妇女相比,再次分娩超过4 500 g新生儿的概率增加5~10倍。

(七)羊水过多

巨大胎儿往往与羊水过多同时存在,两者的因果关系尚不清楚。

(八)遗传因素

遗传基因是决定胎儿生长的前提条件,它控制细胞的生长和组织分化。但详细机制还不清楚。遗传因素包括胎儿性别、种族及民族等。在所有有关巨大胎儿的资料中都有男性胎儿发生率增加的报道,通常占60%～65%。这是因为在妊娠晚期的每一孕周男性胎儿的体质量比相应的女性胎儿重150 g。身材高大的父母其子女为巨大胎儿的发生率高;不同种族、不同民族巨大胎儿的发生率各不相同。有学者报道排除其他因素的影响,原为加拿大民族的巨大胎儿发生率明显高于加拿大籍的外民族人群的发生率。也有学者报道美国白种人巨大胎儿发生率为16%,而非白种人(包括黑色人种、西班牙裔和亚裔)为11%。

(九)环境因素

高原地区由于空气中氧分压低,巨大胎儿的发生率较平原地区低。

二、对母儿的影响

分娩困难是巨大胎儿主要的并发症。由于胎儿体积的增大,胎头和胎肩是分娩困难主要部位。难产率明显增高,带来母儿的一系列并发症。

(一)对母体的影响

有学者报道新生儿体质量>3 500 g母体并发症开始增加,且随出生体质量增加而增加,在新生儿体质量4 000 g时肩难产和剖宫产率明显增加,4 500 g时再次增加。其他并发症增加缓慢而平稳(图6-1)。

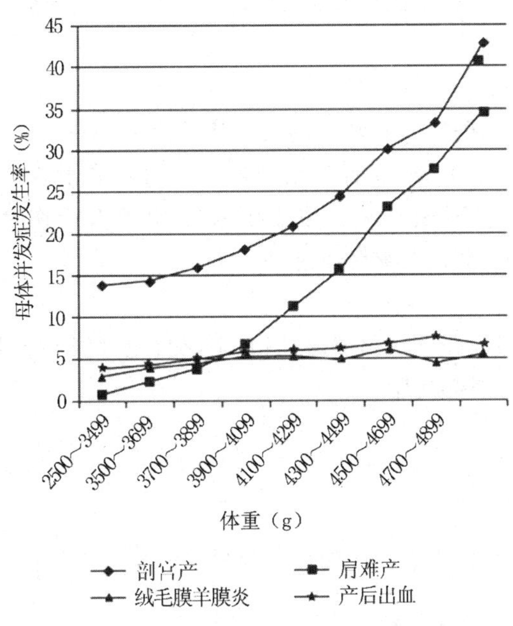

图6-1　母体并发症与胎儿出生体重的关系

1.产程延长或停滞

由于巨大胎儿的胎头较大,造成孕妇的骨盆相对狭窄,头盆不称的发生率增加。在胎头双顶径较大者,直至临产后胎头始终不入盆,若胎头搁置在骨盆入口平面以上,称为骑跨征阳性,表现为第一产程延长;若双顶径相对小于胸腹径,胎头下降受阻,易发生活跃期延长、停滞或第二产程延长。由于产程延长易导致继发性宫缩乏力;同时巨大胎儿的子宫容积较大,子宫肌纤维的张力较高，肌纤维的过度牵拉，易发生原发性宫缩乏力；宫缩乏力反过来又导致胎位异常、产程延长。巨大胎儿双肩径大于双顶径，尤其是糖尿病孕妇的胎儿，若经阴道分娩，易发生肩难产。

2.手术产发生率增加

巨大儿头盆不称的发生率增加，容易产程异常，因此手术产概率增加，剖宫产率增加。

3.软产道损伤

由于胎儿大，胎儿通过软产道时可造成宫颈、阴道、会阴裂伤，严重者可裂至阴道穹隆、子宫下段甚至盆壁，形成腹膜后血肿或阔韧带内血肿。如果梗阻性难产未及时发现和处理，可以导致子宫破裂。

4.尾骨骨折

由于胎儿大、儿头硬，当通过骨盆出口时，为克服阻力或阴道助产时可能发生尾骨骨折。

5.产后出血及感染

巨大胎儿子宫肌纤维过度牵拉，易发生产后宫缩乏力，或因软产道损伤引起产后出血，甚至出血性休克。上述各种因素造成产褥感染率增加。

6.生殖道瘘

由于产程长甚至滞产，胎儿头长时间压于阴道前壁、膀胱、尿道和耻骨联合之间，导致局部组织缺血坏死形成尿瘘，或直肠受压坏死形成粪瘘；或因手术助产直接损伤所致。

7.盆腔器官脱垂

产后可因分娩时盆底组织过度伸长或裂伤，发生子宫脱垂或阴道前后壁膨出。

(二)对新生儿的影响

1.新生儿产伤

巨大胎儿肩难产率增高，据统计肩难产的发生率为 0.15%～0.60%，体重≥4 000 g 巨大儿肩难产的发生为 3%～12%，≥4 500 g 者为 8.4%～22.6%。有学者报道当出生体重>4 000 g，肩难产发生率为 13%。加上巨大儿手术产发生率增加，新生儿产伤发生率高，如臂丛神经损伤及麻痹、颅内出血、锁骨骨折、胸锁乳突肌血肿等。

2.胎儿窘迫、新生儿窒息

胎头娩出后胎肩以下部分嵌顿在阴道内，胎儿不能自主呼吸导致胎儿窘迫、新生儿窒息，如脐带停止搏动或胎盘早剥可引起死胎。

三、诊断

(一)病史及临床表现

多有巨大胎儿分娩史、糖尿病史。产次较多的经产妇易发生。在妊娠后期出现呼吸困难，自觉腹部沉重及两胁部胀痛。

(二)腹部检查

视诊腹部明显膨隆，宫高>35 cm。触诊胎体大，先露部高浮，胎心正常但位置稍高，当子宫高加腹围≥140 cm 时，巨大胎儿的可能性较大。

(三)B 型超声检查

胎头双顶径长 98～100 mm，股骨长 78～80 mm，腹围>330 mm，应考虑巨大胎儿，同时排除双胎、羊水过多及胎儿畸形。

四、处理

(一)妊娠期

检查发现胎儿大或既往分娩巨大儿者，应检查孕妇有无糖尿病。若为糖尿病孕妇，应积极治疗，必要时予以胰岛素治疗控制胎儿的体重增长，并于妊娠 36 周后，根据胎儿成熟度、胎盘功能检查及糖尿病控制情况，择期引产或剖宫产。不管是否存在妊娠糖尿病，有巨大胎儿可能的孕妇均要进行营养咨询合理调节膳食结构，每天摄入的总能量以 8 778～9 196 kJ(2 100～2 200 kcal)为宜，适当降低脂肪的摄入量。同时适当的运动可以降低巨大胎儿的发病率。

(二)分娩期

估计非糖尿病孕妇胎儿体重≥4 500 g，糖尿病孕妇胎儿体重≥4 000 g，即使骨盆正常，为防止母儿产时损伤应行剖宫产。临产后，不宜试产过久。若产程延长，估计胎儿体重>4 000 g，胎头停滞在中骨盆也应剖宫产。若胎头双顶径已达坐骨棘下 3 cm，宫口已开全者，应作较大的会阴后侧切开，予以产钳助产，同时做好处理肩难产的准备工作。分娩后应行宫颈及阴道检查，了解有无软产道损伤，并预防产后出血。若胎儿已死，行穿颅术或碎胎术。

(三)新生儿处理

新生儿应预防低血糖发生，生后 1～2 小时开始喂糖水，及早开奶；积极治疗高胆红素血症，多选用蓝光治疗；新生儿易发生低钙血症，多用 10%葡萄糖酸钙 1 mL/kg 加入葡萄糖液中静脉滴注补充钙剂。

(贾　璐)

第九节 胎膜病变

胎膜是由羊膜和绒毛膜组成。胎膜外层为绒毛膜，内层为羊膜，于妊娠 14 周末，羊膜与绒毛膜相连封闭胚外体腔，羊膜腔占据整个宫腔，对胎儿起着一定的保护作用。同时胎膜含甾体激素代谢所需的多种酶，与甾体激素的代谢有关。胎膜含多量花生四烯酸的磷脂，且含有能催化磷脂生成游离花生四烯酸的溶酶体，故胎膜在分娩发动上有一定作用。胎膜的病变与妊娠的结局有密切的关系。本节主要介绍胎膜早破和绒毛膜羊膜炎对妊娠的影响。

一、胎膜早破

胎膜早破(premature rupture of the membranes，PROM)是指胎膜破裂发生在临产前。胎膜早破可导致产妇、胎儿和新生儿的风险明显升高。胎膜早破是产科的难题。一般认为胎膜早破发生率在 10%，大部分发生在 37 周后，称足月胎膜早破(PROM of term)，若发生在妊娠不满 37 周称足月前胎膜早破(preterm PROM，PPROM)，发生率为 2.0%。胎膜早破的妊娠结局与破膜时孕周有关。孕周越小，围生儿预后越差。常引起早产及母婴感染。

(一)病因

目前胎膜早破的病因尚不清楚，一般认为胎膜早破的病因与下述因素有关。

1.生殖道病原微生物上行性感染

胎膜早破患者经腹羊膜腔穿刺，羊水细菌培养28%～50%呈阳性，其微生物分离结果往往与宫颈内口分泌物培养结果相同，提示生殖道病原微生物上行性感染是引起胎膜早破的主要原因之一。B族溶血性链球菌、衣原体、淋病奈瑟菌、梅毒和解脲支原体感染不同程度与PPROM相关。但是妊娠期阴道内的致病菌并非都引起胎膜早破，其感染条件为菌量增加和局部防御能力低下。宫颈黏液中的溶菌酶、局部抗体等抗菌物质等局部防御屏障抗菌能力下降微生物附着于胎膜，趋化中性粒细胞，浸润于胎膜中的中性粒细胞脱颗粒，释放弹性蛋白酶，分解胶原蛋白成碎片，使局部胎膜抗张能力下降，而致胎膜早破。

2.羊膜腔压力增高

双胎妊娠、羊水过多、过重的活动等使羊膜腔内压力长时间或多时间地增高，加上胎膜局部缺陷，如弹性降低、胶原减少，增加的压力作用于薄弱的胎膜处，引起胎膜早破。

3.胎膜受力不均

胎位异常、头盆不称等可使胎儿先露部不能与骨盆入口衔接，盆腔空虚致使前羊水囊所受压力不均，引起胎膜早破。

4.部分营养素缺乏

母血维生素C浓度降低者，胎膜早破发病率较正常孕妇增高近10倍。体外研究证明，在培养基中增加维生素C浓度，能降低胶原酶及其活性，而胶原是维持羊膜韧性的主要物质。铜元素缺乏能抑制胶原纤维与弹性硬蛋白的成熟。胎膜早破者常发现母、脐血清中铜元素降低。故维生素C、铜元素缺乏，使胎膜抗张能力下降，易引起胎膜早破。

5.宫颈病变

常因手术机械性扩张宫颈、产伤或先天性宫颈局部组织结构薄弱等，使宫颈内口括约功能破坏，宫颈内口松弛，前羊水囊易于楔入，使该处羊水囊受压不均，加之此处胎膜最接近阴道，缺乏宫颈黏液保护，常首先受到病原微生物感染，造成胎膜早破。

6.创伤

腹部受外力撞击或摔倒，阴道检查或性交时胎膜受外力作用，可发生破裂。

(二)临床表现

90%患者突感较多液体从阴道流出，并有阵发性或持续性阴道流液，时多时少，无腹痛等其他产兆。肛门检查时触不到胎囊，如上推胎儿先露部时，见液体从阴道流出，有时可见到流出液中有胎脂或被胎粪污染，呈黄绿色。如并发明显羊膜腔感染，则阴道流出液体有臭味，并伴发热、母儿心率增快、子宫压痛、血白细胞计数增高、C反应蛋白阳性等急性感染表现。隐匿性羊膜腔感染时，虽无明显发热，但常出现母儿心率增快。患者在流液后，常很快出现宫缩及宫口扩张。

(三)诊断

根据详细的病史并结合临床及专科检查可诊断胎膜早破。当根据临床表现诊断胎膜早破存在疑问时，可以结合一些辅助检查明确诊断。明确诊断胎膜早破后还应进一步检查排除羊膜腔感染。

1.胎膜早破的诊断

(1)阴道窥器检查：见液体自宫颈流出或后穹隆较多的积液中见到胎脂样物质是诊断胎膜早破的直接证据。

(2)阴道液pH测定：正常阴道液pH为4.5～5.5，羊水pH为7.0～7.5，如阴道液pH>6.5，

提示胎膜早破可能性大。该方法诊断正确率可达90%。若阴道液被血、尿、精液及细菌性阴道病所致的大量白带污染,可产生假阳性。

(3)阴道液涂片检查:取阴道后穹隆积液置于干净玻片上,待其干燥后镜检,显微镜下见到羊齿植物叶状结晶为羊水。其诊断正确率可达95%。如阴道液涂片用0.5%硫酸尼罗蓝染色,镜下可见橘黄色胎儿上皮细胞;若用苏丹Ⅲ染色,则见到黄色脂肪小粒可确定为羊水。

(4)羊膜镜检查:可以直视胎儿先露部,看不到前羊膜囊即可诊断胎膜早破。

(5)胎儿纤维连接蛋白(fFN):胎儿纤维连接蛋白是胎膜分泌的细胞外基质蛋白,胎膜破裂,其进入宫颈及阴道分泌物。在诊断存在疑问时,这是一个有用和能明确诊断的实验。

(6)B型超声检查:可根据显露部位前羊水囊是否存在,如消失,应高度怀疑有胎膜早破,此外,羊水逐日减少,破膜超过24小时者,最大羊水池深度往往<3 cm,可协助诊断胎膜早破。

2.羊膜腔感染的诊断

(1)临床表现:孕妇体温升高至37.8 ℃或38 ℃以上,脉率增快至100次/分或以上,胎心率增快至160次/分以上。子宫压痛,羊水有臭味,提示感染严重。

(2)经腹羊膜腔穿刺检查:在确诊足月前胎膜早破后,最好行羊膜穿刺,抽出羊水检查微生物感染情况,对选择治疗方法有意义。常用方法如下。①羊水细菌培养:是诊断羊膜腔感染的金标准,但该方法费时,难以快速诊断。②羊水白细胞介素6测定(interleukin-6,IL-6):如羊水中IL-6≥7.9 ng/mL,提示急性绒毛膜羊膜炎,该方法诊断敏感性较高,且对预测新生儿并发症如肺炎、败血症等有帮助。③羊水涂片革兰染色检查:如找到细菌,则可诊断绒毛膜羊膜炎,该法特异性较高,但敏感性较差。④羊水涂片计数白细胞:≥30个白细胞/毫升,提示绒毛膜羊膜炎,该法诊断特异性较高;如羊水涂片革兰染色未找到细菌,而涂片白细胞计数增高,应警惕支原体、衣原体感染。⑤羊水葡萄糖定量检测:如羊水葡萄糖<10 mmol/L,提示绒毛膜羊膜炎;该方法常与上述其他指标同时检测,综合分析,评价绒毛膜羊膜炎的可能性。

(3)动态胎儿生物物理评分(BPP):因为经腹羊膜腔穿刺较难多次反复进行,特别是合并羊水过少者,而期待治疗过程中需要动态监测羊膜腔感染的情况。临床研究表明,BPP<7分(主要为NST无反应型、胎儿呼吸运动消失)者,绒毛膜羊膜炎及新生儿感染性并发症的发病率明显增高,故有学者推荐动态监测BPP,决定羊膜腔穿刺时机。

(四)对母儿的影响

1.对母体影响

(1)感染:破膜后,阴道病原微生物上行性感染更容易、更迅速。随着胎膜早破潜伏期(指破膜到产程开始的间隔时间)延长,羊水细菌培养阳性率增高,且原来无明显临床症状的隐匿性绒毛膜羊膜炎常变成显性。除造成孕妇产前、产时感染外,胎膜早破还是产褥感染的常见原因。

(2)胎盘早剥:足月前胎膜早破可引起胎盘早剥,确切机制尚不清楚,可能与羊水减少有关。据报道最大羊水池深度<1 cm,胎盘早剥发生率12.3%;而最大池深度<2 cm,发生率仅3.5%。

2.对胎儿影响

(1)早产儿:30%~40%早产与胎膜早破有关。早产儿易发生新生儿呼吸窘迫综合征、胎儿及新生儿颅内出血、坏死性小肠炎等并发症,围生儿死亡率增加。

(2)感染:胎膜早破并发绒毛膜羊膜炎时,常引起胎儿及新生儿感染,表现为肺炎、败血症、颅内感染。

(3)脐带脱垂或受压:胎先露未衔接者,破膜后脐带脱垂的危险性增加;因破膜继发性羊水减少，使脐带受压，亦可致胎儿窘迫。

(4)胎肺发育不良及胎儿受压综合征：妊娠28周前胎膜早破保守治疗的患者中，新生儿尸解发现，肺/体重比值减小、肺泡数目减少。活体X线摄片显示小而充气良好的肺、钟形胸、横膈上抬到第7肋间。胎肺发育不良常引起气胸、持续肺高压，预后不良。破膜时孕龄越小、引发羊水过少越早，胎肺发育不良的发生率越高。如破膜潜伏期长于4周，羊水过少程度重，可出现明显胎儿宫内受压，表现为铲形手、弓形腿、扁平鼻等。

(五)治疗

总体而言，对胎膜早破的处理已经从保守处理转为积极处理，准确评估孕周对处理至关重要。

1.发生在36周后的胎膜早破

观察12～24小时，80%患者可自然临产。临产后观察体温、心率、宫缩、羊水流出量、性状及气味，必要时B型超声检查了解羊水量，胎儿电子监护进行宫缩应激试验，了解胎儿宫内情况。若羊水减少，且CST显示频繁变异减速，应考虑羊膜腔输液；如变异减速改善，产程进展顺利，则等待自然分娩。否则，行剖宫产术。若未临产，但发现有明显羊膜腔感染体征，应立即使用抗生素，并终止妊娠。如检查正常，破膜后12小时，给予抗生素预防感染，破膜24小时仍未临产且无头盆不称，应引产。目前研究发现，静脉滴注催产素引产似乎最合适。

2.足月前胎膜早破治疗

足月前胎膜早破是胎膜早破的治疗难点，一方面要延长孕周减少新生儿因不成熟而产生的疾病与死亡；另一方面随着破膜后时间延长，上行性感染成为不可避免或原有的感染加重，发生严重感染并发症的危险性增加，同样可造成母儿预后不良。目前足月前胎膜早破的处理原则是：若胎肺不成熟，无明显临床感染征象，无胎儿窘迫，则期待治疗；若胎肺成熟或有明显临床感染征象，则应立即终止妊娠；对胎儿窘迫者，应针对宫内缺氧的原因，进行治疗。

(1)期待治疗：密切观察孕妇体温、心率、宫缩、血白细胞计数、C反应蛋白等变化，以便及早发现患者的明显感染体征，及时治疗。避免不必要的肛门及阴道检查。

应用抗生素：足月前胎膜早破应用抗生素，能降低胎儿及新生儿肺炎、败血症及颅内出血的发生率；亦能大幅度减少绒毛膜羊膜炎及产后子宫内膜炎的发生；尤其对羊水细菌培养阳性或阴道分泌物培养B族链球菌阳性者，效果最好。B族链球菌感染用青霉素；支原体或衣原体感染，选择红霉素或罗红霉素。如感染的微生物不明确，可选用FDA分类为B类的广谱抗生素，常用β-内酰胺类抗生素。可间断给药，如开始给氨苄西林或头孢菌素类静脉滴注，48小时后改为口服。若破膜后长时间不临产，且无明显临床感染征象，则停用抗生素，进入产程时继续用药。

宫缩抑制剂应用：对无继续妊娠禁忌证的患者，可考虑应用宫缩抑制剂预防早产。如无明显宫缩，可口服利托君；有宫缩者，静脉给药，待宫缩消失后，口服维持用药。

纠正羊水过少：若孕周小，羊水明显减少者，可进行羊膜腔输液补充羊水，以帮助胎肺发育；若产程中出现明显脐带受压表现(CST显示频繁变异减速)，羊膜腔输液可缓解脐带受压。

肾上腺糖皮质激素促胎肺成熟：妊娠35周前的胎膜早破，应给予倍他米松12 mg静脉滴注，每天1次共2次；或地塞米松10 mg静脉滴注，每天1次，共2次。

(2)终止妊娠：一旦胎肺成熟或发现明显临床感染征象，在抗感染同时，应立即终止妊娠。对胎位异常或宫颈不成熟，缩宫素引产不易成功者，应根据胎儿出生后存活的可能性，考虑剖宫产或更换引产方法。

3.小于 24 孕周的胎膜早破

这个孕周最适合的处理尚不清楚，必须个体化，患者及家人的要求应纳入考虑。若已临产，或合并胎盘早剥，或有临床证据显示母儿感染存在，这些都是积极处理的指征。有些父母要求积极处理是因为担心妊娠 25～26 周分娩的胎儿虽然有可能存活，但极可能发生严重的新生儿及远期并发症。

目前越来越多的人考虑期待处理。但有报道指出，小于 24 周新生儿的存活率低于 50%，甚至在最新最好的研究中，经过 12 个月的随访后，发育正常的新生儿低于 40%。因此，对于小于 24 周的 PPROM，对回答父母咨询必须完全和谨慎。应让父母明白在最好的监测下新生儿可能的预后：新生儿死亡率及发病率都相当高。

考虑到预后并不明确，对小于 24 周的早产胎膜早破，另一种处理方案已形成，即在首次住院 72 小时后，患者在家中观察，限制其活动，测量体温，每周报告产前评估及微生物/血液学检测结果。这种处理有待随机试验评估，但考虑到经济及心理因素，这种处理很显然是合适的。

4.发生在 24～31 孕周的胎膜早破

在这个孕周，胎儿最大的风险仍是不成熟，这种风险比隐性宫内感染患者分娩产生的好处还重要。因此，期待处理是这个孕周最好的建议。

在这个孕周，特别对于胎肺不可能成熟的患者，使用羊膜腔穿刺检查诊断是否存在隐性羊膜腔感染存在争议。在某些情况下，特别是存在绒毛膜羊膜炎隐性体征，如低热、血白细胞计数升高和 C 反应蛋白增加等，可以考虑羊膜腔穿刺。

一项评估 26～31 周 PPROM 患者 72 小时后在家中及医院治疗的对比随机研究指出，在家中处理是一项可采纳的安全方法，考虑到新生儿及母亲的结局，这种处理明显减少母亲住院费用。Hoffmann 等指出，这种形式更适合一周内无临床感染迹象、B 超提示有足量羊水的患者。我们期待类似的大样本随机研究结果，决定这个孕周 PPROM 的合适处理。

在 24～31 周 PPROM 的产前处理中，应与父母探讨如果保守处理不合适时可能的分娩方式。结果发现，正在出现一种值得注意的临床实践趋势。Amon 等以围产学会成员的名义发表的一项调查显示，特别是胎儿存活率不高的孕周，在 1986－1992 年分娩的妇女中，孕 24～28 周因胎儿指征剖宫产率增加了2 倍。然而，Sanchez-Ramos 等在 1986－1990 年研究指出，极低体重婴儿分娩的剖宫产率从 55%降低至 40%($P<0.05$)，新生儿的死亡率并没有改变，低 Apgar 评分的发生率、脐带血气值、脑室出血的发生率，或新生儿在重症监护室治疗的平均时间也没有改变。Weiner 特别研究 32 周前的臀先露病例，得出结论：剖宫产通过减少脑室出血的发生率而减少围产儿的死亡率。Olofsson 等证实了这个观点。

客观地说，低出生体重婴儿经阴道分娩是合理的选择，若存在典型的产科指征，借助剖宫产可能拯救小于 32 周臀先露的婴儿。

5.发生于 31～33 孕周的胎膜早破

该孕周分娩的新生儿存活率超过 95%。因此，不成熟的风险和新生儿败血症的风险一样。尽管这个时期用羊膜腔穿刺检查似乎比较合理，但对其价值仍未充分评估。在 PPROM 妇女中行羊膜腔穿刺获取羊水的成功率介于 45%～97%，即使成功获取羊水，但由于诊断隐性宫内感染缺乏金标准，使我们难于解释革兰染色、羊水微生物培养、白细胞酯酶测定及气相色谱分析的结果。Fish 对 6 个关于应用培养或革兰染色涂片诊断羊水感染研究的综述指出，这些检查诊断宫内感染的敏感率为 55%～100%，特异性为 76%～100%。羊水感染的定义在评价诊断实验对亚临床宫内感染诊断的敏感性及特异性时特别重要，例如，如果微生物存在即诊断宫内感染，羊水革兰染色及培养诊断的敏感性为100%；如果将新生儿因败血症死亡作终点，诊断宫内感染的敏感性将明显减低，这将漏诊很多重要疾病。Fish用绒毛膜炎组织病理学证据定义感染，但Ohlsson及Wang怀疑这一点，他们接受临床绒毛膜羊膜炎及它的缺点；Dudley等用新生儿败血症（怀疑或证实）定义感染；而Vintzileos等联合临床绒毛膜羊膜炎及新生儿败血症（怀疑或证实）定义感染。

Dudley等指出，在这个孕周羊膜腔穿刺所获得的标本中，58%的病例胎肺不成熟。这一结果和显示胎肺成熟率为50%～60%的其他研究相一致。考虑到早产胎膜早破新生儿呼吸窘迫问题，胎肺成熟测试（L/S值）阳性预测值为68%，阴性预测值为79%。对特殊情况如隐性感染但胎肺未成熟及胎肺已成熟但羊水无感染状况缺乏足够评估，因而无法决定正确的处理选择。

如果无法成功获取足够多羊水，处理必须依据有固有缺陷的临床指标结果，并联合精确性差的C反应蛋白及血常规等血液参数评估感染是否存在。虽然Yeast等发现没有证据显示羊膜腔穿刺引起临产，但这种操作并不是完全无并发症的，在回答患者及家人咨询时，这种情况必须说明。特别是在这个孕周，羊膜腔穿刺在患者处理中的作用有待评估。在将列为常规处理选择前，最好先进行大样本前瞻性随机试验。

6.发生在34～36周的胎膜早破

虽然在这个孕周仍普遍采用期待疗法，但正如Olofsson等关于瑞典对PPROM的产科实践的综述中提出的，很多人更愿意引产。这个孕周引产失败的可能性比足月者大，但至今对其尚未做充分评估。

应该清楚明确，宫内感染、胎盘早剥或胎儿窘迫都是积极处理的指征。

（六）预防

1.妊娠期尽早治疗下生殖道感染

及时治疗滴虫性阴道炎、淋病奈瑟菌感染、宫颈沙眼衣原体感染、细菌性阴道病等。

2.注意营养平衡

适量补充铜元素或维生素C。

3.避免腹压突然增加

特别对先露部高浮、子宫膨胀过度者，应予以足够休息，避免腹压突然增加。

4.治疗宫颈内口松弛

可于妊娠14～16周行宫颈环扎术。

二、绒毛膜羊膜炎

胎膜的炎症是一种宫内感染的表现，常伴有胎膜早破和分娩延长。当显微镜下发现单核细胞及多核细胞浸润绒毛时称为绒毛膜羊膜炎。如果单核细胞及多核细胞在羊水中发现时即为羊膜炎。脐带的炎症称为脐带炎，胎盘感染称为胎盘绒毛炎。绒毛膜羊膜炎是宫内感染的主要表现，是导致胎膜早破和/或早产的主要原因，同时与胎儿和新生儿的损伤与死亡密切有关。

（一）病因

研究证实阴道和/或宫颈部位的细菌通过完整或破裂的胎膜上行性感染羊膜腔是导致绒毛膜羊膜炎的主要原因。20多年前已经发现阴道直肠的B族链球菌（group B streptococcal）与宫内感染密切相关。妊娠期直肠和肛门菌群异常可以导致阴道和宫颈部位菌群异常。妊娠期尿路感染可以引起异常的阴道病原体从而引起宫内感染，这种现象在未治疗的与B族链球菌相关无症状性菌尿患者中得到证实。细菌性阴道病被认为与早产、胎膜早破、绒毛膜羊膜炎，以及长期的胎膜破裂、胎膜牙周炎、A型或O型血、酗酒、贫血、肥胖等有关。

宫颈功能不全导致宿主的防御功能下降，从而为上行性感染创造条件。

（二）对母儿的影响

1.对孕妇的影响

20世纪70年代宫内感染是产妇死亡的主要原因。到20世纪90年代由于感染的严重并发症十分罕见，由宫内感染导致的孕产妇死亡率明显下降。但由宫内感染导致的并发症仍较普遍，因为宫内感染可以导致晚期流产和胎儿宫内死亡。胎膜早破与宫内感染密切相关。目前宫内感染已公认是早产的主要原因。宫内感染还可导致难产并导致产褥感染。

2.对胎儿、婴儿的影响

宫内感染对胎儿和新生儿的影响远较对孕产妇的影响大。胎儿感染是宫内感染的最后阶段。胎儿炎症反应综合征（FIRS）是胎儿微生物入侵或其他损伤导致一系列炎症反应，继而发展为多器官衰竭、中毒性休克和死亡。另外，胎儿感染或炎症的远期影响还包括脑瘫，肺支气管发育不良，引起围产儿死亡的并发症明显增加。

（三）临床表现

绒毛膜羊膜炎的临床症状和体征主要包括：①产时母亲发热，体温＞37.8 ℃；②母亲明显的心跳过速（＞120次/分）；③胎心过速（＞160次/分）；④羊水或阴道分泌物有脓性或有恶臭味；⑤宫体触痛；⑥母亲白细胞增多[全血白细胞计数（15～18）×10^9/L）]。

在以上标准中，产时母亲发热是最常见和最重要的指标，但是必须排除其他原因，包括脱水或同时有尿路和其他器官系统的感染。白细胞升高非常重要，但是作为单独指标诊断意义不大。

体检非常重要，可以发现未表现出症状和体征的绒毛膜羊膜炎孕妇，可能发现的体征包括：①发热；②心动过速（＞120次/分）；③低血压；④出冷汗；⑤皮肤湿冷；⑥宫体触痛；⑦阴道分泌物异常或恶臭。

另外，还有胎心过速（160～180次/分），应用超声检查生物物理评分低于正常。超声检查羊水的透声异常可能也有一定的诊断价值。

（四）诊断

根据临床症状及体征诊断并不困难。但常需采用下列辅助检查，估计羊水量及羊水过多的原因。在产时，绒毛膜羊膜炎的诊断通常以临床标准作为依据，尤其是足月妊娠时。

1.羊水或生殖泌尿系统液体的细菌培养

对寻找病原体可能是有诊断价值的方法。有学者提出获取宫颈液培养时可能会增加早期羊水感染的危险性，无论此时胎膜有否破裂。隐性绒毛膜羊膜炎被认为是早产的重要诱因。

2.羊水、母血、母尿或综合多项实验检查

无症状的早产或胎膜早破的产妇需要进行一些检查来排除有否隐性绒毛膜羊膜炎。临床医师往往进行一些实验室检查包括羊水、母血、母尿或综合多项实验检查来诊断是否有隐性或显性的羊膜炎或绒毛膜羊膜炎的存在。

3.羊水或生殖泌尿系统液体的实验室检查

（1）通过羊膜穿刺获得的羊水，可进行白细胞计数、革兰染色、pH测定、葡萄糖定量，以及内毒素、乳铁蛋白、细胞因子（如白细胞介素-6）等的测定。

(2)羊水或血液中的细胞因子定量测定通常包括 IL-6、肿瘤坏死因子 α、IL-1 及 IL-8。尽管在文献中 IL-6 是最常被提及的,但目前尚无一致的意见能表明哪种细胞因子具有最高的敏感性或特异性,以及阳性或阴性的预测性。脐带血或羊水中 IL-6 水平的升高与婴儿有长期的神经系统损伤有关。这些都不是常规的实验室检查,在社区医院中也没有这些辅助检查。

(3)PCR 作为一种辅助检查得到了迅速发展。它被用来检测羊水中或其他体液中的微生物如 HIV、巨细胞病毒、单纯疱疹病毒、细小病毒、弓形体病毒及细菌 DNA。PCR 检测法被用来诊断由细菌引起的羊水感染,但只有大学或学院机构才能提供此类检测方法。

(4)羊膜穿刺术可引起胎膜早破。正因为如此,有人提出检测宫颈阴道分泌物来诊断绒毛膜羊膜炎。可能提示有宫颈或绒毛膜感染存在的宫颈阴道分泌物含有胎儿纤连蛋白、胰岛素样生长因子粘连蛋白-1 及唾液酶。羊膜炎与 IL-6 水平、胎儿纤连蛋白有密切关系。然而,孕中期胎儿纤连蛋白的测定与分娩时的急性胎盘炎无关。羊水的蛋白组织学检测能诊断宫内炎症和/或宫内感染,并预测继发的新生儿败血症。但读者谨记这些检测并不是大多数医院能做的。

(5)产前过筛检查表明 B 族链球菌增生可增加发生绒毛膜羊膜炎的风险,而产时抗生素的应用能减少新生儿 B 族链球菌感染的发生率。在产时应用快速 B 族链球菌检测能较其他试验发现更多处于高危状态的新生儿。快速 B 族链球菌检测法的应用使一些采用化学药物预防产时感染的母亲同时也能节约花费于新生儿感染的费用大约差不多 12 000 美元。近年来更多来自欧洲的报道也提到了 B 族链球菌检测和产时化学药物预防疗法的效果,但同时也提出 PCR 检测如何能更好改进 B 族链球菌检测的建议。

4.母血检测

(1)当产妇有发热时,血白细胞计数或母血中 C 反应蛋白的水平用来预测绒毛膜羊膜炎的发生。但不同的报道支持或反对以 C 反应蛋白水平来诊断绒毛膜羊膜炎。但 C 反应蛋白水平较外周血白细胞计数能更好地预测绒毛膜羊膜炎,尤其是如果产妇应用了皮质醇激素类药物,她们外周血中的白细胞可能会增高。

(2)另一些学者提示母血中的 α_1-水解蛋白酶抑制复合物能较 C 反应蛋白或血白细胞计数更好地预测羊水感染;而羊水中的粒细胞计数较 C 反应蛋白或白细胞计数也能更好预测羊水感染。事实上,羊水中白细胞增多和较低的葡萄糖定量就高度提示绒毛膜羊膜炎的发生,在这种情况下也是最有价值的信息。分析母体血清中的 IL-6 或铁蛋白水平也是有助于诊断的,因为这些因子水平的增高也和母体或新生儿感染有关。在母体血清中的 IL-6 水平较 C 反应蛋白可能更有预测价值。母血中的 α_1 水解蛋白酶抑制复合物、细胞因子及铁蛋白没有作为广泛应用的急性绒毛膜羊膜炎标记物。

(五)治疗

包括两部分的内容,第一部分是对于怀疑绒毛膜羊膜炎孕妇的干预和防止胎儿的感染;第二部分是包括对绒毛膜羊膜炎的病因、诊断方法,及可疑孕妇分娩的胎儿及时和适合的治疗。

1.孕妇治疗

一旦绒毛膜羊膜炎诊断明确应该即刻终止妊娠;一旦出现胎儿窘迫应紧急终止妊娠。目前建议在没有获得病原体培养结果前可以给予广谱抗生素或依据经验给予抗生素治疗,可以明显降低孕产妇和新生儿的病死率。

早产和胎膜早破的处理:早产或胎膜早破的孕妇即使没有绒毛膜羊膜炎的症状和体征,建议给予预防性应用抗生素治疗,对于小于 36 周早产或胎膜早破的孕妇,明确应预防性应用抗生素。

足月分娩的孕妇有GBS感染风险的应预防性应用抗生素。一些产科医师发现在32周后应用糖皮质激素在促胎儿肺成熟的作用有限。而应用糖皮质激素是否会增加胎儿感染的风险性现在还没有明确的依据，应用不增加风险。

2.新生儿的治疗

儿科医师与产科医师之间信息的交流对于及时发现新生的感染非常有意义。及时和早期发现母亲的绒毛膜羊膜炎可有效降低新生儿的患病率和死亡率。

（贾 璐）

第十节 脐带异常

脐带是胎儿与母体进行物质和气体交换的唯一通道。若脐带发生异常（包括脐带过短、缠绕、打结、扭转及脱垂等），可使胎儿血供受限或受阻，导致胎儿窘迫，甚至胎儿死亡。

一、脐带长度异常

脐带的长度个体间略有变化，足月时平均长度为55～60 cm，特殊的脐带长度异常病例，长度最小几乎为无脐带，最长为300 cm。正常长度为30～100 cm。脐带过长经常会出现脐带血管栓塞及脐带真结，同时脐带过长也容易出现脐带脱垂。短于30 cm为脐带过短。妊娠期间脐带过短并无临床征象。进入产程后，由于胎先露部下降，脐带被拉紧使胎儿血循环受阻出现胎儿窘迫或造成胎盘早剥和子宫内翻，也可引起产程延长。若临产后疑有脐带过短，应抬高床脚改变体位并吸氧，胎心无改善应尽快行剖宫产术。

通过动物实验及人类自然分娩的研究，似乎支持这样一个论点：脐带的长度及羊水的量和胎儿的运动呈正相关，并受其影响。Miller等证实：当羊水过少造成胎儿活动受限或因胎儿肢体功能障碍导致活动减少时会使得脐带的长度略微缩短。脐带过长似乎是胎儿运动时牵拉脐带及脐带缠绕的结果。Soernes和Bakke报道臀位先露者脐带长度较头位者短大约5 cm。

二、脐带缠绕

脐带围绕胎儿颈部、四肢或躯干者称为脐带缠绕。约90%为脐带绕颈，Kan及Eastman等研究发现脐带绕颈一周者居多，占分娩总数的21%，而脐带绕颈三周发生率为0.2%。其发生原因和脐带过长、胎儿过小、羊水过多及胎动过频等有关。脐带绕颈一周需脐带20 cm左右。对胎儿的影响与脐带缠绕松紧、缠绕周数及脐带长短有关。脐带缠绕可出现以下临床特点。①胎先露部下降受阻：由于脐带缠绕使脐带相对变短，影响胎先露部入盆，或可使产程延长或停滞。②胎儿宫内窘迫：当缠绕周数过多、过紧时或宫缩时，脐带受到牵拉，可使胎儿血循环受阻，导致胎儿宫内窘迫。③胎心监护：胎心监护出现频繁的变异减速。④彩色超声多普勒检查：可在胎儿颈部找到脐带血流信号。⑤B型超声检查：脐带缠绕处的皮肤有明显的压迹，脐带缠绕1周者为U形压迫，内含一小圆形衰减包块，并可见其中小短光条；脐带缠绕2周者，皮肤压迹为“W”形，其上含一带壳花生样衰减包块，内见小光条；脐带缠绕3周或3周以上，皮肤压迹为锯齿状，其上为一条衰减带状回声。当产程中出现上述情况，应高度警惕脐带缠绕，尤其当胎心监护出现异常，经吸氧、改变体位不能缓解时，应及时终止妊娠。临产前B型超声诊断脐带缠绕，应在分娩过程中加强监护，一旦出现胎儿宫内窘迫，及时处理。值得庆幸的是，脐带绕颈不是胎儿死亡的主要原因。Hankins等研究发现脐带绕颈的胎儿与对照胎儿对比出现更多的轻度或严重的胎心变异减速，他们的脐带血pH也偏低，但是并没有发现新生儿病理性酸中毒。

三、脐带打结

脐带打结分为假结和真结两种。脐带假结是指脐静脉较脐动脉长，形成迂曲似结或由于脐血管较脐带长，血管卷曲似结。假结一般不影响胎儿血液循环，对胎儿危害不大。脐带真结是由于脐带缠绕胎体，随后胎儿又穿过脐带套环而成真结，Spellacy等研究发现，真结的发生率为1.1%。真结在单羊膜囊双胎中发生率更高。真结一旦影响胎儿血液循环，在妊娠过程中出现胎儿宫内生长受限，真结过紧可造成胎儿血循环受阻，严重者导致胎死宫内，多数在分娩后确诊。围生期伴发脐带真结的产妇其胎儿死亡率为6%。

四、脐带扭转

胎儿活动可使脐带顺其纵轴扭转呈螺旋状，生理性扭转可达6～11周。若脐带过度扭转呈绳索样，使胎儿血循环缓慢，导致胎儿宫内缺氧，严重者可致胎儿血循环中断造成胎死宫内。已有研究发现脐带高度螺旋化与早产发生率的增加有关。妇女滥用可卡因与脐带高度螺旋化有关。

五、脐带附着异常

脐带通常附着于胎盘胎儿面的中心或其邻近部位。脐带附着在胎盘边缘者，称为球拍状胎盘，发现存在于7%的足月胎盘中。胎盘分娩过程中牵拉可能断裂，其临床意义不大。

脐带附着在胎膜上，脐带血管如船帆的缆绳通过羊膜及绒毛膜之间进入胎盘者，称为脐带帆状附着。因为脐带血管在距离胎盘边缘一定距离的胎膜上分离，它们与胎盘接触部位仅靠羊膜的折叠包裹，如胎膜上的血管经宫颈内口位于胎先露前方时，称为前置血管。在分娩过程中，脐带边缘附着一般不影响母体和胎儿生命，多在产后胎盘检查时始被发现。前置血管对于胎儿存在明显的潜在危险性，若前置血管发生破裂，胎儿血液外流，出血量达200～300 mL，即可导致胎儿死亡。阴道检查可触及有搏动的血管。产前或产时任何阶段的出血都可能存在前置血管及胎儿血管破裂。若怀疑前置血管破裂，一个快速、敏感的方法是取流出的血液做涂片，找到有核红细胞或幼红细胞并有胎儿血红蛋白，即可确诊。因此，产前做B型超声检查时，应注意脐带和胎盘附着的关系。

六、脐带先露和脐带脱垂

胎膜未破时脐带位于胎先露部前方或一侧称为脐带先露，也称隐性脐带脱垂。胎膜破裂后，脐带脱出于宫颈口外，降至阴道甚至外阴，称为脐带脱垂。脐带脱垂是一种严重威胁胎儿生命的并发症，须积极预防。

七、单脐动脉

正常脐带有两条脐动脉，一条脐静脉。如只有一条脐动脉，称为单脐动脉。Bryan和Kohler

通过对 20 000 个病例研究发现，143 例婴儿为单脐动脉，发生率为 0.72%，单脐动脉婴儿重要器官畸形率为 18%，生长受限发生率为 34%，早产儿发生率为 17%。他们随后又发现在 90 例单脐动脉婴儿中先前未认识的畸形有 10 例。Leung 和 Robson 发现在合并糖尿病、癫痫、子痫前期、产前出血、羊水过少、羊水过多的孕妇其新生儿中单脐动脉发生率相对较高。在自发性流产胎儿中更易发现单脐动脉。Pavlopoulos 等发现在这些胎儿中，肾发育不全、肢体短小畸形、空腔脏器闭锁畸形发生率增高，提示有血管因素参与其中。

（贾　璐）

第十一节　前置胎盘

妊娠 28 周后，胎盘附着于子宫下段，甚至胎盘下缘达到或覆盖宫颈内口，其位置低于胎先露部，称为前置胎盘。前置胎盘是妊娠晚期严重并发症，也是妊娠晚期阴道流血最常见的原因。其发病率国外报道 0.5%，国内报道 0.24%～1.57%。

一、病因

目前尚不清楚，高龄初产妇(年龄＞35 岁)、经产妇及多产妇、吸烟或吸毒妇女为高危人群。其病因可能与下述因素有关。

(一)子宫内膜病变或损伤

多次刮宫、分娩、子宫手术史等是前置胎盘的高危因素。上述情况可损伤子宫内膜，引起子宫内膜炎或萎缩性病变，再次受孕时子宫蜕膜血管形成不良、胎盘血供不足，刺激胎盘面积增大延伸到子宫下段。前次剖宫产手术瘢痕可妨碍胎盘在妊娠晚期向上迁移。增加前置胎盘的可能性。据统计发生前置胎盘的孕妇，85%～95%为经产妇。

(二)胎盘异常

双胎妊娠时胎盘面积过大，前置胎盘发生率较单胎妊娠高 1 倍；胎盘位置正常而副胎盘位于子宫下段接近宫颈内口；膜状胎盘大而薄，扩展到子宫下段，均可发生前置胎盘。

(三)受精卵滋养层发育迟缓

受精卵到达子宫腔后，滋养层尚未发育到可以着床的阶段，继续向下游走到达子宫下段，并在该处着床而发育成前置胎盘。

二、分类

根据胎盘下缘与宫颈内口的关系，将前置胎盘分为 3 类(图 6-2)。

(1)完全性前置胎盘：又称中央性前置胎盘，胎盘组织完全覆盖宫颈内口。

(2)部分性前置胎盘：宫颈内口部分为胎盘组织所覆盖。

(3)边缘性前置胎盘：胎盘附着于子宫下段，胎盘边缘到达宫颈内口，未覆盖宫颈内口。

胎盘位于子宫下段，胎盘边缘与宫颈内口极为接近，但未达到宫颈内口，称为低置胎盘。胎盘下缘与宫颈内口的关系可因宫颈管消失、宫口扩张而改变。前置胎盘类型可因诊断时期不同而改变，如临产前为完全性前置胎盘，临产后因宫口扩张而成为部分性前置胎盘。目前临床上均依据处理前最后一次检查结果来决定其分类。

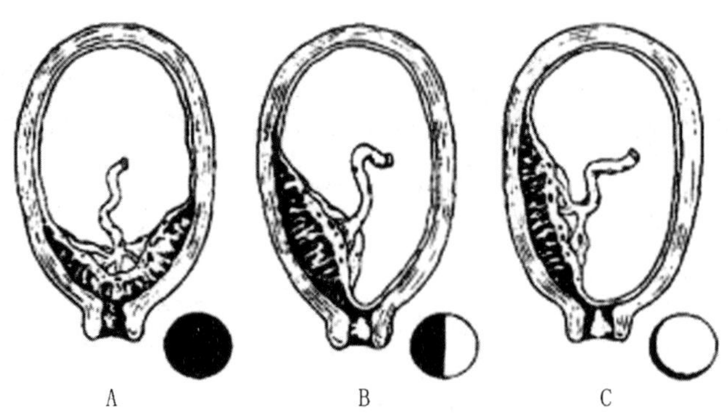

图 6-2　前置胎盘的类型

A.完全性前置胎盘；B.部分性前置胎盘；C.边缘性前置胎盘

三、临床表现

(一)症状

前置胎盘的典型症状是妊娠晚期或临产时，发生无诱因、无痛性反复阴道流血。妊娠晚期子宫下段逐渐伸展，牵拉宫颈内口，宫颈管缩短；临产后规律宫缩使宫颈管消失成为软产道的一部分。宫颈外口扩张，附着于子宫下段及宫颈内口的胎盘前置部分不能相应伸展而与其附着处分离，血窦破裂出血。前置胎盘出血前无明显诱因，初次出血量一般不多，剥离处血液凝固后，出血自然停止；也有初次即发生致命性大出血而导致休克的。由于子宫下段不断伸展，前置胎盘出血常反复发生，出血量也越来越多。阴道流血发生的迟早、反复发生次数、出血量多少与前置胎盘类型有关。完全性前置胎盘初次出血时间早，多在妊娠28 周左右，称为"警戒性出血"。边缘性前置胎盘出血多发生于妊娠晚期或临产后，出血量较少。部分性前置胎盘的初次出血时间、出血量及反复出血次数，介于两者之间。

(二)体征

患者一般情况与出血量有关，大量出血呈现面色苍白、脉搏增快微弱、血压下降等休克表现。腹部检查：子宫软，无压痛，大小与妊娠周数相符。由于子宫下段有胎盘占据，影响胎先露部入盆，故胎先露高浮，易并发胎位异常。反复出血或一次出血量过多，使胎儿宫内缺氧，严重者胎死宫内。当前置胎盘附着于子宫前壁时，可在耻骨联合上方听到胎盘杂音。临产时检查见宫缩为阵发性，间歇期子宫完全松弛。

四、处理原则

处理原则是抑制宫缩、止血、纠正贫血和预防感染。根据阴道流血量、有无休克、妊娠周数、胎位、胎儿是否存活、是否临产及前置胎盘类型等综合做出决定。

(一)期待疗法

应在保证孕妇安全的前提下尽可能延长孕周，以提高围生儿存活率。适用于妊娠＜34 周、胎儿体重＜2 000 g、胎儿存活、阴道流血量不多、一般情况良好的孕妇。

尽管国外有资料证明，前置胎盘孕妇的妊娠结局住院与门诊治疗并无明显差异，但我国仍应强调住院治疗。住院期间密切观察病情变化，为孕妇提供全面优质护理是期待疗法的关键措施。

(二)终止妊娠

1.终止妊娠指征

孕妇反复发生多量出血甚至休克者，无论胎儿成熟与否，为了母亲安全应终止妊娠；期待疗法中发生大出血或出血量虽少，但胎龄达孕 36 周以上，胎儿成熟度检查提示胎儿肺成熟者；胎龄未达孕 36 周，出现胎儿窘迫征象，或胎儿电子监护发现胎心异常者；出血量多危及胎儿；胎儿已死亡或出现难以存活的畸形，如无脑儿。

2.剖宫产

剖宫产可在短时间内娩出胎儿，迅速结束分娩，对母儿相对安全，是处理前置胎盘的主要手段。剖宫产指征应包括：完全性前置胎盘，持续大量阴道流血；部分性和边缘性前置胎盘出血量较多，先露高浮，短时间内不能结束分娩；胎心异常。术前应积极纠正贫血、预防感染等，备血，做好处理产后出血和抢救新生儿的准备。

3.阴道分娩

边缘性前置胎盘、枕先露、阴道流血不多、无头盆不称和胎位异常，估计在短时间内能结束分娩者，可予试产。

(贾　璐)

第十二节　胎盘早剥

20 周以后或分娩期正常位置的胎盘在胎儿娩出前部分或全部从子宫壁剥离，称为胎盘早剥。胎盘早剥是妊娠晚期严重并发症，具有起病急、发展快的特点，若处理不及时可危及母儿生命。胎盘早剥的发病率：国外为 1%～2%，国内为 0.46%～2.1%。

一、病因

胎盘早剥确切的原因及发病机制尚不清楚，可能与下述因素有关。

(一)孕妇血管病变

孕妇患严重妊娠期高血压疾病、慢性高血压、慢性肾脏疾病或全身血管病变时，胎盘早剥的发生率增高。妊娠合并上述疾病时，底蜕膜螺旋小动脉痉挛或硬化，引起远端毛细血管变性坏死甚至破裂出血，血液流至底蜕膜层与胎盘之间形成胎盘后血肿。致使胎盘与子宫壁分离。

(二)机械性因素

外伤尤其是腹部直接受到撞击或挤压；脐带过短（＜30 cm）或脐带绕颈、绕体相对过短时，分娩过程中胎儿下降牵拉脐带造成胎盘剥离；羊膜穿刺时刺破前壁胎盘附着处，血管破裂出血引起胎盘剥离。

(三)宫腔内压力骤减

双胎妊娠分娩时，第一胎儿娩出过速；羊水过多时，人工破膜后羊水流出过快，均可使宫腔内压力骤减，子宫骤然收缩，胎盘与子宫壁发生错位剥离。

(四)子宫静脉压突然升高

妊娠晚期或临产后，孕妇长时间仰卧位，巨大妊娠子宫压迫下腔静脉，回心血量减少，血压下降。此时子宫静脉淤血、静脉压增高、蜕膜静脉床淤血或破裂，形成胎盘后血肿，导致部分或全部胎盘剥离。

(五)其他一些高危因素

如高龄孕妇、吸烟、可卡因滥用、孕妇代谢异常、孕妇有血栓形成倾向、子宫肌瘤(尤其是胎盘附着部位肌瘤)等与胎盘早剥发生有关。有胎盘早剥史的孕妇再次发生胎盘早剥的危险性比无胎盘早剥史者高 10 倍。

二、分类及病理变化

胎盘早剥主要病理改变是底蜕膜出血并形成血肿，使胎盘从附着处分离。按病理类型，胎盘早剥可分为显性、隐性及混合性 3 种(图 6-3)。若底蜕膜出血量少，出血很快停止，多无明显的临床表现，仅在产后检查胎盘时发现胎盘母体面有凝血块及压迹。若底蜕膜继续出血，形成胎盘后血肿，胎盘剥离面随之扩大，血液冲开胎盘边缘并沿胎膜与子宫壁之间经过颈管向外流出，称为显性剥离或外出血。若胎盘边缘仍附着于子宫壁或由于胎先露部固定于骨盆入口，使血液积聚于胎盘与子宫壁之间，称为隐性剥离或内出血。由于子宫内有妊娠产物存在，子宫肌不能有效收缩，以压迫破裂的血窦而止血，血液不能外流，胎盘后血肿越积越大，子宫底随之升高。当出血达到一定程度时，血液终会冲开胎盘边缘及胎膜外流，称为混合型出血。偶有出血穿破胎膜溢入羊水中成为血性羊水。

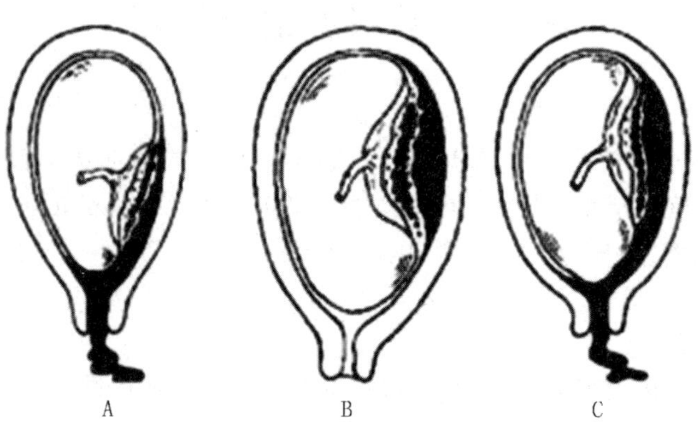

图 6-3　胎盘早剥类型

A.显性剥离；B.隐性剥离；C.混合性剥离

胎盘早剥发生内出血时，血液积聚于胎盘与子宫壁之间，随着胎盘后血肿压力的增加，血液浸入子宫肌层，引起肌纤维分离、断裂甚至变性，当血液渗透至子宫浆膜层时，子宫表面现紫蓝色瘀斑，称为子宫胎盘卒中，又称为库弗莱尔子宫。有时血液还可渗入输卵管系膜、卵巢生发上皮下、阔韧带内。子宫肌层由于血液浸润、收缩力减弱，造成产后出血。

严重的胎盘早剥可以引发一系列病理生理改变。从剥离处的胎盘绒毛和蜕膜中释放大量组织凝血活酶，进入母体血循环，激活凝血系统，导致弥散性血管内凝血(DIC)，肺、肾等脏器的毛细血管内微血栓形成，造成脏器缺血和功能障碍。胎盘早剥持续时间越长，促凝物质不断进入母血，激活纤维蛋白溶解系统，产生大量的纤维蛋白原降解产物(FDP)，引起继发性纤溶亢进。发生胎盘早剥后，消耗大量凝血因子，并产生高浓度 FDP，最终导致凝血功能障碍。

三、临床表现

根据病情严重程度，Sher 将胎盘早剥分为 3 度。

（一）Ⅰ度

多见于分娩期，胎盘剥离面积小，患者常无腹痛或腹痛轻微，贫血体征不明显。腹部检查见子宫软，大小与妊娠周数相符，胎位清楚，胎心率正常。产后检查见胎盘母体面有凝血块及压迹即可诊断。

（二）Ⅱ度

胎盘剥离面为胎盘面积 1/3 左右。主要症状为突然发生持续性腹痛、腰酸或腰背痛，疼痛程度与胎盘后积血量成正比。无阴道流血或流血量不多，贫血程度与阴道流血量不相符。腹部检查见子宫大于妊娠周数，子宫底随胎盘后血肿增大而升高。胎盘附着处压痛明显（胎盘位于后壁则不明显），宫缩有间歇，胎位可扪及，胎儿存活。

（三）Ⅲ度

胎盘剥离面超过胎盘面积 1/2。临床表现较Ⅱ度重。患者可出现恶心、呕吐、面色苍白、四肢湿冷、脉搏细数、血压下降等休克症状，且休克程度大多与阴道流血量不成正比。腹部检查见子宫硬如板状，宫缩间歇时不能松弛，胎位扪不清，胎心消失。

四、处理原则

纠正休克、及时终止妊娠是处理胎盘早剥的原则。患者入院时，情况危重、处于休克状态，应积极补充血容量，及时输入新鲜血液，尽快改善患者状况。胎盘早剥一旦确诊，必须及时终止妊娠。终止妊娠的方法根据胎次、早剥的严重程度、胎儿宫内状况及宫口开大等情况而定。此外，对并发症如凝血功能障碍、产后出血和急性肾衰竭等进行紧急处理。

（贾　璐）

第七章

妊娠合并症及并发症

第一节　妊娠期急性呼吸窘迫综合征

急性呼吸窘迫综合征是一种严重的疾病，每年威胁全世界近一百万人的生命。ARDS 是在多种原发疾病和诱因作用下发生的非心源性肺水肿和急性呼吸衰竭；临床以呼吸困难或窘迫，双侧肺泡浸润，肺顺应性降低及顽固性低氧血症为特征。目前认为 ARDS 是全身炎症反应综合征在肺部的表现。其早期阶段是急性肺损伤(ALI)；ARDS 晚期常可引起或合并多脏器功能障碍，最终形成多脏器功能衰竭；急性呼吸窘迫综合征是妊娠期间呼吸衰竭最常见的原因，严重者病情进展非常迅速，可导致早产、胎儿宫内窘迫、胎死宫内，甚至导致孕产妇死亡。患有 ARDS 的妊娠女性死亡率高达 25%～40%。

一、病因

导致 ARDS 的原发病或高危因素可分为两类。

(一)直接肺损伤

严重肺部感染，胃内容物吸入，肺挫伤，吸入有毒气体，淹溺，氧中毒等。

(二)间接肺损伤

各种原因所致的休克、脓毒症综合征、严重的非胸部创伤、脂肪栓塞，大量输血(液)、重症胰腺炎、剖宫产及异位妊娠术后等是常见的原因；脓毒症综合征即使没有临床低血压(收缩压≤12 kPa)或肺外感染的征象，亦常并发 ARDS。

另对孕妇而言，还有一些独特的病因，如绒毛膜羊膜炎、子痫、羊水栓塞、滋养层的栓塞、胎盘早剥、产科出血、子宫内膜炎、胎盘滞留、流产均增加 ARDS 风险。

二、妊娠期生理方面的改变

妊娠期心血管系统的变化与肺水肿相似，妊娠期心排血量增加 50%，循环血容量增加 50%，肺循环血容量增加 30%～40%，心率平均增加 10～15 次/分；而血浆胶体渗透压下降 20%，产后血浆胶体渗透压再下降 30%。

孕妇在妊娠中期耗氧量会增加10%～20%，而肺通气量约增加40%，在妊娠晚期，由于子宫增大，膈肌活动幅度减少，通气量每分钟约增加40%，主要是潮气量约增加39%，残气量约减少20%，肺泡换气约增加65%，孕期由于上呼吸道黏膜充血、水肿使局部抵抗力减低，因而易受感染。

三、ARDS病理生理改变

(一)肺循环的改变

1.肺毛细血管通透性增加

为肺毛细血管内皮细胞损伤的结果。由于通透性增加，血管内液体外逸增多，淋巴引流又不能相应提高，结果液体滞留导致间质和肺泡水肿。此外，蛋白漏出使间质液体的蛋白含量增加，血管内血浆胶体渗透压降低，使间质水肿更加严重。

2.肺内分流和静脉血掺杂增加

缺氧时血流增速，血液流经肺泡周围毛细血管的时间较正常缩短；同时由于肺泡毛细血管膜增厚，气体交换达到平衡的时间较正常延长。因此，流经肺泡毛细血管的静脉血不能得到充分氧合，使一定数量的混合静脉血返回左心。此外，ARDS时由于通气/血流比例(V/Q)失调，一部分肺泡萎陷无通气或通气减少，流经这些肺泡的静脉血得不到充分氧合而回到左心，使分流量增加达30%(正常<3%)。

(二)呼吸功能的改变

1.肺泡毛细血管弥散功能降低，氧交换障碍

正常时肺泡毛细血管膜平均厚度仅为0.7 μm。ARDS时由于间质、肺泡水肿，肺泡上皮增生、肥厚和肺泡透明膜形成，肺泡与毛细血管间的气体交换障碍，引起低氧血症。

2.功能残气量(FRC)降低原因

血管旁间质水肿使正常间质负压降低或消失，从而增加小气道陷闭的倾向，引起肺不张；肺泡表面活性物质减少，活性降低，导致肺泡缩小或陷闭；肺充血水肿使功能有效肺含量减少。

3.肺顺应性降低

由于FRC降低，肺间质或肺泡充血、水肿及表面活性物质减少等原因，肺顺应性降低。呼吸运动需氧量急增，呼吸浅速，潮气量减少，有效肺泡通气量降低，使缺氧加剧。

四、ARDS对妊娠的影响

(1)孕妇缺氧致胎儿宫内窘迫。

(2)孕妇潜在的危险或ARDS的并发症导致早产。

(3)治疗ARDS时对胎儿安全监测的限制。

(4)ARDS药物治疗对胎儿的影响。

五、ARDS的临床表现

起病多急骤，典型临床经过可分4期。

(一)损伤期

在损伤后4～6小时以原发病表现为主，呼吸可增快，但无典型呼吸窘迫。X线胸片无阳性发现。

（二）相对稳定期

在损伤后6～48小时，经积极救治，循环稳定。而逐渐出现呼吸困难、频率加快、低氧血症、过度通气、$PaCO_2$降低，肺体征不明显，胸部X线片可见肺纹理增多、模糊和网状浸润影，提示肺血管周围液体急骤增多和间质性水肿。

（三）呼吸衰竭期

在损伤后24～48小时，呼吸困难、窘迫和出现发绀，常规氧疗无效，也不能用其他原发心肺疾病来解释。呼吸频率加快可达35～50次/分，胸部听诊可闻及湿啰音。胸部X线片两肺有散在斑片状阴影或呈磨玻璃样改变，可见支气管充气征。血气分析PaO_2和$PaCO_2$均降低，常呈代谢性酸中毒、呼吸性碱中毒。

（四）终末期

极度呼吸困难和严重发绀，出现神经精神症状如嗜睡、谵妄、昏迷等。胸部X线片示融合成大片状浸润阴影，支气管充气征明显。血气分析严重低氧血症、CO_2潴留，常有混合性酸碱失衡，最终可发生循环功能衰竭。

六、实验室检查

（一）外周血白细胞计数与分类

妊娠期血白细胞升高，但中性粒细胞、嗜酸性粒细胞、嗜碱性粒细胞均不升高。ARDS早期，由于中性粒细胞在肺内聚集、浸润，外周血白细胞常呈短暂的、一过性下降，最低可$<1\times10^9/L$，杆状核粒细胞$>10\%$。随着病情的发展，外周白细胞很快回升至正常；由于合并感染或其他应激因素，亦可显著高于正常。

（二）血气分析

低氧血症是突出的表现。PaO_2多小于8.0 kPa(60 mmHg)，但有进行性下降趋势时，即应警惕。此时可以计算氧合指数(PaO_2/FiO_2)，因其能较好地反映吸氧情况下机体缺氧的情况，而且与肺内分流量(Qs/Qt)有良好的相关性。早期$PaCO_2$多不升高，甚至可因过度通气而低于正常；若$PaCO_2$升高，则提示病情危重。酸碱失衡方面，早期多为单纯呼吸性碱中毒；随着病情进展，可合并代谢性酸中毒；晚期，可出现呼吸性酸中毒，甚或三重酸碱失衡。此时预后极差。

（三）X线检查

1.早期

发病24小时以内。本期患者虽因肺间质水肿等而出现明显的呼吸急促和发绀，但第一次胸片检查可无异常表现或仅见肺纹理增多呈网状，边缘模糊，提示有一定的间质性肺水肿改变。重者可见小片状模糊影。

2.中期

发病的1～5天。X线表现以肺实变为主要特征，两肺散布大小不等、边缘模糊的斑片状密度增高影，且常融合成大片，成为均匀致密的磨玻璃样影，有时可见支气管气相。心缘尚清楚。实变影常呈区域性、重力性分布，以中下肺野和肺外带居多，从而与心源性肺水肿相区别。

3.晚期

多在发病5天以上，临床表现进一步加重。胸部X线片见两肺或其大部呈均匀密度增加，磨玻璃样变，支气管气相明显，心缘不清或消失，甚至可因广泛肺水肿、实变，出现“白肺”。

病情好转时，上述病变逐步吸收，首先从肺泡病变开始，次为间质，少数可残留肺纤维化。

条件许可时，可进行胸部 CT 和正电子发射断层扫描检查，对于了解肺水肿的分布、程度及与心源性肺水肿鉴别，以及肺纤维化程度等，都有一定帮助。

(四)呼吸系统总顺应性测定

呼吸系统总顺应性(TRC)包括肺和胸壁顺应性。对于重危患者来说，难以进行常规的顺应性测定。在应用机械通气的情况下，可在潮气量吸气末关闭呼气环路，直接读出压力表中的数值，求得 TRC。公式如下：

$$TRC=\frac{\text{潮气量(mL)}}{\text{表中压力}}$$

若使用呼气末正压(PEEP)通气，则需减去 PEEP。公式如下：

$$TRC=\frac{\text{潮气量(mL)}}{\text{(表中压力}-\text{PEEP)}}$$

七、ALI/ARDS 的临床特征与诊断

ALI/ARDS 具有以下临床特点：①急性起病，在直接或间接肺损伤后 12～48 小时发病。②常规吸氧后低氧血症难以纠正。③肺部体征无特异性，急性期双肺可闻及湿啰音或呼吸音减低。④早期病变以间质性为主，胸部 X 线片常无明显改变；病情进展后，可出现肺内实变，表现为双肺野普遍密度增高，透亮度减低，肺纹理增多、增粗，可见散在斑片状密度增高影，即弥散性肺浸润影。⑤无心功能不全证据。

目前 ALI/ARDS 诊断仍广泛沿用 1994 年欧美联席会议提出的诊断标准：①急性起病；②氧合指数(PaO_2/FiO_2)≤26.7 kPa(200 mmHg)［不管呼气末正压(PEEP)水平］；③正位胸部 X 线片显示双肺均有斑片状阴影；④肺动脉嵌顿压≤2.4 kPa(18 mmHg)或无左心房压力增高的临床证据。如 PaO_2/FiO_2≤40.0 kPa(300 mmHg)且满足上述其他标准，则诊断为 ALI。

八、与 ARDS 相鉴别的疾病

(一)心源性肺水肿(左心衰竭)

心源性肺水肿常见于高血压性心脏病，冠状动脉硬化性心脏病、心肌病等引起的左侧心力衰竭及二尖瓣狭窄所致的左房衰竭。它们都有心脏病史和相应的临床表现，如结合胸部 X 线和心电图检查，诊断一般不难。心导管肺毛细血管楔压(PAWP)在左心衰竭时上升(PAWP＞2.4 kPa)，对诊断更有意义。

(二)急性肺栓塞

急性肺栓塞多见于手术后或长期卧床者，血栓来自下肢深部静脉或盆腔静脉。本病起病突然，有呼吸困难、胸痛、咯血、发绀、PaO_2 下降等表现，与 ARDS 不易鉴别。血乳酸脱氢酶上升，心电图异常(典型者 ST-T 改变)，放射性核素肺通气、灌注扫描等改变对诊断肺栓塞有较大意义。肺动脉造影对肺栓塞诊断意义更大。

(三)严重肺炎

肺部严重感染包括细菌性肺炎、病毒性肺炎、粟粒性肺结核等可引起 ARDS。然而也有一些重度肺炎患者(特别如军团菌肺炎)具有呼吸困难、低氧血症等类似 ARDS 临床表现，但并未发生 ARDS。它们大多肺实质有大片浸润性炎症阴影，感染症状(发热、白细胞增高、核左移)明显，应用敏感抗菌药物可获治愈。

(四)特发性肺间质纤维化

部分特发性肺纤维化患者呈亚急性发展,有Ⅱ型呼吸衰竭表现,尤其在合并肺部感染加重时,可能与 ARDS 相混淆。本病胸部听诊有 Velcro 啰音,胸部 X 线检查呈网状、结节状阴影或伴有蜂窝状改变,病程发展较 ARDS 相对缓慢,肺功能为限制性通气障碍等可作鉴别。

九、妊娠期 ARDS 的治疗

妊娠期 ARDS 的治疗管理包括:ARDS 的诊断、孕妇及胎儿状况的监测、寻找及治疗潜在的病因、动态评估分娩的风险和肺保护性通气策略等。

急性肺损伤(ALI)治疗:孕妇吸氧,胎儿监测,血流动力学监测及血氧饱和度的监测等。

如病情加重,发展成 ARDS,应气管插管,机械通气,镇静药物的使用等。孕妇的气道管理困难。如胃排空延迟,持续增高的腹压,胃食管括约肌松弛导致的误吸等。做充分剖宫产术准备,一旦出现孕妇情况不稳定或胎儿窘迫,应及时结束妊娠;如胎儿发育不成熟,最好持续评估胎儿状况,周期性监测胎心音,监测孕妇的心排血量,混合静脉血氧饱和度;一旦胎儿达到存活的胎龄或胎心率下降(经药物治疗不能改善),应及时结束妊娠;羊膜炎、胎盘早剥、羊水栓塞、先兆子痫的孕妇应及时结束妊娠;结束妊娠可能改善孕妇状况。

(一)通气治疗

当 $FiO_2>0.50$,$PaO_2<8.0$ kPa,动脉血氧饱和度<90%时,应予机械通气。PEEP 是常用的模式。使用 PEEP 必须注意:一般从 0.3~0.5 kPa(3~5 cmH_2O)开始,以后酌情增加,但最高不应超过 2.0 kPa(20 cmH_2O);注意峰吸气压(PIP)不应太高,以免影响静脉回流及心功能,并减少肺部气压伤的发生;如 PaO_2 达到 10.7 kPa(80 mmHg),$SaO_2\geqslant 90\%$,$FiO_2\leqslant 0.4$,且稳定 12 小时以上者,可逐步降低 PEEP 至停用。

(二)药物治疗

到目前为止尚无一种药物对 ARDS 有确切疗效。

1.液体量

一般应适当控制,限制液体输入,增加体液排出,减少血容量,降低肺血管内静水压,使肺小动脉楔压(PAWP)维持在 1.4~1.6 kPa(14~16 cmH_2O)。

2.肾上腺糖皮质激素

激素治疗 ARDS 的适应证:ARDS 晚期纤维增殖期、脂肪栓塞引起的 ARDS、急性胰腺炎、误吸、呼吸道烧伤和有毒性气体吸入、脓毒性休克并发的 ARDS。激素治疗 ARDS 的原则是早期、大剂量、短疗程。大剂量为氢化可的松 1 000~2 000 mg/d 或地塞米松 20~30 mg 静脉推注,每天 3 次或甲泼尼龙30 mg/kg,静脉推注,每 6 小时 1 次,连用 48 小时停药,最长不宜超过 3 天。对于晚期纤维增殖期 ARDS 患者,可采用较长疗程的大剂量激素治疗。甲泼尼龙 2~3 mg/(kg · d)或地塞米松 30~60 mg/d 治疗,疗程 1 个月左右。

激素治疗 ARDS 的注意事项:①ARDS 需要综合治疗;积极治疗原发疾病,特别是控制感染,改善通气和组织氧供,防止进一步肺损伤和肺水肿是目前治疗的主要原则;而激素治疗 ARDS 只是其中的一个环节。②注意预防与减少激素的并发症,例如,感染扩散或继发性感染、消化道出血、机体免疫力下降等。

3.扩血管药物

扩血管药物具有降低肺动脉压,减轻右心室负荷,提高右心排血量作用,其治疗 ARDS 主要是提

高肺血流灌注，增加氧运送，改善全身氧合功能。代表性的药物有硝普钠、肼苯达嗪、硫氮䓬酮；近期有前列腺素 E_1（PGE_1），开始给 30 ng/(kg·m^2)持续静脉滴注，如血压下降，改为20 ng/(kg·m^2)静脉滴注。

一氧化氮：吸入 NO 改善氧合功能，但近年研究证明，ARDS 死亡的原因主要是多器官功能障碍综合征(MODS)，吸入 NO 不扩张体循环血管改善全身微循环，肺外脏器如胃肠道、肝脏、肾脏等功能不改善甚至恶化，而肠道缺血促进细菌易位，这将反过来使已经改善的肺功能重新变坏。

4.晶体与胶体

补液性质存在争议，ARDS 早期宜补高渗晶体液（如 10%葡萄糖液，1.3%～1.5%氯化钠液），以避免肺水肿加重。胶体在 ARDS 应用看法不一，有主张不宜补胶体，防止毛细血管渗漏加重。当然，一旦出现全身性渗漏综合征则补胶体可能无效，反使渗漏加重。

(三)维持重要脏器功能，防止和减少 MOF 的发生

ALI 和 ARDS 可能为全身炎症反应综合征(SIRS)所致 MODS 或 MOF 的首发衰竭脏器。随着病情的发展，可能序贯性地出现多个脏器衰竭；也可能由于 ALI 和 ARDS 因严重缺氧、合并感染及不适当的治疗，导致其他脏器的损伤。因此，在 ALI 和 ARDS 的治疗中，维持其他脏器的功能成为 ARDS 治疗的重要方面。在有效的通气治疗支持下，呼吸衰竭可能不会成为 ARDS 的主要死因，而心功能损害、肾功能不全、消化道出血及 DIC 有时会成为治疗的主要矛盾，甚至会成为主要的死因。因此，减轻心脏负荷，增加营养，加强心肌血供，监测肾功能，防治消化道出血，监测凝血机制和预防 DIC 的发生是 ARDS 治疗过程中不可忽视的问题。

十、预后

ARDS 存活者，静息肺功能可恢复正常。原发病影响预后：脓毒症，持续低血压等并发的 ARDS 预后差；脂肪栓塞和手术后引起的 ARDS 预后较好。对治疗的反应，以及是否并发 MOF，也明显影响预后。

（贾　璐）

第二节　妊娠合并支气管哮喘

支气管哮喘（简称哮喘）在全世界范围内是最常见的慢性病之一，也是妊娠妇女常见并发的慢性病。妊娠合并哮喘，可以是在青少年时期患有哮喘，青春期后已缓解的基础上合并妊娠；或妊娠前已是未缓解的哮喘者，在妊娠后哮喘加重；或妊娠后才出现哮喘者。以上 3 种情况都可以认为是妊娠期哮喘。

一、病因及发病机制

(一)病因

哮喘的病因复杂，患者个体化变应性体质及环境因素的影响是发病的危险因素。目前认为哮喘是一种多基因遗传病，其遗传度在 70%～80%。哮喘同时受遗传因素和环境因素的双重影响。

环境因素包括特异性变应原或食物、感染直接损害呼吸道上皮致呼吸道反应性增高。某些药物如阿司匹林类药物等、大气污染、烟尘运动、冷空气刺激、精神刺激及社会、家庭心理、妊娠等因素均可诱发哮喘。

(二)发病机制

哮喘的发病机制不完全清楚。变态反应、气道慢性炎症、气道反应性增高及神经等因素及其相互作用被认为与哮喘的发病关系密切。

妊娠合并哮喘的病理特征为支气管平滑肌收缩、分泌黏液和小支气管黏膜水肿。引起以上变化的物质包括组胺变态反应的缓慢作用物质、嗜酸性粒细胞趋化因子和血小板激活因子等,这些物质可能是对致敏原、病毒感染或紧张运动的反应而产生的。它们引起炎症反应并使呼吸困难,同时导致支气管肌肉肥大而加重呼吸道阻塞。因此,治疗支气管哮喘在扩张支气管的同时,十分强调减轻炎症反应。

血浆中肾上腺皮质激素浓度增高,组胺酶活性增强,使免疫机制受到抑制,并可减轻炎症反应。孕激素增多使支气管张力减小,气道阻力减轻,血浆环磷腺苷(cAMP)浓度增高亦可抑制免疫反应并使支气管平滑肌松弛。孕晚期前列腺素 E(PGE)浓度升高亦有舒张支气管平滑肌的作用。以上皆有利于减少和缓解哮喘发作。相反,胎儿抗原的过度增加及子宫增大的机械作用等皆为引发哮喘的不利因素。

二、临床表现

(一)症状

为发作性伴有哮鸣音的呼气性呼吸困难或发作性胸闷和咳嗽。严重者被迫采取坐位或呈端坐呼吸,干咳或咳大量白色泡沫痰,甚至出现发绀等,有时咳嗽可为唯一的症状(咳嗽变异型哮喘)。哮喘症状可在数分钟内发作,经数小时至数天,用支气管舒张药物或自行缓解。某些患者在缓解数小时后可再次发作。在夜间及凌晨发作和加重常是哮喘的特征之一。

妊娠时,由于子宫和胎盘血流增加,耗氧量增加,雌激素分泌增多等因素均可引起组织黏膜充血、水肿,毛细血管充血,黏液腺肥厚。30%的孕妇有鼻炎样症状,还可表现鼻腔阻塞、鼻出血、发音改变等症状。

(二)体征

发作时胸部呈过度通气状态,有广泛的哮鸣音,呼气音延长。但在轻度哮喘或非常严重哮喘发作,哮鸣音可不出现,后者称为寂静胸。严重哮喘患者可出现心率增快、奇脉、胸腹反常运动和发绀。非发作期体检可无异常。

三、诊断

诊断标准如下。

(1)反复发作的喘息、气急、胸闷或咳嗽,多与接触变应原、冷空气、物理、化学性刺激、病毒性上呼吸道感染、运动等有关。

(2)发作时双肺可闻及散在或弥散性、以呼气期为主的哮鸣音,呼气相延长。

(3)上述症状经治疗可以缓解或自行缓解。

(4)除外其他疾病所引起的喘息、气急、胸闷和咳嗽。

(5)对症状不典型者(如无明显喘息或体征),至少应有下列三项中的一项:①支气管激发试验(或运动试验)阳性;②支气管舒张试验阳性;③昼夜 PEF 变异率≥20%。

四、鉴别诊断

妊娠期支气管哮喘急性发作应与心源性哮喘相鉴别。心源性哮喘常见于左心衰竭,发作时的症状与哮喘相似,但心源性哮喘多有高血压、冠状动脉粥样硬化性心脏病、风湿性心脏病和二尖瓣狭窄等病史和体征。多于夜间突然发生呼吸困难、端坐呼吸、咳嗽、咳泡沫样痰、发绀等,两肺底或满肺可闻湿啰音和哮鸣音。心脏扩大,心率快,心尖可闻奔马律。根据相应病史诱发因素、痰的性质,查体所见和对解痉药的反应等不难鉴别。

五、预后

哮喘无论是对孕妇还是胎儿都会造成严重的医学问题。据报道,哮喘影响 3.7%~8.4%的妊娠妇女。近期多项研究提示,哮喘使妊娠妇女的胎儿围生期死亡率、先兆子痫、早产和婴儿低出生体重的危险升高。哮喘加重与危险升高相关,而哮喘控制良好与危险下降相关。美国儿童健康和人类发展研究所最近的研究发现,大约 30%的轻度哮喘妇女在妊娠期间哮喘加重,另一方面,23%中或重度哮喘妇女妊娠期间哮喘有所改善。

轻症哮喘发作对母儿影响不大。急性重症哮喘可并发呼吸衰竭、进行性低氧血症、呼吸性酸中毒、肺不张、气胸、纵隔气肿、奇脉、心力衰竭及药物过敏、妊高征发病率高从而使孕产妇病死率增高。对胎儿的影响则主要为低血氧及因子宫血流减少使胎儿体重低下,严重者胎死宫内;缺氧诱发子宫收缩,故早产率高。此外,用药可引起胎儿畸形故围生儿死亡率和发病率皆高。

六、治疗

(一)妊娠期间哮喘药物治疗的一般原则

哮喘妊娠妇女治疗的目的是提供最佳治疗控制哮喘,维护妊娠妇女健康及正常胎儿发育。对于哮喘妊娠妇女而言,使用药物控制哮喘比有哮喘症状和哮喘加重更安全。为了维持正常肺功能,从而维持正常的血氧饱和度以确保胎儿氧供,可能需要进行监测,以及对治疗进行适当调整。哮喘控制不良对胎儿的危险比哮喘药物大。产科保健人员应该参与妊娠妇女的哮喘治疗,包括在产前检查时监测哮喘状态。

(二)哮喘的治疗

1.评估和监测哮喘

包括客观地测定肺功能:由于大约 2/3 的妊娠妇女的哮喘病程发生改变,所以建议每月评估哮喘病史和肺功能。第一次评估时建议采用肺量测定法。对于门诊患者的常规随访监测,首选肺量测定法,但一般也可以使用峰速仪测定呼气峰流速(PEFR)。应该教导患者注意胎儿活动。对于哮喘控制不理想和中重度哮喘患者,可以考虑在 32 周时开始连续超声监测。重症哮喘发作恢复后进行超声检查也是有帮助的。

2.控制使哮喘加重的因素

识别和控制或避免过敏原和刺激物,尤其是吸烟这些使哮喘加重的因素,可以改善妊娠妇女的健康,减少所需药物。

3.患者教育

教育患者有关哮喘的知识和治疗哮喘的技能，如自我监测、正确使用吸入器、有哮喘加重征象时及时处理等。

4.药物的阶梯治疗方法

为了达到和维持哮喘控制，根据患者哮喘的严重性，按需增加用药剂量和用药次数；情况允许时，逐渐减少用药剂量和用药次数。

(1)第一级：轻度间歇性哮喘。

对于间歇性哮喘患者，建议使用短效支气管扩张药，尤其是吸入短效 β_2 受体激动剂以控制症状。沙丁胺醇是首选的短效吸入 β_2 受体激动剂，因为它非常安全。目前尚没有证据表明使用短效吸入 β_2 受体激动剂能造成胎儿损伤，也没有证据表明在哺乳期间禁忌使用这种药物。

(2)第二级：轻度持续性哮喘。

首选的长期控制药物是每天吸入小剂量糖皮质激素。大量数据表明，这种药物对哮喘妊娠妇女既有效又安全，围生期不良转归的危险没有增加。布地奈德是首选的吸入糖皮质激素，因为现有的有关布地奈德用于妊娠妇女的数据比其他吸入糖皮质激素多。应该注意到目前尚没有数据表明其他吸入糖皮质激素制剂在妊娠期间不安全。因此，对于除布地奈德之外的其他吸入糖皮质激素，如果患者在妊娠之前用这些药物能很好控制哮喘，可以继续使用。

(3)第三级：中度持续性哮喘。

有两种治疗选择：小剂量吸入糖皮质激素加长效吸入 β_2 受体激动剂或将吸入糖皮质激素的剂量增加到中等剂量。长效 β_2 受体激动剂与糖皮质激素联合应用可以显著减少糖皮质激素用量，并有效地控制哮喘症状。目前对孕妇和哺乳期妇女，缺乏使用该药的安全数据，只有在充分权衡利弊的情况下才可使用。

(4)第四级：重度持续性哮喘。

如果患者使用第三级药物后仍需要增加药物，那么吸入糖皮质激素的剂量应该增加到大剂量，首选布地奈德。如果增加吸入糖皮质激素的剂量仍不足以控制哮喘症状，那么应该加用全身糖皮质激素。尽管有关妊娠期间口服糖皮质激素的一些危险目前尚没有明确的数据，但重症未得到良好控制的哮喘对母亲和胎儿具有明确的危险。

(三)哮喘持续状态

哮喘持续状态指的是常规治疗无效的严重哮喘发作，持续时间一般在 12 小时以上。哮喘持续状态并不是一个独立的哮喘类型，而是它的病生理改变较严重，如果对其严重性估计不足或治疗措施不适当常有死亡的危险。

哮喘持续状态的主要表现是呼吸急促，多数患者只能单音吐字，心动过速、肺过度充气、哮鸣，辅助呼吸肌收缩、奇脉和出汗，诊断哮喘持续状态需排除心源性哮喘、COPD、上呼吸道梗阻或异物及肺栓塞，测定气道阻塞程度最客观的指标是 PEFR 和/或 FEV_1。

1.哮喘持续状态的处理

由于严重缺氧，可引起早产、胎死宫内，必须紧急处理。予半卧位，吸氧，在应用支气管扩张药的同时，及时足量从静脉快速给予糖皮质激素，常用琥珀酸氢化可的松，每天200～400 mg稀释后静脉注射或甲泼尼龙每天 100～300 mg，也可用地塞米松 5～10 mg 静脉注射，每6 小时可重复一次。待病情控制和缓解后再逐渐减量。必要时行机械通气治疗。哮喘患者行机械通气的绝对适应证为：心跳呼吸骤停，呼吸浅表伴神志不清或昏迷。一般适应证为具有前述临床表现，

特别是 $PaCO_2$ 进行性升高伴酸中毒者。

2.对症治疗

患有支气管哮喘的孕妇，常表现精神紧张、烦躁不安，可适当给予抑制大脑皮质功能的药物，如苯巴比妥、地西泮等，但应避免使用对呼吸功能有抑制的镇静剂和麻醉药，如吗啡、哌替啶等，以防加重呼吸衰竭和对胎儿产生不利影响。注意纠正水、电解质紊乱和酸中毒，控制感染，选用有效且对胎儿无不良影响的广谱抗生素。保持呼吸道通畅，必要时可用导管机械性吸痰，禁用麻醉性止咳剂。碘化钾可影响胎儿甲状腺功能，故不宜使用。

3.产科处理

一般认为，支气管哮喘并非终止妊娠的指征，但对长期反复发作伴有心肺功能不全的孕妇或哮喘持续状态经各种治疗不见好转者，应考虑行人工流产或引产。临产后尽量保持安静，维持胎儿足够的氧供，尽量缩短第二产程，可适当给予支气管扩张药与抗生素。剖宫产者，手术麻醉方法以局麻或硬膜外麻醉较为安全，应避免使用乙醚或氟烷等吸入性全麻药。

七、预防

(一)预防哮喘的发生——一级预防

大多数患者(尤其是儿童)的哮喘属变应性哮喘。胎儿的免疫反应是以 Th_2 为优势的反应，在妊娠后期，某些因素如母体过多接触变应原，病毒感染等均可加强 Th_2 反应，加重 Th_1/Th_2 的失衡，若母亲为变应性体质者则更加明显，因而应尽可能避免。妊娠 3 个月后可进行免疫治疗，用流感疫苗治疗慢性哮喘有较好疗效。此外，已有充分证据支持母亲吸烟可增加出生后婴幼儿出现喘鸣及哮喘的概率，而出生后进行 4～6 个月的母乳饲养，可使婴儿变应性疾病的发生率降低，妊娠期母亲应避免吸烟，这些均是预防哮喘发生的重要环节，有关母体饮食对胎儿的影响，则仍需更多的观察。

(二)避免变应原及激发因素——二级预防

避免接触已知过敏原和可能促进哮喘发作的因素，如粉尘、香料、烟丝、冷空气等。阿司匹林、食物防腐剂、亚硫酸氢盐可诱发哮喘，应避免接触。反流性食管炎可诱发支气管痉挛，因此睡眠前给予适当的抗酸药物减轻胃酸反流，同时可抬高床头。减少咖啡因的摄入。避免劳累和精神紧张，预防呼吸道感染。防治变应性鼻炎。

(三)早期诊治、控制症状，防止病情发展——三级预防

早期诊断，及早治疗。做好哮喘患者的教育管理工作。

(贾　璐)

第三节　妊娠合并心肌病

一、肥厚性心肌病和妊娠

肥厚性心肌病(HCM)是一个以心室肌呈非对称性肥厚，心室内腔变小为特征，以心肌细胞和心肌纤维排列紊乱为基本改变的心肌疾病。肥厚性心肌病与遗传的因素相关。成人中发病的比例

约为 1/500。发病原因主要是心肌的肌小节蛋白质编码的 10 个基因中至少一个发生错义突变。

过去认为,肥厚性心肌病是罕见的病例且伴恶性的预后。新近来自非相关多中心的研究显示,肥厚性心肌病并非不常见,大量的患者的总预后相对良性。然而,有一些亚型的患者,有较高的猝死或心力衰竭的风险,需要做进一步的危险分层。虽然肥厚性心肌病的大多数患者能够安全地经历妊娠,但重要的是,当我们处理这些患者的时候要了解 HCM 这个疾病并能确定妊娠过程中出现的风险。

(一)解剖和病理生理

肥厚性心肌病必须具备的条件是排除了继发性因素如高血压、浸润性或糖原累积异常的心肌肥厚。虽然,早年认为心肌肥厚多开始于室间隔,然而肥厚的心肌也可以位于室间隔的基底部、游离壁或心室的心尖部。在肥厚性心肌病中,中央型的肥厚可影响所有的心室壁。目前有证据表明伴家族性肥厚性心肌病的某些患者中可有基因的突变,为不完全性的外显率,在初期筛查的患者中不一定具有肥厚的表现。肥厚可以为后期疾病的表现,可能在生命的最后十年才具有临床表现。

虽然大部分患者无症状,但仍有一部分患者因为肥厚性心肌病而有显著的症状,左室流出道梗阻的患者运动后可出现胸痛、气促、疲倦、心悸和昏厥。猝死可以是患者疾病的首次表现。病理生理主要由流出道梗阻造成血流动力学改变的联合作用所构成。包括舒张功能不全、心肌缺血、二尖瓣反流和心律失常。舒张功能不全是由于心室的松弛减慢和心室顺应性减低的结果。由于氧供需失衡,动脉血管床内的管腔增厚,冠状动脉血流储备减少而造成心肌缺血,可产生缺血性的症状。

左室流出道梗阻是由于基底间隔部的心肌严重肥厚并突向左室流出道,二尖瓣于收缩期相继产生前向运动而形成。二尖瓣异常运动的产生一方面是由于流出道血流速度加快吸引二尖瓣叶移向流出道的流速效应或由于牵引力的作用推动冗余的二尖瓣叶移向流出道。二尖瓣关闭不全可继发于二尖瓣附属结构的异常。如乳头肌前移进一步加重流出道的梗阻。重度流出道梗阻的患者妊娠期间可由于血流动力学的后果而处于极高的风险。

(二)孕龄妇女肥厚性心肌病的诊断

肥厚性心肌病的临床诊断依据显著非对称性左心室肥厚的二维超声心动图表现,以排除其他疾病继发的心肌肥厚。

肥厚性心肌病的年轻患者通常无症状,患者主要通过家族的筛查或听诊发现心脏杂音或异常心电图表现并通过常规医学检查而做出初步的诊断。肥厚性心肌病患者有时在妊娠期间可因收缩期杂音而受到关注。左室流出道梗阻的杂音可有变化,应建议患者分别做下蹲、站立的姿势。患者采用站立位时,收缩后期喷射性杂音的持续时间和响度都可显著增加。

肥厚性心肌病患者通常的心电图特征:心房扩大,心室肥厚,心电图改变伴继发性的 ST 段和 T 波异常。具异常心电图的患者应给予超声心动图检查,以了解左心室壁增厚的情况。超声心动图被认为是肥厚性心肌病诊断的"金标准"。如果心电图的异常表现不能够被通常的诊断方法所解析,应采用对比剂增强超声心动图和磁共振成像(MRI)检查协助诊断。

二尖瓣收缩期前向运动伴左室流出道多普勒信号峰值延迟、速率增高是诊断动力性左室流出道梗阻的诊断标准。梗阻的程度可通过多普勒速率峰值确定,并应在休息和激发状态下分别进行测量(一个室性期前收缩后,Valsava 的紧张期或在吸入亚硝酸异戊酯期间)。

(三)遗传学和家族的筛查

肥厚性心肌病通常是肌节蛋白基因错义突变的结果,并以常染色体显性遗传的方式传递。

目前已确定 10 个不同的肌节蛋白基因有超过 200 个错义突变。一旦诊断肥厚性心肌病，即使完全无症状，所有的患者都应进行遗传咨询和家族筛查。最先被诊断的先证者第一级亲属应给予体格检查，心电图和超声心动图的筛查。青少年应在生长发育的全过程每年筛查一次。成年人应每 5 年筛查一次，因为有些基因突变致心肌肥厚的表现会出现较晚。将来对已证实肥厚性心肌病患者一级亲属的筛查应增加遗传学的分析以进一步筛查肥厚性心肌病的存在或阙如。

准备妊娠的患者必须进行遗传咨询。因为其后代获得肥厚性心肌病的机会是 50%。如果肥厚性心肌病的表现在非常早的儿童期出现，患者的病情严重、预后不良。围生期超声筛查的应用价值仍有争论。将来，分子学的诊断将会在围生期的筛查中应用。

（四）妊娠的风险

妊娠的风险与血流动力学的恶化、心律失常和猝死相关。大多数肥厚性心肌病的年轻女性，能顺利经历妊娠。妊娠期血容量和射血容积的增加均有利于改善动力性左室流出道梗阻。大多数妊娠前无症状或只有轻微症状的女性患者在妊娠期症状不会加重。有些患者可因血容量的增加而气促加重，但症状可经使用低剂量的利尿剂而改善。

妊娠前已有中至重度症状的患者有 10%～30%的症状会加重，特别是已存在左室流出道梗阻的患者。左室流出道压力梯度越高，症状越有恶化的可能。重度左室流出道梗阻的患者[压力梯度＞13.3 kPa（100 mmHg）]在妊娠和分娩期间血流动力学恶化的风险最高。

妊娠期间，肥厚性心肌病患者发生猝死和心室颤动心肺复苏的情况不常见，但也可见于报道。

（五）妊娠的处理

虽然妊娠的结果通常良好，但有些患者在妊娠期间可首次出现症状或原已存在的症状会加重。当症状出现后，β受体阻滞剂应开始应用。β受体阻滞剂的剂量应调整到心率小于70 次/分。β受体阻滞剂具有潜在致胎儿发育迟缓，Apgar 新生儿评分降低，或新生儿低血糖的可能，但都非常罕见。母乳喂养无禁忌证，但阿替洛尔、纳多洛尔和索他洛尔经乳汁分泌的量要大于其他的β受体阻滞剂。如果β受体阻滞剂不能耐受，维拉帕米在妊娠中使用也是安全的，但如果用于重度左室流出道梗阻的患者，可能会引起血流动力学的恶化和猝死，患者应住院并给予密切监护。

妊娠期间由于容量超负荷而发生肺动脉充血症状时可使用低剂量的利尿剂。然而，应注意不要导致前负荷过低而加重左室流出道的梗阻，所有肥厚性心肌病的妊娠患者，即使症状很轻也应建议患者卧床休息时周期性地保持左侧卧位。

伴严重症状和重度流出道梗阻的患者，在计划妊娠前应建议行室间隔肥厚心肌减缓性治疗。妊娠期间施行外科部分心肌切除术较罕见，只限于症状严重、难治性的压力梯度显著增高的患者（表 7-1）。

表 7-1　妊娠期间肥厚性心肌病的治疗建议

确定左室流出道梗阻的程度和危险分层
猝死的危险分层
有症状者要使用β受体阻滞剂
避免减少前负荷（脱水，过度利尿）
避免使用正性收缩性药物（多巴胺或多巴酚丁胺）和血管扩张药（硝苯地平）
低血压的患者，保持体液平衡和使用血管收缩性药物

室间隔的射频治疗已被考虑用于替代肥厚性心肌病伴左室流出道梗阻患者室间隔心肌成形切除术。重症患者也可考虑植入双腔 DDD 型起搏器。

妊娠的肥厚性心肌病患者如常发生心房颤动或心房扑动伴快速心室率，应考虑心脏复律。β受体阻滞药常用于预防进一步的心脏事件。如果反复发生恶性心律失常事件，应考虑使用低剂量的胺碘酮。妊娠期间使用胺碘酮通常是安全的，新生儿甲状腺功能低下偶可发生。因此，分娩后应给予新生儿甲状腺功能评估。目前没有先天性致畸的报道。

所有肥厚性心肌病的患者都应进行猝死风险的危险分层，预测猝死等主要危险因素包括，既往有院外心搏骤停发生的历史或已被证实有持续性的室性心动过速的发生，有强烈的肥厚性心肌病猝死的家族史。其他轻微的致猝死的危险因素包括重度的肥厚（心室厚度＞3 cm），在 24 小时动态心电图无持续性室速的发生，运动后血压下降，MRI 心肌灌注缺损。如果存在多个危险因子，应推荐患者接受植入自动除颤器。

（六）分娩

分娩应在有经验的高危妊产妇中心进行，并给予持续的心电和血压的监测。有动力学流出道梗阻表现的患者必须给予持续的β受体阻滞剂和补充液体。常规阴道分娩是安全的。剖宫产通常只适用于产科的目的。因为前列腺素有扩张血管的作用，故不推荐用于分娩的诱导，但能较好耐受催产性药物。应避免应用硬膜外麻醉，因可产生低血压。如丢失血液，应迅速补充。完成第三产程后，患者应保持坐立的位置，以避免肺动脉充血或可能需要静脉内应用呋塞米（表 7-2）。

表 7-2 肥厚性心肌病患者分娩的处理

分娩过程必须在医院给予心电和血压的检测
常规可经阴道分娩
不能使用前列腺素引产
迅速补充丢失的血液
第三产程结束后应保持坐位姿势
预防性使用抗生素

分娩后如果有左室流出道梗阻伴血流动力学恶化的证据，应推荐使用补液和血管收缩性药物——去甲肾上腺素。应避免使用β-肾上腺素，例如，多巴胺或多巴酚丁胺以避免增强心脏收缩力，加重流出道的压力梯度，加重低血压。对某些合适的患者需要给予右心导管的持续监测和经食管超声心动图做血流动力学的评价。妊娠期间如需要做牙科的处理或行外科分娩，应给予预防性使用抗生素。

二、克山病

克山病是在中国发现的一种原因不明的心脏病，1935 年在黑龙江省克山县发现此病而命名为克山病。本病发病范围较广，涉及我国黑、吉、辽、蒙、晋、鲁、豫、陕、甘、川、滇、藏、黔、鄂 15 个省和自治区，好发于山区及丘陵地带的农业区。以农业人口为主，有家庭发病趋势，多见于妊娠及哺乳期妇女及学龄前儿童。20 世纪 70 年代后发病率和病死率已明显下降。急重型发病率大幅下降。2007 年全国克山病病情监测汇总分析，全国 15 个病区省（区、市）24 个监测点居民潜在型、慢型克山病检出率分别为 2.4％（465/19 280），0.6％（119/19 280）。按检出率区间估计，全国病区有 235 万例（216 万～254 万例）克山病患者，其中慢型 48 万例（39 万～57 万例），2007 年监

测新检出潜在型克山病 85 例，慢型克山病 9 例。2006 年四川省报道检出 6 例亚急型克山病。6 例患者最小的 4 岁，最大的 18 岁，3 男 3 女，无性别差异。1990－2007 的年度检测报道，全国无急型克山病的检出报道。

病因迄今尚未明确，其中硒缺乏是克山病发病的重要因素，但不是唯一因素，可能与蛋白质及其他营养要素缺乏有关。在克山病死亡病例的尸检心肌标本及患者心肌活检标本中，经病毒分离或病毒核酸监测多发现与肠道病毒感染有关。

病理变化以心肌实质细胞变性、坏死和瘢痕形成相互交织存在。心肌均有不同程度扩张，心肌变薄。

根据起病急缓和心功能可分为四型，分别为急型、亚急型、慢型和潜在型。①急型克山病：起病急骤，以心源性休克为主要表现，患者突感头晕、心悸、胸闷乏力，且伴有恶心、呕吐。呈急性肺水肿表现者，可出现咳嗽、气促。患者可伴有严重心律失常，或心脑缺血综合征。体格检查，患者焦虑不安，发绀，四肢湿冷，心尖区第一心音减弱，或可闻Ⅰ～Ⅱ/6 级收缩期杂音，舒张期奔马律及心律失常，心脏扩大或扩大不显著，双肺可闻及干湿啰音，病情进展迅速。②亚急型克山病：起病及进展较急型缓和，多发于断奶后及学龄前儿童。常在 1 周内发展为急性心力衰竭。③慢型克山病：部分由急型或亚急型迁延转化为慢型，病程多超过 3 个月，以慢性充血性心力衰竭为主要表现，但常伴有急性发作。④潜在型克山病：呈隐匿性发展，无明确起病时间，心肌病变较轻，心功能代偿较好，可无自觉症状。半数以上患者是流行地区普查中检出的。

克山病的检出和诊断依据临床表现、X 线、心电图、超声心动图的检查和流行病学的情况。

在克山病病区还应长期坚持对机体内、外环境硒水平进行监测，对低硒地区人群采取补硒措施，预防和控制亚急型病例的发生。

目前治疗的对象主要为慢型克山病患者。治疗原则是去除诱发因素，控制心力衰竭，纠正心律失常，改善心肌代谢。克山病有心力衰竭的患者治疗可应用利尿剂、正性肌力药物、血管紧张素转换酶抑制药(ACEI)、血管紧张素Ⅱ受体拮抗剂(ARB)、β 受体阻滞剂、血管扩张药、心肌能量及抗心律失常药物。克山病患者，妊娠期心力衰竭的治疗应参照妊娠期扩张型心肌病治疗用药的原则。血管紧张素转换酶抑制药和血管紧张素Ⅱ受体拮抗剂在整个妊娠期间都是禁用的。

妊娠和分娩：慢型患者一般不应怀孕，如果已经怀孕，小月份应终止妊娠，大月份要严密观察病情变化，在心脏监护下分娩。

三、围生期心肌病

围生期心肌病是指原无器质性心脏病的孕产妇于妊娠最后 3 个月或产后 6 个月内首次发生以气急、心悸、咳嗽、心前区不适，心脏增大、肝大、下肢水肿等一系列原因不明的以扩张型心肌病为主要表现的心力衰竭症状。发病率在不同国家存在巨大差异，占活产婴儿孕产妇的 0.01%～0.3%，死亡率在18.0%～56.0%，可见本病是产科和内科领域里的重要问题，不可忽视。

围生期的心肌病病因、发病机制尚不明，诊断仍是以排除为方法，治疗方面采用纠正心力衰竭的方法，用血管扩张药、抗凝治疗。

(一)病因和发病机制

围生期心肌病的病因和发病机制迄今未明，可能是下面多种因素作用的结果。

1.感染

(1)病毒及原虫的感染，Silwa 等在对围生期心肌病者的众多研究中检测出其血液中的炎性细胞肿瘤坏死因子 a(TNFa)、C 炎性细胞因子、C 反应蛋白(CRP)、白细胞介素-6(IL-6)和表面 Fas/APO-1(抗细胞凋亡标志物)的浓度不断升高,C 反应蛋白的浓度与左心室舒张末期和收缩末期的直径成正比和左室的射血分数成反比,C 反应蛋白的浓度在不同种族间差异大,高达 40%的变异是由遗传因素决定的。白细胞介素-6,表面 Fas/APO-1 柯萨奇病毒 B 在 Bultman 及 Kuhl 研究组的围生期心肌病患者心内膜心肌活检组织中测出病毒遗传物质,诸俊仁等认为心肌炎亦可能同原虫的感染有关,非洲冈比亚 29 例围生期心肌病统计中 100%孕妇有感染疟疾史,疟原虫寄生在红细胞内,大量红细胞被破坏引起进行性贫血及缺氧,疟原虫的裂殖体增殖在内脏的血管进行,使内皮增厚可致栓塞,疟原虫可能导致心肌炎的一系列改变。故可假想炎症反应强度的增加是诱发围生期心肌病的众多因素之一。

(2)与持久性肺衣原体感染可能有关。

2.心肌细胞的凋亡

新近研究围生期心肌病的血浆细胞凋亡标志物 Fas/APO-1 的浓度不断升高,显著高于健康对照组也是死亡率的一个预测指标。已有报道,去除心脏的特异性信号传导和转录激活因子 3(STAT3)可致小鼠产后的高死亡率,死亡前雌性突变性小鼠表现出心力衰竭,心功能障碍与细胞凋亡的症状相似,心肌细胞的凋亡对围生期心肌病有致病作用,以半胱天冬酶抑制药为代表的细胞凋亡抑制药可能为本病提供新的治疗方案。

3.与不同地区、黑色人种、生活习惯、社会经济、营养因素可能有关

非洲冈比亚、尼日利亚、塞内加尔国家的妇女有大量摄盐的习惯,以玉蜀黍为主粮或吃干的湖盐和胡椒制成的麦片粥均可增加血容量,增加心脏负荷,当地产妇尚有每天用热水沐浴后睡在炕上,炕下烧火使热气保持数小时的习惯,非洲天气本酷热,室温常超过 40 ℃以上,大量热负荷加重心脏的负担,而且当地妇女劳动强度大,既要带小孩,又要种地。

4.自身免疫因素

Warraich 及其同事将来自南非、莫桑比克和海地的 47 例围生期心肌病患者作为调查对象,主要研究围生期心肌病对体液免疫的影响并评价心肌球蛋白(G 类和子类的 G_1、G_2、G_3),对免疫球蛋白的临床意义,这三个地区免疫球蛋白相似,并呈明显的非选择性存在。

5.其他因素

(1)硒缺乏症:围生期心肌病的患者硒浓度显著低,缺硒可能易致病毒感染。冠心病、扩张型心肌病与缺硒同样有关。

(2)激素:仍有争议,有认为卵巢激素可能会引起心脏过度扩张,亦有报道不支持任何激素、孕激素、催乳素在围生期心肌病的病因作用。

上述众多因素中尚没有任何明确病因,可能由于疾病的病因是多因素的,虽然发达国家拥有更充足的研究资金,但这一疾病在发达国家比较罕见也直接阻碍了对其病因的探索。

(二)病理

围生期心肌病的病理变化与扩张型心肌病相似,心脏扩大呈灰白色,心脏内常有附壁血栓形成,心内膜增厚可见灰色斑块,镜检示间质性水肿,散在性的单核或淋巴细胞的浸润,弥散性灶性心肌病变和纤维化、组织化学检查有线粒体损害、氧化不足和脂质累积,冠状动脉、心瓣膜无病变,心包积液亦罕见。

(三)临床表现

围生期心肌病的临床表现最常见的是心脏收缩功能衰竭,妊娠可能会掩盖心力衰竭的早期

症状，患者往往认为是妊娠的正常表现，患者逐渐出现气急、高血压、乏力、心悸、咳嗽、夜间阵发性呼吸困难或端坐呼吸，偶有急性肺水肿，以后发展成右心衰竭而有颈静脉怒张、肝大、下肢水肿，也可同时出现左、右心衰竭。可有胸闷，非典型的心绞痛，有心尖奔马样杂音、功能性二尖瓣关闭不全杂音，心律失常与栓塞并发症并不少见，发病距分娩越近患者临床表现越急剧，心电图常显示心动过速，心传导阻滞，房性或室性心律失常，左心室肥厚，非特异性 ST-T 改变。X 线检查示心影弥散性增大，以左、右心室为主，心脏搏动较弱，超声心动图示心腔扩大，心脏附壁血栓，心室有血栓形成，继而可能在身体任何部位发生，如下肢动脉栓塞、脑栓塞、肠系膜动脉栓塞、冠状动脉栓塞继发急性心肌梗死、肺动脉栓塞。亦可出现急性肝衰竭及多功能衰竭致病情恶化。本病患者临床表现差异很大。

心内膜-心肌活检：镜检见心肌细胞肥大，肌核增大深染，心肌间质水肿，心肌细胞中均可见到结构均匀、染色弥漫，呈颗粒状散在性单核细胞浸润，是围生期心肌病患者所特有的体征。

据 Veille 综合 21 篇文献报道，90％以上的患者有呼吸困难，63％出现端坐呼吸，65％出现咳嗽，50％感心悸，1/3 的患者有咯血、腹痛、胸痛及肺栓塞等症状。

（四）诊断

围生期心肌病起病常在妊娠最后 3 个月或产后 6 个月内并有感染、高龄、多胎、多次妊娠、营养不良、贫血、地区、有色人种、生活习惯等因素。结合 X 线片，超声心动图、心电图，而且病者既往无器质性心脏病，如高血压病、子痫前期及其他原因引起的心力衰竭，根据临床表现可诊断本病。

（五）鉴别诊断

急进型高血压、先兆子痫、克山病、肺栓塞、贫血、甲状腺功能亢进、慢性肾炎等疾病。

围生期心肌病同特发性扩张型心肌病不同之处是前者多发生于妊娠末期及产后 6 个月内，经积极治疗后心脏大小可能会恢复正常。

（六）治疗

治疗方法基本与其他心力衰竭治疗相似，目的在于减轻心脏的前后负荷，增加心脏收缩力，除严格卧床休息外，需低盐饮食、吸氧、控制输入量，待心力衰竭症状好转可适当活动以减少下肢深静脉血栓形成及肺栓塞。

1.地高辛和利尿剂

治疗是安全的，地高辛有增加心脏收缩力和减慢心率的作用，利尿剂可减轻心脏前负荷。

2.血管扩张药

如硝酸甘油、酚妥拉明、硝普钠等配合正性肌力药物，多巴胺在围生期心肌病治疗中有显著疗效。

3.血管紧张素转换酶抑制药或血管紧张素Ⅱ受体拮抗剂

能改善心室重构，降低血压、降低死亡率，但本类药物仅用于妊娠后期或产后不哺乳的患者，因本类药物有致畸作用及可从母乳中排出。

4.β 受体阻滞剂

多个报道证实本类药物对孕妇无禁忌证，可安全使用，有利于控制心脏收缩和心率，目前使用较广泛的是选择性 β_1 受体阻滞剂，对胎儿无明显的不良反应，拉贝洛尔除阻滞 β_1、β_2 受体外，还可拮抗 α 受体并有促胎成熟的作用，妊娠晚期应用较理想，但必须注意 β 受体阻滞剂有减少脐带血流，引起胎儿生长受限的不良反应，于妊娠晚期应用较好，并尽可能以小剂量为宜。

5.抗凝治疗

对于左心室射血分数低于35%的患者，心房颤动、心脏血栓、肥胖和既往有栓塞的患者及长期卧床的患者，可根据不同情况选用华法林、肝素、低分子肝素，目前本疗法尚有争议。若使用此类药物应注意出血倾向，密切监测凝血指标。

6.抗心律失常药物

β受体阻滞剂可用于室上性心律失常，地高辛可用于非洋地黄中毒引起室上性心律失常，肌苷类药物紧急情况下可应用。缓慢性心律失常、难治性心律失常可安装心脏起搏器，对危及生命的心律失常可除颤。

7.免疫抑制药的治疗

对硫唑嘌呤和类固醇的研究较少，对这些药物的使用还待进一步评估，若心肌活检证实为急性心肌炎的患者可试用免疫抑制药治疗。

8.免疫调节剂

已知免疫调制剂己酮可可碱可减少肿瘤坏死因子TNFa、C反应蛋白和表面Fas/Apo-1的产生，亦被证实可改善心功能分级。

此外结合临床患者的病情，可应用主动脉内球囊反搏或心肺辅助装置。

对重症患者积极控制心力衰竭后考虑终止妊娠，产后不宜哺乳。

大多数学者认为对围生期心肌病的治疗应持续1年以上。

(七)预后

就围生期心肌病长期存活与康复效果研究，多数患者治疗后可以恢复，个别疗效不佳而死于心力衰竭或栓塞，部分患者治疗后心脏大小可能恢复。血压持续增高，这些患者再次妊娠可使病情恶化，起病后4个月心脏持续增大，预后不佳，6年内约半数死亡。

（贾　璐）

第四节　妊娠合并心律失常

妇女怀孕以后，随着胎儿的发育心血管系统可发生相应的变化。在妊娠中晚期心功能不同程度受到影响，如活动后出现心悸、气短、心率增快，容易疲倦甚至发生昏厥等症状。一些妊娠妇女心电图可能出现各种期前收缩、心动过速，严重者或原有心脏病者可出现心房颤动、心房扑动甚至心室颤动等心律失常。

由于绝大多数生育年龄的妇女并不存在心血管系统的疾病，故这些心律失常多数是短暂的变化，且程度较轻，对整个妊娠和分娩过程不构成危害，多不需要特殊治疗。妊娠本身可以诱发并加重心律失常，有较严重的心血管系统疾病的妇女不宜妊娠，所以在临床上真正较严重的心律失常并不多见。

一、房性期前收缩

(一)临床表现

房性期前收缩是一种常见现象，可没有不适感觉，部分患者可感到心悸，在疲劳、精神紧张或是在饮酒、吸烟、喝浓茶及咖啡时症状明显。

(二)治疗

对于没有症状，没有器质性心脏病的患者，多不需要药物治疗，通过病情解释，消除患者的紧张情绪，保持良好的生活方式，不要饮酒/吸烟，不饮用含有咖啡因的饮料，预防和减少房性期前收缩的发生。有明显症状或是有器质性心脏病的患者需要药物治疗。

(三)注意事项

(1)在分娩以前要对患者进行详细检查，仔细追问病史，了解患者是否有器质性心脏病。

(2)对于无症状，无器质性心脏病的患者，多不需要药物治疗；而有症状，有器质性心脏病的患者，应于分娩前行药物治疗，控制病情。分娩后应注意患者的心率变化，尽量减少可能诱发期前收缩的诱因。

二、阵发性室上性心动过速(PSVT)

简称室上速。

(一)临床表现

阵发性室上性心动过速可表现突然发作的心悸、焦虑、气短、乏力，多在情绪激动、疲劳、剧烈运动时出现，症状严重者可出现明显的心肌缺血症状，如心绞痛、昏厥、气短等。

(二)治疗

对有些患者，镇静和休息就可以帮助恢复正常节律，但是多数患者需要通过减慢房室传导来达到目的。

1.非药物疗法

通过各种方式刺激兴奋迷走神经，如屏气、压迫眼球、按压颈动脉窦，刺激咽喉部诱发恶心呕吐等方法。通过此类方法可以使75%的阵发性室上性心动过速患者恢复正常心律或是心室率明显下降。

2.药物疗法

(1)维拉帕米：5～10 mg稀释于20 mL 5%葡萄糖溶液中缓慢静脉注射，在2～5分钟内静脉注射，约90%的患者可恢复正常心律，之后口服维拉帕米40～80 mg，每天3次维持。

(2)普罗帕酮：70 mg，在5分钟静脉注射，如果无效20分钟后可重复使用。一天内应用总量不可超过350 mg。心律恢复正常以后，可口服100～150 mg，每天3次维持。

(3)反复发作的患者可应用洋地黄类药物和普萘洛尔，具体用法如下。①地高辛：0.5～1.0 mg稀释于20 mL 5%葡萄糖溶液中，在15分钟内静脉注射，以后每2～4小时静脉注射0.25 mg，24小时总量不超过1.5 mg。②普萘洛尔：可先试用0.5 mg静脉注射，然后1 mg/3分钟静脉注射，总剂量不超过3.0 mg。

3.直流电复律

在心功能较差、血流动力发生较严重改变时可使用直流电回复心律，10～50 J的能量就可以使心律恢复正常。孕期使用直流电复律是安全的，不对母儿构成威胁。

(三)注意事项

在孕期，阵发性室上性心动过速的发生率要高于非孕期，它一般不增加围生儿病死率。但是如果患者有器质性心脏病，且心动过速持续时间较长，程度较严重而引起心力衰竭时，就会造成胎儿宫内缺血缺氧。所以在孕期应及时发现并治疗阵发性室上性心动过速，对于反复发作，特别是有器质性心脏病的患者，在控制症状以后还应该口服药物，以防止阵发性室上性心动过速的再次发生。

三、心房颤动

(一)临床表现

心房颤动的主要临床症状是心悸和焦虑。由于心房不能起到有效的收缩作用，使得心室得不到有效的充盈。对于妊娠期妇女来讲，如果不伴有器质性心脏病，发生心房颤动时多数能较好地耐受可能发生的症状。如果伴有器质性心脏病，临床症状就较为严重，心室得不到充盈造成心肌缺血，心排血量减少就会诱发肺水肿、心绞痛、心力衰竭、昏厥。

心房颤动的患者心房率一般在350～600次/分，心室率快慢不一，在100～180次/分。在妊娠期妇女，心房颤动并不多见，主要发生于一些有器质性心脏病的患者。如风湿性心脏病，特别是有二尖瓣病变者，高血压性心脏病、冠心病。在其他一些疾病中心房颤动有时也会发生，如肺栓塞、心肌病、心包炎、先天性心脏病和较严重的甲状腺功能亢进。

(二)治疗

心房颤动的治疗目的在于降低心室率和恢复心房的正常收缩功能，对于血流动力学失代偿程度不同的患者，处理方式亦不一样。如果患者心功能很差，应首先考虑使用直流电复律。如果患者的心功能尚可，可使用药物治疗。治疗方案的选择主要取决于患者血流动力学失代偿的程度，心室率和心房颤动的持续时间。

(1)急性心房颤动，心功能严重失代偿应首先考虑选用直流电复律，能量为50～100 J，约91%的患者经治疗后病情好转，恢复正常的窦性心律。如房颤伴有洋地黄中毒，则不宜用电复律，因为容易引起难以恢复的室性心动过速或室颤而导致患者死亡。

(2)慢性心房颤动的治疗主要是以控制心室率为主，首选的药物是洋地黄类药物，如地高辛0.125～0.25 mg/d。一般单用洋地黄类药物即可，如果治疗效果不满意，可加用β受体阻滞剂(普萘洛尔)或钙通道阻滞剂(维拉帕米)，心室率一般控制在休息时为60～80次/分，轻度适度运动时不超过110次/分为宜。在治疗慢性房颤时还应注意识别和纠正其他一些影响心室率的病变因素，否则就会容易造成药物中毒或导致错误的治疗。

(3)抗凝治疗由于电复律时和随后的两周有发生血栓的可能性，所以对于一些可能发生血栓的高危患者，如二尖瓣狭窄、肥厚性心肌病、左心房内有明显的附壁血栓、既往有体循环栓塞史、严重心力衰竭及人工心脏瓣膜置换术后等，应于心脏电复律之前行抗凝治疗。对于妊娠期妇女，最适宜的抗凝剂是肝素，可以静脉滴注或小剂量皮下注射，使凝血酶原时间维持在正常的1～5倍。

(4)预防复发：心房颤动复律以后维持窦性心律比较困难，只有30%～50%的心房颤动患者在一年以后仍能保持窦性心律。窦性心律的维持与左心房的直径和心房颤动持续时间的长短有关。维持窦律的首选药物为奎尼丁，0.2～0.3 g每天4次口服，还可选用普鲁卡因胺或丙吡胺。

(三)注意事项

(1)积极治疗，恢复窦性心律。

(2)除非十分必要，在即将分娩前和分娩后用抗凝治疗。一般在分娩前一天停用肝素，改用作用较温和的阿司匹林。

(3)孕期抗凝治疗应首选肝素，因肝素不能通过胎盘，不会对胎儿造成危害。孕期应避免使

用双香豆素，因其可以通过胎盘，对胎儿有致畸作用。

（4）由于奎尼丁能通过胎盘，长期或大量使用能引起宫缩造成流产或早产，所以孕期使用应较谨慎。

四、心房扑动

（一）临床表现

心房扑动的主要表现是心悸和焦虑、气短以及低血压等一系列症状，病情严重时还会出现脑缺血与心肌缺血症状。生育年龄的妇女一般很少发生房扑。

阵发性房扑的患者多数没有器质性心脏病，持续性房扑多发生于器质性心脏病的患者，特别是有左心房或右心房扩大的患者，心包炎、低氧血症、心肌缺血、贫血、肺栓塞、严重的甲状腺功能亢进患者或酗酒者均容易发生房扑。发生房扑时由于心室率较快，使得左心室舒张期快速充盈期缩短，导致心室搏出量减少。心房扑动患者的心房率一般在 250～350 次/分，通常伴发 2∶1 的房室传导，心室率为心房率的一半，一般为 150 次/分。

（二）治疗

（1）房扑的首选治疗方法为直流电复律，一般小于 50 J 的能量即可以成功转复心律，心律转为窦性心律或心室率较慢的房扑。如果第一次电击复律不成功或是心律转为房颤，可用较大的能量进行第二次电击复律。

（2）在房扑伴极快速的心室率时，应以控制心室率为主要治疗目的，可应用维拉帕米 5～10 mg稀释于 20 mL 5%葡萄糖溶液中，在 2 分钟内静脉推注，如果无效可以于 20 分钟后重复应用一次。用药以后心室率可以明显减慢，有时可以使房扑转为窦性心律。除了维拉帕米，还可以应用洋地黄类药物或普萘洛尔控制心室率。在心室率得到控制以后，可服奎尼丁 300 mg，每天三次以复转心律，其作用是恢复房室 1∶1 的传导。

预防用药可以使用维拉帕米、洋地黄类药物、普萘洛尔、奎尼丁或普鲁卡因酰胺。

（三）注意事项

及时发现并治疗房扑，防止脑缺血及心肌缺血的发生，以避免发生胎儿宫内缺血缺氧。

ESC 2004 会议关于心房颤动/心房扑动控制节律的建议。

（1）年轻患者、体力活动多的患者。

（2）患者要求有一个好的生活质量。

（3）有症状的 AF 患者，快速 AF 者。

（4）无病因可查者（特发性）。

（5）复律无栓塞危险者。

（6）有栓塞高危因素者（AF 后易发生脑卒中）。

（7）能接受抗心律失常药治疗及随访。

（8）AF 诱导心肌病者。

（9）所有第一次发作 AF 患者，应该给一次复律机会（排除禁忌因素）。

五、室性期前收缩

（一）临床表现

室性期前收缩是最常见的心律失常之一，可以发生在完全健康的个体或是有器质性心脏病的患者,在孕期其发生率有所增加。一般根据 Lown 的分级,把频发的、多形的或多源性的、连发的和“R-on-T”的室早称为“复杂性室早”。如果没有器质性心脏病,室性期前收缩本身并没有大的临床意义,但是如果同时存在器质性心脏病,就会有发生室性心动过速、心室颤动和猝死的危险。

发生室性期前收缩时,患者可以没有症状,也可以有心悸的表现。由于室性期前收缩的发生可造成心房血液反流至颈静脉,不规则地产生大炮波。

(二)治疗

室性期前收缩可以由吸烟、饮酒、喝咖啡、茶或是过度劳累、焦虑所引起,在药物治疗以前应首先去除这些影响因素,然后根据患者情况确定是否用药。

治疗的目的是去除复杂性室性期前收缩,防止室性心动过速、心室颤动和猝死的发生。

(1)在孕期,无症状、无器质性心脏病的妇女一般不需要药物治疗,消除顾虑及温和的镇静剂在多数情况下已经足够。

(2)如果期前收缩频发,伴有器质性心脏病,应及时进行药物治疗,以免发生更严重的心律失常,造成孕妇死亡。可单用或联合应用奎尼丁、普萘洛尔和普鲁卡因酰胺治疗。①奎尼丁:0.25～0.6 g,每天 4 次口服。②普萘洛尔:30～100 mg,每天 3 次口服。③普鲁卡因酰胺:250～500 mg,每天 4 次口服。

(三)注意事项

(1)孕期一旦发现室性期前收缩,应明确诊断,了解患者是否有器质性心脏病,做动态心电图,评价患者室性期前收缩的类型和频度,并根据情况予以治疗。

(2)如无产科指征,一般可选择阴道分娩,对于复杂性室性期前收缩,除了予以常规药物治疗以外,分娩过程中应予以心电监护,随时了解患者病情的变化,必要时可行剖宫产术。

六、室性心动过速

(一)临床表现

发生室性心动过速时,由于心率过快,心室充盈减少,心排血量下降。患者可出现气短、心绞痛、低血压、少尿和昏厥。心脏听诊时出现第一心音和第二心音有宽的分裂,颈静脉有大炮波出现。

室性心动过速是一种严重的心律失常,大多发生在器质性心脏病变时,主要是缺血性心脏病和扩张性心肌病,其次是高血压性心脏病和风湿性心脏病,诱发室性心动过速的主要原因是心肌缺血、心力衰竭、电解质紊乱、洋地黄中毒等。发生室性心动过速以后,如不及时治疗,可发生室颤并导致死亡。

室性心动过速的平均心室率为 150～200 次/分。由于其速率和室上性心动过速相似,故单凭速率难以进行鉴别诊断。由于室性心动过速多发生于有较严重的器质性心脏病的孕妇,故在孕期少见,即使是无器质性心脏病的孕妇,一旦发生室性心动过速,如不能及时治疗也会导致死亡。

(二)治疗

(1)如病情危急,可先静脉注射利多卡因 50～100 mg,然后行直流电复律,能量一般为 25～50 J。多数患者可以恢复窦性心律。

(2)如患者一般情况尚可,可用以下药物治疗。①利多卡因:50～100 mg 静脉注射,起始剂量为 1.0～1.4 mg/kg，然后以 1～4 mg/min 持续静脉滴注维持，如不能终止心律失常，可于 10 分钟后再给负荷量一半静脉注射。②普鲁卡因酰胺：100 mg，每 5 分钟肌内注射一次，直到心律失常控制或发生了严重不良反应或总量达 500 mg。③奎尼丁：0.2～0.4 g，每天 4 次口服。

(3)预防复发：直流电复律以后应静脉滴注利多卡因 1～4 mg/min，无效时加用奎尼丁 0.2～0.6 g 每天四次口服；或是普鲁卡因胺 250～500 mg，每 4 小时口服一次。应注意避免长期应用利多卡因或是奎尼丁，以防止严重不良反应的出现。

(三)注意事项

(1)经治疗以后如果恢复窦性心律，在宫颈条件良好的前提下，可经阴道分娩，分娩过程中应加强心电监护，以防止复发。

(2)如心律失常较严重，应首先控制心律失常，然后再考虑分娩方式。经正规治疗以后仍不能完全恢复窦性心律，宫颈条件较差的患者，可在心电监护下行剖宫产结束妊娠，避免阴道分娩时过度劳累而诱发室颤，导致患者死亡。

(3)如果心律失常较严重，且有指征需要即刻结束妊娠时，可先静脉注射利多卡因 50～100 mg，随后以 1～2 mg/min 的速度静脉滴注，待病情稳定以后即刻行剖宫产手术。

七、心室颤动

(一)临床表现

心室颤动是最可怕的心律失常，患者出现一系列的急性心脑缺血症状，如 3～5 分钟内得不到及时治疗，心脑的灌注基本停顿，就会造成猝死。来自多个折返区的不协调的心室冲动，经过大小、方向各异的途径，经心室迅速传播。其结果是心脏正常的顺序收缩消失，发生心室颤动。由于没有有效的心脏排血，心室内无压力的上升，结果心脏处于与停顿相同的状态，周围组织得不到血液灌注。

(二)治疗

(1)一旦发生心室颤动，首选电除颤，常用的能量为 200～400 J。

(2)药物可应用利多卡因 2 mg/kg 体重，静脉注射；或是溴苄胺 5 mg/kg 体重，静脉注射。

(三)注意事项

由于一旦发生室颤，患者的死亡率很高。即使是抢救成功者，亦常伴有轻度的心力衰竭和肺部并发症，所以患者经治疗以后除了一般情况很好，且宫颈条件好时可以经阴道试产以外，多数患者需行剖宫产结束妊娠。心律失常是极危急重症，在诊断治疗方面必须有内科、特别是心血管内科参与，所用抗心律失常药物必须小心谨慎，控制剂量，严密观察，避免不良反应产生。

(贾　璐)

第五节　妊娠与肺动脉高压

肺动脉高压(PAH)是一种由于肺循环的血流受阻，使得肺血管阻力持续增高，最终导致右心衰竭的综合征。正常的平均肺动脉压(mPAP)的中间值是 1.6～2.1 kPa(12～16 mmHg)，但平均肺动脉压的轻微升高不会有显著的临床意义。按我国的标准，在静息情况下 mPAP ＞2.7 kPa

(20 mmHg)通常被认为是肺动脉高压(PAH),或者肺动脉收缩压＞4.0 kPa(30 mmHg)也提示存在肺动脉高压。

一、肺动脉高压的分类

目前,肺动脉高压的分类依然沿用2003年威尼斯WHO会议分类(表7-3)。依据病理学特点、临床表现、血流动力学改变及对药物干预反应等的联合因素,这个分类系统抛弃了"原发性肺动脉高压"的提法,逐渐认识和明确了PAH可具有相同组织病理学的改变但可有不同的临床血流动力学和遗传发生学的联合因素。"特发性肺动脉高压"目前归类为不明原因的肺动脉高压。新的分类同时删除了"继发性肺动脉高压"的常用概念,根据发病机制和基础,倾向于使用更具特征性描述的命名法。

表7-3　世界卫生组织(WHO)肺动脉高压(PAH)分类

2003年威尼斯会议制定的肺循环高压诊断分类标准
1.肺动脉高压
(1)特发性肺动脉高压(IPAH)
(2)家族性肺动脉高压(FPAH)
(3)相关因素所致肺动脉高压(APAH)
(a)胶原性血管病
(b)分流性先天性心内畸形
(c)门静脉高压
(d)HIV感染
(e)药物/毒性物质:①食欲抑制药;②骨形成蛋白受体2(BMPR-Ⅱ)
(f)其他:Ⅰ型糖原过多症、Gaucher病、甲状腺疾病、遗传性出血性毛细血管扩张症、血红蛋白病
(4)新生儿持续性肺动脉高压
(5)因肺静脉和/或毛细血管病变所导致的肺动脉高压
(a)肺静脉闭塞病
(b)肺毛细血管瘤
2.肺静脉高压
(1)主要累及左房或左室的心脏疾病
2003年威尼斯会议制定的肺循环高压诊断分类标准
(2)二尖瓣或主动脉瓣疾病
3.与呼吸系统疾病或缺氧相关的肺动脉高压
(1)慢性阻塞性肺疾病
(2)间质性肺疾病
(3)睡眠呼吸障碍
(4)肺泡低通气综合征
(5)慢性高原病
(6)新生儿肺病
(7)肺泡-毛细血管发育不良

续表

4.慢性血栓和/或栓塞性肺动脉高压
(1)血栓栓塞近端/远端肺动脉
(2)远端肺动脉梗阻
(a)肺栓塞(血栓,肿瘤,虫卵和/或寄生虫,外源性物质)
(b)原位血栓形成
5.混合性肺动脉高压
(1)类肉瘤样病
(2)组织细胞增多症
(3)纤维素性纵隔炎
(4)淋巴结增大/肿瘤
(5)淋巴管瘤病

二、肺动脉高压合并妊娠的血流动力学影响

肺动脉血管疾病的患者正常妊娠产生的血流动力学改变都可增加母亲的死亡率。妊娠期血浆容积进行性增加使已容量负荷过度的肺动脉血管疾病患者造成容量压力超负荷、右心功能受损并可突发右心衰竭。由于慢性压力超负荷,加上左室舒张功能的损伤,使左心室质量增加,室间隔向左室移位造成右心室扩大。

肺动脉血管的病理改变限制了妊娠后对血流增加的反应能力,增加右心室的负荷,减低了心排血量,从而导致系统低血压,使重要器官和胎儿的灌注压不足。当心脏存在左向右分流时,例如,发生在先天性心脏病和 Eisenmenger 综合征的患者,妊娠减低系统血管阻力的作用、加重右向左的分流(减低 Qp/Qs 比值)、加重低氧血症,并加重肺动脉血管的收缩作用。与左心室不同,在正常情况下,右心室心肌冠状动脉大部分的血流灌注发生在收缩期,因为在收缩期,心室和大动脉之间形成一定的压力阶差,在肺动脉高压时,压力阶差缩小,冠状动脉血流灌注压不足,导致收缩功能不全,进一步减少胎儿和重要器官的血液供应。

在阵痛和分娩期间,由于失血,血管迷走神经对疼痛的反应都可以加重系统低血压和右室心肌缺血,导致低血容量,心动过速和低血压。这些迅速发生的改变可使患者发生室性心律失常和右室心肌梗死,而致患者发生心源性猝死。在分娩的第二产程如发生代谢性酸中毒,使肺动脉血管阻力增加。另外,妊娠继发的高凝状态可诱发肺动脉血栓栓塞或血栓形成而进一步使肺动脉压增高或发生肺动脉梗死。

肺动脉高压和妊娠情况下正常的血流动力学调节之间的相互作用,可以使患者处于不断恶化的高危状况,患者的病情可以突然恶化以至很难或不可能逆转。

三、肺动脉高压和妊娠的临床并发症

肺动脉高压对妊娠女性和胎儿都存在实质性的风险。据 Weiss BM 等 1998 年的报道,在药物学治疗的年代以前,Eisenmenger 综合征并肺动脉高压患者母亲的死亡率为 36%,特发性肺动脉高压为 30%和不同病因相关的肺动脉高压为 56%。在血流动力学显著异常的患者中,73 名 Eisenmenger 综合征患者肺动脉收缩压为(14.4±3.5) kPa[(108±26)mmHg],27 名特发性肺

动脉高压患者肺动脉收缩压为(11.3±2.7) kPa[(85±20)mmHg],在25名继发性肺动脉高压患者肺动脉收缩压为(11.1±2.4) kPa[(83±18)mmHg]。这些来自1998年的数据与1979年Gleicher G等报道的70位患者中死亡率为52%的死亡风险比较,并没有反映出任何显著的改进。早期成功妊娠的生活状况并不保证最终的妊娠不会出现并发症。

据已发表的资料统计,大部分母亲的死亡发生在分娩后的30天内,而不是在妊娠、待产或分娩期间。母亲死亡的主要原因为肺动脉高压所致的顽固性右心衰竭和心源性休克。其他明确的死亡原因包括恶性心律失常、肺动脉血栓性栓塞、脑血栓栓塞、肺动脉撕裂和破裂。较早的资料报道,Eisenmenger综合征患者的死亡大多数合并血栓性栓塞或低血容量。Eisenmenger综合征或特发性肺动脉高压的患者有较高的死亡率,不论是经阴道分娩(29%或20%)或手术分娩(38%或42%)。临床终点报道和系列观察报道提示常规麻醉下的选择性剖宫产与经阴道分娩比较,血流动力学能获得较好的控制,患者的预后较好。根据目前的资料,专家的共识提示终止妊娠仍然是安全的选择。肺动脉高压患者受到妊娠的干预使母亲的死亡风险提高。如终止妊娠是患者的愿望,在妊娠的早期选用宫颈扩张术和清宫术应是理想的选择,最好能在常规麻醉下进行。

Eisenmenger综合征患者胎儿预后的资料不多。小规模的研究提示,超过一半的分娩为早产,其中1/3的婴儿为宫内发育迟缓。然而在这种情况下,新生儿的生存率仍高于母亲的生存率(分别为90%和50%～70%)。

四、处理

近十年来,肺动脉高压的治疗手段已获得显著的进展,患者的症状更稳定,活动的耐受力增强,预期寿命也获得改善。有效的治疗仍保留基础的姑息疗法。由于PAH患者临床情况复杂,治疗牵涉多学科,从事肺动脉高压治疗的中心或专科,由他们给予随访,包括对病情的再评估和治疗措施的调整。治疗可受到多种因素的支配和影响,如疾病和症状的严重程度,肺动脉高压的特殊类型,使用贵重药物和联合用药的能力,患者对使用血管扩张药的快速反应。

(一)治疗策略

美国ACCF/AHA 2009肺动脉高压治疗指南已经公布(图7-1)。

(二)药物治疗

自1996年以来已经有五种药物被美国食品和药品管理局(FDA)批准用于肺动脉高压的患者。

(1)依前列醇是一个潜在性的内源性血管扩张药和血小板功能抑制药。

(2)曲前列环素是前列环素的类似物。

(3)依诺前列素(Iloprost)是第三代的前列环素类似物,可以作为气道吸入剂使用。吸入治疗可以使药物释放到通气的肺泡单位,使局部肺小动脉血管扩张、增加通气血流比值。

(4)Bosentan是一个非选择性内皮受体拮抗剂,阻断内皮素(ET-1)的作用。ET-1是一个潜在的血管收缩物和平滑肌细胞的分裂素。

(5)Sildenatil是一个磷酸二酯酶抑制药,可以增加一氧化氮(NO)途径的扩张血管作用。NO是一个内源性的血管扩张药。

肺动脉高压患者使用血管扩张药治疗的预后仍未有系统的研究报道。使用肺动脉血管扩张药包括成功分娩的病例报道显示其预后不一。但通常母亲的死亡多发生在数天至数周内。未见与药物相关的新生儿和婴儿并发症的报道。

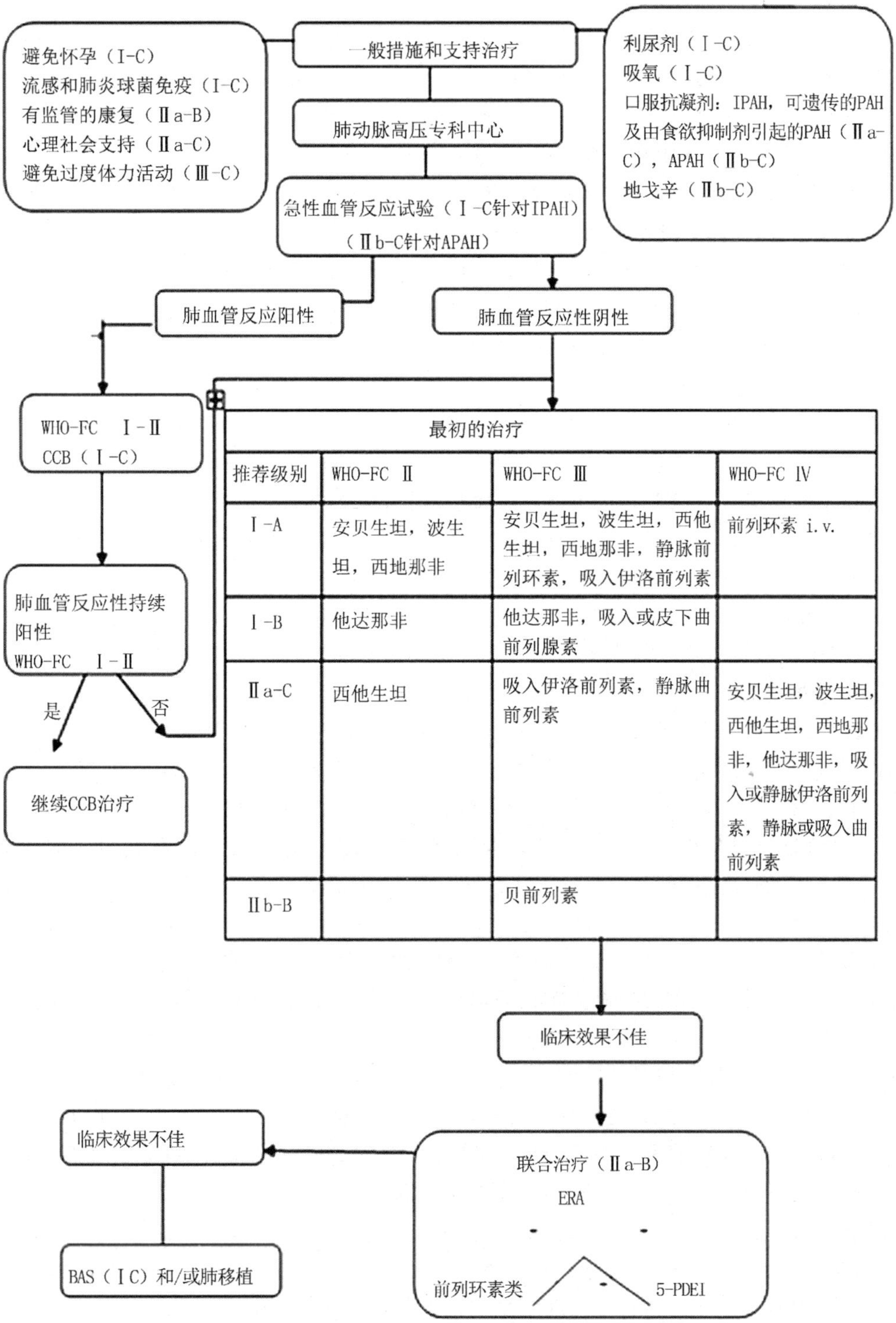

避免怀孕（I-C）
流感和肺炎球菌免疫（I-C）
有监管的康复（Ⅱa-B）
心理社会支持（Ⅱa-C）
避免过度体力活动（Ⅲ-C）

一般措施和支持治疗

利尿剂（Ⅰ-C）
吸氧（Ⅰ-C）
口服抗凝剂：IPAH，可遗传的PAH及由食欲抑制剂引起的PAH（Ⅱa-C），APAH（Ⅱb-C）
地戈辛（Ⅱb-C）

肺动脉高压专科中心

急性血管反应试验（Ⅰ-C针对IPAH）（Ⅱb-C针对APAH）

肺血管反应阳性

肺血管反应性阴性

WHO-FC　Ⅰ-Ⅱ
CCB（Ⅰ-C）

肺血管反应性持续阳性
WHO-FC　Ⅰ-Ⅱ

是：继续CCB治疗

否：最初的治疗

最初的治疗			
推荐级别	WHO-FC Ⅱ	WHO-FC Ⅲ	WHO-FC Ⅳ
Ⅰ-A	安贝生坦，波生坦，西地那非	安贝生坦，波生坦，西他生坦，西地那非，静脉前列环素，吸入伊洛前列素	前列环素 i.v.
Ⅰ-B	他达那非	他达那非，吸入或皮下曲前列腺素	
Ⅱa-C	西他生坦	吸入伊洛前列素，静脉曲前列素	安贝生坦，波生坦，西他生坦，西地那非，他达那非，吸入或静脉伊洛前列素，静脉或吸入曲前列素
Ⅱb-B		贝前列素	

临床效果不佳

联合治疗（Ⅱa-B）
ERA
前列环素类
5-PDEI

临床效果不佳

BAS（ⅠC）和/或肺移植

图 7-1　美国 ACCF/AHA 2009 肺动脉高压治疗指南-治疗策略

(三)避孕

肺动脉高压合并妊娠的母亲和胎儿有较高的风险,在风险管理中,避免妊娠是很重要的。肺动脉高压的程度与妊娠风险的关系还不清楚。虽然重度的肺动脉高压,如有右心功能不全的体征和临床症状,可能发生的风险越高。在这些患者中,有效的避孕是重要的。即使给予理想的治疗,肺动脉高压也难以完全逆转。因此,妊娠存在风险的观点已成共识。永久的伴侣应考虑女方行永久的绝育。另外,建议行双重保险的避孕方法,以最大限度地减少妊娠的机会。口服避孕药虽不被作为禁忌证,但相对妊娠而言可使患者增加了血栓栓塞事件的潜在风险。非选择性内皮受体拮抗剂波生坦与口服避孕药相互作用,可降低避孕药的可靠性。肺动脉高压患者尽管已给予警告仍然妊娠或妊娠后才发现肺动脉高压的患者应告知妊娠的风险极高,应选择终止妊娠。然而,选择终止妊娠的风险只有4%～6%。

(四)产前的处理

由于肺动脉高压患者妊娠后的高死亡率及妊娠致使原有的肺动脉高压加重,因此,肺动脉血管扩张药应尝试在有症状的患者中使用。尽管目前对各种有效治疗肺动脉高压的药物还缺乏设计完善的安全性试验。这些药物应由具有肺动脉高压、成人先天性心脏病、高危产科专家的治疗中心开始小心使用并细心地监测。对肺动脉高压的妊娠患者应慎重地使用抗凝治疗,因为妊娠可以诱导高凝的状态并使患者存在肺动脉血栓形成的风险。华法林可以达到抗凝的目的,在国际正常比值(INR)不高于2.0的情况下,对胎儿的风险比较少。使用脉搏血氧定量监测外周血氧饱和度,使用经鼻道氧疗以促进氧的输送和促进肺动脉的扩张。

(五)分娩的处理

胎儿的生长减慢或母亲的病情恶化,提前分娩都是必要的。选择性剖宫产优于经阴道自然分娩,因为可缩短产程,避免疼痛和消耗体力,从而可以保护胎儿以免发生低氧血症,保护母亲的肺循环,避免在第二产程发生酸中毒而产生不利的影响。硬膜外镇痛可在合并心脏病患者的分娩中应用,常规麻醉对合并低心排的患者较合适,低心排的患者使用血管扩张药可以加剧血压的下降,增加右向左的分流和低氧血症。另外,许多肺动脉高压患者抗凝治疗和硬膜外麻醉可以增加脊髓血肿的风险性。在硬膜外麻醉下,患者仍然清醒和感到焦虑。麻醉药是静脉的扩张药,可进一步减低已经不足的静脉血流,大多数硬膜外使用的麻醉药都是外周血管扩张药,这些因素联合作用导致回心血量进一步减少而扩布在周围循环,再加上其他非正常的血液丢失可加剧血压下降或导致心搏骤停。

另一方面,常规麻醉可使患者得到休息,降低代谢的需求,维持最大的氧合作用,减少对机体的干扰以保存体力,维持已脆弱的循环储备。根据大量麻醉记录的资料,血管扩张和血容量的分布转移也能被减轻。在麻醉诱导期,引起负性收缩作用的药物应避免使用,保证足够的血容量,失血情况应迅速纠正以保证有效的右心室充盈压以维持心排血量。

分娩后,患者应留在ICU持续监护,包括血压,中心静脉压,动脉血氧饱和度,限制过度活动,恢复抗凝治疗。Swan-Ganz导管和动脉留置管通常不一定需要,因为系统血压和中心静脉压是最好的监护指标,分娩后,右心功能不全的情况可迅速缓解。

(贾　璐)

第六节 妊娠期高血压疾病

妊娠期高血压疾病包括妊娠高血压、子痫前期、子痫、慢性高血压并发子痫前期及慢性高血压合并妊娠。过去我国称妊娠高血压综合征(妊高征)是妊娠期特有的疾病。其主要特点是生育年龄妇女在妊娠期20周以后出现高血压、蛋白尿等症状,在分娩后随之消失。该病是孕产妇和围生儿病率及死亡率的主要原因,严重影响母婴健康。与出血、感染、心脏病一起构成了致命的四大妊娠合并症,成为孕产妇死亡的主要原因之一。据估计,全世界每年因子痫而死亡的妇女大约有5万。这种死亡在发达国家并不多见,可能与普通的良好的产前检查和治疗有关。在我国,特别是边远地区,妊高征的发病率与死亡率较高。1984年及1988年我国先后对妊高征流行病学进行了调查,前瞻性调查370万人,实际调查孕产妇67 813人次,妊高征平均发生率为9.4%,其中子痫的发生率占孕产妇的0.2%,占妊高征的1.9%。国外报道先兆子痫、子痫发病率为7%~12%。美国在1979年至1986和英国在1992年两个国家样本研究表明,子痫发生率大约在1/2 000,比过去20年大幅度减少。

一、病因学

妊娠期高血压疾病的发病原因非常复杂,虽然各方学者100多年的研究,迄今尚未阐明。近年来,集中于滋养细胞浅着床,胎盘缺血缺氧及具有生物活性的内皮细胞功能障碍的研究,即损伤、功能障碍,导致血管舒缩物质失衡,增加血管对舒缩物质的敏感性,但导致血管内皮损伤的机制有待进一步研究。最近,有研究认为胎盘免疫复合物的超负荷所致的血管免疫炎症是先兆子痫发病的主要原因之一。以下介绍目前认为与发病可能有关的几种因素与病因学说。

(一)子宫胎盘缺血学说

胎盘滋养细胞侵入蜕膜的功能减退是引起子痫前期的关键因素,也是导致胎盘缺血/缺氧的主要原因之一。近年来的研究多集中于母体接触的滋养细胞,在妊娠12周滋养细胞穿破蜕膜与子宫肌层连接部;妊娠18周可进入子宫肌层动脉。由于滋养层细胞入侵,螺旋动脉远端的结构与功能发生改变,重新塑形的螺旋动脉失去血管平滑肌及弹性结构,变成充分扩张、曲折迂回的管型,管壁内许多弥散的细胞滋养细胞代替了血管内皮细胞。覆盖在螺旋动脉中的滋养层细胞对血管紧张素的敏感性降低,使螺旋动脉扩张,子宫胎盘血流量增加。先兆子痫滋养层细胞在血管内移行受抑制,仅在螺旋动脉蜕膜顶部可见少量滋养层细胞,子宫肌层的螺旋动脉维持其平滑肌层及弹性结构。分娩时做胎盘病理,找不到通常所见的浸润的滋养层细胞。

重度先兆子痫时见:①胎盘滋养叶细胞于孕中晚期仍存在大量抗原性较强的未成熟滋养层细胞,滋养叶抗原超负载。②滋养层细胞HLA-G抗原表达明显减弱,可使母体保护免疫反应减弱,从而可导致孕早期滋养细胞受到免疫损伤,以致浸润能力受限,导致子宫螺旋小动脉发育受阻于黏膜段,即所谓胎盘浅着床,造成胎盘缺血,并且螺旋小动脉管壁出现急性粥样硬化病变。③先兆子痫时胎盘灌注减少导致产妇血管内皮细胞广泛功能障碍,滋养细胞浸润不足,从而导致子宫螺旋动脉不完全重构,进一步引起胎盘缺血缺氧。子宫胎盘缺血被认为是妊娠期高血压疾病的首要原因。胎盘灌注不良和缺氧时合成和释放大量因子,其中有抗血管生成因子(sFlt-1)

和 endoglin(sEng),缺血性胎盘可能提高这些因子的结合力,使孕妇肾脏血管内皮细胞和其他器官引起广泛的激活和/或功能障碍,最终导致高血压。

(二)胎盘免疫理论学说

子痫前期免疫适应不良可能导致滋养细胞浸润螺旋动脉受到干扰;入侵不足和滋养细胞抑制血管扩张,降低产妇绒毛间血液供应空间,从而减少灌注或造成缺氧。近年研究认为子痫发病的胎盘免疫学有关因素有以下几方面。

(1)精浆-囊泡源性转化生长因子,它可以抑制Ⅰ型免疫反应的产生,被认为与胎盘胎儿发育不良有关。由于母胎免疫适应不良,可使胎盘浅表,随后增加滋养细胞脱落,可能触发一个系统的炎症反应。抗原刺激导致大量辅助 Th_1 细胞活化、内皮细胞活化和炎症缺血再灌注或母亲不适当的对存在的滋养层过度炎症反应。

(2)多态性的 HLA-G 在滋养叶细胞介导的细胞毒方面也起着重要的作用。

(3)自然杀伤细胞产生细胞因子,它们是与血管生成和结构有关的因子,包括血管内皮生长因子、胎盘生长因子和血管生成素Ⅱ与胎盘缺血有关。可见精浆-囊泡原性免疫因素、HLA-G 活性、自然杀伤细胞的活性等与胎盘血管的重铸有着重要的关系,免疫机制控制着滋养层细胞的浸润,在子痫前期发病中起着重要的作用。

胎盘免疫复合物超负荷所致的炎症反应是先兆子痫发病的重要原因,先兆子痫的流行病学显示胎盘是免疫的源头,随着正常妊娠的进展,滋养细胞凋亡显著增加,释放合胞体滋养层碎片,其中包括合胞体滋养层微小碎片,游离胎儿 DNA,细胞角质蛋白片段,这些细胞碎片导致循环免疫复合物形成,发起一连串的炎症反应。正常妊娠体内可以平衡免疫复合物的产生与清除。如果滋养细胞碎片过多,超过了产妇清除能力,体内发生氧化应激过程导致炎症进程。产妇体内氧化应激不断刺激胎盘细胞进一步凋亡、坏死。理论上,胎盘细胞某些过程,如滋养细胞脱落、排出,免疫复合物产生,炎症反应,氧化应激等均加重胎盘细胞凋亡。免疫复合物易沉积在血管壁,吸附在白细胞 Fe 受体,导致白细胞激活和组织损伤,许多数据表明先兆子痫发生血管炎症反应。在先兆子痫患者的肝脏、肾脏、子宫蜕膜、皮肤组织的活检中证明有免疫复合物存在和补体沉积。动脉血管活检显示内皮细胞纤维素样坏死,急性动脉粥样硬化,这类似于器官免疫排斥改变。因此,认为先兆子痫病理生理基础是循环免疫复合物超负荷的形成,介导血管损伤和炎症过程。

(三)血管生成因子

现在认为子痫前期发病中胎盘血管改变是一个重要因素,最近研究可溶性酪氨酸激酶-1(sFlt-1),可结合循环血管内皮生长因子(VEGF)和胎盘生长因子(PIGF),阻止它们对血管内皮细胞的作用,从而导致对内皮细胞功能障碍。最近的一项研究中,在孕妇容易发展子痫前期情况下,表现出更高水平的酪氨酸激酶-1,相反,胎盘生长因子和血管内皮生长因子减少。血管内皮生长因子(VEGF)被公认为有效的血管生成和增殖的影响因子;它被确认为细胞平衡一个重要因素,特别是在平衡氧化应激上。可溶性的内源性 sFlt-1 主要来源于胎盘,可能破坏血管内皮生长因子的信号。大量的临床证据说明子痫前期产妇循环因素与血管生成(VEGF 和 PIGF)和抗血管生成(sFlt-1)不平衡是密切相关的。子痫前期患者血浆和羊水 sFlt-1 的浓度升高,以及胎盘 sFlt-1 mRNA 的表达增强。此外,子痫前期妇女血循环中高水平sFlt-1 与PIGF 和 VEGF 水平下降相关。最近研究报道认为 sFlt-1 升高可能有预测子痫前期价值,因为在出现临床症状高血压和蛋白尿之前血浓度似乎已增加。另外,有人建议用 sFlt-1 与 PIGF 比率可能是预测子痫

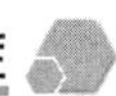

前期最准确的方法之一。

另一种抗血管生长因子，Endoglin（sEng）是子痫前期发病中的一个因素，sEng 是转化生长因子（TGF-β）受体复合物一个组成部分。是一个与缺氧诱导蛋白、细胞增殖和一氧化氮（nitricoxide，NO）信号相关的因子。sEng 也被证明与抗血管生成有关，它能损害 TGF-β 结合细胞表面受体。

（四）血管内皮细胞损伤

近年来研究认为，血管内皮细胞除具有屏障作用外，更是机体最大的内分泌组织，通过自分泌释放血管活性物质如 NO、内皮素、前列环素等调节血管舒缩，协调凝血和抗凝血之间的平衡，参与组织间与血液间的物质交换、吞噬细菌，起到血液净化器的作用。妊娠期高血压疾病时胎盘滋养层细胞迁移至蜕膜及子宫肌层螺旋小动脉的功能减退，使螺旋小动脉对血管紧张素敏感性增加，导致了胎盘单位灌注不足。这使一些因子分泌入母血，从而活化血管内皮细胞，内皮细胞功能广泛改变。在妊娠期高血压疾病中血管内皮细胞形态受损，导致：①造成血管内皮细胞连接破坏，致使血管内的蛋白和液体外渗；②激活凝血系统造成 DIC，并释放血管活性因子；③增加血管收缩因子如内皮素（ET-1）的生成与释放，并减少血管扩张因子，如 NO、前列环素的生成与释放，导致 NO、PGI_2 合成及成分减少，而 ET 合成或分泌量增加，小动脉平滑肌的兴奋性和对血管收缩物质（如血管紧张素）的敏感度增加，造成全身的小动脉痉挛，导致妊娠期高血压疾病病理发生。

（五）氧化应激学说

在氧化应激升高状态，不平衡的抗氧化因子导致血管内皮功能障碍或是通过对血管直接作用或通过减少血管舒张剂生物活性。在子痫前期，氧化应激可能是由于产妇原先存在的条件，如肥胖、糖尿病和高脂血症。胎盘中超氧化物歧化酶（SOD）水平减少和超氧化物转化酶活性降低，总抗氧化保护能力降低。有研究认为过氧化脂质是毒性物质，损害内皮细胞，增加末梢血管收缩和增加血栓生成，以及减少前列腺环素的合成。现认为过氧化脂质不是起因，而是氧化压力导致的胎盘缺血和细胞激活作用的结果，局部过氧化脂质的积蓄导致了自由基产物的增加，它改变了前列环素/血栓素的合成，过氧化脂质、血栓素和/或细胞激酶的增加激发了血管和器官的功能破坏。脂质蛋白代谢的改变主要是极低密度脂蛋白（VLDL）和氧化低密度脂蛋白的增加，还有富三酰甘油磷脂蛋白可能导致内皮细胞损害。过氧化脂质和它的相关性自由基已成为子痫前期患者胎盘功能损害的发病因素。目前的研究证实，母血中增高的过氧脂质主要来源于胎盘，它可以损害滋养层细胞的线粒体蛋白，使滋养细胞功能衰退，这是子痫前期病理生理学的一个因素。

（六）凝血与纤溶系统变化

血液凝血机制和纤溶酶的改变被认为在子痫前期病理中起着一个重要的作用。正常妊娠时处于全身性血液高凝和胎盘局部血凝亢进状态，机体为适应这一变化，充分发挥了血管内皮细胞的抗凝功能，进行代偿。子痫前期时，血管内皮细胞代偿功能不全，所分泌的前列环素（PGI_2）、血栓调节蛋白（TM）、组织纤溶酶原激活物（tPA）、纤维结合蛋白（Fn）、抗凝血酶（AT-Ⅲ）比例失调，使凝血纤溶活性、凝血功能与抗凝血功能失调，难以对抗血液高凝，致血凝亢进，呈慢性 DIC 改变。近年来发现子痫前期尤其是重度子痫前期患者常有出血倾向，机体存在凝血因子不同程度的减少及纤维蛋白降解产物明显升高，血浆中低水平的纤溶酶原激动抑制因子Ⅱ与重度子痫前期及 FGR 有关。肾、胎盘免疫荧光技术亦证实肾和胎盘局部 DIC 改变，但 DIC 和妊娠期高血压疾病的因果关系尚待阐明。

另一个重要因素是血小板、血小板的活性因子(PAF),血小板颗粒膜蛋白(GMP-140)的变化、活性增加与妊娠期高血压疾病发生及病情有关。有研究提出,用流式细胞仪测定血小板活化可预测子痫前期的发生,测定CD63表达增加是发生子痫前期的危险因素,但这种方法仍处于研究状态。血小板内皮细胞黏附分子-Ⅰ表达增强是鉴别妊娠期高血压疾病与正常妊娠最好的标志物。

(七)DDAH/ADMA/L-arg-NO 系统

近年来,有学者开始关注到一氧化氮合酶抑制物及其水解酶在子痫前期发病中的作用。有研究结果提示:一氧化氮合酶抑制物L-精氨酸的同系物—非对称性二甲基精氨酸(asymmetric-dimethylarginine,ADMA)是NOS的内源性抑制剂,可与L-精氨酸竞争性地抑制NOS,减少NO合成。同时研究提示ADMA不是通过肾脏滤过清除,而是主要由NO合酶抑制的水解酶分解代谢,此种酶称为二甲基精氨酸二甲胺水解酶(dimethylargininedimethylaminohydrolase,DDAH)。DDAH广泛存在于人的血管内皮细胞和其他组织细胞。DDAH有两种异构体:1型和2型。DDAH 1型主要存在于表达nNOS的组织中,$DDAH_2$型则在表达eNOS的组织中占优势,在胎儿组织中高度表达。$DDAH_2$表达或活性的改变可能是内皮细胞局部或机体全身性ADMA浓度变化的重要机制。现研究已证实改变DDAH活性可影响ADMA的水平。

国外最新研究认为NO合成减少受到DDAH/ADMA/NOS途径的调节。ADMA抑制NOS的生物活性,而ADMA主要由DDAH代谢降解,子痫前期患者DDAH的表达减少,使血浆ADMA的分解代谢减少;血浆ADMA水平升高,导致eNOS的活性降低,使NO的生物合成减少,体内血管舒缩因子的平衡失调,血管收缩因子占优势,机体的小血管发生收缩,外周血管阻力增加,而产生子痫前期的病理改变。

有研究显示子痫前期血小板L-arg-NO通路损伤,引起血小板聚集和黏附增强,呈一种血栓状态,血栓状态不仅仅是子痫前期的特征,而且可能是其发病原因。有作者研究显示,抑制NO合成时,孕鼠血浆内皮素、血栓素、TXA_2、血管紧张素Ⅱ水平升高,而前列环素、PGI_2则降低,提示NOS的抑制剂ADMA通过抑制NOS的合成,影响孕鼠的血管调节因子,造成内皮细胞损伤,可能是妊娠期高血压疾病的病因。

另一方面$DDAH_2$的低表达也可能导致血管内皮生长因子-mRNA表达下调,引起胎盘血管构建的改变,使血管内膜的完整性受到损害,并影响内皮细胞的生长分化,致使胎盘新生血管的生成减少,胎盘血流灌注不足,而进一步加重血管内膜的损伤,使血管舒缩因子失衡,引起小动脉痉挛,发生子痫前期的病理生理改变。ADMA不仅可以抑制NOS活性,而且还可以在内皮细胞膜的转运过程中与L-精氨酸竞争,降低L-精氨酸的转运率,NOS作用的底物L-精氨酸减少,使NO的合成减少,导致血压升高,基于对ADMA在高血压及子痫前期等血管内皮损伤性疾病发病中重要作用的认识,启发了人们应用L-精氨酸及NO释放剂治疗原发性高血压和子痫前期,并获得了较好的疗效。

有学者报道了子痫前期与DDAH/ADMA/NOS系统的研究,提示此途径失调可能是子痫前期发病的重要因素。该研究结果显示子痫前期组与正常妊娠组比较胎盘中$DDAH_2$-mRNA的表达明显降低;相反血浆ADMA水平升高;胎盘中eNOS含量呈低表达。推测子痫前期发病与DDAH-ADMA-NOS失调有关。

二、病理生理

妊娠期高血压疾病的病理生理改变广泛而复杂，由于不正常的滋养细胞浸润和螺旋动脉重铸失败，使胎盘损害。各种损伤因子通过血管内皮细胞受体，引起内皮细胞损伤；使全身血管痉挛、凝血系统激活、止血机制异常、前列环素与血栓素比值改变等。这些异常改变导致视网膜、肝、肾、脑、血液等多器官系统的病理性损害。

（一）子宫胎盘病理改变

正常妊娠时，滋养层细胞浸润蜕膜及子宫肌层内1/3部分的螺旋动脉，螺旋动脉的生理及形态改变，使子宫胎盘动脉血管床变成低阻、低压、高流量系统。而妊娠期高血压疾病时，螺旋动脉生理改变仅限于子宫蜕膜层，肌层的血管没有扩张，子宫螺旋动脉直径仅为正常妊娠的40%。并出现胎盘血管急性粥样病变。电镜下观察发现，妊娠期高血压患者子宫胎盘血管有广泛的血管内皮细胞超微结构损伤。临床上常见有胎儿发育迟缓、胎盘早剥、胎死宫内。

（二）肾脏改变

妊娠高血压疾病时，由于肾小动脉痉挛，使肾血流量减少20%，GFR减少30%。低的过滤分数，肾小球滤过率和肾的灌注量下降，尿酸清除率下降在子痫前期是一个重要的标志。肾小球血管内皮增殖是妊娠期高血压疾病特征性肾损害，肾小球毛细血管内皮细胞肿胀，体积增大、血流阻滞。肾小球可能有梗死，内皮下有纤维样物质沉积，使肾小球前小动脉极度狭窄，肾功能改变。在妊娠期高血压疾病早期血尿酸即增高，随着妊娠期高血压疾病的发展，尿素氮和肌酐均增高。严重者少尿（日量≤400 mL），无尿（日量≤100 mL）及急性肾衰竭。

（三）中枢神经系统改变

脑部损害在子痫前期多见，临床表现包括头痛、视力模糊和皮质盲，所有改变是瞬时的，是受血压和树突状的传递控制。出血是由于血管痉挛和缺血，血管被纤维蛋白渗透，导致水肿、血管破裂。脑血流灌注有自身调节，在较大血压波动范围内仍能保持正常血流，当脑动脉血管痉挛，血压超过自身调节上限值或痉挛导致脑组织水肿、血管内皮细胞间的紧密连接就会断裂，血浆以及红细胞渗透到血管外间隙，引起脑内点状出血，甚至大面积渗出血，脑功能受损。脑功能受损表现为：脑水肿、抽搐、昏迷，甚至脑出血、脑疝。有资料显示MABP≥18.7 kPa（140 mmHg）时脑血管自身调节功能丧失而易致脑出血。

最近，用MRI检查发现在重度子痫前期和子痫的脑出血有2种类型，大多数是遍及脑部的分散性出血和枕叶皮层，与收缩压和舒张压严重升高有关。在许多脑出血继发死亡的病例，与不少脑血管破裂的原因与脑深部微小动脉穿透有关，称夏科-布沙尔瘤，特别是在基底结、丘脑和深白质多见，并发现这种脑血管微小动脉瘤的破裂直接与血压升高有关。

（四）心血管系统改变

一些临床研究报道，妊娠高血压疾病患者有左室质量增加与舒张功能不全的迹象，在子痫前期心排血量和血浆容量是下降的。胎盘灌注减少导致产妇血管内皮细胞广泛功能障碍，胎盘灌注不良和缺氧时合成和释放大量的因子如sFlt-1和sEng。这些因子在产妇肾脏和其他器官引起广泛的氧化激活或血管内皮细胞功能障碍，最终导致高血压。血管系统的抵抗力增加是由于PGI_2/TXA_2的增加，内皮依赖性舒张受损。冠状动脉痉挛，可引起心肌缺血、间质水肿及点状出血与坏死，偶见毛细血管内栓塞，心肌损害严重可引起妊娠期高血压疾病性心脏病、心功能不全甚至心力衰竭、肺水肿。急性心力衰竭肺水肿患者临床可见肺淤血、肺毛细血管压增高、肺间质水肿、肺泡内水肿。心力衰竭的临床表现有脉率快、呼吸困难、胸闷、肺部啰音,甚至端坐呼吸。对全身水肿严重的患者,虽无端坐呼吸,应警惕右心衰竭。扩容治疗使用不当可产生医源性左心衰竭、肺水肿。

(五)肝脏改变

病情严重时肝内小动脉痉挛与舒张,肝血管内突然充血,肝静脉窦内压力骤然升高,门静脉周围组织内可能发生出血。若肝血管痉挛收缩过久,肝血管内纤维蛋白的沉积和缺血,引起的肝周围和区域的坏死,则可导致肝实质细胞不同程度损害。妊娠期高血压疾病致肝细胞缺血、缺氧、细胞肿胀,可单项转氨酶增高,轻度黄疸,胆红素可超过 51.3 mmol/L。严重者甚至出现肝区毛细血管出血,可致肝被膜下血肿。

(六)微血管病性溶血

妊娠期高血压疾病时由于微循环淤血,可并发微血管病性溶血,其发生的原因:①红细胞变形力差;②血管内皮受损,血小板被激活,血小板计数下降;③细胞膜饱和脂肪酸多于不饱和脂肪酸,比值失衡,细胞易裂解;肝细胞内谷草转氨酶(AST 或 SGOT)释放至血循环。

1982 年 Weinstein 报道了重度子痫前期并发微血管病性溶血,并根据其临床 3 个主要症状:①溶血性贫血;②转氨酶高;③血小板减少,命名为 HELLP 综合征。临床表现有上腹痛、肠胃症状、黄疸等。严重者发展为 DIC,有 DIC 的临床及实验指标。这些病理改变发生在肾脏可出现由于肾血管内广泛性纤维蛋白微血栓形成所致的产后溶血性尿毒症性综合征。

(七)眼部改变

由于血管痉挛可发生视网膜剥离或皮质盲。视力模糊至双目失明,视网膜水肿至视网膜剥离失明,或大脑后动脉严重的血管痉挛性收缩致视觉皮层中枢受损失明。

(八)血流动力学改变

正常妊娠是心排血量(CO)随心率及搏出量增加而增加,系统血管阻力(SVR)则下降,而肺血管阻力(PVR)、中心静脉压(CVP)、肺毛细血管楔压(PCWP)及平均动脉压都没有明显改变,左心室功能保持正常水平,但未治疗的子痫前期患者,CO、PCWP 下降,SVR 可以正常或增高显示低排高阻的改变。

三、临床监测

(一)一般临床症状

过去通常将高血压、蛋白尿、水肿认为是妊娠期高血压疾病三大症状,作为监测主要项目。随着对妊娠高血压疾病病理生理的进一步认识,认为应将脏器损害的有关症状,特别是将心、肺、肾、脑、视觉、肝及血液系统损害的有关症状作为常规重点监测。

1.血压

血压升高是妊娠期高血压疾病诊断的重要依据,血压升高至少应出现两次以上,间隔 6 小时。基础血压较前升高,但血压低于 18.7/12.0 kPa(140/90 mmHg)不作为诊断标准,必要时监测 24～48 小时的动态血压。

2.尿蛋白

尿蛋白是指 24 小时内尿液中的蛋白含量≥300 mg 或在至少相隔 6 小时的两次随机尿液检查中尿蛋白浓度为 0.1 g/L(定性+)。尿蛋白通常发生在高血压之后,与病情及胎儿的病率和死亡率有密切相关,以24 小时尿蛋白总量为标准。

3.水肿

水肿是妊娠期高血压疾病的早期症状，但不是特有的症状，一周体重增加超过 2.5 kg 是妊娠期高血压疾病的明显症状。

4.心率和呼吸

休息时心率≥110 次/分，呼吸≥20 次/分，肺底细湿啰音，是早期心力衰竭的表现。

5.肾脏

肾小动脉痉挛在妊娠期高血压疾病患者是很常见的，在肾活检中有 85%存在小动脉痉挛或狭窄，肾活检有助于鉴别诊断。

6.神经系统症状

头痛、头晕、眼花、耳鸣、嗜睡和间歇性突发性抽搐是常见的。在重度妊娠期高血压疾病，这些症状是由于脑血流灌注不足或脑水肿所致。

7.视觉

视力模糊、复视、盲点、失明，这些病变是由于视网膜小动脉痉挛、水肿，其病理变化可以是枕部皮质局部缺血和出血所致。

8.消化系统症状

恶心、呕吐、上腹部或右上腹部疼痛和出血可能是由于肝水肿和出血，是子痫前期的严重症状，可以发生肝破裂和抽搐。

(二)实验室检查

根据症状、体征及实验室检查判定疗效及病情，主要实验室检查有以下几个方面。

1.血液及出凝血功能

常规检查血常规、网织红细胞、外周血涂片异常变形红细胞、红细胞碎片。凝血功能检查包括凝血酶原时间(PT)、活性部分凝血酶原时间(APTT)、纤维蛋白原和纤维蛋白原降解产物、D-二聚体。血液黏稠度检测包括血黏度、血细胞比容、血浆黏度等。血小板计数对子痫的监测非常重要，血小板减少是严重妊娠期高血压疾病的特征，血小板计数少于 100×10^9/L 可能是 HELLP 综合征的症候之一。重度子痫前期常见有血小板减少，纤维蛋白降解产物升高，凝血酶原时间延长，提示可能有弥漫性血管内凝血(DIC)存在。无论何种原因，全身溶血的证据如血红蛋白血症、血红蛋白尿或高胆红素血症都是疾病严重的表现，可能是由于严重血管痉挛引起的微血管溶血所致。

2.肾功能

肌酐清除率应列为肾功能常规检查，是检测肾小球滤过率的很有价值的指标。肌酐清除率降低表示妊娠期高血压疾病严重性增加。血清尿酸、肌酐和尿素氮也是评价肾功能的有价值的试验。

3.肝功能

血清天冬氨酸氨基转移酶(SGOT)、谷丙转氨酶(SGPT)和乳酸脱氢酶升高是重度子痫前期和 HELLP 综合征的主要症状之一。肝功能异常，转氨酶升高提示有肝细胞损害、坏死，严重者可有肝包膜下血肿和急性肝破裂的可能。

4.脑电图、脑血流图、脑部计算机断层扫描等检查常有异常表现

脑损害主要的提示是水肿、充血、局部缺血、血栓和出血。子痫发作后常有异常发现。最常见的发现是皮质区的低密度，这些表现是大脑缺血和瘀点伴皮层下损害的结果。昏迷患者的 CT 检查或 MRI 常见有广泛性的脑水肿，散在脑出血。

5.心脏

心脏和超声心电图可了解心血管系统的情况。子痫患者常伴随血流动力学变化。在评价心功能时注意4个方面：①前负荷，舒张末期压力和心腔容积；②后负荷，心肌收缩张力或射血的阻力；③心肌的收缩或变力状态；④心率。应用非介入性心血管监测，子痫前期患者得到的血流动力学指标变化范围从高心输出伴有低血管阻力到低心输出伴有高血管阻力。不同的血流动力学改变与病情严重程度、患者慢性潜在的疾病和治疗的介入有关。心血管系统功能的评估对诊断和治疗方法的选择是需要的。至于介入性监测手段，如中心静脉压、肺毛细血管楔压的测定不应作为常规。中心静脉压只适用于重症抢救的患者，特别是少尿、肺水肿的患者。

介入性监测的指征可参考：①不明原因的肺水肿；②少尿，输液后无变化；③应用肼苯达嗪及强降压药后仍难以治疗的高血压；④有其他需血流动力学监测的医学指标。至于肺毛细血管楔压测定的指征尚未建立。

6.眼底检查

眼底检查应作为常规检查，常见有视网膜痉挛、水肿、出血及视网膜剥离。失明有时是由于脑部缺血和出血所致，称皮质盲。CT检查可显示。

7.电解质

妊娠期高血压疾病患者电解质浓度与正常孕妇比较无明显差异，但应用了较强的利尿剂、限制钠盐和大量催产素液体以致产生抗利尿作用而致低钾、低钠。子痫发作后乳酸性酸中毒和代偿性的呼出二氧化碳，重碳酸盐的浓度降低，导致酸中毒。酸中毒的严重程度与乳酸产生量和代谢速率有关，也与二氧化碳呼出的速率有关。因而，在妊娠期高血压疾病患者，特别是重度子痫前期患者作血电解质测定及血气分析检查非常必要。

8.胎儿宫内状况监测

妊娠期高血压疾病患者因血管痉挛导致胎盘灌注受损，是围生儿病率和死亡率升高的原因。因此对胎儿宫内情况监测很重要。胎儿宫内状况监测包括：妊娠图、宫底高度、胎动监测、电子胎心监护。

胎盘功能监测包括24小时尿雌激素/肌酐(E/C)比值、雌三醇E_3。胎肺成熟度测定包括卵磷脂/鞘磷脂(L/S)、磷脂酰甘油(PG)、泡沫试验。B超检查包括羊水量、胎儿生长发育情况、胎盘成熟度、胎盘后血肿、脐血流及胎儿大脑中动脉血流频谱、生物物理几项评分等。

四、预测

子痫前期是妊娠期特有的疾病，常在妊娠20周后出现症状，此时严重影响母婴健康，然而在出现明显症状前，患者往往已有生化方面的改变，近年来许多学者都在研究预防子痫前期的方法，旨在降低子痫前期的发生率，目前预测方法主要有：生化指标的预测，生物指标的预测，但在预测准确度上差异很大。

(一)生化指标

1.血β-HCG

现认为妊娠期高血压疾病为一血管内皮损伤性疾病，胎盘血管受累时胎盘绒毛血供减少，绒毛变性坏死，促使新的绒毛滋养层细胞不断形成，而β-HCG值升高。孕15～18周β-HCG值≥2倍正常孕妇同期β-HCG中位数时，其预测妊娠期高血压疾病的特异度为100%，灵敏度为50%。孕中期血β-HCG升高的妇女，其孕晚期妊娠期高血压疾病发生率明显增加，故认为孕中

期测 β-HCG 预测妊娠期高血压疾病具有一定的实用价值。近年研究结果提示，妊娠早期滋养细胞侵蚀性侵入过程中，HCG 的主要形式是高糖基化 HCG（HHCG），以正常人群 HHCG 中位数倍数 MoM 作为检验结果的标准，正常人群为 1.0 MoM。在妊娠 14～21 周，妊娠期高血压疾病患者尿 HHCG 均值明显低于正常妊娠；当 HHCG≤0.9 MoM，相对危险度为 1.5；当 HHCG≤0.1 MoM时，相对危险度上升至 10.42。

2.类胰岛素样生长因子连接蛋白-1（IGFBF-1）

IGFBF-1 是蜕膜基底细胞分泌的一种蛋白质，其水平高低可反映滋养层侵入深度。有研究结果认为类胰岛素生长因子连接蛋白-1 在合体滋养细胞、细胞滋养细胞和蜕膜中高表达，但在胎盘的纤维组织中低表达。有研究发现在重度子痫前期血循环中的类胰岛素样生长因子连接蛋白-1 水平是（428.3±85.9）ng/mL，而正常对照组是（76.6±11.8）ng/mL（P＝0.0 007）。血液类胰岛素样生长因子水平是（80.9±17.2）ng/mL，而正常对照组是（179.4±28.2 ）ng/mL（P＝0.1 001）。认为低水平的类胰岛素样生长因子-1 和高水平的类胰岛素样生长因子连接蛋白可能造成胎盘和胎儿发育迟缓。

3.纤维连接蛋白（Fn）

Fn 广泛存在于机体各系统中，为网状内皮系统的调理素，当血管内皮受损时，功能失调，Fn 过度分泌入血，故血浆 Fn 升高可反映血管内皮受损情况。一般在血压升高前 4 周就有 Fn 增高，有人认为 Fn 水平升高是预测妊娠期高血压疾病较为敏感的指标。当其＜400 μg/L 时不可能发生子痫前期，阴性预测值为 96％。

4.尿钙

目前研究认为，妊娠期高血压疾病时肾小球滤过率降低，而肾小管重吸收钙正常，其尿钙水平明显低于正常孕妇或非孕妇。尿 Ca/Cr 比值≤0.04 时预测价值大，现认为此种预测方法是简单实用的方法。

5.尿酸

尿酸由肾小管排泄，当肾小管损害时血中尿酸水平增高，妊娠期高血压疾病肾小管损害甚于肾小球的损害。尿酸水平和病变发展程度有关，亦是监测妊娠期高血压疾病的主要指标之一。

6.血浆非对称二甲基精氨酸（ADMA）水平测定

近年国外有学者研究结果认为 NO 合酶抑制物-ADMA 是 NOS 的内源性抑制物，可与 L-精氨酸竞争性地抑制 NOS，减少 NO 合成。国内黄艳仪、姚细保等研究显示，在子痫前期患者孕期外周血 ADMA 的浓度比正常孕晚期有显著升高；分别是（17.9±7.25）μg/mLvs（10.27±1.6）μg/mL（P＜0.01），认为外周血 ADMA 浓度或动态变化可作为妊娠期高血压疾病预测。最近，国外许多研究都认为在 23～25 周孕妇 ADMA 浓度增加可随后发展为子痫前期。在早发型子痫前期 ADMA 明显增高。

7.血管生长因子

近年国外学者研究认为抗血管生成因子 sFlt-1 和抗血管生长因子 Endoglin 是子痫前期发生中的关键因素，与缺氧诱导蛋白与细胞增生和一氧化氮信号相关，可作为妊娠期高血压疾病的预测。孕中期 sFLt-1 的水平增高是预测子痫前期的敏感指标。

8.预测子痫前期新方法

最近两年，基于对妊娠高血压疾病病因学研究的进展，美国提出应用新的生物标志物和物理标志物单独或联合预测子痫前期的发生，这些标志物包括：血清胎盘生长因子（PLGF）、酪氨酸激酶-1受体(sFlt-1)、血清抗血管生长因子、胎盘蛋白-13、子宫动脉多普勒测量及尿足突状细胞排泄等。最近几个报道提出以下几个预测方法。①PLGF/sFlt-1:在子痫前期发病前后血清胎盘生长因子(PLGF)减少,而sFlt-1和Endoglin水平升高,一些研究还发现血清sFlt-1和血清PLGF(sFlt∶PLGF)的比例不平衡与疾病严重程度和早发型子痫前期相关。②胎盘蛋白13(PP-13):PP-13是胎盘产生的,认为它参与胎盘血管重塑和种植。Chafetz及同事进行了一项前瞻性巢式病例对照研究,作者发现,子痫前期孕3个月时PP-13中位数水平明显降低。他们建议孕3个月产妇筛查PP-13水平可能预测子痫前期。③尿足突状细胞排泄;足突状细胞存在于各种急性肾小球疾病患者的尿中,子痫前期的特点是急性肾小球损伤。Garovic等研究44例子痫前期和23例正常孕妇测定血清血管生成因子,尿足突细胞和尿PLGF100%,子痫前期患者出现尿足突状细胞,其特异性为100%,预测价值优于血管生成因子,临床应用效果仍需进一步深入研究。

(二)生物指标

1.心血管特异性的测定

利用血压动态监测系统对孕妇进行血压监测,当孕20周后血压基线仍随孕周增加而无暂时下降趋势者,提示有妊娠期高血压疾病。

2.子宫胎盘血液循环的观察

妊娠早期,位于内膜的胚泡在发育的同时,滋养层细胞继续侵蚀血管,子宫螺旋动脉使管壁肌肉消失,管腔扩大,失去收缩能力,血管阻力下降。妊娠期间,子宫动脉分离出近百条螺旋动脉分布在子宫内膜中,血液充满了绒毛间隙,形成了子宫胎盘局部血供的“高流低阻”现象。在妊娠高血压疾病患者,滋养层细胞对螺旋小动脉的侵蚀不够,血管阻力不下降,或下降较少,舒张期子宫胎盘床血供不足,子宫胎盘循环高阻力。因此,用超声多普勒测量子宫胎盘的循环状态,可预测妊娠高血压疾病。常用的方法主要有两种。①脐动脉血流速度波形测定:测定动脉血流收缩期高峰与舒张高峰比值(S/D),在孕≤24周时S/D≥4,孕后期S/D<3。凡脐动脉S/D比值升高者,妊娠期高血压疾病的发生率为73%。②子宫动脉多普勒测量:观察是否存在舒张早期切迹,当双侧子宫动脉都存在舒张早期切迹,预测妊娠高血压疾病的敏感性、特异性较高,孕24周时敏感度为76.1%,特异性为95.1%。

3.孕中期平均动脉压(MABP)

孕22～26周MABP≥11.3 kPa(85 mmHg)时,妊娠期高血压疾病发生率位13%(一般人群为5%～8%)[MABP=(收缩压+2×舒张压)÷3)]。

4.翻身试验

血压反应阳性,其中93%的孕妇以后可能发生妊娠期高血压疾病。测定方法为:孕妇左侧卧位测血压直至血压稳定后,翻身仰卧5分钟,再测血压,若仰卧舒张压较左侧卧位≥2.7 kPa(20 mmHg),提示有发生子痫前期倾向。

5.血液流变学试验

低血容量(HCT≥0.35)及高血黏度,全血黏度比值≥3.6,血浆黏度比值≥1.6者,提示孕妇有发生妊娠期高血压疾病倾向。

五、预防

目前对妊娠高血压疾病缺乏有效的治疗措施,预防工作对降低疾病的发生发展显得更重要。

预防工作主要包括几方面。

(一)围生期保健

(1)建立健全的三级保健网,开展围妊娠期和围生期保健工作。

(2)坚持左侧卧位,增加胎盘和绒毛的血液供应,避免胎盘灌注不良和缺血缺氧。

(3)针对高危因素进行预防,保持合理的体重指数,肥胖妇女适当减肥,避免多胎妊娠、高龄妊娠和低龄妊娠、捐赠精子、卵子的怀孕;有复发性流产史;抗心磷脂抗体综合征、易栓症等妊娠高血压疾病危险性增加。

(二)药物、微量元素、营养素的预防作用

1.阿司匹林和其他抗血小板药物

阿司匹林可以选择性抑制环氧合酶,减少血栓素 TXA_2 的合成。在 20 世纪 80 年代一些临床试验也取得可喜的成果;于孕 22 周以前预防性使用低剂量的阿司匹林 50～100 mg 可使该病的风险度下降,阿司匹林治疗 23 周后妊娠不能预防先兆子痫。然而,至 90 年代三个独立的大规模的调查,认为阿司匹林不能降低妊娠高血压疾病的发生率,反而增加胎盘早剥的发生率。一个大型的多中心研究,其中包括 2 539 例高风险的妇女,包括糖尿病、慢性高血压、多胎妊娠或先兆子痫,使用低剂量的阿司匹林(60 mg)没有降低子痫前期发生率。现在阿司匹林不建议常规使用预防子痫前期,而应该个体化。对高危患者选择性用药是可以接受的。

2.妊娠期补钙

补钙可稳定细胞膜的结构,控制膜离子的通透性,减少钙离子内流的积聚,可预防妊娠高血压疾病的发生。国外有学者报道从妊娠 20～24 周/24～28 周开始服用钙元素每天 1 200 mg 增至 2 g,经观察不补钙组妊娠高血压疾病的发病率为 18%,补钙不足 2 g 组妊娠高血压疾病发病率为 7%～9%,补钙 2 g 组发病率为 4%,效果最佳,对母婴无不良影响。

3.抗氧化剂维生素 C 和维生素 E 的补充

多个中心随机试验结果显示,孕期补充维生素 C 和维生素 E 不能降低子痫前期的发生。

4.左旋精氨酸(L-Arginine,L-Arg)的补充

L-Arg 是合成一氧化氮(NO)的底物,它可以刺激血管内皮细胞的 NO 合成酶(NOS),而增加NO 的合成和释放,减轻微血管的损伤,改善子宫胎盘的血流。已有报道用于妊娠高血压疾病的治疗和预防;用 A-Lrg 口服 4 g/d,连用 2 周,可以延长孕周和降低低体重儿的发生率。虽然左旋精氨酸在预防子痫前期的发生方面还缺乏大样本的研究,但随着人们对 NO 了解的逐步深入,L-Arg 在临床应用将更加广泛,用于预防妊娠高血压疾病已初露前景。

5.中医中药在妊娠高血压疾病预防中的应用

自 20 世纪 80 年代起,我国已有关于应用中药丹参、川芎、小剂量熟大黄等中药预防妊娠高血疾病。其中以丹参研究较多,丹参的有效成分丹参酮,有抗血小板聚集、保护内皮细胞的功能,可增强子宫胎盘的血液灌注,在预防和辅助治疗子痫前期中有一定效果。

我国学者段涛对妊娠高血压疾病提出三级预防措施:一级预防——针对高危因素的预防;二级预防——药物、微量元素、营养素的补充;三级预防——良好的产前检查,及早发现高危因素和早期临床表现,及早处理。

六、治疗

(一)治疗目的

(1)预防抽搐,预防子痫发生。

(2)预防并发脑出血、肺水肿、肾衰竭、胎盘早期剥离和胎儿死亡。

(3)降低孕产妇及围产儿病率、死亡率及严重后遗症,延长孕周,以对母儿最小创伤的方式终止妊娠。

对其治疗基于以下几点:①纠正病理生理改变;②缓解孕妇症状,及早发现并治疗,保证母亲安全;③监测及促进胎儿生长,治疗方法尽量不影响胎儿发育;④以解痉、降压、镇静、适时终止妊娠为原则。

(二)一般治疗

(1)左侧卧位、营养调节、休息(但不宜过量)。

(2)每天注意临床征象的发展,包括头痛、视觉异常、上腹部痛和体重增加过快。

(3)称体重,入院后每天一次。

(4)测定尿蛋白,入院后至少每 2 天一次。

(5)测定血肌酐、转氨酶、血细胞比容、血小板、测定的间隔依高血压的程度而定,经常估计胎儿的宫内情况。

(三)降压治疗

1.治疗时机

长期以来学者认为降压药虽可使血压下降,但亦可同时降低重要脏器的血流量,还可降低子宫胎盘的血流量,对胎儿有害。故提倡当 SBP＞21.3 kPa(160 mmHg)或 DBP≥14.7 kPa(110 mmHg)时,为防止脑血管意外,方行降压治疗。近年循证医学分析,表明降低血压不改善胎儿的结局,但减少严重高血压的发生率,并不会加重子痫前期恶化。因此,认真血压控制和适当的生化和血液系统的监测,在妊娠期高血压疾病的治疗中是需要的。

2.轻中度高血压处理

(1)甲基多巴:可兴奋血管运动中枢的 α 受体,抑制外周交感神经而降低血压。作为降压剂尽管疗效有限,但仍是孕期长期控制血压的药物。甲基多巴是唯一的没有影响胎儿胎盘循环的降压药。常用剂量 250 mg,口服,每天 3 次。

(2)β 受体阻滞剂:α、β 受体阻滞剂如盐酸拉贝洛尔,能降低严重的高血压发生率,可能通过降低产妇心排血量,降低外周阻力。不影响肾及胎盘的血流量,有抗血小板聚集作用,并能促胎肺成熟。常用剂量 100 mg,口服,每天 2 次,轻中度高血压的维持量一般为每天 400～800 mg。其他 β 受体阻滞剂,尤其是阿替洛尔减少子宫胎盘灌注可导致胎儿宫内生长受限。

(3)硝苯地平:为钙通道阻滞剂,具有抑制钙离子内流的作用,直接松弛血管平滑肌,可解除血管痉挛,扩张周围小动脉,可选择性地扩张脑血管。研究表明硝苯地平能够有效地降低脑动脉压。用法:10 mg 口服,每天 3 次,24 小时总量不超过 60 mg。孕妇血压不稳定可使用长效硝苯地平,常用氨氯地平,一般剂量 5 mg,每天一次,或每天 2 次。硝苯地平控释片(nifedipine GITS,拜新同,拜心同),常用剂量 30 mg,每天 1 次。

(4)尼莫地平:钙通道阻滞剂,选择性扩张脑血管。用法:20～60 mg,口服,每天 2～3 次。

3.重度高血压处理

血压＞22.7/14.7 kPa(170/110 mmHg)的结果是直接血管内皮损伤，当血压水平在24.0～25.3/16.7～17.3 kPa(180～190/120～130 mmHg)时脑血管自动调节功能失衡，从而增加脑出血的危险，也增加胎盘早剥或胎儿窘迫的风险。因此，血压＞22.7/14.7 kPa(170/110 mmHg)迫切需要处理。应选用安全有效、不良反应较少的药物，既能将孕妇血压降低到安全水平，又不会造成突然血压下降，因这可能减少子宫胎盘灌注，导致胎儿缺氧。严重急性高血压管理应是一对一护理；连续血压、心率监测，至少每15分钟一次。

(1)肼屈嗪：直接动脉血管扩张剂，舒张周围小动脉血管，使外周阻力降低，从而降低血压。并能增加心搏出量、肾血流量及子宫胎盘血流量。降压作用快，舒张压下降明显，是妊娠高血压疾病最常用的控制急性重度高血压的药物。用法如下。①静脉注射：先给1 mg静脉缓注试验剂量，如1分钟后无不良反应，可在4分钟内给4 mg静脉缓慢注射；以后根据血压情况每20分钟用药1次，每次5～10 mg稀释缓慢静脉注射，10～20分钟内注完，最大剂量不超过30 mg；一般以维持舒张压在12.0～13.3 kPa(90～100 mmHg)之间为宜，以免影响胎盘血流量。静脉注射方法比较烦琐，且难以监测，较少采用。②静脉滴注：负荷量10～20 mg，加入5%葡萄糖250 mL，从10～20滴/分钟开始，将血压降低至安全水平，再给予静脉滴注1～5 mg/h，需严密监测血压。③或40 mg加入5%葡萄糖500 mL内静脉滴注。④口服：25～50 mg，每天3次。有妊娠期高血压疾病性心脏病、心力衰竭者不宜应用此药。常见不良反应有头痛、心慌、气短、头晕等。但最近Meta分析发现，肼屈嗪比硝苯地平或拉贝洛尔更容易发生产妇低血压、胎盘早剥、剖宫产和胎心率变化等不利因素。多年来在国外一般选用肼屈嗪，但目前在欧洲、南非等地区肼屈嗪已不作为治疗子痫前期的一线药物。

(2)拉贝洛尔：拉贝洛尔又称柳胺苄心定，结合α和β-肾上腺素受体拮抗剂，已成为最常用治疗急性重症高血压的药物。用药方案有以下几种方法可参考：①首次剂量可给口服20 mg，若10分钟内无效后再给予40 mg，10分钟后仍无效可再给80 mg，总剂量不能超过240 mg。②静脉用药首剂可给20～40 mg，稀释后10～15分钟静脉缓慢推注，随后静脉滴注20 mg/h；根据病情调整滴速、剂量，每天剂量控制在200～240 mg。③也可用拉贝洛尔200 mg加入生理盐水100 mL，以输液泵输入，从0.1～0.2 mg/min低剂量开始，5～10分钟根据血压调整剂量，每次可递增0.1～0.2 mg/min，用药时需严密监测血压，24小时总量不超过220 mg。④血压平稳后改为口服，100 mg，每8小时1次。心脏及肝、肾功能不全者慎用，给药期间患者应保持仰卧位，用药后要平卧3小时。不良反应有头晕、幻觉、乏力，少数患者可发生直立性低血压。

(3)硝苯地平：钙离子拮抗剂，是有效的口服控制急性重症高血压药，在怀孕期间不能舌下含服，以免引起血压急剧下降，减少子宫胎盘血流，造成胎儿缺氧。此药商品名为“心痛定”，在急性高血压时首剂用10 mg，30分钟后血压控制不佳再给10 mg，每天总量可用60 mg。亦可考虑用长效硝苯地平，口服，5～10 mg，每天1次。不良反应包括头痛、头晕、心悸。

(4)防止惊厥和控制急性痉挛药物：镁离子作为一种外周神经肌肉连接处兴奋阻滞剂，抑制运动神经末梢释放乙酰胆碱，阻断神经肌肉接头间的信息传导，可作为N-甲基右旋天门冬氨酸受体拮抗剂发挥抗惊厥作用。镁离子竞争结合钙离子，使平滑肌细胞内钙离子水平下降，从而解除血管痉挛，减少血管内皮损伤。镁离子刺激血管内皮细胞合成前列环素，抑制内皮素合成，降低机体对血管紧张素Ⅱ的反应，从而缓解血管痉挛状态。随机对照试验比较使用硫酸镁治疗重度子痫前期防止惊厥，表明在重度子痫前期硫酸镁预防与安慰剂相比会大大降低子痫的发病率。

硫酸镁用药指征：①控制子痫抽搐及防止再抽搐；②预防重度子痫前期发展为子痫；③子痫前期临产前用药预防抽搐。

硫酸镁用药方法：根据2001年我国妊高征协作组及中华医学会推荐治疗方案如下。①首次负荷剂量：静脉给药，25%硫酸镁2.5～4 g加入10%葡萄糖20～40 mL，缓慢静脉注入，10～15分钟推完；或用首剂25%硫酸镁20 mL(5 g)加入10%葡萄糖100～200 mL中，1小时内滴完。②维持量：继之25%硫酸镁60 mL加入5%葡萄糖液500 mL静脉滴注，滴速为1～2 g/h，用输液泵控制滴速。③根据病情严重程度，决定是否加用肌内注射，用法为25%硫酸镁10～20 mL(2.5～5 g)，臀肌深部注射，注射前先于肌内注射部位注射2%利多卡因2 mL。第1个24小时硫酸镁总量为25 g，之后酌情减量。24小时总量控制在22.5～25 g。

有医院自20世纪80年代初使用硫酸镁静脉滴注治疗重度子痫前期，硫酸镁用量在第1个24小时用22.5～25 g，用法：①硫酸镁2.5 g，稀释在5%的葡萄糖溶液20 mL中缓慢静脉注射。②或者不用静脉注射，改用硫酸镁5 g加入5%葡萄糖液100～200 mL中静脉滴注，1小时内滴完，这样既可使血镁迅速达止惊的有效浓度，又可避免高浓度的硫酸瞬时进入心脏引起房室传导阻滞，致心搏骤停。③继之以硫酸镁15 g加入5%葡萄糖液500～1 000 mL静脉滴注，1.5～2 g/h。④夜间(约晚上10pm)肌内注射硫酸镁2.5～5.0 g，一般在静脉用药后5～6小时以上，或前次用药5～6小时后始能加用肌内注射，因硫酸镁的半衰期为6小时。⑤用药1～2天后，若病情稳定，而孕周未达34周，胎儿未成熟，需延长孕周者，可用硫酸镁15 g加入5%葡萄糖液500～1 000 mL静脉滴注，1.5～2.0 g/h，用药天数酌情而定。

我国学者丛克家研究各种治疗方案患者血中镁浓度，硫酸镁用量每天浓度20.0～22.5 g，在不同时间段血镁浓度均达有效浓度(1.73～2.96 mmol/L)，用首剂负荷量后血镁浓度迅速上升至1.76 mmol/L，达到制止抽搐的有效血镁浓度。静脉滴注后5小时，血镁浓度已下降到1.64 mmol/L，接近基础值，药效减弱，故主张静脉滴注后加用肌内注射。我院也曾监测血镁浓度，按上述我院的使用方法，在用药2～4小时后，血镁浓度达2.4～2.5 mmol/L，在连续静脉滴注6小时后血镁浓度2.3 mmol/L，能维持有效治疗量。我院硫酸镁用量多控制在20 g/d左右，亦收到治疗效果，未发生过镁中毒反应。我国南方人、北方人体重差异较大，用药时注意按患者体重调整用量。我们认为，国外学者提出的硫酸镁每天用量可达30 g以上，甚至更高，不适合亚洲低体重人群，临床中应注意，以免引起镁毒性反应。

硫酸镁主要是防止或控制抽搐，用于紧急处理子痫或重度子痫前期患者，用药天数视病情而定，治疗或防止抽搐有效浓度为1.7～2.96 mmol/L，若血清镁离子浓度超过3 mmol/L，即可发生镁中毒。正常人血镁浓度为1 mmol/L左右，当血镁≥3 mmol/L膝反射减弱，≥5 mmol/L可发生呼吸抑制，≥7 mmol/L可发生传导阻滞，心搏骤停。硫酸镁中毒表现首先是膝反射减弱至消失，全身肌张力减退，呼吸困难、减慢，语言不清，严重者可出现呼吸肌麻痹，甚至呼吸、心跳停止，危及生命。曾有因硫酸镁中毒，呼吸抑制而死亡之病例发生。应引起临床医师的高度重视，严格掌握硫酸镁用药的指征、剂量、持续时间，严密观察，使既达疗效，又能防毒性反应的发生。

硫酸镁用药注意事项：用药前及用药中需定时检查膝反射是否减弱或消失；呼吸不少于16次/分；尿量每小时不少于25 mL；或每24小时不少于600 mL。硫酸镁治疗时需备钙，一旦出现中毒反应，应立即静脉注射10%葡萄糖酸钙10 mL。我国近20年来，广泛应用硫酸镁治疗重度子痫前期及子痫。但大剂量的硫酸镁(22.5～25.0 g)稀释静脉滴注，必然会增加患者细胞外

组织液、明显水肿和造成血管内皮通透性增加，可导致肺水肿。在应用硫酸镁的同时应控制液体输入量，每小时不应超过 80 mL，在使用硫酸镁静脉滴注期间应记录每小时尿量，如果患者尿少，需要仔细评定原因，并考虑中心静脉压(CVP)/肺毛细血管楔压监测。根据病情结合 CVP 调整液体的出入量。如果出现肺水肿的迹象，应给予 20 mg 的呋塞米。

(5)血管扩张剂：血管扩张剂硝酸甘油、硝普钠、酚妥拉明，是强有力的速效的血管扩张剂，扩张周围血管使血压下降，可应用于妊娠期高血压疾病，急进性高血压。

具体用法如下。①硝酸甘油：硝酸甘油为静脉扩张剂，常用 20 mg 溶于 5%葡萄糖 250 mL 静脉滴注，滴速视血压而调节，血压降至预期值时调整剂量至 10～15 滴/分钟，或输液泵调节滴速，为 5～20 μg/min。或用硝酸甘油 20 mg 溶于 5%葡萄糖 50 mL 用微量泵推注，开始为 5 μg/min，以后每 3～5 分钟增加 5 μg，直至 20 μg/min，即有良好疗效；用药期间应每 15 分钟测一次血压。②酚妥拉明：酚妥拉明为小动脉扩张剂，可选择性扩张肺动脉，常用 10～20 mg 溶于 5%葡萄糖液 250 mL 中静脉滴注，以 0.04～0.1 mg/min 速度输入，严密观察血压，根据血压调节滴速；或用 10～20 mg 溶于 5%葡萄糖液 50 mL 中用微量泵推注，先以 0.04～0.1 mg/min 速度输入，根据血压调整滴速；酚妥拉明有时会引起心动过速，心律异常，特别是用静脉泵推注，现已少用。③硝普钠：硝普钠兼有扩张静脉和小动脉的作用，常用 25～50 mg 加入 5%葡萄糖液 500 mL中静脉滴注(避光)或 25 mg 溶于 5%葡萄糖液 50 mL 中用微量泵静脉注射；开始剂量为 8～16 μg/min，逐渐增至 20 μg/min，视血压与病情调整剂量；用药期间严密观察病情和血压；每个剂量只用 6 小时，超过 6 小时需更换新药液；24 小时用药不超过 100 mg，产前用药不超过 24 小时，用药不超过 5 天，仅用于急性高血压或妊娠高血压疾病合并心力衰竭的患者；硝普钠能迅速通过胎盘进入胎儿体内，其代谢产物氰化物对胎儿有毒性作用，不宜在妊娠期使用。

(6)利尿：利尿剂仅在必要时应用，不作常规使用。

利尿指征：①急性心力衰竭、肺水肿、脑水肿；②全身性水肿；③慢性血管性疾病，如慢性肾炎、慢性高血压等；④血容量过高，有潜在性肺水肿发生者。

药物：①呋塞米 20～40 mg 溶于 5%葡萄糖液 20～40 mL 中缓慢静脉注射(5 分钟以上)；必要时可用呋塞米 160～200 mg 静脉滴注，可同时应用酚妥拉明 10～20 mg 静脉滴注；适用于肺水肿、心、肾衰竭。②甘露醇，20%甘露醇 250 mL 静脉滴注(30 分钟滴完)，仅适用于脑水肿，降低脑内压、消除脑水肿，心功能不全者禁用。

(7)镇静：镇静剂兼有镇静及抗惊厥作用，不常规使用，对于子痫前期和子痫，或精神紧张、睡眠不足时可选择镇静剂。①地西泮：具有较强的镇静和止惊作用，10 mg 肌内注射或静脉注射(必须在 2 分钟以上)，必要时可重复一次，抽搐过程中不可使用。②冬眠药物：一般用氯丙嗪、异丙嗪各 50 mg，哌替啶 100 mg 混合为一个剂量，称冬眠Ⅰ号，一般用 1/3～1/2 量肌内注射或稀释静脉注射，余下 2/3 量作静脉缓慢滴注，维持镇静作用；用异丙嗪 25 mg、哌替啶 50 mg 配合称“杜非合剂”，肌内注射有良好的镇定作用，间隔 12 小时可重复一次；氯丙嗪可使血压急剧下降，导致肾及子宫胎盘供血不足，胎儿缺氧，且对母亲肝脏损害，目前仅用于应用安定、硫酸镁镇静无效的患者。③苯巴比妥：100～200 mg 肌内注射，必要时可重复使用；用于镇静口服剂量 30～60 mg，3 次/天，本药易蓄积中毒，最好在连用 4～5 天后停药 1～2 天；目前已较少用。

(8)抗凝和扩容：子痫前期存在血凝障碍，某些患者血液高凝，呈慢性 DIC 改变，需进行适当的抗凝治疗。

抗凝参考指征：①多发性出血倾向。②高血黏度血症，血液浓缩。③多发性微血管栓塞之症状、体征，如皮肤皮下栓塞、坏死及早期出现的肾、脑、肺功能不全。④胎儿宫内发育迟缓、胎盘功能低下、脐血流异常、胎盘梗死、血栓形成的可能。⑤不容易以原发病解释的微循环衰竭与休克。⑥实验室检查呈 DIC 高凝期，或前 DIC 改变：如血小板＜100×10^9/L 或进行性减少；凝血酶原时间比正常对照延长或缩短3 秒；纤维蛋白原低于 1.5 g/L 或呈进行性下降或超过 4 g/L；3P 试验阳性，或 FDP 超过 0.2 g/L，*D*-二聚体阳性(20 μg/mL)并是进行性增高；血液中红细胞碎片比例超过 2%。

推荐用药：①丹参注射液 12～15 g 加入 5%葡萄糖液 500 mL 静脉滴注。②川芎嗪注射液 150 mg加入 5%葡萄糖液滴注。以上二药适用于高血黏度、血液浓缩者，或胎儿发育迟缓，病情较轻者。③低分子肝素：分子量＜10 000 的肝素称低分子肝素，即 LMH0.2 mL(1 支)皮下注射，适用于胎儿宫内发育迟缓、胎盘功能低下、胎盘梗死，或重度子痫前期、子痫有早期 DIC(前-DIC)倾向者。④小剂量肝素：普通肝素 12.5～25 mg 溶于 5%葡萄糖液 250 mL 内缓慢静脉滴注，或 0.5～1.0 mg/kg，加入葡萄糖溶液 250 mL 分段静脉滴注，每 6 小时为一时间段。滴注过程中需监测 DIC 指标，以调剂量。普通肝素用于急性及慢性 DIC 患者。产前 24 小时停用肝素，产后肝素慎用、量要小，以免产后出血。⑤亦可用少量新鲜冰冻血浆200～400 mL。

液体平衡：20 世纪 70～80 年代研究认为，妊娠高血压疾病，特别是重度子痫前期患者，存在血液浓缩，胎盘有效循环量下降，故提出扩充血容量稀释血液疗法。多年来，在临床实践中发现，有因液体的过多注入，加重心脏负担诱发肺水肿的报道。产妇的死亡率与使用过多的侵入性液体相关。对于有严重低蛋白血症贫血者，可选用人血清蛋白、血浆、全血等。对于某些重度子痫前期、子痫妇女，有血液浓缩，有效循环量下降、胎盘血流量下降或水电解质紊乱情况，可慎重使用胶体或晶体液。现一般不主张用扩容剂，因为会加重心肺负担，若血管内负荷严重过量，可导致脑水肿与肺水肿。多项调查结果表明，扩容治疗不利于妊娠高血压疾病患者。尿量减少的处理应采用期待的方法，必要时用 CVP 监测，而不要过多的液体输入。重度子痫前期患者，施行剖宫产术麻醉前不必输入过多的晶体液，因没有任何证据表明晶体液可以预防低血压。

4.子痫的治疗原则

(1)控制抽搐：①安定 10 mg 缓慢静脉推注；继之以安定 20 mg 加入 5%葡萄糖 250 mL 中缓慢静脉滴注，根据病情调整滴速。②亦可选用冬眠合剂Ⅰ号(氯丙嗪、异丙嗪各 50 mg，哌替啶 100 mg)1/3～1/2 量稀释缓慢静脉注射，1/2 量加入 5%葡萄糖 250 mL 中缓慢静脉滴注，根据病情调整速度。③或用硫酸镁 2.5 g 加入 5%葡萄糖 40 mL 缓慢推注；或 25%硫酸镁 20 mL 加入 5%葡萄糖 100 mL 中快速静脉滴注，30 分钟内滴完，后继续静脉点滴硫酸镁，以 1～2 g/h 速度维持。注意硫酸镁与镇静剂同时应用时，对呼吸抑制的协同作用。

(2)纠正缺氧和酸中毒：保持呼吸道通畅，面罩给氧，必要时气管插管，经常测血氧分压，预防脑缺氧；注意纠正酸中毒。

(3)控制血压：控制血压方法同重度子痫前期。

(4)终止妊娠：抽搐控制后未能分娩者行剖宫产。

(5)降低颅内压：20%甘露醇 0.5 mL/kg，静脉滴注，现已少用，因会加重心脏负担。现常用呋塞米 20 mg 静脉注射，能快速降低颅内压。

(6)必要时作介入性血流动力学监测 CVP，特别在少尿及有肺水肿可能者。

(7)其他治疗原则同重度子痫前期。Richard 子痫昏迷治疗方案：①立即用硫酸镁控制抽搐，舒张压＞14.7 kPa(110 mmHg)时，加用降压药；②24 小时内常规用地塞米松 5～10 mg，莫非管内滴注，以减轻脑水肿；③监测血压、保持呼吸道通畅、供氧，必要时气管插管；④经常测血氧分压，预防脑缺氧；⑤终止妊娠，已停止抽搐 4～6 小时不能分娩者急行剖宫产；⑥置患者于 30 度半卧位，降低颅内静脉压；⑦产后如仍不清醒，无反应，注意与脑出血鉴别，有条件医院作 CT 检查；⑧神经反射监护；⑨降低颅内压，20%甘露醇 0.5 mL/kg 静脉滴注降低颅内压。

(8)终止妊娠：因妊娠期高血压疾病是孕产妇特有的疾病，随着妊娠的终止可自行好转，故适时以适当的方法终止妊娠是最理想的治疗途径。

终止妊娠时机：密切监护母亲病情和胎儿宫内健康情况，监测胎盘功能及胎儿成熟度，适时终止妊娠。①重度子痫前期积极治疗 2～3 天，为避免母亲严重并发症，亦应积极终止妊娠。②子痫控制 6～12 小时的孕妇，必要时子痫控制 2 小时后亦可考虑终止妊娠。③有明显脏器损害，或严重并发症危及母体者应终止妊娠。④孕 34 周前经治疗无效者，期待治疗延长孕周虽可望改善围产儿的死亡率，但与产妇死亡率相关；对早发型子痫前期孕 32 周后亦可考虑终止妊娠。⑤重度子痫经积极治疗，于孕 34 周后可考虑终止妊娠。

终止妊娠指征：多主张以下几点。①重度子痫前期患者经积极治疗 24～72 小时仍无明显好转，病情有加剧的可能，特别是出现严重并发症者。②重度子痫前期患者孕周已超 34 周。③子痫前期患者，孕龄不足 34 周，胎盘功能减退，胎儿尚未成熟，可用地塞米松促胎肺成熟后终止妊娠。④子痫控制后 2 小时可考虑终止妊娠。⑤在观察病情中遇有下列情况应考虑终止妊娠：胎盘早剥、视网膜出血、视网膜剥离、皮质盲、视力障碍、失明、肝酶明显升高、血小板减少、少尿、无尿、肺水肿、明显胸腹水等、胎儿窘迫；胎心监护出现重度变异减速、多个延长减速和频发慢期减速等提示病情严重的症候时应考虑终止妊娠。

终止妊娠的方法。①阴道分娩：病情稳定，宫颈成熟，估计引产能够成功；已临产者，不存在其他剖宫产产科指征者，可以选用阴道分娩。②剖宫产：病情重，不具备阴道分娩条件者，宜行剖宫产术。子痫前期患者使用麻醉方式是有争议的，但是如果母亲凝血功能正常，没有存在低血容量，使用硬膜外麻醉是安全、有效的，不会引起全身麻醉所致的血压升高。

产褥期处理：重症患者在产后 24～72 小时，尤其 24 小时内，仍有可能发生子痫，需继续积极治疗，包括应用镇静、降压、解痉等药物。产后检查时，应随访血压、蛋白尿及心肾功能情况，如发现异常，应及时治疗，防止后遗症发生。

(9)其他药物治疗。

心钠素：是人工合成的心钠衍化物，为心肌细胞分泌的活性物质，具有很强的降压利尿作用。主要作用是增加肾血流量，提高肾小球滤过率，降低血管紧张素受体的亲和力，可对抗血管紧张素Ⅱ(AⅡ)的缩血管作用。具有强大的利钠、利尿及扩张血管活性。20 世纪 80 年代有报道，经临床应用人心钠素Ⅲ治疗妊娠期高血压疾病并发心力衰竭，心力衰竭可获得控制，血压下降，水肿消退，蛋白尿转阴，是治疗妊娠期高血压疾病引起心力衰竭的理想药物，近年应用较少，临床资料报道不多。

抗凝血酶(AT-Ⅲ)：抗凝血酶对各种凝血机制中的酶具有抑制作用，实验证明抗凝血可以预防妊娠期高血压疾病动物模型上的血压升高和蛋白尿的发生，因此 AT-Ⅲ很可能可以有效地处理子痫前期患者的临床症状和体征。重度子痫前期时 AT-Ⅲ下降，如 AT-Ⅲ/C 下降 70%以下则有出现血栓的危险。一般可静脉滴注，AT-Ⅲ1 000～3 000 U，血中 AT-Ⅲ/C 上升至 130%～140%。如同时应用小剂量肝素可提高抗凝效果。

血管紧张素转换酶(ACE)抑制剂或血管紧张素Ⅱ受体拮抗剂(ARB)：卡托普利或厄贝沙

坦，其作用是抑制血管紧张素转换酶（ACE）活性，阻止血管紧张素Ⅰ转换成血管紧张素Ⅱ或阻断ATⅡ受体，有明显降低外周阻力，增加肾血流量的作用。但这些药物可导致胎儿死亡、羊水少、新生儿无尿、肾衰竭、胎儿生长迟缓、新生儿低血压和动脉导管未闭，因此任何妊娠妇女均禁忌用血管紧张素转换酶（ACE）抑制剂或ARB，孕期禁止使用。

L-精氨酸（L-Arginine，L-Arg）：最近的报道认为NO和前列环素的减少可能是妊娠期高血压疾病发病机制的主要原因，与血管舒张因子和收缩因子的不平衡有关。L-Arg是合成NO的底物，它可以刺激血管内皮细胞的NO合成酶（NOS）而增加NO的合成和释放，通过扩张外周血管发挥降压作用。随着人们对NO的了解逐步深入，L-Arg在临床与基础的研究和应用更加广泛。近年国外已有应用L-Arg治疗或辅助治疗高血压的报道。

国内有学者报道，高血压患者静脉滴注L-Arg(20 g/150 mL/30分钟)5分钟后血压开始下降，15分钟达稳定值，平均动脉压自(15.4±1.3) kPa[(115.4±9.9)mmHg]降至(11.8±1.0) kPa[(88.5±7.6)mmHg]。2007年国外有学者对尿蛋白阴性的妊娠高血压患者及尿蛋白＞300 mg/24小时的子痫前期患者各40例用L-Arg治疗，L-Arg 20 g/500 mL静脉滴注，每天1次，连续用5天，再跟随4 g/d，口服2周，或安慰剂治疗。结果显示在用L-Arg治疗组的患者收缩压与安慰剂组相比有明显下降，认为应用L-Arg治疗有希望可以延长孕周和降低低体重儿的发生率。但左旋精氨酸在预防子痫前期的发生方面还缺乏大样本的研究。

2006年Rytiewski报道，应用L-Arg治疗子痫前期，口服L-Arg 3 g/d(L-Arg组)40例，安慰剂组41例。结果提示应用L-Arg组病例的胎儿大脑中动脉的灌注量增加，脑-胎盘血流量比率增加，分娩新生儿Apgar评分较高，提供口服L-Arg治疗子痫前期的患者似乎有希望延长孕周改善新生儿结局。但还需要大样本的研究以进一步得到证实。总的认为，对子痫前期患者给予L-Arg治疗可能通过增加内皮系统和NO的生物活性降低血压，认为应用L-Arg治疗可能改善子痫前期患者内皮细胞的功能，是一种新的、安全、有效的治疗预防子痫前期的方法。

硝酸甘油（NG）：用于治疗心血管疾病已多年，随着NO的研究不断深入，其作用机制得到进一步的认识，目前认为NG在体内代谢和释放外源性NO，促进血管内生成一氧化氮，通过一系列信使介导，改变蛋白质磷酸化产生平滑肌松弛作用。由于有强大的动静脉系统扩张作用，使其对相关的组织器官产生作用。NG还能有效地抑制血小板聚集。在先兆子痫患者应用NG能降低患者血压和脐动脉搏动指数（PI）。

苏春宏等2004年报道应用NG治疗子痫前期，用硝酸甘油20 mg加入生理盐水50 mL用静脉泵推注，注速5～20 μg/min，5～7天，与用$MgSO_4$病例比较，见前者SBP、DBP、MABP均较后者低，新生儿低Apgar评分，新生儿入NICU数NG组较$MgSO_4$组低。母亲急性心力衰竭、肺水肿的发生率NG组较$MgSO_4$组明显降低。但硝酸甘油作用时间短，停药后数分钟降压作用消失，故宜与长效钙离子拮抗剂合用。

姚细保、黄艳仪等应用NG治疗没有并发症的子痫前期，方法为硝酸甘油25 mg加入5%葡萄糖20～30 mL用静脉泵推注，以5～20 μg/min，5～7天后改用缓释的钙离子拮抗剂拜心同口服，直至分娩，平均治疗时间2周。由于孕周延长，新生儿低Apgar评分，入NICU的病例比用$MgSO_4$治疗组低，母婴预后较好，母体无严重并发症发生。

多项研究认为，NG治疗子痫前期不仅可扩张母体血管，还可明显降低脐-胎盘血管阻力，有助于改善宫内环境，而且未发现胎心有变化；但NG是否会对胎儿的血管张力、血压、外周血管阻力和血小板、左旋精氨酸功能产生不良影响，及其确切疗效有待于进一步的研究。

(10)免疫学方面的治疗:目前研究认为先兆子痫是胎盘免疫复合物的产生超过消除能力而引发的炎症反应,促使大量滋养层细胞凋亡、坏死和氧化应激。这种观点引起新的治疗方案的产生,目前针对免疫学的治疗有以下几点研究进展。①抑制补体活化、调整补体治疗炎症反应:认为单克隆抗体 C_3 抑制剂、多抑制素、C_5 结合抗体、C_{5a}受体拮抗剂可能是预防和治疗先兆子痫的理想药物。②降低免疫复合物的产生:在先兆子痫最有效减少免疫复合物的产生自然方法是娩出胎盘。理论上,减少免疫复合物水平的药物治疗,可以减少患者体内抗体的产生。目前研究认为,通过 CD20 单克隆抗体实现中断 B 细胞抗体产生,美国有研究者用一种治疗自身免疫性疾病的药物——单克隆抗体用于先兆子痫的治疗,推测此单克隆抗体可减少 B 细胞抗体水平,以减少免疫复合物的产生。③免疫炎症反应的调控:控制先兆子痫免疫反应的方法包括抗炎症药物(如地塞米松)及单克隆抗细胞因子抗体,如肿瘤坏死因子(TNF)-α 抗体、可溶性肿瘤坏死因子受体(抑制性肿瘤坏死因子);白细胞介素-1(IL-1)受体拮抗剂已用于试验治疗脓毒症的全身炎症反应。有研究报道指出先兆子痫存在胎盘功能和血清抑制性细胞因子水平如 IL-10 的不足。因此,抑制细胞因子可能对治疗有效。④抑制粒细胞活性:免疫复合物直接活化效应细胞,参与错综复杂的炎症结局过程,在这过程中粒细胞 Fcγ 受体起关键性作用,有研究认为,抑制性受体 FcγRⅡB 上调,提高免疫复合物刺激阈从而与 IgG 抗体反应抑制了炎症反应。临床上有使用静脉注射免疫球蛋白(IVIG)诱导抑制FcγRⅡB受体的表达,从而提高免疫复合物激活 FcγRⅡ受体的刺激阈。Branch 等人研究初步确定了 IVIG 对抗磷脂综合征妊娠妇女及其新生儿的治疗有显著效果。

七、并发症的诊断和治疗

(一)妊娠期高血压疾病并发心功能衰竭

1.妊娠期高血压疾病并发心力衰竭的诱因及诊断

妊娠期高血压疾病时冠状动脉痉挛,可引起心肌缺血、间质水肿及点状出血与坏死,偶见毛细血管内栓塞,心肌损害严重可引起妊娠期高血压疾病性心脏病,心功能不全,甚至心力衰竭、肺水肿。不适当的扩容、贫血、肾功能损害、肺部感染等常为心力衰竭的诱发因素。心力衰竭的临床表现可有脉率快,部分患者可听到舒张期奔马律、肺动脉瓣区 P2 亢进、呼吸困难、胸肺部啰音,颈静脉充盈、肝脏肿大,甚至端坐呼吸。对全身水肿严重的患者,虽无端坐呼吸,应警惕右心衰竭。心电图提示心肌损害,有 T 波改变、减低或倒置,有时呈现 ST 倒置或压低。X 线检查可见心脏扩大及肺纹理增加,甚至肺水肿表现。

妊娠期高血压疾病并发心力衰竭需与各科原因所致心力衰竭鉴别。包括孕前不健康的心脏,如先天性心脏病、风湿性心脏病、贫血、甲亢性心脏病、胶原组织性疾病引起的心肌损害如红斑狼疮等。孕前健康的心脏,如围生期心肌病、羊水栓塞或肺栓塞可根据不同病史及心脏特征加以鉴别。围生期心肌病易与妊娠期高血压疾病性心脏病混淆。妊娠期高血压疾病时全身小动脉痉挛,影响冠脉循环,心脏供血不足、间质水肿,致心功能受损,是发生围生期心脏病的原因之一,发生率为27.2%,为正常孕妇的 5 倍。国外报道发生率高达 60%,说明两者有密切相关。围生期心肌病患者可能会有中度血压升高,中度蛋白尿常诊断为妊娠期高血压疾病,鉴别主要依靠病史及心脏体征,围生期心肌病除有心力衰竭的临床表现外,主要体征包括两肺底湿啰音、奔马律及第三心音、二尖瓣区有收缩期杂音。超声心动图检查所有病例均有左室扩大,腔内径增大,以左室腔扩大最为显著。部分病例由于心腔内附壁血栓脱落,可导致肺动脉栓塞,病情急剧恶化。本院曾有一例重度子痫前期合并围生期心肌病患者，产后第 4 天死于肺栓塞。妊娠期高血压疾病心力衰竭临床表现有较严重高血压、蛋白尿、水肿，当血压显著升高时，冠状动脉痉挛导致心肌缺血，甚至灶性坏死而诱发心功能不全，但无心脏显著扩大，无严重心律失常，常伴有肾损害。妊娠期高血压疾病心力衰竭患者的预后较好。

2.妊娠期高血压疾病心力衰竭的治疗

(1)积极治疗妊娠期高血压疾病：解除小动脉痉挛，纠正低排高阻，减轻心脏前后负荷。

(2)可选用以下一种或两种血管扩张剂：酚妥拉明 10 mg，加入 5%葡萄糖液 250 mL 内，静脉滴注，0.1～0.3 mg/min；硝酸甘油 10 mg，加入 5%葡萄糖 25～50 mL 内，微量泵推注，5～20 μg/min，根据血压调整速度；硝普钠 25～50 mg，加入 5%葡萄糖 50 mL 内，微量泵推注，10～20 μg/min，根据血压调整速度。扩血管治疗后能迅速降压，降低心脏的后负荷，改善心肌缺氧，是治疗妊娠高血压疾病心力衰竭的主要手段。

(3)增强心脏收缩力：用毛花苷 C 0.4 mg，加入 5%葡萄糖液 20 mL 内，稀释缓慢静脉注射。也可用地高辛，每天 0.125～0.25 mg，口服。非洋地黄类正性肌力药物，如多巴胺、多巴酚丁胺、前列腺素 E(米力农)、门冬氨酸钾镁等。血压高者慎用多巴胺类药物或用小剂量，并与血管扩张剂合用。

(4)利尿剂：呋塞米 20～40 mg，加入 5%葡萄糖液 20 mL，静脉注射，快速利尿。

(5)有严重呼吸困难，可用吗啡 3～5 mg，稀释，皮下注射。

(6)心力衰竭控制后宜终止妊娠。

(7)限制液体入量。

(二)HELLP 综合征

1982 年 Weinstein 报道了重度子痫前期并发微血管病性溶血，并根据其临床 3 个主要症状：溶血性贫血、转氨酶升高、血小板减少命名为 HELLP 综合征。

(三)溶血性尿毒症性综合征(HUS)

溶血性尿毒症性综合征是以急性微血管病性溶血性贫血、血小板减少及急性肾衰竭三大症状为主的综合征。其发病机制是由于妊娠期，特别是妊娠期高血压疾病时血液处于高凝状态，易有局限性微血栓形成，当红细胞以高速度通过肾小球毛细血管及小动脉时，受血管内纤维网及变性的血管壁内膜的机械性阻碍，红细胞变形、破裂，造成血管内溶血与凝血活酶的释放，促进了血管内凝血的进行。由于纤维沉积于肾小球毛细血管与小动脉内，减少了肾小球的血流灌注量，最终肾衰竭。另外免疫系统的变化及感染因素可诱发 HUS。

1.诊断

(1)临床表现：溶血性贫血、黄疸、阴道流血和瘀斑、瘀点，有些患者会发生心律不齐、心包炎、心力衰竭、心肌梗死、支气管肺炎、抽搐发作等。同时有一过性血尿及血红蛋白尿，尿少，可发展到急性肾衰竭至少尿、无尿。

(2)实验室检查：①末梢血常规显示贫血、红细胞异常，出现形态异常、变形的红细胞及红细胞碎片、网织红细胞增多；②血小板减少，常降至 100×10^9/L 以下；③黄疸指数升高：血清胆红素及肝功能 SGPT 增高；④乳酸脱氢酶(HPL)升高达 600 μg/L 以上，表示体内有凝血存在；⑤血红蛋白尿或血尿，尿蛋白及各种管型；⑥氮质血症：血尿素氮、肌酐及非蛋白氮增高。

2.鉴别诊断

(1)单纯性妊娠期高血压疾病：不出现 HUS 的进行性溶血、血小板下降、血红蛋白尿等临床

表现和实验室结果。

(2)HELLP 综合征：HUS 和 HELLP 综合征均可在妊娠期高血压疾病患者中出现。而 HUS 以肾损害表现为主，急性肾功能损害和血红蛋白尿。而 HELLP 综合征常以肝损害为主。以肝功能转氨酶升高、溶血性黄疸为主。根据临床及实验室检查可以鉴别。

(3)与系统性红斑狼疮性肾炎及急性脂肪肝引起的肾衰竭应以区别。

(三)HUS 肾衰竭治疗原则

(1)积极治疗妊娠期高血压疾病。

(2)保持肾功能，血管扩张药物应用，新利尿合剂：酚妥拉明 10～20 mg、呋塞米 100 mg 各自加入 5%葡萄糖 250 mL 静脉滴注(根据病情调整剂量)。

(3)严重少尿、无尿可用快速利尿剂。

(4)终止妊娠。

(5)透析：应早期透析，如少尿、无尿，血钾升高＞5.5 mmol/L，尿素氮＞17.8 mmol/L (50 mg/dL)，血肌酐＞442 μmol/L(5 mg/dL)，需用透析治疗，或用连续性肾滤过替代治疗(CRRT)、静脉-静脉连续滤过(CVVH)。

(四)弥漫性血管内凝血(DIC)

子痫前期、子痫与 DIC 关系密切，重度子痫前期时，全身血管明显痉挛，血液黏度升高，全身组织器官血流量减少，血管内皮损伤引起血管内微血栓形成，患者血液中凝血因子消耗多引起凝血因子减少。子痫前期、子痫本身是一种慢性 DIC 状态。严重 DIC 或产后即会发生出血倾向，如血尿、产后出血等。

1.子痫前期、子痫并发 DIC 的早期诊断

子痫前期、子痫并发 DIC 的常见临床表现：①多发性出血倾向，如血尿、牙龈出血、皮肤瘀斑、针眼出血、产后出血等；②多发性微血管血栓之症状体征，如皮肤皮下栓塞、坏死及早期出现的肾、脑、肺功能不全。

子痫前期、子痫并发 DIC 实验室检查包括：①血小板减少＜100×10^9/L 或呈进行性减少；②凝血酶原时间比正常延长或缩短 3 秒；③纤维蛋白低于 1.5 g/L(150 mg/dL)或呈进行性下降或超过 4 g/L；④*D*-二聚体阳性，FDP 超过 20 mg/L(20 μg/mL)，血液中的红细胞碎片超过 2%；⑤有条件可查抗凝血酶Ⅲ(ATⅢ)活性。

2.妊娠期高血压疾病并发 DIC 的治疗

妊娠期高血压疾病并发 DIC 的早期表现主要是凝血因子改变，若能及早检查这些敏感指标，即可早期发现慢性 DIC。及早处理，预后良好。妊娠期高血压疾病合并严重 DIC 发生率不高。治疗以积极治疗原发病，控制子痫前期及子痫的发展，去除病因，终止妊娠为主。根据病情可适当使用新鲜冰冻血浆，低分子肝素或小剂量的肝素(25～50 mg/d)，血压过高时不适宜使用肝素，以免引起脑出血。子痫前期、子痫并发 DIC 多较轻，积极治疗后终止妊娠，多能治愈。

(五)胎盘早期剥离

妊娠期高血压疾病患者的子宫底蜕膜层小动脉痉挛而发生急性动脉粥样硬化，毛细血管缺血坏死而破裂出血，产生胎盘后血肿，引起胎盘早期剥离。有人认为在胎盘早期剥离患者中 69%有妊娠期高血压疾病，可见妊娠期高血压疾病与胎盘早期剥离关系密切。

胎盘早期剥离诊断并不困难，根据腹痛、子宫肌张力增高、胎心消失、阴道少量出血、休克等典型症状可做出诊断。然而典型症状出现时，母婴预后较差。而 B 超往往可早期发现胎盘后血

肿存在，早期诊断胎盘剥离，故妊娠期高血压疾病患者必须常规做腹部B超检查，以早期做出有无合并胎盘早期剥离的诊断。

胎盘早剥引起弥漫性血管内凝血一般多在发病后6小时以上，胎盘早剥时间越长，进入母体血循环内的促凝物质越多，被消耗的纤维蛋白原及其他凝血因子也越多。因此早期诊断及时终止妊娠对预防及控制DIC非常重要，治疗原则以积极治疗妊娠期高血压疾病、终止妊娠去除病因、输新鲜血、新鲜冰冻血浆、补充凝血因子(包括纤维蛋白原)等措施，可阻断DIC的发生、发展。

(六)脑血管意外

脑血管意外包括脑出血、脑血栓形成、蛛网膜下腔出血和脑血栓，是妊娠期高血压疾病最严重的并发症，也是妊娠期高血压疾病最主要的死亡原因。脑血管灌注有自身调节，在较大血压波动范围内仍能保持正常血流。当脑血管痉挛，血压超过自身调节上限值或痉挛导致脑组织水肿、脑血管内皮细胞间的紧密连接就会断裂，血浆及红细胞会渗透到血管外间隙引起脑内点状出血，甚至大面积渗血，脑功能受损。当MABP≥18.7 kPa(140 mmHg)时脑血管自身调节功能消失。脑功能受损的临床表现为脑水肿、抽搐、昏迷、呼吸深沉、瞳孔缩小或不等大、对光反射消失、四肢瘫痪或偏瘫。应做仔细的神经系统检查。必要时做脑CT或B超可明确诊断。

脑水肿、脑血管意外的处理：有怀疑脑出血或昏迷者应做CT检查、脑水肿可分次肌内注射或静脉注射地塞米松20～30 mg/d，减轻脑血管痉挛和毛细血管的通透性，改善意识状态，并可使用快速利尿剂，降低颅内压。大片灶性脑出血在脑外科密切配合下行剖宫产，结束妊娠后遂即行开颅术，清除血肿、减压、引流，则有生存希望。

(齐玉玲)

第七节　妊娠合并风湿性心脏病

风湿性心脏病简称风心病。据统计，风湿性心脏病是妊娠妇女获得性心脏病中最常见的一种。妊娠后对血流动力学改变的耐受性与瓣膜性心脏病的分型有显著的关系。临床的处理也因瓣膜病变本身的严重程度而需小心的个体化处理。同样患者的耐受性也与妊娠的时期相关。药物及介入性治疗的风险性需谨慎考虑母亲及胎儿的并发症。

近十年，西方国家由于风湿热发病率的显著下降使慢性风湿性瓣膜病的流行情况也同步地减少。然而，在很多发展中国家风湿热仍然是地方性的主要流行性疾病。2004年报道的一项巴基斯坦农村调查其发病率为5.7‰；而在生育期妇女其发病率在8‰～12‰。在西方国家，瓣膜性心脏病是继先天性心脏病居第二位的最常见的妊娠合并心脏病，而在大多数发展中国家为位居第一的最常见的妊娠合并心脏病。

一、二尖瓣狭窄

(一)病理生理

妊娠血流动力学的改变使狭窄瓣膜的血流增加，心排血量增加，妊娠后心动过速使舒张充盈期缩短，跨瓣压差显著增加，狭窄瓣膜上方的房室腔压力负荷增加。因此，二尖瓣狭窄患者对妊娠期血流动力学改变的耐受性较差。特别自妊娠的中期(第二个孕季)开始，妊娠生理的改变可

使心排血量增加30%～50%。分娩后下腔静脉压力的减低，继发性的胎盘血流改变和子宫的收缩，均使心脏的前负荷增加。在妊娠期，二尖瓣狭窄的患者在瓣膜性疾病中耐受性最差。

(二)临床表现

1.症状

(1)呼吸困难：妊娠期间最常出现的早期症状为劳力性呼吸困难，端坐呼吸和阵发性夜间呼吸困难，甚至出现肺水肿。

(2)咯血：二尖瓣狭窄妊娠患者的常见症状，咯血后肺静脉压减低，咯血可自止。

(3)咳嗽：平卧时干咳较常见，妊娠中、晚期症状明显。

2.体征

重度二尖瓣狭窄的妊娠患者常有"二尖瓣面容"，心尖冲动点和心界向左上外移，心率增快，心尖区可闻第一心音亢进和开瓣音，心尖区有低调的"隆隆"样舒张中晚期杂音。

(三)超声心动图检查

二尖瓣狭窄严重程度的参考值采用二维超声心动图平面法测量二尖瓣口的面积。多普勒二尖瓣面积测量采用的压差减半时间法容易受负荷的情况影响，因此，在妊娠期特别容易受到影响。新近的临床报道提示压差减半时间法仍可在妊娠妇女中应用。

超声心动图检查中应同时关注其他瓣膜的损害。功能性的三尖瓣反流、主动脉瓣关闭不全是二尖瓣狭窄常合并的病变，通常不需特殊的处理。相反风湿性的主动脉狭窄会加重血流动力学的影响，降低患者的耐受性。

经食管心脏超声心动图检查应避免作为妊娠患者的首选方法，而主要应用在经皮二尖瓣成形术前的评估，判别有否左房反流和血栓的存在。

(四)治疗原则

1.药物治疗

已出现症状或根据超声多普勒检查收缩期肺动脉压>6.7 kPa(50 mmHg)的重度二尖瓣狭窄的女性建议使用β受体阻滞剂。选择性的β受体阻滞剂如阿替洛尔或美托洛尔应优先选择使用，因其更能降低因子宫收缩作用造成的危险。β受体阻滞剂的剂量应根据心率、心功能及超声多普勒二尖瓣平均跨瓣压差，收缩期肺动脉压而进行调节。通常胎儿对β受体阻滞剂的耐受性较好，然而产科和儿科的人员应了解在分娩期间使用β受体阻滞剂具有新生儿心动过缓危险的可能性。β受体阻滞剂同时具有降低房性心律失常的危险性。电转复可作为选择性的治疗措施，对胎儿也是安全的。

地高辛对仍然为窦性心律的二尖瓣狭窄患者无益处，除非合并左室或右室心功能不全。重度二尖瓣狭窄的患者可突发急性肺水肿和快速心房纤颤，特别在妊娠的中、晚期更易发生。静脉使用洋地黄(地高辛)可以减慢房室结的传导作用。如果β受体阻滞剂或钙通道阻滞剂使用受限制可选择静脉或口服胺碘酮。

对阵发性或持续性的房颤患者，不论二尖瓣狭窄的严重程度，抗凝治疗都是需要的。维生素K拮抗剂在妊娠中、晚期的使用是安全的。在孕36周或计划终止妊娠(分娩)期应给予肝素作为替代，孕早期使用维生素K拮抗剂可致胚胎病理改变或胎儿出血。

β受体阻滞剂使用后仍出现气促和充血性心力衰竭时，应加用襻利尿剂。剂量应逐渐增加以避免血容量的过度减少。

对二尖瓣狭窄耐受性较好，心功能在NYHA Ⅰ～Ⅱ级，收缩期肺动脉压持续低于6.7 kPa

(50 mmHg)的孕妇,经阴道分娩通常是安全的。硬膜外麻醉通常可减轻分娩时固有的血流动力学负荷。β受体阻滞剂的剂量应根据分娩和产后早期的心率合理地调整。在分娩期间,最好选择半衰期短的β受体阻滞剂。心脏病学专家、产科医师和麻醉师应共同紧密合作为患者设定一个安全的分娩模式。

2.瓣膜的介入治疗

尽管已进行了药物治疗仍持续明显气促,有充血性心力衰竭的体征和伴有肺水肿高度危险的患者,在分娩过程中或产后早期,存在对母亲和新生儿生命的威胁;根据国外的报道和指南应考虑在妊娠期间对瓣膜做介入性的干预,在分娩前减轻二尖瓣狭窄的程度。在行经皮二尖瓣成形术的过程中,胎儿的心脏监测无胎儿宫内窘迫的体征,放射量保持在非常低的水平,不可能对胎儿造成短期甚至长期的后果。

经皮二尖瓣成形术存在血栓性栓塞的风险,但罕有发生;瓣叶撕裂的创伤性二尖瓣反流是最严重的并发症,发生率约为5%,其后果对妊娠患者特别严重。重度的、急性的二尖瓣关闭不全造成血容量和心排血量的增加,患者不能耐受,需行紧急的瓣膜外科手术,但又必然对胎儿造成很大的风险。经药物治疗后症状不能缓解的妊娠患者的预后不良,但经皮二尖瓣成形术对妊娠患者带来的益处超越了它的风险。

二、主动脉瓣狭窄

(一)临床表现

1.症状

呼吸困难、心绞痛和昏厥为典型主动脉瓣狭窄常见的三联征。①呼吸困难:劳力性呼吸困难为常见首发症状,进而可发生阵发性夜间呼吸困难、端坐呼吸和急性肺水肿。②心绞痛:常由运动诱发,休息后缓解。③昏厥:多发生于直立、运动中或运动后。

2.体征

在主动脉瓣区可听到响亮、粗糙的收缩期杂音,向颈动脉及锁骨下动脉传导,主动脉瓣区第二音减弱。

重度的风湿性主动脉瓣狭窄在年轻的患者中不多见。妊娠前没有症状的患者在妊娠中发生严重症状的情况也不多。相反,伴有症状的重度主动脉瓣狭窄患者则面临母亲与胎儿的高风险。

(二)超声心动图检查

主动脉瓣狭窄的严重程度可使用连续多普勒测定方式计算主动脉瓣口的面积。瓣膜口的面积$<1.0\ cm^2$为重度或最好采用$<0.6\ cm^2/m^2$体表面积。用主动脉瓣平均跨瓣压差判断主动脉瓣狭窄程度不太可靠,因为容易受心排血量的影响。在妊娠的特殊情况下,用主动脉瓣平均跨瓣压差容易过高估计主动脉瓣狭窄的程度。然而平均跨瓣压差的估算是非常重要的,因为它与预后的评价相关。

(三)治疗原则

平均主动脉跨瓣压差持续<6.7 kPa(50 mmHg)妊娠期无症状的患者通常预后较好,只需密切随访。无论主动脉瓣狭窄的病因是什么,通常在经阴道分娩的过程中需要密切的监护。因为周围血管阻力减低对患者存在危害,硬膜下麻醉必须小心,诱导麻醉过程要慢,应避免行蛛网膜下隙阻滞麻醉。有些作者建议,对重度主动脉瓣狭窄的病例实施剖宫产以避免突然增加动脉压和心排血量,并缩短分娩的时间。

对严重呼吸困难的患者应给予利尿剂，重度主动脉瓣狭窄的患者尽管经积极的药物治疗，但症状显著(心功能在NYHAⅢ至Ⅳ级)或存在充血性心力衰竭的体征，在妊娠期间应考虑介入治疗以减轻主动脉狭窄。主动脉瓣成形术(PBAV)可以使主动脉瓣的功能获得暂时的改善，使患者安全地度过围生期，把主动脉瓣置换的时间延迟至分娩以后。如果在妊娠期间必须行主动脉瓣球囊成形术，应参照妊娠期经皮二尖瓣成形术采取保护措施以减少放射线的影响。此手术应严格限制在有丰富经验的医学中心进行。

三、左室反流性心瓣膜病

(一)病理生理

妊娠期间血容量和心排血量进行性增加，使主动脉瓣或二尖瓣关闭不全患者瓣膜的反流量增加。然而，由于其他的生理性改变，例如，心动过速和系统动脉阻力的减少都可以增加前向的射血容积，是部分地代偿瓣膜反流的后果。

能较好耐受妊娠时重度瓣膜反流的患者证实多为慢性、左心室扩张但仍保留左心室功能的患者，但急性的反流患者不能耐受。风湿性瓣膜病的患者很少发生急性的反流(除外风湿性瓣膜病并感染性心内膜炎，或经皮二尖瓣成形术瓣叶撕裂的创伤性二尖瓣反流。)

(二)临床表现

应注意慢性主动脉或二尖瓣关闭不全妊娠患者的充血性心力衰竭症状或体征。既往已发现反流性杂音的妊娠患者在产前的随访中最常见。二尖瓣关闭不全患者在妊娠期间房性期前收缩会增加，每搏输出量增加使脉搏波增大，主动脉瓣反流的体征不典型。

(三)超声心动图检查

超声心动图检查原理在各种反流性心脏瓣膜病都是一样的。由于妊娠期间的血流动力学的特殊性，应用定量多普勒超声心动图评估瓣膜反流量和有效反流面积优于其他的定量方法。妊娠期间血容量的增加使左心室轻度扩大，要计算左心室的直径时应给予考虑。

(四)治疗原则

大多数无症状的重度二尖瓣或主动脉关闭不全患者可不需使用药物治疗。当出现严重充血性心力衰竭的症状或体征时，特别在妊娠的晚期，使用利尿剂和血管扩张药可以改善患者在妊娠期间的耐受性。但血管紧张素转换酶抑制药和血管紧张素受体拮抗剂在整个妊娠期间都是禁用的。妊娠期间最常用的血管扩张药是硝酸酯类。

有进行性气促或心力衰竭症状体征的患者，应给予药物治疗。但是妊娠期间应尽量避免外科治疗。人工心肺体外循环对胎儿有高度的风险性。在妊娠期间，包括产后的围生期，反流性心瓣膜病患者的预后是良好的，心脏外科对患者显然是不合适的。

大多数合并反流性瓣膜病甚至出现过心脏衰竭症状的患者都可以行阴道分娩。治疗的方法同样适用于产后的患者。分娩后如需要行瓣膜的置换术，瓣膜物质的选择应重点衡量机械瓣的使用年限而不需考虑抗凝治疗对妊娠结果的风险。

极少数瓣膜反流合并重度左室功能不全(LVEF＜40%)且不能耐受妊娠的患者，应尽早考虑终止妊娠。

四、三尖瓣疾病

(一)病理生理

风湿性三尖瓣疾病不会独立存在，通常合并二尖瓣狭窄。根据反流本身的程度和肺动脉压的水平，三尖瓣的反流可导致右房及静脉压的增加。据统计，三尖瓣关闭不全的患者较三尖瓣狭窄多见。三尖瓣狭窄可形成三尖瓣的跨瓣压差，使右房压力增加，心排血量减少。

(二)临床表现

三尖瓣反流性收缩期杂音通常可在二尖瓣狭窄的患者中同时听到，但大多数的患者是功能性的相对性的反流。依靠听诊做出三尖瓣狭窄的诊断通常较困难。具有右心力衰竭竭的典型体征而左心衰竭的体征相对较轻的患者应高度警惕三尖瓣疾病的存在。

(三)超声心动图检查

二维超声心动图可以显示瓣叶增厚，通常还伴有运动减弱，腱索增粗。根据这些改变，可以使风湿性的三尖瓣与功能性的三尖瓣反流相鉴别，功能性的三尖瓣反流通常更加常见。其瓣叶与腱索都是正常的。

反流或狭窄的程度依据心脏的负荷情况，如果平均跨瓣压差超过 0.7 kPa(5 mmHg)，三尖瓣狭窄的程度被认为是显著的。如果血容量和心排血量增加，三尖瓣反流的程度可能会被过度估计，因此在妊娠期间要准确评估右心瓣膜病的程度会比较困难。血流动力学的评估只能根据右心衰竭的临床特征表现。

(四)治疗的原则

利尿剂适用于具有充血性心力衰竭临床体征的患者。与二尖瓣狭窄相同，β受体阻滞剂对三尖瓣狭窄的患者同样有效。然而，在充分的药物治疗下，心力衰竭的症状体征仍然存在的患者应考虑行瓣膜介入治疗，其处理与单纯二尖瓣狭窄的治疗方法相同。

对于非妊娠的伴有重度风湿性三尖瓣疾病的患者，不宜单行经皮穿刺二尖瓣成形术，而应行二尖瓣及三尖瓣联合瓣膜外科手术。然而，在这些妊娠特殊患者，相对外科手术期间心肺体外循环对胎儿的风险，经皮穿刺瓣膜成形术可给予考虑。当合并重度三尖瓣狭窄时，可以考虑行单纯二尖瓣或联合二尖瓣和三尖瓣经皮球囊成形术。

五、胎儿的预后

妊娠合并风湿性心脏病已有大量的报道，发病率相对较高的新生儿并发症有：胎儿发育迟缓，早产，低体重儿。母亲心功能分级在新生儿并发症的风险中有决定性的意义。这些并发症主要见于心功能(NYHA)Ⅲ级或Ⅳ级的妊娠患者中。

(齐玉玲)

第八节 妊娠合并先天性心脏病

妊娠妇女合并先天性心脏病的发病率和绝对数都在增加。在我国发达地区，风湿性心脏疾病在年轻人逐渐减少，更多伴有复杂性先天性心脏病的婴儿和儿童在外科手术后能存活至生育年龄。据北京某医院报道，1973－2002 年，妊娠期心脏病主要为先天性心脏病和心脏瓣膜病，风湿性心脏病与先天性心脏病之比在前后 3 个 10 年组分别为 4∶1、1∶2，和 1∶2.24。大多数简单的非发绀的心脏缺损患者在妊娠期间可无特殊症状。许多来自缺乏医疗检查手段地区的妇女既往没有被疑诊为心脏的缺损，通常都在妊娠期间首次被发现。先天性心脏病修复手术后的问题往往也在妊娠期间发生。

房间隔缺损修补术后仍可以发生心律失常，非限制性的室间隔缺损修复术后，肺动脉血管病变仍然进展。大多数存活患者在妊娠过程中需考虑心血管的储备，患者生长发育速度可能超过缺损补片或人工瓣膜的范围，肺动脉高压的出现，心律失常和传导系统的缺陷。

妊娠期间的血流动力学改变可以使先天性心脏病患者的心脏情况恶化，患者的预后与心脏功能级别相关（NYHA 分级），与疾病的特点和原先的心脏外科手术相关。

最高危的情况包括如下：①肺动脉高压；②重度左室流出道梗阻；③发绀的心脏病，血栓栓塞又是高危妊娠的风险之一。

高危患者的处理：先天性心脏病的高危患者不推荐妊娠，如果发现妊娠应劝告终止，因为母亲的风险非常高，死亡率为 8%～35%。高危患者应严格限制体力活动，如果发生症状应卧床休息。如被证实存在低氧血症应给予氧疗。患者应在孕中期末住院，给予低分子肝素皮下注射，以预防血栓栓塞。发绀性的先天性心脏病患者，血氧饱和度的监测十分重要。血细胞比容和血红蛋白的水平影响血氧饱和度的指标，妊娠期间血液的稀释使低氧血症的指示不可靠。

低危患者的处理：只有轻或中度分流而没有肺动脉高压或只有轻或中度瓣膜反流，轻或中度左室流出道梗阻的患者能较好地耐受妊娠。即使中重度的右室流出道梗阻（肺动脉狭窄），妊娠也能很好地耐受，妊娠期间很少需要介入治疗。

大多数早期已行外科纠正手术但仍然有固定心脏缺损的患者需要使用超声心动图做临床评估。低危的患者需在每个孕期做心脏评估的随访，胎儿先天性心脏病的评估需要使用胎儿超声心动图。

妊娠合并先天性心脏病患者的心律失常：大多数先天性心脏病患者右心房和/或心室的压力、容积增加，使 10%～60%的患者发生心律失常，特别是室上性心律失常。妊娠期间由于生理的改变，可以影响抗心律失常药物的吸收、排泄和血浆的有效浓度。

当需要使用抗心律失常治疗时，地高辛通常是被首选的药物，但实际并不真正有效。奎尼丁、维拉帕米和 β 受体阻滞剂曾被长期用于母亲和胎儿室上性和室性心律失常的治疗，且无致畸影响的证据。胺碘酮是有效的抗心律失常药物，只限于其他抗心律失常药物失败时使用，并在最低的有效剂量范围内应用。所有抗心律失常药物都有心肌收缩抑制的作用。左或右心功能不全患者应谨慎使用。持续快速的心律失常可使胎儿发生低灌注，如母亲胎儿的耐受较差，可使用直流电转复为窦性心律。如心动过速发生时血流动力学的耐受性较好，可尝试使用药物治疗。

胎儿的评估：患有先天性心脏病的每一个妊娠母亲都应接受胎儿心脏评估。因为胎儿先天心脏病的发生率风险在 2%～16%。早期的胎儿心脏缺陷诊断（孕 24 周前）很重要，可以使终止妊娠成为可能，以保证优生优育的利益。确定胎儿预后的两个主要的因素是母亲的心功能级别和发绀的程度。当母亲的心功能为Ⅲ～Ⅳ级或属高危的疾病分类，尽早分娩通常是理想的选择。发绀的妊娠患者必须做胎儿生长的监测，胎儿通常在足月妊娠前发育迟缓或停止发育，新生儿的存活率在孕 32 周后较高（95%），后遗症的风险较低。因此如果妊娠≥32 周患者的分娩应尽快给予处理。在孕 28 周前胎儿的存活率较低（＜75%），存活新生儿颅脑损伤的风险较高（10%～

14%),应尽可能地推迟分娩。

分娩的时间和方式:孕28～32周患者分娩方式的选择需慎重,必须实施个体化。

大多数患者适宜在硬膜外麻醉下自行分娩,以避免疼痛的影响。高危的患者应施行剖宫产,使血流动力学保持较稳定。常规和硬膜下麻醉心排血量增加不多(30%),低于自行分娩的过程(50%)。然而,孕龄较短的引产常失败或时间很长。如需行心脏外科手术的患者,应在心脏外科术前即先行剖宫产。分娩过程应给予血流动力学和血气的监测。

一、房间隔缺损

房间隔缺损(简称ASD)根据解剖病变的不同,可分为以下类型:继发孔(第二孔)未闭;原发孔(第一孔)未闭。

继发孔(第二孔)未闭的缺损位于房间隔中部的卵圆窝为中央型,又称卵圆孔缺损型,缺损位置靠近上腔静脉入口处为上腔型又称静脉窦型;缺损位置较低,下缘阙如,与下腔静脉入口无明显分界,称下腔型。继发孔未闭是ASD中最多见的类型,其中卵圆孔缺损在临床上最常见。

原发孔(第一孔)未闭又可分为单纯型、部分性房室隔缺损、完全性房室隔缺损和单心房四型。

ASD是最常见的先天性心脏缺损,而且不少患者到成年才被发现,女性发病是男性的2～3倍。部分患者在妊娠期间因肺动脉血流杂音增强并经心脏超声检查后被发现。

大多数无房性心律失常或肺动脉高压的ASD患者都能耐受妊娠。妊娠期间心排血量增加对左向右分流患者右心容量负荷的影响可由周围血管阻力的下降而得到平衡。妊娠期间,存在显著左向右分流的患者发生充血性心力衰竭的也不多。

ASD患者对急性失血的耐受性较差。如果发生急性失血,周围的血管收缩,外周静脉回流到右房的血容量减少,从而使大量的血液从左房向右房转流。这种情况可以在产后出血期间发生。

逆行性栓塞是ASD罕见的并发症。大多数ASD患者通过静脉对比剂超声心动图检查可见到右向左的细小分流,但仍然以左向右分流的特殊形式进入循环。偶然,ASD患者妊娠期间会出现卒中症状。卵圆孔未闭(PFO)可见于大约1/4的正常心脏。经PFO逆行的栓塞作为卒中病因的报道逐渐增多。经验性使用阿司匹林可以预防血栓形成,而且对胎儿无害。ASD的患者应长期接受静脉血栓的预防治疗。

ASD的年轻女性患者很少发生肺血管阻力升高和肺动脉压升高。据近30年的报道,ASD患者肺动脉压力大于6.7 kPa(50 mmHg)的患者仅占7%。原发性肺动脉高压年轻女性患者有时会合并继发孔缺损的ASD,这些患者在出生后肺动脉血管阻力一直保持很高,因此从不会发生左向右的分流,右心室腔也没有扩张。这些患者的体征、症状和预后与原发性的肺动脉高压患者相同。由于心房的缺损为右心室提供另一个排出通道,从而维持系统的心排血量。虽然降低了系统的血氧含量,但是,相对原发性肺动脉高压而不伴有房间隔缺损的患者,发绀和猝死的发生率较低而预后会较好。

继发孔ASD患者在牙科治疗或分娩前不需使用抗生素预防性治疗。除非合并了瓣膜性疾病。

继发孔ASD患者子代再发生ASD的风险大约为2.5%。大多呈散发性,家族性的ASD患者有两个类型,两者都为常染色体的显性遗传。最常见的是继发孔ASD和房室传导延缓,另一

种类型为Holt-Oram综合征，其特点是上肢发育异常和房间隔缺损。

缺损大的 ASD 在妊娠前应尽可能先行选择性的外科或介入封堵治疗。

二、室间隔缺损

室间隔缺损（简称 VSD）的患者中缺损小的通常能很好耐受妊娠。肺动脉血管阻力正常患者左向右分流的程度较轻。分娩期间系统血管阻力增加的情况下，左向右分流的程度会增加。缺损小的 VSD 在胸骨左缘第 3、4 肋间可听到响亮粗糙的全收缩期杂音，患者在妊娠前通常已被确诊。有少数缺损小的VSD 在妊娠期间首次被发现。

未行外科纠正手术的非限制性 VSD 伴肺动脉高压、左向右分流，无发绀和症状的患者在妊娠期间偶然可被发现。患者通常一般状况良好，婴幼儿期无心功能衰竭病史或发育不良的情况。这些患者通常能较好地耐受妊娠。但如果患者在妊娠前已被确诊，应劝告患者避免妊娠。因为这些患者妊娠期间心脏事件发病和死亡的风险较高。妊娠期间肺血管的病变可加速恶化，虽然并不是不可避免，但可使患者风险增大。心力衰竭的风险性不大，因为分流通常较小，妊娠前心脏没有容量超载的情况。如果患者在分娩时急性失血或使用血管扩张药，可能会导致分流逆转。这种情况可通过补充血容量和限制使用血管扩张药而避免，患者对血管收缩性的催产药物耐受性良好。

VSD 缺损修补术后妊娠患者的风险与无心脏疾病患者之间无显著的差异性。除非患者合并持续的肺动脉高压。婴幼儿期已行修补术的大型 VSD 缺损仍可遗留肺动脉高压的情况，特别是外科纠正手术施行的时间超过 2 周岁以后。这些患者需个体化区别对待。有些肺动脉高压情况稳定，无自觉症状的患者，可顺利妊娠。其他临床表现与原发性肺动脉高压相似。伴进展性右心功能失代偿的患者妊娠期间心血管事件发生和死亡的风险很高。如果患者的肺动脉压力大于系统血压的 3/4，患者会有妊娠的高风险。这些患者应劝告避免妊娠，估计死亡率为30％～50％。

偶然，当肺动脉高压的孕妇拒绝终止妊娠时，患者妊娠期间心血管的处理十分重要。必须对心脏的情况密切随访，注意患者的左、右心功能情况。曾经行外科介入治疗患者的心功能容易受到损害，特别是右心功能。心功能的损害与持续的肺动脉高压使心脏的贮备功能受到严重的损害。妊娠期间，肺动脉高压的患者应尽可能休息，并通过临床观察和超声心动图的监测评估心功能。严重肺血管疾病的患者应住院观察，并在常规麻醉下行剖宫产。产后仍然是最危险的阶段，即使患者能够耐受妊娠和顺利分娩。建议产前给予使用硝酸酯类或前列环素气雾剂，以预防产后肺血管阻力的增高。

VSD 母亲的子代发生 VSD 的情况已见报道，发生率为 4％～11％。分娩方式较复杂的 VSD 患者，应给予心内膜炎的预防措施。

三、主动脉缩窄

大多数主动脉缩窄的患者在到达孕龄的时候都已接受过外科介入的治疗。虽然主动脉缩窄的外科修复通过纠正高血压或使高血压的治疗更有效从而使妊娠有良好的预后和结局，但是主动脉缩窄的远期风险仍然存在。主动脉缩窄的妊娠结局主要依据缩窄的严重程度和合并心脏的损害情况。例如，二叶主动脉瓣和主动脉病变的情况。通常主动脉缩窄的母亲和胎儿的结局良好。重度高血压，充血性心力衰竭，主动脉撕裂，颅内动脉瘤破裂，感染性心内膜炎已见于报道。早期的报道提示，由主动脉缩窄并发症导致的死亡率约为 17％，但新近的报道为小于 3％。

主动脉缩窄纠正术后的远期并发症不常见，但对已行主动脉缩窄纠正术后准备妊娠的女性患者应密切注意。全面的妊前评估包括：主动脉缩窄修复术的完整性，保留的或复发的梗阻情况或动脉瘤的情况，检查的范围包括修复的部位和升主动脉。另外要同时评估主动脉瓣和左室的功能。如果主动脉缩窄或已行纠正术后的患者在妊娠过程怀疑主动脉的并发症，应选择磁共振成像检查。

未行纠正术的主动脉缩窄患者，高血压的治疗往往不满意。未经治疗的主动脉缩窄患者的静息血压如同正常人一样会轻微下降，但患者的收缩压和脉压在运动后会显著提高。降压药如盐酸肼屈嗪、甲基多巴、拉贝洛尔（Labetalol）或美托洛尔可用于降压治疗。但过于积极的降压治疗将会减少胎盘的灌注并造成胎儿发育的不良影响。因此，患者应在妊娠前先行主动脉缩窄的介入治疗。但临床上，遇到未行纠正术的主动脉缩窄妊娠患者，应该避免劳力性的运动，尽可能减少主动脉壁的压力，因为运动后血压和脉压造成的血管损害不能通过降压药物完全得到预防。

主动脉缩窄患者的主动脉壁常伴异常，易于造成主动脉撕裂。由于妊娠期间生理的、血流动力学和激素水平的改变，主动脉撕裂的风险增加。妊娠和分娩期间使用β受体阻滞剂可减少主动脉撕裂的风险。大多数主动脉缩窄的患者可采用经阴道分娩，但应注意尽量缩短第二产程，以减少动脉的压力。但如果存在可疑的产科情况或不稳定的主动脉损伤，应考虑给予剖宫产。胎儿发育通常正常，说明通过侧支循环使子宫胎盘的血流得到合理的维持。主动脉缩窄患者先兆子痫的发生率增加，但恶性高血压或视盘水肿的情况罕见。

妊娠期间主动脉缩窄的外科修复术应限于主动脉撕裂或严重的难以控制的高血压或心力衰竭的患者。经皮穿刺主动脉缩窄扩张术后主动脉扩张的机制是主动脉壁的伸展和撕裂。妊娠是主动脉撕裂的易患因素。因此对已妊娠或准备妊娠的患者，应尽量避免行缩窄部经皮血管成形术或支架植入术。

主动脉缩窄的患者在围生期应注意预防细菌性心内膜炎，二叶主动脉瓣的患者心内膜炎的风险增加，如发生心内膜炎的部位几乎都在二叶主动脉瓣而不是在缩窄部。

四、动脉导管未闭

动脉导管未闭（PDA）狭窄的动脉导管通常分流量少，肺动脉压正常，妊娠期间不会产生显著的血流动力学障碍。分流量大的患者可发展为充血性心力衰竭，妊娠前应考虑先行封闭。

大多数PDA可产生典型的机械样连续性杂音，连续脉冲多普勒可检测到持续的血流。PDA的患者应接受抗生素的预防性治疗。

伴肺动脉高压且未纠正的粗大动脉导管可以并发肺动脉瘤（PDA是常见的独立诱因），并可发展为肺主动脉瘤撕裂，妊娠期间或产后可自行破裂。肺动脉血管中层可见坏死和动脉粥样硬化，两者均与严重的肺动脉高压相关。妊娠期间外周或肺动脉撕裂的发病率可见增加。所以PDA伴肺动脉高压的患者应建议避免妊娠。

五、肺动脉口狭窄

肺动脉口狭窄轻或中度的肺动脉瓣狭窄较常见，妊娠期间患者多无症状，也无死亡或相关并发症发生的报道。有些患者虽然可以耐受重度的肺动脉狭窄，然而妊娠期间容量的超载加重了患者肥厚和僵硬右室心肌的负荷，充血性心力衰竭的情况仍可发生。极少数重度肺动脉瓣狭窄患者在妊娠期间首先出现症状。右室压力达到或超过系统压力的患者可考虑行经皮穿刺瓣膜成

形术，但需最大限度地遮盖子宫，做好胎儿辐射的防护。据报道，低血压、心律失常、短阵的右束支传导阻滞等一系列的并发症可带来不大的风险。如情况允许经皮穿刺瓣膜成形术应安排在孕中期后进行，尽可能在胎儿的组织器官发育完全后。经皮球囊肺动脉瓣成形术是肺动脉口狭窄的治疗选择措施，目前常在儿童期进行。

漏斗部肺动脉狭窄伴或不伴限制性 VSD 或右心室双腔畸形患者能较好地耐受妊娠的不多。妊娠患者的治疗要根据心功能的级别和狭窄的程度。这些类型的梗阻不适宜行经皮穿刺介入性的治疗，妊娠期间如果症状变坏，建议行外科手术修复。

肺动脉瓣狭窄或右室流出道梗阻患者在行外科治疗或复杂性分娩前应接受抗生素预防治疗。

六、法洛四联症

法洛四联症包括室间隔缺损、肺动脉口狭窄、主动脉骑跨和右心室肥厚。具有上述典型改变者属典型四联症或狭义的四联症。轻度法洛四联症患者可存活至成年而没有持续的症状。肺动脉狭窄严重者，可增加右向左的分流并导致严重的发绀。正常妊娠期间血容量增加，静脉回流到右心房的血量也增加。伴随系统血管阻力的下降，可使右向左分流量增加，发绀加重。妊娠期间即使为轻度的发绀都可使患者的情况恶化。如果血氧饱和度＜85％，风险会很高。分娩期间是特别危险的时间，因为分娩时大量的血液丢失导致系统低血压，从而加重了右向左的分流。

妊娠期间，右心衰竭或左心衰竭的情况都可以发生，特别是当合并了主动脉反流时。妊娠期间随着房性心律失常的出现，临床的问题会进一步出现。Presbitero 等作者报道了 21 例法洛四联症或肺动脉闭锁合并主动脉反流患者 46 次妊娠的结果。共有 15 例新生儿出生后存活，占 33％；9 例早产，26 例流产和5 例死产。8 例母亲发生心血管的并发症，包括 2 例围生期细菌性心内膜炎。

法洛四联症成功外科修复术后，妊娠的结果可大大地改善。Singh 等共报道 27 例法洛四联症已行外科修复手术患者共 40 次妊娠，每次妊娠均无严重并发症的发生，流产的发生率不高于正常妊娠者。在31 例妊娠的有效记录中，30 例为正常的婴儿，1 例为肺动脉闭锁的畸形婴儿。

来自 Mayo 临床小组关于 43 例法洛四联症女性患者共 112 次妊娠结果报道，6 例患者伴有肺动脉高压，其中 3 例为中或重度右心功能不全，13 例重度肺动脉反流并重度右室扩张。6 例患者妊娠期间至少合并如下其中一种心血管的并发症：重度右心室扩张，右心功能不全，继发于右室流出道梗阻或肺动脉高压的右心室高压。并发症包括室上性心动过速 2 例，心力衰竭 2 例，肺栓塞伴肺动脉高压 1 例，伴肺动脉反流右心室进展性扩张 1 例。另外，16 例患者共 30 次流产（27％）和 1 例死产的记录。新生儿平均出生体重为 3.2 kg。8 例未经修复的法洛四联症患者共 20 次妊娠；其中 5 例发绀患者共 12 次妊娠。未经修复的法洛四联症患者按预期都为低体重儿，其中一例有形态学改变的肺动脉畸形。在这个报道中，5 例子代（占 6％）有先天性的畸形。这些资料提示，虽然许多已行法洛四联症修复的患者都有成功的妊娠结果，然而那些伴有严重结构和血流动力学问题的患者妊娠期间心血管并发症发生的可能性更大。来自荷兰的一个研究证实了这一点：26 例已行法洛四联症修复后的患者有 50 次成功的妊娠，5 例患者（19％）发生的并发症包括：伴有症状的心力衰竭，心律失常或两者均存在。两个发生症状性心力衰竭的患者伴有严重的肺动脉反流，重度的肺动脉反流是目前法洛四联症患者修复术后遗留的最常见的血流动力学后果。法洛四联症患者修复术后的这种情况容易在超声心动图检查中被忽略。因为肺动脉的反流是层流而不是湍流。

法洛四联症修复术后的患者受孕前应做好评估，做好病史采集、心脏功能和运动功能的评估，了解是否还存在其他的心脏缺损。使用荧光原位杂交法诊断 22q11 基因缺失综合征，检测阴性胎儿发生缺损的可能性很低（约 4%）。新近的报道提示，在成人中发现典型的临床特征较困难，应对有潜在风险的父母多加注意，必要时应做支持和否定妊娠的筛查，如果有阳性提示，有必要做遗传学的咨询。超声心动图可以评估患者的血流动力学情况，发现是否存在任何右室流出道的梗阻、肺动脉的反流或心功能不全，发现任何遗留的缺损，例如，室间隔缺损或主动脉反流；另外评估左室的功能。如有需要，可行运动试验以评估运动能力。如证实无任何重要的遗传性缺损，妊娠和分娩将不会发生相应的并发症。

据报道，法洛四联症双亲子代获得先天性心脏缺损的风险为 2.5%～8.3%。一份较大型的系列报道，包括 127 例双亲（62 例女性，65 例男性）共 253 个子女，先天性心脏缺损三例，占 1.2%，其中一例为法洛四联症，一例为室间隔缺损，另一例为永存动脉干。风险发生不一致的原因来自很多因素，包括遗传学查证法的偏倚、环境因素和具有先天性心脏病发病优势患者子代的追踪方法。

七、艾森曼格综合征

艾森曼格综合征包括了室间隔缺损、动脉导管未闭或房间隔缺损等左向右分流型先天性心脏病伴显著肺动脉高压产生双向分流或右向左分流出现发绀的患者。许多艾森曼格综合征的女性可以存活至生育年龄，但通常在 30 岁后症状逐渐加重。伴肺动脉血管病变的患者在妊娠期间会有很高的风险，因为肺动脉高压会使右心排血量受到限制，使肺循环血容量减少；以及周围血管扩张可增加右向左的分流，从而加重了发绀的程度。

Gleiche 等对 44 个艾森曼格综合征病例共有 70 次妊娠的资料进行分析。其中 52%的死亡与其中的一次妊娠相关。母亲有特别高的死亡事件，主要与低血容量、血栓栓塞的并发症和先兆子痫有关。在全部的分娩中，34%经阴道分娩，3/4 采用剖宫产，约 1/14 因为母亲的死亡而终止妊娠。剖宫产的数量不多，可能与这些患者都是血流动力学代偿阶段的高危患者有关。只有 25.6%的妊娠为足月。54.9%的分娩为早产。围生期的死亡率为 28.3%，而且与早产强烈相关。这个研究得出的结论是艾森曼格综合征女性妊娠的预后特别严重，选择性的流产与其他分娩形式比较有较大的安全性。分娩期间是特别危险的时期，即使母亲已成功分娩，由于血流动力学的恶化或肺梗死，母亲仍可在以后的数天内死亡。

一份自 1978－1996 年包括多个国家伴肺动脉血管疾病妊娠患者的综述提示，73 例伴艾森曼格综合征患者中，母亲的死亡率高达 36%。26 例死亡，其中 23 例于分娩后 30 天内死亡。死亡的原因为难治性心力衰竭和持续的肺动脉高压（13 例），猝死 7 例，动脉血栓性栓塞（经尸解后确诊）1 例。来自巴西的一个研究中心报道的妊娠结果略为乐观。共 12 例患者，13 次妊娠，2 例死于妊娠 28 周前，只有 2 例妊娠能达到孕中期的末期。患者收治入院，卧床休息，密切监护。所有患者接受预防性肝素治疗，在常规麻醉下行剖宫产。一例患者在产后 30 天死亡。因此，应强烈地建议艾森曼格综合征的患者避免妊娠。

妊娠患者如没有服从医学的建议而受孕，应建议患者终止妊娠。在孕早期内扩宫和刮宫术是终止妊娠的合理选择。

患者仍坚持继续妊娠，可依据 Carole A Warnes 的建议做好以下的管理措施。

(1)心脏科医师和产科医师要密切合作，做好患者的随诊。

(2)卧床休息以减少心脏的负荷，应保持侧卧位避免子宫对下腔静脉的压迫，保障静脉回流。孕晚期的患者需要绝对卧床。

(3)患者如有气促应给予面罩吸氧。

(4)应密切监测雌三醇的水平和胎儿超声心动图，以评估胎儿的成熟度。

(5)如发生充血性心力衰竭，可以使用地高辛、利尿剂，注意小心使用利尿剂避免血液浓缩。肺动脉血管扩张药的应用：据报道，经静脉使用肺动脉扩张药如依前列醇和吸入一氧化氮可改善母亲的预后。一氧化氮能够通过鼻道吸入使用，但更常见的是通过面罩给药或气管内插管给药。肺动脉压的下降可使一些患者能成功地经阴道或剖宫产分娩。如果使用一氧化氮，母亲在用药期间必须进行高铁血红蛋白的监测。

(6)在患者的风险极高必须住院卧床休息期间，应给予肝素预防性治疗，但目前仍未有相关对比性研究的报道，但已有常规麻醉下剖宫产分娩前使用肝素抗凝及分娩后开始使用华法林抗凝治疗的单个中心的病例报道。

(7)剖宫产的出血量大于经阴道分娩：艾森曼格综合征患者在周围循环阻力突然丢失的情况下，不能够有效地调整肺循环的灌注，因此，血液的丢失应及时补足。

(8)分娩期间应给予持续的心脏监护：建立静脉通道和用于动脉血气监测的动脉通道。中心静脉压监测导管可以迅速地确定分流量的改变和血流动力学的评估。也可通过应用指套脉搏血氧监测评估分流量的改变。

(9)近几年，在常规麻醉或联合腰麻下行选择性剖宫产已成为常见的、备受偏爱的分娩方式。但麻醉管理应选择有经验的熟悉心脏病学的麻醉师。硬膜外麻醉显然是安全的，不会发生低血压，血压如有下降应马上给予去甲肾上腺素对抗，补充丢失的血容量。应用腰麻时，只能给予低剂量，并且需格外小心，因为有低血压发生的风险，禁止应用单剂量给药的腰麻方法。

(10)如果选择经阴道分娩，分娩的第二产程应尽量缩短，可给予选择性的钳产或真空吸引产辅助分娩。

(11)患者分娩后的第一天应绝对卧床和给予持续的监护，然后逐渐增加活动。使用血栓预防加压泵有助预防下肢静脉血流瘀滞和血栓形成。

(12)产后患者应至少在医院观察 14 天，因为产后仍存在猝死的风险。

(齐玉玲)

第九节 妊娠合并甲状腺功能亢进症

妊娠合并甲状腺功能亢进症(简称甲亢)是一种较少见的妊娠合并症，国内报道其发生率为 0.2‰～1‰，国外报道为 0.5‰～2‰，85%～90%的妊娠期甲亢患者为 Graves 病。妊娠合并甲亢时孕妇及围生儿并发症高，如易并发子痫前期、甲亢性心脏病、甲亢危象、早产、胎儿生长受限、新生儿甲状腺功能异常、死胎及死产等。妊娠结局与孕期的治疗和监护密切相关。

妊娠合并甲亢包括孕前接受药物治疗的甲亢患者，以及在妊娠期初次诊断的甲亢。

由于甲亢所表现的许多症状在正常妊娠时也常见到，如早孕期的妊娠剧吐和晚孕期的子痫前期，所以，孕期的诊断和处理可能会比较困难。孕期垂体激素和甲状腺激素水平的生理性变化可能会干扰甲状腺疾病的诊断，而在处理可疑或已确诊的妊娠期甲状腺疾病时也必须考虑到上述孕期生理性的变化。

一、正常妊娠期甲状腺相关激素的变化

孕妇在正常碘摄入的情况下，从妊娠早期开始要经历甲状腺相关激素变化，并逐渐达到机体新的平衡。

（一）从妊娠前半期开始到妊娠结束

伴随激素水平的增加，甲状腺激素结合蛋白可较孕前增加 2～3 倍，可导致血中游离的 T_3、T_4 水平相对降低 10%～15%，但这种变化可刺激下丘脑-垂体分泌促甲状腺素释放激素（TSH）。

（二）早孕期

孕妇体内绒毛膜促性腺激素（HCG）明显增高，可对下丘脑产生抑制，同时对甲状腺产生类似促甲状腺素释放激素的作用，在妊娠 8～14 周 HCG 高峰期，孕期血 TSH 呈下降。在早孕期诊断甲状腺功能亢进必须慎重，尤其是在合并妊娠期剧吐或滋养叶细胞肿瘤时。妊娠剧吐患者中有 2/3 的患者甲状腺功能检查结果异常而没有甲状腺疾病，30%有不能测出的 TSH，60%有 TSH 降低，59%呈现 FT_4 水平升高。

（三）胎盘对甲状腺激素的代谢

胎盘可将 T_4 降解为 T_3。表 7-4 列出了妊娠期甲状腺功能的正常值。

表 7-4　妊娠期甲状腺功能的正常值

检查	非孕期	早孕期	中孕期	晚孕期
游离 T_4(pmol/L)	11～23	10～24	9～19	7～17
游离 T_3(pmol/L)	4～9	4～8	4～7	3～5
TSH(m U/L)	<4	0～1.6	1～1.8	7～7.3

胎儿甲状腺在孕 5 周时开始形成，孕 10 周时开始有功能，但是，孕 12 周时才开始有独立功能，才能在胎儿血清中测出 T_4、T_3 和 TSH 水平。T_4、T_3 和 TSH 水平持续升高，到妊娠 35～37 周时达成人水平。此时甲状腺还相对不成熟，与 T_4 水平相比，TSH 水平相对较高，因而和母体相比，胎儿甲状腺有更高的浓集碘的能力。所以应避免诊断性扫描，或用放射性物质如 ^{131}I、^{99}Tc，或放射碘治疗，以避免放射对胎儿造成危害。

二、甲亢对孕妇、胎儿的影响

甲亢患者若不进行治疗，最严重的并发症为心力衰竭和甲状腺危象。甲状腺危象即使经过恰当处理，母体死亡率仍高达 25%。心力衰竭比甲状腺危象更常见，主要由 T_4 对心肌的长期毒性作用引起，妊娠期疾病，如子痫前期、感染和贫血将会加重心力衰竭。

妊娠期甲亢会导致不良妊娠结局增加，包括流产、胎儿生长受限、早产、胎盘早剥、妊娠期高血压、子痫前期、感染和围生儿死亡率增加。甲状腺功能正常的孕妇（甲亢控制良好者）低出生体重儿的相对危险（OR）增加，妊娠前半期甲亢未控制者为 2.36，而整个孕期甲亢未控制者为 9.24。

甲亢未控制的足月孕妇子痫前期的 OR 为 4.74。甲亢未控制者胎死宫内率为 24%，而接受治疗者仅为 5%～7%；治疗还使早产发生率从 53%降低到 9%～11%。

孕妇自身疾病对胎儿的影响也包括抗甲状腺药物透过胎盘引起的胎儿甲状腺功能减退（简称甲减），以及孕妇 TSH 刺激胎儿甲状腺引起的胎儿甲亢。对胎儿的影响与孕妇疾病的严重程度并不相关，但伴有高水平甲状腺刺激免疫球蛋白（TSI）的孕妇其胎儿患甲亢的概率增加。胎儿的表现包括生长受限、胎儿心动过速、水肿或胎儿甲状腺肿。由于胎儿伴有甲状腺肿时颈部处于过度伸展位置，因为会在分娩过程中造成困难，或出现呼吸道不通畅，因此应尽量在分娩前行超声检查明确胎儿的甲状腺肿大情况。胎儿甲状腺异常可进行宫内治疗，但只有检测胎儿血样才能明确诊断，而这种有创性操作只有在高度怀疑胎儿伴有严重异常时才可进行。

三、妊娠合并甲亢的诊断

多数妊娠合并甲亢者孕前就明确有甲亢病史，诊断已经明确，但也有一些孕妇处在甲亢的早期阶段，其症状与早孕反应不易鉴别。

妊娠早期轻度甲亢的症状往往不易与妊娠生理变化区分，有价值的症状：①心动过速超过正常妊娠所致心率加速的范围；②睡眠时脉率加快；③甲状腺肿大；④眼球突出；⑤非肥胖的妇女正常或增加进食后，体重仍不增长。大多数早孕合并甲亢患者孕前就有甲亢症状，详细询问孕前病史可有助于诊断。

如果到孕中期恶心、呕吐的症状仍持续存在且没有减轻，则应检查甲状腺功能。重度甲亢或甲亢危象可能导致严重的高血压、充血性心力衰竭和精神心理状态的改变等，其症状类似重度子痫前期。因此，重度子痫前期患者，出现以下不典型症状时：孕周小、发热、腹泻或其他症状不能解释的心动过速等都应考虑有甲亢存在的可能。一旦明确诊断，需立即使用抗甲状腺药物治疗，以改善母儿结局。

甲状腺功能检查可协助明确诊断。在检查甲状腺功能的实验中，其诊断价值的高低依次为 $FT_3 > FT_4 > TT_3 > TT_4$。当患者症状很重，TSH 下降而 FT_4 正常时，要考虑 T_3 型甲亢的可能。

甲亢危象的诊断：甲亢孕妇出现高热 39 ℃以上，脉率>160 次/分，脉压增大，焦虑、烦躁、大汗淋漓，恶心、厌食、呕吐、腹泻、脱水、休克、心律失常及心力衰竭、肺水肿等。

四、甲亢的治疗

（一）孕前咨询

孕前患有甲亢者最好将病情控制后，怀孕前 3 个月保持甲状腺功能正常再妊娠。妊娠前可以用较高的初始剂量药物而不必考虑对胎儿的影响，若患者对药物不敏感，必要时也可以手术治疗。行放射性碘治疗者在最后一次治疗 4 个月以上再怀孕。积极治疗甲亢能改善不良妊娠结局。孕前服药者应避免怀孕后随意停药。

（二）妊娠期

正常妊娠可以出现 FT_4 正常，而 TSH 水平下降的现象，无需治疗。FT_4 轻度升高并且临床症状不重，则可能是暂时的甲亢，可以每 4～6 周复查一次实验室检查。此阶段如过于积极地使用抗甲状腺药物治疗，可能导致妊娠后期甲减的发生。

一般情况下，FT_4 水平如果增高 2.5 倍以上，则应考虑治疗。

甲亢的治疗主要在于阻断甲状腺激素的合成。丙硫氧嘧啶（PTU）和卡比马唑是治疗孕期甲状腺功能亢进的主要药物。丙硫氧嘧啶通过胎盘的量低于卡比马唑，因此，为孕期首选药物。但是如果已经用卡比马唑控制病情稳定，则不需要换药。丙硫氧嘧啶的缺点是比卡比马唑服药频率高。由于PTU可以阻断甲状腺组织以外的T_4向T_3转换，所以，可以快速缓解症状。对于不能耐受PTU的患者可以考虑使用卡比马唑。曾有报道认为卡比马唑可能与新生儿皮肤发育不全有关，该病是一种少见的皮肤阙如症，其典型病灶一般0.5～3 cm，分布于顶骨头皮上的头发旋涡处。

妊娠期诊断的患者开始治疗时药物应用要积极，给予4～6周的大剂量药物然后将药物剂量缓慢递减至初始剂量的25%。一般PTU初始剂量每8小时100 mg，用药期间每2周检查一次FT_4。由于PTU是通过抑制甲状腺激素的合成起效的，所以只有在用药前储存的甲状腺激素耗尽时才显现明显的作用。用药后TSH受抑制的状态可以持续数周或数月，因而不能使用TSH作为疗效评价的指标。需要时，还可以加用几天阿替洛尔(25～50 mg/d，口服)控制心悸症状。

PTU用药后如果没有反应，则应加量，必要时最大剂量可以加到600 mg/d，如果应用大剂量后仍没有效果，应考虑可能是患者耐受，治疗失败。当FT_4水平开始下降时，应将剂量减半并且每2周时检测一次FT_4浓度。

治疗的目标是使FT_4水平稳定在正常范围的1/3之内。TSH约8周时恢复正常。多数孕妇在妊娠晚期仅需要少量的PTU。如果甲亢复发，可以重新开始用药。用药剂量为停药时剂量的2倍。

妊娠期禁用放射性碘治疗，因为碘可以被胎儿甲状腺吸收并可以破坏处于发育阶段的胎儿甲状腺。妊娠期甲状腺手术治疗仅限于药物治疗效果不佳的极少数病例，因为这些患者会伴有较高的孕妇发病率和死亡率。

(三)甲状腺危象的抢救措施

甲状腺危象是甲亢病情恶化的严重表现，一旦发生，积极抢救，不能顾及治疗对胎儿的影响，治疗不及时可危及孕妇生命。

(1)PTU：服用剂量加倍以阻断甲状腺素的合成，一旦症状缓解及时减量。

(2)给予PTU后1小时开始口服饱和碘化钾，5滴/次，每6小时1次，每天20～30滴。碘化钠溶液0.5～1.0 g加入10%葡萄糖500 mL静脉滴注。

(3)普萘洛尔10～20 mg，每天3次，口服，以控制心率。

(4)地塞米松10～30 mg静脉滴注。

(5)对症治疗：包括高热时用物理降温及药物降温，纠正水、电解质紊乱及酸碱平衡，吸氧，补充营养及维生素，必要时人工冬眠。

(6)分娩前发病者，病情稳定2～4小时结束分娩，以剖宫产为宜。术后给予大量抗生素预防感染。

(四)治疗中的母、儿监测

除了甲状腺功能的测定外，还需要监测母儿在治疗或疾病发展过程中可能出现的并发症。PTU可引起粒细胞缺乏症和肝功能异常，所以在治疗前和治疗中应定期检查全血细胞计数和肝功能。对胎儿的监测包括常规超声检查胎儿的生长发育，以及孕晚期明确有无胎儿甲状腺肿。新生儿出生时留脐带血检查甲状腺功能。

五、产后处理

为排除甲状腺抗体被动转运给胎儿和抗甲状腺药物引起胎儿甲状腺功能低下，故新生儿出生后应密切监测甲状腺功能，检查脐带血和母乳喂养儿的甲状腺功能。甲亢作为一种常见的自身免疫病，可能在孕期首次发生，而在产后加重。在妊娠早期治疗过的患者，其产后复发率高于75%。产后的治疗同妊娠期基本相似。服用PTU并不影响哺乳，只有极少量药物会进入乳汁。产妇服用PTU则剂量的0.07%能由乳汁分泌，而卡比马唑为0.5%。因此，服用丙硫氧嘧啶(<150 mg/d)和卡比马唑(<15 mg/d)者进行母乳喂养被认为是安全的。

停止哺乳后，可以考虑碘放射治疗，但是可能需要依据治疗剂量将母亲和新生儿分开一段时间。

(刘 霞)

第十节 妊娠合并糖尿病

妊娠期间的糖尿病包括糖尿病合并妊娠和妊娠期糖尿病(gestational diabetes mellitus, GDM)。前者为妊娠前已有糖尿病的患者，后者为妊娠后才出现或发现的糖尿病患者。糖尿病孕妇中80%以上为GDM。由于诊断标准不一致，GDM发生率世界范围内为1%～14%。大多数GDM患者糖代谢于产后能恢复正常，20%～50%将来发展为2型糖尿病。GDM孕妇再次妊娠时，复发率高达33%～69%。

一、妊娠对糖代谢的影响

在妊娠早中期，孕妇血浆葡萄糖水平随妊娠进展而降低，空腹血糖降低约10%。这也是孕妇长时间空腹易发生低血糖及饥饿性酮症酸中毒的病理基础。造成血糖降低的主要原因：①胎儿从母体获取葡萄糖增加；②肾血流量及肾小球滤过率增加，但肾小管对糖的再吸收率没有相应增加，导致部分孕妇排糖量增加；③雌激素和孕激素增加母体对葡萄糖的利用。

妊娠中晚期胎盘生乳素、孕酮、雌激素、皮质醇和胎盘胰岛素酶等抗胰岛素样物质增加，使孕妇组织对胰岛素的敏感性下降，出现胰岛素分泌相对不足而使血糖升高，加重原有糖尿病或出现GDM。

二、糖尿病对妊娠的影响

取决于血糖控制情况、糖尿病病情严重程度及并发症。

(一)对孕妇的影响

1.孕早期自然流产率增加

可达15%～30%。高血糖可使胚胎发育异常甚至死亡，因此糖尿病患者宜在血糖控制正常后再妊娠。

2.妊娠期高血压疾病的发生率升高

比非糖尿病孕妇高2～4倍。糖尿病可导致广泛血管病变，使小血管内皮细胞增厚及管腔变窄，组织供血不足，血压升高。

3.增加感染风险

血糖控制欠佳的孕妇易发生感染。以泌尿道和生殖道感染多见。

4.羊水过多发生率增加

较正常孕妇升高10倍。主要与胎儿高血糖、高渗性利尿致胎尿排出增多有关,与胎儿畸形无关。

5.巨大儿

增加难产、产道损伤、剖宫术概率。产程延长容易发生产后出血。

6.容易发生酮症酸中毒

由于妊娠期复杂的代谢变化,加之高血糖及胰岛素相对或绝对不足,代谢紊乱进一步发展到脂肪分解加速,血清酮体急剧升高,出现代谢性酸中毒。

(二)对胎儿的影响

1.巨大儿发生率增加

高达25%～40%。胎儿长期处于高血糖环境,刺激胎儿胰岛β细胞增生,产生大量胰岛素,促进蛋白、脂肪合成和抑制脂解作用,导致胎儿过度生长。

2.胎儿生长受限(FGR)发生率增加

妊娠早期高血糖有抑制胚胎发育的作用,导致孕早期胚胎发育落后。糖尿病合并微血管病变者,胎盘血管出现异常;对GDM进行医学营养治疗,饮食过度控制等都会影响胎儿发育。

3.增加早产发生率

为10%～25%。羊水过多、妊娠期高血压疾病、感染、胎膜早破、胎儿宫内窘迫等是早产增加的常见原因。

4.胎儿畸形率增加

为正常妊娠的7～10倍,与妊娠早期高血糖水平有关。酮症、低血糖、缺氧等也与胎儿畸形有关。

(三)对新生儿的影响

(1)新生儿呼吸窘迫综合征发生率增高:孕妇高血糖通过胎盘刺激胎儿胰岛素分泌增加,形成高胰岛素血症,后者具有拮抗糖皮质激素促进胎儿肺泡Ⅱ型细胞表面活性物质合成及释放的作用,使胎肺成熟延迟。

(2)新生儿低血糖:新生儿脱离母体高血糖环境后,高胰岛素血症仍存在,若不及时补充糖,容易发生低血糖,严重时危及新生儿生命。

(3)新生儿血液异常:低钙血症、低镁血症、高胆红素血症和红细胞增多症均高于正常新生儿。

三、临床表现及诊断

孕前糖尿病已经确诊或有明显的三多症状(多饮、多食、多尿)的患者比较容易诊断,而大部分GDM孕妇没有明显的症状,有时空腹血糖正常,容易漏诊和延误治疗。

(一)GDM的诊断

1.糖尿病高危因素

年龄在30岁以上、肥胖、糖尿病家族史、多囊卵巢综合征患者;早孕期空腹尿糖反复阳性、巨大儿分娩史、GDM史、无明显原因的多次自然流产史、胎儿畸形史、死胎史及足月新生儿呼吸窘迫综合征分娩史等。

2.口服葡萄糖耐量试验(oralglucose tolerance test,OGTT)

在妊娠24～28周,对所有未被诊断为糖尿病的孕妇进行75 g葡萄糖耐量试验。OGTT前一天晚餐后禁食 8～14 小时至次日晨(最迟不超过上午 9 时),检查时,5 分钟内口服含 75 g 葡萄糖的液体 300 mL,分别抽取服糖前、服糖后 1 小时和 2 小时的静脉血。诊断标准依据 2010 年国际妊娠合并糖尿病研究组推荐的标准。空腹、服葡萄糖后 1 小时和 2 小时三项血糖值分别为 5.1 mmol/L、10.0 mmol/L、8.5 mmol/L。任何一项血糖达到或超过上述标准即诊断为 GDM。

(二)糖尿病合并妊娠的诊断

(1)妊娠前已确诊为糖尿病患者。

(2)妊娠前未进行过血糖检查的孕妇,首次产前检查时进行空腹血糖或者随机血糖检查,如空腹血糖(fasting plasma glucose,FPG)≥7.0 mmol/L;或孕期出现多饮、多食、多尿,体重不升或下降,甚至并发酮症酸中毒,伴血糖明显升高,随机血糖≥11.1 mmol/L,应诊断为孕前糖尿病,而非 GDM。

四、处理

首先进行孕前的咨询与管理,处理原则为控制血糖,减少母儿并发症,主要治疗包括医学营养治疗、运动疗法和胰岛素治疗。

(一)孕前咨询与管理

所有糖尿病女性及以前曾患过 GDM 的女性计划怀孕前应进行一次专业的健康咨询,包括了解糖尿病与妊娠的相互影响、眼底检查、糖尿病肾病及其他并发症评估、合理用药及血糖控制情况。

(二)妊娠期及分娩期处理

此期处理包括血糖控制、母儿监护、分娩时机及分娩方式的选择。

1.血糖控制

多数 GDM 患者经合理饮食控制和适当运动治疗,均能控制血糖在满意范围。

(1)妊娠期血糖控制目标:孕妇无明显饥饿感,空腹/餐前血糖＜5.3 mmol/L;餐后 2 小时＜6.7 mmol/L;夜间＞3.3 mmol/L,糖化血红蛋白＜5.5%。

(2)医学营养治疗(medical nutrition treatment,MNT):亦称饮食治疗,目的是使糖尿病孕妇的血糖控制在正常范围,保证母亲和胎儿的合理营养摄入,减少母儿并发症的发生。每天总能量摄入应基于孕前体重和孕期体重增长速度确定。其中碳水化合物占50%～60%,蛋白质占15%～20%,脂肪占25%～30%,膳食纤维每天 25～30 g,适量补充维生素及矿物质。少量多餐,定时定量进餐对血糖控制非常重要。早、中、晚三餐的能量应分别控制在10%～15%、30%、30%,加餐点心或水果的能量可以在5%～10%,有助于预防餐前的过度饥饿感。避免能量限制过度而导致酮症的发生,造成对母儿的不利影响。

(3)运动疗法:每餐后 30 分钟进行低至中等强度的有氧运动,运动的频率为 3～4 次/周,可降低妊娠期基础的胰岛素抵抗。

(4)药物治疗:口服降糖药在妊娠期应用的安全性、有效性尚未得到足够证实,在孕期应谨慎使用。对饮食治疗不能控制的糖尿病,胰岛素是主要的治疗药物。胰岛素用量应个体化,一般从小剂量开始,并根据病情、孕期进展及血糖值加以调整。中效胰岛素和超短效/短效胰岛素联合是目前应用最普遍的一种方法,即三餐前注射短效胰岛素,睡前注射中效胰岛素。

妊娠早期因早孕反应进食量减少,需减少胰岛素用量。妊娠中后期的胰岛素用量常有不同程度增加,妊娠 32～36 周达高峰,36 周后稍下降。产程中,血糖波动很大,由于体力消耗大,进食少。容易发生低血糖，因此应停用一切皮下胰岛素，并严密监测血糖。

糖尿病酮症酸中毒时，主张应用小剂量胰岛素。血糖＞13.9 mmol/L，将胰岛素加入 0.9%氯化钠注射液内，0.1 U/(kg·h)或 4～6 U/h 静脉滴注。每小时监测一次血糖。当血糖≤13.9 mmol/L，将0.9%氯化钠注射液改为 5%葡萄糖液或葡萄糖氯化钠注射液，直至血糖降至11.1 mmol/L 或酮体转阴后可改为皮下注射。

2.母儿监护

定期监测血压、水肿、尿蛋白、肾功能、眼底和血脂。孕期可采用彩色多普勒超声和血清学检查胎儿畸形及发育情况。妊娠晚期采用 NST、计数胎动、B 超检测羊水量及脐动脉血流监测胎儿宫内安危。

3.分娩时机

原则上血糖控制良好的孕妇，在严密监测下尽量在妊娠 38 周以后终止妊娠。如果有死胎、死产史，或并发子痫前期、羊水过多、胎盘功能不全，糖尿病伴微血管病变者确定胎肺成熟后及时终止妊娠。若胎肺不成熟，则促胎儿肺成熟后及时终止妊娠。

4.分娩方式

糖尿病本身不是剖宫产的指征。决定阴道分娩者，应制订产程中的分娩计划，产程中密切监测孕妇血糖、宫缩、胎心变化，避免产程过长。

选择剖宫产手术指征：糖尿病伴微血管病变、合并重度子痫前期或胎儿生长受限、胎儿窘迫、胎位异常、剖宫产史、既往死胎、死产史。孕期血糖控制不好，胎儿偏大者尤其胎儿腹围偏大，应放宽剖宫产指征。

(三)产后处理

胎盘排出后，体内抗胰岛素物质迅速减少，大部分 GDM 产妇在分娩后不再需要使用胰岛素。胰岛素用量较孕期减少 1/2～2/3。产后空腹血糖反复≥7.0 mmol/L，应视为糖尿病合并妊娠。产后6～12周行 75 g OGTT 检查，明确有无糖代谢异常及种类，并进行相应治疗。鼓励母乳喂养。

(四)新生儿处理

出生后 30 分钟内进行末梢血糖测定，根据血糖情况，适当喂糖水，必要时 10%的葡萄糖缓慢静脉滴注。常规检查血红蛋白、血钾、血钙及镁、胆红素，注意保暖和吸氧等。密切注意新生儿呼吸窘迫综合征的发生。

（刘　霞）

第十一节　妊娠合并病毒性肝炎

一、发病特点

病毒性肝炎为多种病毒引起的以肝脏病变为主的传染性疾病，致病病毒包括甲型肝炎病毒、乙型肝炎病毒、丙型肝炎病毒、丁型肝炎病毒及戊型肝炎病毒 5 种。

甲型肝炎病毒(HAV)是一种微小的 RNA 病毒，分类属小 RNA 肠道病毒属 72 型。甲肝经

过消化道传播，一般不通过胎盘传给胎儿，故垂直传播的可能性极小。抗 HAV-IgM 阳性即可诊断。

乙型肝炎病毒（HBV）又称为 Dane 颗粒。人体感染 HBV 后血液中可出现一系列有关的血清学标志。e 抗原（HBeAg）是核心抗原的亚成分，其阳性提示体内病毒在复制，有传染性；持续阳性可发展为慢性肝炎。HBV 感染人体后可造成急性、慢性或无症状性携带者，少数可并发重症肝炎。乙型病毒性肝炎（简称“乙肝”）孕产妇的流产、早产、死胎、死产、新生儿窒息率及新生儿死亡率明显增高，此与妊娠晚期患急性黄疸型肝炎特别是重症甚或急性重型肝炎有关。急性重型肝炎的死亡率孕妇较非孕妇为高。妊娠期特别是妊娠后期尤易发生急性重型肝炎。有人认为妊娠期易于产生非特异性超敏反应，且孕期是处于非特异性超敏反应的准备状态，所以在孕期发生重症肝炎或急性重型肝炎的概率显著增加。动物实验证明孕兔在产前和产后的急性重型肝炎更加严重，所以近年来主张在孕早期如 HBsAg 滴度高的同时 HBeAg 阳性者可行人工流产。在妊娠晚期由于肝脏血流量相对不足，而并发肝炎之后，肝脏血流量更相对降低，因而可使肝炎病情加剧甚至成为重症肝炎。

丙型肝炎病毒（HCV）为有包膜的单链 RNA 病毒。主要通过输血、血制品、母婴等途径传播。易转化为慢性肝炎。

丁型肝炎病毒（HDV）为一种有缺陷的嗜肝 RNA 病毒，必须依赖 HBV 的存在。传播途径与 HBV 基本相同。

戊型肝炎病毒（HEV）为正链单股的 RNA 病毒。HEV 主要传播途径是肠道感染。

二、诊断

（一）病史

与肝炎患者密切接触史，或有输血史等。

（二）临床表现

出现不能用妊娠反应或其他原因解释的消化道症状，如恶心、呕吐、腹胀和肝区疼痛及乏力等。

（三）实验室检查

1.血常规检查

急性期白细胞常常稍低或正常，淋巴细胞相对增多；慢性肝炎白细胞常常减少；急性重型肝炎白细胞和中性粒细胞百分比可以显著增加。

2.肝功能检查

主要是丙氨酸氨基转移酶、天门冬氨酸氨基转移酶等。

3.血清学检查

病毒学指标，如病毒的病原学和有关抗体。

（1）乙型肝炎表面抗原（HBsAg）：最常用的乙肝感染指标。在感染潜伏期，血清 ALT 升高之前 HBsAg 即可为阳性；当 HBsAg 为高滴度时，则 e 抗原（HBeAg）也同时为阳性。临床只以单项 HBsAg 作为感染指标是不够的，应与临床表现及其他指标结合判断。

（2）乙型肝炎表面抗体（抗-HBs）：有保护性的抗体。急性乙肝病毒感染时，经过一段时间，出现抗-HBs提示机体获得了免疫力。

（3）乙型肝炎 e 抗原（HBeAg）：HBcAg 的降解产物，急性感染时 HBeAg 的出现稍晚于 HBsAg。e抗原的亚型 e_1、e_2 更反映了乙肝病毒复制的活性。

(4)乙型肝炎e抗体(抗-HBe):一般当HBeAg在血中消失,而后出现抗-HBe,提示病毒复制减少,传染性降低,病情多渐趋稳定。

(5)核心抗体(抗-HBc):在急性感染时,HBsAg出现后2~4周,临床症状出现之前即可检出。所以抗HBc-IgM多见于感染早期或慢性感染的活动期。

(6)乙型肝炎病毒DNA(HBV-DNA):HBV-DNA阳性是乙型肝炎病毒复制的直接证据及传染性指标。HBV-DNA与HBeAg和DNA-多聚酶呈平衡关系。凡是HBeAg阳性的血中,86%~100%可检测到HBV-DNA。

4.乙肝病毒胎内感染

(1)新生儿脐血清HBsAg阳性可为参考指标。

(2)新生儿脐血清HBcAb-IgM阳性即可确定宫内感染。

(3)如有条件,测脐血清乙肝病毒DNA阳性,更可确诊,但此项指标在国内尚不能推广应用。

(四)症状

以下症状有助于妊娠合并重症肝炎的诊断:①消化道症状严重,表现为食欲极度减退,频繁呕吐,腹胀,出现腹水;②黄疸迅速加深,血清总胆红素值>171μmol/L;③出现肝臭气味,肝呈进行性缩小,肝功能明显异常,胆酶分离,清蛋白/球蛋白比例倒置;④凝血功能障碍,全身出血倾向;⑤迅速出现肝性脑病表现,烦躁不安、嗜睡、昏迷;⑥肝肾综合征出现,急性肾衰竭。

三、治疗

(一)轻症肝炎的处理

妊娠期处理原则与非孕期相同。应适当休息、避免过量活动。饮食以高营养、易消化的食物为主。避免服用可能损害肝的药物。

1.一般治疗

除应在肝炎急性期予以隔离和卧床休息外,并给予清淡及低脂肪饮食,每天应供给足够热量,如消化道症状较剧烈,则应给予葡萄糖液静脉滴注。

2.保肝药物的应用

每天需给大量维生素C、维生素 K_1 及维生素 B_1、维生素 B_6、维生素 B_{12} 等。因维生素C为机体参与氧化还原过程的重要物质,有增加抗感染能力、促进肝细胞再生与改善肝功能的作用;维生素 K_1 可促进凝血酶原、纤维蛋白原和某些凝血因子(凝血因子Ⅶ、Ⅹ)合成作用。一般采用维生素C 3 g、维生素 K_1 40 mg加5%或10%葡萄糖液500 mL,静脉滴注,每天1次。同时给予能量合剂,如25%葡萄糖液250~500 mL加辅酶A 100 U及维生素C 3 g,同时肌内注射维生素E 50 mg,对防止肝细胞坏死有益。对ALT高者可用强力宁80 mL、门冬氨酸钾镁20 mL加入葡萄糖液,静脉滴注。如有贫血或低蛋白血症者,可予适量输鲜血、人血清蛋白或血浆。

3.中药治疗

以清热利湿为主,常用茵陈汤加减。方剂:茵陈30 g,山栀子12~15 g,生黄芪15~20 g,黄芩12 g,川黄连6 g,茯苓15 g,当归12 g,败酱草12~15 g,柴胡9 g,陈皮9 g,每天一剂,煎服,对退黄疸、改善肝功能和临床症状有益。

(二)重症肝炎的处理要点

1.保肝治疗

如胰高糖素-胰岛素联合治疗，能改善肝脏对氨基酸和氨的异常代谢，使肝血流量增加24%，有防止肝细胞变性坏死，促进肝细胞再生等作用。常用的剂量为胰高糖素1～2 g/d，胰岛素6～12 U加入10%葡萄糖液500 mL中静脉滴注，2～3周为1个疗程。人血清蛋白注射液有促进肝细胞再生的作用，每周2～3次，每次5 g，溶于10%葡萄糖液中滴注。新鲜血浆也有促进肝细胞再生的作用，同时，新鲜血浆中含有凝血因子和免疫因子。对急性重型肝炎疗效尤其明显。国内研究认为血浆置换后12小时，患者的凝血功能恢复到正常的50%。门冬氨酸钾镁注射液可促进肝细胞再生，可以降低高胆红素血症，能使黄疸消退，剂量为40 mL/d，溶于10%葡萄糖液500 mL缓慢滴注。本品含钾离子，在肝肾综合征伴有高钾患者慎用。

2.预防及治疗肝性脑病

为控制血氨，要注意饮食和排便，要求低蛋白、低脂肪、高糖饮食，充足的维生素和纤维素，保持大便通畅；口服新霉素和甲硝唑等，抑制肠道大肠杆菌，减少肠道氨的形成和重吸收。复方氨基酸富含支链氨基酸，不含芳香氨基酸，可以用于治疗。肝性脑病者6氨基酸-520每天250 mL，加入等量的10%葡萄糖，每天2次，静脉滴注。神志清醒后每天1次，直至完全清醒。疗程一般为5～7天，以后改用14氨基酸，每天500 mL巩固疗效。

3.凝血功能障碍的防治

补充凝血因子，输新鲜血、凝血酶原复合物、纤维蛋白原、凝血酶Ⅲ和维生素K_1等。

4.晚期重症肝炎并发肾衰竭的处理

按急性肾衰竭处理，严格限制入液量，一般每天入液量为500 mL加前一天尿量。呋塞米60～80 mg静脉注射，必要时2～4小时重复一次，2～3次无效后停用。多巴胺20～80 mg或654-2 40～60 mg静脉滴注，扩张肾血管，改善肾血流。监测血钾浓度，防止高钾血症，必要时予以肾透析。

(三)产科处理

1.妊娠早期

急性肝炎经保肝治疗后好转者，可继续妊娠。慢性肝炎妊娠后加重，可能是肝炎急性发作，对母儿均有危害，应及时终止妊娠。

2.妊娠中、晚期

尽量避免终止妊娠，因分娩过程或药物对肝脏会有影响，加重肝损伤。加强胎儿监护，积极防治子痫前期。

3.分娩期

分娩前数天肌内注射维生素K_1，每天20～40 mg；分娩前备血，备新鲜血、凝血因子、血小板等。经阴道分娩者，可阴道助产，缩短第二产程。胎盘娩出后，加强宫缩，减少产后出血。肝炎病情严重恶化，短时间内不能经阴道分娩者，可剖宫产终止妊娠。

4.产褥期

须继续随访肝功能，加强保肝治疗；产后使用广谱抗生素，预防产后出血。HBsAg/HBeAg和HBcAb均阳性者，乳汁中可检测到HBV-DNA，不宜母乳喂养。

5.阻断母婴传播

目前公认的阻断乙肝母婴传播的有效方法已经写入了我国《慢性乙型肝炎防治指南》，具体为:①出生后 24 小时内接种乙型肝炎疫苗,然后间隔 1 个月及 6 个月注射第二针及第三针疫苗,其保护率为87.8%;②注射乙型肝炎免疫球蛋白:对 HBsAg 阳性母亲的新生儿,应在出生后 24 小时内尽早注射乙型肝炎免疫球蛋白,最好在出生后 12 小时内,剂量不小于 100 U,同时在不同部位接种乙型肝炎疫苗,可显著提高阻断母婴传播的效果。也可在出生后 12 小时内先注射一针免疫球蛋白,1 个月后再注射第二针,并同时在不同部位接种一针乙型肝炎疫苗。后者不如前者方便,但保护率高于前者。新生儿如果在出生后 12 小时内注射了乙型肝炎免疫球蛋白和乙肝疫苗,可以接受母亲的哺乳。

(刘　霞)

第十二节　妊娠期肝内胆汁淤积症

一、发病特点

妊娠期肝内胆汁淤积症(intrahepatic cholestasis of pregnancy,ICP)是一种在妊娠期所特有的肝内胆汁淤积。多发生于妊娠晚期,随妊娠终止而迅速恢复,再次妊娠又可复发,瘙痒及黄疸为其临床特征。胎儿易出现早产,胎儿低体重,出生后发育良好。产后出血较常见。对胎儿影响则更明显。早产发生率37.2%,死胎 8.5%,畸胎 4.2%,宫内窘迫 3.2%,低体重儿(<2 000 g)33.8%。

1883 年 Ahifeld 首次报道一种发生于妊娠中后期,有复发倾向的黄疸。1954 年 Svanborg 对该病进行了组织病理学、生物化学及症状学研究,并做了详细阐述,认为是独立的临床疾病。以后世界各地均有报道,但以北欧、北美、澳大利亚、智利等地为多。总的发病率约占妊娠的 1% 以下。

本病发病机制尚未充分阐明,可能与下列因素有关:①性激素的作用,目前认为雌激素的急剧增加为主要的致病因素;②遗传因素,本病可能对雌激素的促胆汁淤积作用具有易感性,而该易感性可能具遗传性。智利 Gonzalez(1989 年)随访 62 例双胎产妇,以单胎产妇为对照,前者本病发病率(20.9%)明显高于后者(4.7%),$P<0.001$;且前者尿中雌激素排出量亦明显高于后者。1996 年 Merla 采用 PCR 技术研究智利 26 名无血缘关系的黄疸及 30 名无血缘关系的正常妊娠,发现在 HLA-DPB1412 等位基因上,ICP 组的出现频率(69%)高于正常妊娠组,尽管无统计学差异,也提示 ICP 与遗传有一定的关系。

病理变化如下。①光镜检查:肝结构完整,肝细胞无明显炎症或变性表现,仅在肝小叶中央区部分胆小管内可见胆栓,胆小管直径正常或有轻度扩张;小叶中央区的肝细胞含有色素,并可见嗜碱性的颗粒聚集;由于病变不明显有时可被忽略。②电镜检查:细胞一般结构完整,线粒体大小、电子密度及其分布均正常,粗面内质网、核糖体及糖原的外形和分布亦属正常;光滑内质网轻度扩张,其主要病理表现在肝细胞的胆管极,溶酶体数量轻度增加,围绕毛细胆管的外胞质区增宽,毛细胆管有不同程度的扩张,微绒毛扭曲、水肿或消失,管腔内充满颗粒状的致密电子物质。

二、诊断

ICP在妊娠中、晚期出现瘙痒，或瘙痒与黄疸同时共存，分娩后迅速消失。

(一)瘙痒

往往是首先出现的症状，常起于28～32周，但亦有早至妊娠12周者。有学者报道的250例中，除去开始时间不详的6.4%以外，瘙痒起始于早期妊娠(孕12周以前)、中期妊娠(13～27周)及晚期妊娠(28～40周)者各占1.2%、23.2%及69.2%。瘙痒程度亦各有不同，可以从轻度偶然的瘙痒直到严重的全身瘙痒，个别甚至发展到无法入眠而需终止妊娠。手掌和脚掌是瘙痒的常见部位，瘙痒都持续至分娩，大多数在分娩后2天消失，少数1周左右消失，持续至2周以上者罕见。

(二)黄疸

瘙痒发生后的数天至数周内(平均为2周)，部分患者出现黄疸，在文献中ICP的黄疸发生率在15%～60%，吴味辛报道为55.4%，戴钟英报道为15%。黄疸程度一般轻度，有时仅角膜轻度黄染，黄疸持续至分娩后数天内消退，个别可持续至产后1个月以上；在将发生黄疸的前后，患者尿色变深，粪便色变浅。

(三)其他症状

发生呕吐、乏力、胃纳不佳等症状者极少。

(四)实验室检查

(1)目前实验室甘胆酸的检测是诊断及治疗监测ICP的重要指标，胆汁中的胆酸主要是甘胆酸及牛磺酸，其比值为3∶1，临床通过检测血清中甘胆酸值了解胆酸水平。血清胆酸升高是ICP最主要的特异性证据。在瘙痒症状出现前或转氨酶升高前数周血清胆酸已升高。

(2)血清胆红素增高者占25%～100%，因病例选择标准不同而异。多数为轻、中度，小于85 μmol/L(5 mg/dL)者占95.6%，以直接胆红素为主，尿胆红素约半数为阳性。尿胆原常阳性，粪便颜色多数正常或略淡。

(3)血清转氨酶约半数升高，多属轻度，很少超过10倍以上。

(4)血清碱性磷酸酶、γ-谷氨酰转肽酶及5′-核苷酸酶多数升高，严重者可达10倍以上，提示肝内胆汁排泄受阻。

(5)血清胆固醇总量约半数以上有不同程度的升高，胆固醇值一般正常。

(6)血浆总蛋白、清蛋白/球蛋白比值及丙种球蛋白值多属正常。

以上肝功能改变多数于妊娠终止后2周内恢复正常，但须注意，有些改变在正常妊娠时亦可出现，必须加以鉴别。

三、治疗方法

治疗目的是缓解瘙痒症状，恢复肝功能，降低血胆酸水平，注意胎儿宫内状况的监护，及时发现胎儿缺氧并采取相应措施，以改善妊娠结局。

(一)一般处理

适当卧床休息，取左侧卧位以增加胎盘血流量，给予吸氧、高渗葡萄糖、维生素类及能量，既保肝又可提高胎儿对缺氧的耐受性。定期复查肝功能、血胆酸了解病情。

(二)药物治疗

能使孕妇临床症状减轻,胆汁淤积的生化指标和围生儿预后改善,常用药物如下。

1.考来烯胺

能与肠道胆酸结合后形成不被吸收的复合物而经粪便排出,阻断胆酸的肝肠循环,降低血胆酸浓度,减轻瘙痒症状,但不能改善生化指标异常及胎儿预后。用量4 g,每天2～3次,口服。由于考来烯胺(消胆胺)影响脂溶性维生素A、维生素D、维生素K及脂肪吸收,可使凝血酶原时间延长及发生脂肪痢。用药同时应补充维生素A、维生素D、维生素K。

2.苯巴比妥

此药可诱导酶活性和产生细胞色素P_{450},从而增加胆汁流量,改善瘙痒症状,但生化指标变化不明显,用量每次0.03 g,每天3次,连用2～3周。

3.地塞米松

可诱导酶活性,能通过胎盘减少胎儿肾上腺脱氢表雄酮的分泌,降低雌激素的产生,减轻胆汁淤积;能促进胎肺成熟,避免早产儿发生呼吸窘迫综合征;可使瘙痒症状缓解甚至消失。一般用量为每天12 mg,连用7天。1992年Hirvioja报道10例28～32妊娠周的ICP患者,每天口服12 mg地塞米松,共7天,随后3天减量全停药,结果所有患者瘙痒都减轻或消失,用药后1天,血清雌三醇即明显减少,用药后4天,血清雌二醇、总胆汁酸均明显降低。

4.熊去氧胆酸(UDCA)

其作用机制尚不明确,可能是改变胆汁酸池的成分,替代肝细胞膜片对细胞毒性大的有疏水性的内源性胆汁酸,并抑制肠道对疏水性胆酸的重吸收,降低血胆酸水平,改善胎儿环境。用量15 mg/(kg·d),分3次口服,共20天。瘙痒症状和生化指标均有明显改善。1992年Palma对第一组5名ICP患者给予每天口服UDCA 1 g,共20天,第二组另外3名每天服1 g,20天后停药14天,后再服20天,患者的瘙痒症状、血中总胆盐及转氨酶水平均有明显好转,后一组在治疗期间,瘙痒症状及肝功能均有明显改善,停药后又有反复,但第二疗程时又有改善,该药对母、儿均无不良反应,产后5个月随访时,婴儿表现良好,疗效可以肯定。

5.S-腺苷蛋氨酸(S-adenosy-L-methionine,SAM)

实验已经证明可使小鼠对雌激素导致的肝脏胆汁淤积和结石生成有改善作用。对人类,SAM可通过甲基化对雌激素的代谢物起激活作用,它刺激膜的磷脂合成,通过使肝浆膜磷脂成分的增加防止雌激素所引起的胆汁淤积。1988年Freez等报道在志愿者人体试验中证实SAM可以保护雌激素敏感者的肝脏,并使胆固醇指数正常化。1990年则Masia等以SAM 800 mg/d静脉注射,16天为1个疗程,除减轻瘙痒、改善肝功能外,还可降低早产率。但1991年Ribanltk用SAM并未获得理想效果,因此该药的效果尚待进一步评估。

(三)产科处理

1.产前监护

从孕34周开始每周行NST,必要时行胎儿生物物理评分,以便及早发现胎儿缺氧。NST基线胎心率变异消失可作为预测ICP胎儿宫内缺氧的指标。

2.适时终止妊娠

孕妇出现黄疸,胎龄已达36周;无黄疸、妊娠已足月或胎肺已成熟者;有胎盘功能明显减退或胎儿窘迫者应及时终止妊娠。应以剖宫产为宜,经阴道分娩会加重胎儿缺氧,甚至死亡。

(刘　霞)

第十三节　妊娠合并急性阑尾炎

急性阑尾炎(acute appendicitis)是妊娠期最常见的外科疾病，妊娠期急性阑尾炎的发病率与非妊娠期相同，国内资料为0.5‰～1‰，国外文献报道为1/1 500。妊娠各时期均可发生急性阑尾炎，妊娠晚期略下降，偶见于分娩期及产褥期。通常认为，妊娠与急性阑尾炎的发生无内在联系，但妊娠期母体生理功能和解剖发生变化，尤其妊娠中晚期阑尾炎的症状、体征与病变程度常常不符，容易造成漏诊或对病情严重性估计不足，延误治疗，一旦发生阑尾穿孔及弥散性腹膜炎，孕妇及胎儿的并发症和死亡率大大提高，因此妊娠期早诊断、及时处理对母儿预后有重要的影响。

一、病因和发病机制

急性阑尾炎的发病因素尚不肯定，多数意见认为是几种因素综合而发生。

(一)梗阻

阑尾为一细长的管道，起自盲肠顶端后部，仅一端与盲肠相通，通常为腹膜所包，其远端游离于右下腹腔。一般长为6～8 cm，直径为0.6～0.8 cm。一旦梗阻，可使管腔内分泌积存，内压增高，压迫阑尾壁，阻碍远侧血运，在此基础上，管腔内细菌侵入受损黏膜，易致感染。常见的梗阻原因：①粪石、粪块、蛔虫；②既往破坏所致管腔狭窄；③阑尾系膜过短所致阑尾扭曲；④阑尾管壁内淋巴组织增生或水肿引起管腔狭窄；⑤阑尾开口于盲肠部位的附近有病变，如炎症、结核、肿瘤，使阑尾开口受压，排空受阻。

(二)感染

未梗阻而发病者，其主要因素是阑尾腔内细菌所致直接感染。少数发生于上呼吸道感染后，因此也被认为感染可由血运传至阑尾。还有一部分感染起自邻近器官的化脓性感染，侵入阑尾。

(三)其他

胃肠道功能障碍(腹泻、便秘等)引起内脏神经反射，导致阑尾肌肉和血管痉挛，产生阑尾管腔狭窄。遗传因素和阑尾先天性畸形与阑尾炎发病有一定关系。

二、妊娠期阑尾炎特点

(一)妊娠期阑尾的位置发生变化

阑尾位置的变化使妊娠期阑尾炎的临床表现不典型。妊娠初期阑尾的位置多数在髂前上棘至脐连线中外1/3处，随着妊娠进展，子宫增大，盲肠和阑尾受压迫向上、向外、向后移位。妊娠3个月末位于髂嵴下2横指，妊娠5个月末达髂嵴水平，妊娠8个月达髂嵴上2横指，妊娠足月可达胆囊区。盲肠和阑尾向上移位的同时，阑尾呈逆时针方向旋转，一部分被增大的子宫覆盖。因此，妊娠期阑尾炎压痛部位常不典型。

(二)妊娠期阑尾炎容易发生穿孔及弥散性腹膜炎

妊娠期盆腔充血，血运丰富，淋巴循环旺盛，毛细血管通透性及组织蛋白溶解能力增强；妊娠期类固醇类激素分泌增多，抑制孕妇的免疫机制，促进炎症的发展；增大的子宫不仅将腹部与阑尾分开，使腹壁防卫能力减弱，而且增大的子宫将网膜推向上腹部，妨碍大网膜游走，使大网膜不能到达感染部位发挥防卫作用，因此妊娠期阑尾容易发生穿孔，阑尾穿孔后炎症不易被包裹、局限，容易发展成弥散性腹膜炎。

妊娠期阑尾炎症可诱发宫缩，宫缩使粘连不易形成，炎症不易局限，容易导致弥散性腹膜炎。炎症刺激子宫浆膜时，可引起子宫收缩，诱发流产、早产或引起子宫强直性收缩，其毒素可能导致胎儿缺氧甚至死亡。宫缩可混淆诊断，认为是先兆流产或早产而延误治疗。

(三)妊娠期血象改变

不能反映病情的程度。

(四)妊娠期其他疾病

如肾盂肾炎、输尿管结石、胎盘早剥、子宫肌瘤变性等易与急性阑尾炎混淆，容易误诊，也造成治疗延误。

三、临床表现

妊娠的不同时期、急性阑尾炎发展的不同阶段，患者的临床表现有差别。

(一)症状与体征

1.妊娠早期阑尾炎

症状及体征与非妊娠期基本相同。腹痛是急性阑尾炎首发的、基本的症状，妊娠早期 100% 的孕妇有腹痛，最初多表现为上腹及脐周阵发性隐痛或绞痛，约数小时后转移并固定至右下腹，呈持续性疼痛。可有食欲缺乏、恶心、呕吐、便秘或腹泻等胃肠道症状。低位的阑尾炎可刺激直肠或膀胱，出现排便时里急后重感或尿频、尿急。急性阑尾炎早期体温可正常或轻度升高，右下腹麦氏点固定压痛，肛门指诊：直肠前壁右侧触痛。

2.妊娠中晚期阑尾炎

疼痛的位置与非妊娠期不同。随着阑尾位置的移动，腹痛及压痛的位置逐渐上移，甚至可达右肋下肝区；阑尾位于子宫背面时，疼痛可位于右侧腰部。文献报道妊娠中晚期约 80% 孕妇有右下腹痛，20% 孕妇表现为右上腹痛。由于增大的子宫将壁腹膜向前顶起，右下腹痛及压痛、反跳痛不明显。

若体温明显升高（>39 ℃）或脉率明显增快，出现乏力、口渴、头痛等全身感染中毒症状，右下腹麦氏点压痛、反跳痛及腹肌紧张明显，血常规升高明显，提示阑尾穿孔或合并弥散性腹膜炎。

(二)辅助检查

1.血常规

妊娠期生理性血白细胞计数升高，故白细胞计数对诊断并非重要，正常妊娠期白细胞计数在 $(6\sim16)\times10^9$/L，分娩时可高达 $(20\sim30)\times10^9$/L，因此白细胞计数对诊断帮助不大。但白细胞计数若明显增加，持续 $\geq18\times10^9$/L 或计数在正常范围但分类有核左移对诊断有意义。

2.尿常规

孕中晚期阑尾炎可累及附近输尿管及肾盂，尿液分析可见脓、血尿。

3.B 超检查

妊娠期超声诊断阑尾炎的标准与非妊娠期相同，以早、中孕期效果更好。特征性的改变是：阑尾呈低回声管状结构，横断面呈同心圆似的靶状影像，直径≥7 mm，B 超诊断急性阑尾炎的准确性 90%～97%，特异性为 80%～93%。如果发生坏疽性或穿孔性阑尾炎，阑尾局部积液较多或肠麻痹胀气，或孕晚期增大的子宫遮盖阑尾，影响阑尾显影，使超声诊断阑尾炎受限。

4.CT

CT 用于诊断阑尾炎的敏感性为 92%，特异性为 99%。可用于 B 超下阑尾不显影者。

5.MRI

有学者对 51 名孕期怀疑阑尾炎的孕妇行 MRI 检查，其诊断标准：如果阑尾腔内含气体和/或造影剂，直径≤6 mm，则为正常阑尾。如果阑尾腔扩张，内含液体，直径>7 mm，被认为是异常阑尾。如果直径为 6～7 mm，需进一步确诊。MRI 用于诊断阑尾炎的敏感性 100%，特异性 93.6%，修正后的阳性预测值 1.4%，阴性预测值 100%，准确性 94%。MRI 对妊娠期急腹痛患者提供排除阑尾炎极好的形态学依据，尤其是超声检查未发现阑尾者。

四、诊断及鉴别诊断

文献报道妊娠期阑尾炎术前诊断率为 50%～85%，14%～30%在阑尾穿孔或并发弥散性腹膜炎时才确诊。妊娠期阑尾炎患者常有慢性阑尾炎史，妊娠早期阑尾炎诊断并不困难，妊娠中晚期由于症状及体征不典型，右下腹痛及压痛需与源于子宫、附件的病变相鉴别。可以先按压右侧腹部压痛点，然后嘱患者左侧卧位，如果压痛减轻或消失，提示压痛可能来自子宫及附件，如果压痛无变化，提示阑尾炎的可能性大。如果诊断有困难，可借助 B 超及 MRI，并与以下妊娠期急腹症鉴别后做出诊断。对腹膜炎症状明显，临床怀疑阑尾炎者可行腹腔镜检查，能提高孕 20 周以前急性阑尾炎诊断的准确性。

(一)与妇科急腹症相鉴别

1.卵巢囊肿扭转

卵巢囊肿扭转是妊娠期最常见的妇科急腹症，多发生于孕 8～15 周，子宫增大入腹腔，使囊肿位置变化所致。部分患者妊娠前有卵巢囊肿病史，表现为突发性一侧剧烈疼痛，常随体位发生改变，疼痛时可伴恶心、呕吐；腹部检查下腹部有局限性压痛，孕早期或肿块较大时可触及压痛包块，如果囊肿扭转坏死时，局部有肌紧张及反跳痛。B 超检查可见附件区包块。

2.异位妊娠破裂

可有盆腔炎病史，停经后有不规则阴道出血及下腹痛。查体：贫血面容，下腹有压痛、反跳痛、肌紧张。妇科检查：后穹隆饱满、触痛，宫颈举痛，一侧附件区增厚、有压痛。B 超检查：子宫内未见妊娠囊，右侧附件区可见囊性无回声区，有时可见胎芽、胎心。尿妊娠试验(+)，血β-HCG测定可确诊。

(二)与其他外科疾病鉴别

1.消化系统疾病

上腹空腔或实质性脏器病变，如胃十二指肠溃疡穿孔、急性胆囊炎坏疽穿孔或肝肿瘤破裂出血等，因胃液、胆汁或血液沿结肠旁沟积聚在右下腹，可引起右下腹痛和压痛，但临床表现为突发右上腹剧痛后迅速延及右下腹，疼痛及压痛范围大。胃十二指肠穿孔者 X 线可见膈下游离气体，肝脏破裂者 B 超可见腹水。麦克尔憩室炎的临床表现与阑尾炎极为相似，常难以鉴别。憩室炎的腹痛和压痛偏脐部和中下腹部。有时憩室和脐之间有纤维束带，可并发小肠梗阻，或憩室出血而有黑粪或果酱样粪。另外，急性胃肠炎和克罗恩病的体征会有脐周或一次下腹痛症状，但一般无转移性右下腹痛，且常伴有明显的恶心、呕吐等胃肠道症状。

2.呼吸系统疾病

右下肺大叶性肺炎和右侧胸膜炎可出现牵涉性右侧腹疼痛,但定位不明确,并与呼吸关系密切,腹部通常无固定压痛点,更无肌紧张和反跳痛。腹痛发作前常有发热,呼吸道感染症状为主要表现,胸部X线片检查可见肺部病变。

3.泌尿系统疾病

右侧肾绞痛、肾盂积水、急性肾炎。

4.血液系统疾病

约半数过敏性紫癜患者有脐周和下腹痛,但疼痛点不如急性阑尾炎确切和局限,有时皮肤紫癜为首发症状,伴有便血和血尿,该病常有过敏史,血管脆性试验阳性。

五、处理

妊娠期阑尾炎不主张保守治疗,一旦确诊,应在积极抗感染治疗的同时,立即行手术治疗。尤其妊娠中晚期,如果一时难以诊断明确,又高度怀疑阑尾炎时,应尽早剖腹探查,有产科指征时可同时行剖宫产。

(一)一般处理

1.抗感染治疗

应选择对胎儿影响小,敏感的抗肠道内菌群的广谱抗生素,如阑尾炎时厌氧菌感染占75%～90%,应选择针对厌氧菌的抗生素,甲硝唑、头孢类抗生素。如化脓行阑尾炎术中做分泌物的细菌培养+药敏试验,利于术后抗生素的选择。

2.支持治疗

补液,纠正水、电解质紊乱。

(二)手术治疗

目前手术方式有两种:开腹或腹腔镜下阑尾切除术。

1.开腹手术

妊娠早期阑尾切除手术同非妊娠期,一般取右下腹麦氏点。妊娠中晚期手术时或诊断不明确时取腹壁压痛点最明显处,选择切口右侧旁正中切口或正中切口,晚期可取右侧腹直肌旁切口,高度相当于宫体上1/3部位。孕妇左侧卧位,一般选择连续硬膜外麻醉,病情危重伴休克者,以全麻安全。术中避开子宫找到阑尾,基底部结扎、切断阑尾,内翻缝合,尽量不放腹腔引流,以减少对子宫的刺激。若阑尾穿孔、盲肠壁水肿,应附近放置引流管,避免引流物直接与子宫壁接触。除非有产科指征,原则上仅处理阑尾炎而不同时做剖宫产。以下情况同时行剖宫产:妊娠已近预产期、术中不能暴露阑尾时,可先行腹膜外剖宫产术,随后再做阑尾切除;阑尾穿孔并发弥散性腹膜炎,盆腔感染严重,子宫及胎盘有感染迹象,估计胎儿基本成熟。

2.腹腔镜阑尾切除术

随着麻醉技术及腹腔镜手术技术的完善,腹腔镜切除阑尾以其安全、有效、创伤小、恢复快等优势,被越来越多的医师接受,并开始应用于妊娠期阑尾切除。多数文献报道腹腔镜用于妊娠期是安全的,但应掌握手术适应证和具备熟练的手术技巧。妊娠期腹腔镜下成功切除阑尾,孕周应限制在26～28周内。术中人工气腹时CO_2压力应控制在1.6 kPa(12 mmHg)以下,监测母亲血氧饱和度。用开腹的方法进TRoCar,尽量使用小口径TRoCar,可避免子宫损伤。但Carver(AmSurg 2005)比较了孕早中期开腹与腹腔镜阑尾切除术对孕妇、胎儿及妊娠结局的影响,认

为：两组的外科及产科并发症、住院时间、出生体重无明显差别，腹腔镜组中有两例胎儿死亡，尽管无统计学差异，但他认为腹腔镜组胎儿的丢失应引起关注，主张妊娠期更适合选择开腹手术。

腹腔镜用于妊娠期的另一优势是其诊断价值，对术中发现为卵巢囊肿扭转等急腹症时，还可同时行治疗。

(三)保守治疗

妊娠期阑尾炎一旦确诊，大多数学者主张及早手术治疗。也有人认为，妊娠早期单纯性阑尾炎可保守治疗，选择对胎儿影响小的有效抗生素。由于妊娠中晚期阑尾炎可复发，因此孕期要密切监测病情，一旦复发应尽早手术。

(四)产科处理

术后若妊娠继续，应予黄体酮、抑制宫缩等保胎治疗同时镇痛治疗，严密观测有无宫缩及胎心变化。

六、预后

妊娠期阑尾炎并非常见，但可造成不良妊娠结局。阑尾炎增加流产和早产的可能性，胎儿的丢失率是增加的，尤其是阑尾穿孔并发弥散性腹膜炎时母儿的预后不良。胎儿总的丢失率为15%，单纯性阑尾炎的妊娠丢失率为3%～5%，而一旦阑尾穿孔胎儿的自然丢失率可达20%～30%，围生儿死亡率为1.8%～14.3%。另外，由于顾虑疾病及手术对妊娠胎儿的影响，很多患者选择终止妊娠，增加胎儿的丢失率。

(刘　霞)

第十四节　妊娠合并急性肠梗阻

妊娠期肠梗阻较罕见，占妊娠期非产科手术第二位，国外文献报道发病率1：(3 000～16 000)，国内资料报道发病率为0.042%～0.16%。肠梗阻可见于妊娠各时期，但以妊娠晚期发病率高，为40%～50%。

一、病因和发病机制

引起肠梗阻的各种原因中，妊娠期以肠粘连和肠扭转较常见，另见于肠套叠、嵌顿疝、肿瘤阻塞或压迫、肠蛔虫、肠系膜动脉血栓或栓塞等。HalterLinz曾分析妊娠期肠梗阻病例的原因，其中以粘连引起的最多，占65.3%；肠扭转占25.7%；肠套叠占6.0%；恶性肿瘤占3%。Ogilvie综合征(Ogilvie's syndrome)又名急性结肠假性梗阻症。其特征酷似机械性结肠梗阻，结肠显著扩张，但无器质性梗阻存在。临床上以腹痛、呕吐、腹胀为主症。文献报道妊娠合并Ogilvie综合征，10%发生在分娩后。

妊娠本身是否引起肠梗阻，尚无定论。有些学者认为无关，临床观察妊娠期肠梗阻的发病率与非孕期相似。有学者认为妊娠有三个时期容易发生肠梗阻，一是中孕期妊娠子宫增大进入腹腔；二是足月妊娠时胎头下降；三是产后子宫大小明显改变。增大的子宫或胎头下降均可挤压肠襻，使粘连的肠管受压或扭转而形成肠梗阻。产后子宫突然缩复，肠襻急剧移位时，更容易发生肠梗阻。另外，先天性肠系膜根部距离过短，受逐渐增大的子宫推挤时，由于肠管活动度受限，过度牵拉和挤压，亦可使小肠扭转，发生机械性肠梗阻。妊娠期还可见由于穿孔性腹膜炎或肠系膜血管血栓形成引起的麻痹性肠梗阻。

肠梗阻主要病理生理变化有肠膨胀和肠坏死，体液丧失和电解质紊乱，感染和毒素吸收三大方面。

(一)肠腔膨胀、积气积液

肠梗阻后梗阻部位以上的肠腔内积聚了大量的气体和体液，这时肠内压增高，使肠管扩张，腹部膨胀。

肠管内的气体70%是咽下的，30%是由血液弥散和肠腔内容物腐败、发酵而产生的。积聚的液体主要是消化液，如胆汁、胰液、胃液、肠液等。肠梗阻时，一方面因肠壁静脉受压，消化液吸收减少，另一方面肠内压增高可以刺激肠黏膜，促使腺体分泌更多的消化液，此外，肠内压增高压迫肠壁静脉使其回流障碍，加上缺氧使毛细血管通透性增高，大量液体渗入腹腔和肠腔。进而腹胀使腹压上升，膈肌升高，腹式呼吸减弱，影响下腔静脉回流，导致呼吸、循环功能障碍。

(二)体液丧失、水电解质紊乱，进而酸碱失衡

胃肠道的分泌液每天约为8 000 mL，在正常情况下绝大部分被再吸收。急性肠梗阻患者，由于不能进食及频繁呕吐，大量丢失胃肠道液，使水分及电解质大量丢失，尤以高位肠梗阻为甚。低位肠梗阻时，则这些液体不能被吸收而潴留在肠腔内，等于丢失体外。另外，肠管过度膨胀，影响肠壁静脉回流，使肠壁水肿和血浆向肠壁、肠腔和腹腔渗出。如有肠绞窄存在，更会丢失大量液体。这些变化可以造成严重的缺水，并导致血容量减少和血液浓缩，以及酸碱平衡失调。但其变化也因梗阻部位的不同而有差别。如为十二指肠第一段梗阻，可因丢失大量氯离子和酸性胃液而产生碱中毒。一般小肠梗阻，丧失的体液多为碱性或中性，钠、钾离子的丢失较氯离子为多，以及在低血容量和缺氧情况下酸性代谢物剧增，加上缺水、少尿所造成的肾排 H^+ 和再吸收 $NaHCO_3$ 受阻，可引起严重的代谢性酸中毒。严重的缺钾可加重肠膨胀，并可引起肌肉无力和心律失常。特别是当酸中毒纠正后，钾向细胞内转移，加上尿多、排钾，更易突然出现低钾血症。

(三)感染和毒血症

梗阻部位以上的肠液因在肠腔停滞过久，发酵，加上肠腔内细菌数量显著增多，腐败作用加强，生成许多毒性产物。肠管极度膨胀，尤其肠管绞窄时，肠管失去活力，毒素和细菌可通过肠壁到腹腔内，引起腹膜炎，又可通过腹膜吸收，进入血液，产生严重的毒血症甚至发生中毒性休克。总之，肠梗阻的病理生理变化程度随着梗阻的性质、部位而有所差异，如单纯性肠梗阻，以体液丧失和肠膨胀为主；绞窄性肠梗阻和单纯性肠梗阻晚期，以肠坏死、感染和中毒为主，但严重的肠梗阻因严重的缺水、血液浓缩、血容量减少、电解质紊乱、酸碱平衡失调、细菌感染、毒血症等，可引起严重休克。当肠坏死、穿孔，发生腹膜炎时，全身中毒尤为严重。最后可因急性肾功能及循环、呼吸功能衰竭而死亡。

二、临床表现

(一)肠梗阻的一般症状和体征

腹痛为肠梗阻的主要症状。由于肠内容物通过受阻，引起肠壁平滑肌强烈的收缩和痉挛，产生阵发性的剧烈绞痛。高位肠梗阻时，呕吐出现早而频繁，呕吐物为胃或十二指肠内容物；低位梗阻时，呕吐出现迟而次数少。此外，还可能有排气和排便障碍，多数患者不再排气、排便。发病

后仍有多次、少量排气或排便时，常为不完全性肠梗阻。体征主要为腹胀及腹部压痛，有的可摸到肿块；听诊肠鸣音亢进与阵发性腹痛的出现相一致。

(二)妊娠期肠梗阻的临床特点

妊娠期肠梗阻基本上与非孕期肠梗阻相似。但妊娠晚期子宫增大占据腹腔，肠襻移向子宫的后方或两侧，或因产后腹壁松弛，使体征不明显、不典型，应予警惕。有学者报道，妊娠期并发肠梗阻患者80%有恶心、呕吐症状，98%有持续性或阵发性腹痛，70%有腹肌紧张，而异常的肠鸣音仅占55%。

三、诊断和鉴别诊断

(一)既往史

了解患者既往有无盆腹腔炎症或手术史，对诊断有重要意义。特别是阑尾炎、宫外孕及其他附件手术史，并注意术后有无并发肠粘连的表现。

(二)临床症状与体征

仔细分析以上临床症状与体征，严密观察病情的变化。根据腹痛、呕吐、腹胀及肛门停止排便排气症状，诊断单纯性肠梗阻较容易，但重要的是要判断有无绞窄性肠梗阻的发生。有些患者病程较长，就诊前曾服用止痛或解痉类药物，或发展为肠穿孔、肠麻痹时腹痛不明显，对判断病情程度造成困难，详细询问病史和诊治经过尤为重要。

(三)辅助检查

血常规检查对诊断无特殊价值，白细胞总数及中性粒细胞逐渐显著升高时，应想到绞窄性肠梗阻的可能。X线检查对诊断有很大帮助。腹部X线片，90%患者可见肠管过度胀气及出现液平面等肠梗阻表现。对于诊断有困难者进行腹部MRI检查为诊断提供线索。

(四)与其他疾病鉴别

注意与妊娠期卵巢囊肿扭转、胎盘早期剥离及其他外科急腹症，如急性阑尾炎、胆囊炎、胆石症和急性胰腺炎等疾病相鉴别。妊娠晚期应与临产宫缩相鉴别。

四、治疗

妊娠期肠梗阻的处理，应根据梗阻性质、类型、程度、部位、全身情况及妊娠的期限和胎儿的情况等，采取适当的措施。

(一)保守治疗

观察非绞窄性肠梗阻，应先保守治疗。包括暂禁食、胃肠减压、补液输血、应用抗生素等。对乙状结肠扭转的病程早期，可小心插肛管排气或多次小量灌肠，以使扭转部位肠腔内气体及粪便排出。但有引起流产或早产的可能，应注意防治。

(二)手术治疗

经保守治疗12～24小时，症状不好转，梗阻未解除者，应采取手术治疗。术中彻底查清绞窄梗阻部位及病变程度，以决定手术方式。

(三)产科处理

(1)能够继续妊娠者应给予保胎治疗。

(2)妊娠早期肠梗阻经保守治疗好转，梗阻解除者，可以继续妊娠。施行肠梗阻手术的病例，往往病情较重，不宜继续妊娠，可择期人工流产。

(3)妊娠中期合并肠梗阻,如无产科指征,不必采取引产手术终止妊娠,但有部分病例可能发生自然流产。

(4)妊娠晚期往往由于胀大的子宫影响肠梗阻手术的进行,应先行剖宫产术,多数可得到活婴。

五、预后

妊娠并发急性肠梗阻,孕妇及胎儿死亡率较高,主要是由于子宫增大及孕激素的影响,使肠梗阻的症状不典型,造成误诊、延迟诊断、手术不及时或手术准备不充分等。随着对妊娠期肠梗阻疾病的诊断和治疗水平的提高,母儿的病死率明显下降。有学者报道,1900 年母儿死亡率高达 60%,20 世纪 30 年代,孕妇死亡率降至 20%,胎儿死亡率降为 50%,到 20 世纪 90 年代孕妇死亡率降至 6%,但胎儿丢失率仍波动在 20%~60%。

(刘　霞)

第十五节　妊娠期急性肾衰竭

一、病因

妊娠期急性肾衰竭的高危因素:妊娠年龄、高血压、子痫前期、妊娠期高血压疾病、蛋白尿、糖尿病、血栓性微血管病等。系统性红斑狼疮特别是Ⅲ型和Ⅳ型及抗磷脂抗体综合征也都是妊娠期急性肾功能衰竭的危险因素。妊娠期急性肾衰竭第一个高峰在妊娠早期(12~18 周),主要病因是妊娠剧烈呕吐或感染(包括脓毒症性流产);另一个高峰是妊娠晚期(35 周以后和产褥期),多由产科各种妊娠相关性综合征引起。妊娠晚期,妊娠期急性肾功能衰竭发生更频繁,通常与大量失血、子痫前期、妊娠期急性脂肪肝、HELLP 综合征、血栓性血小板减少性紫癜(thrombotic thrombocytopenic purpura,TTP)、溶血性尿毒症综合征(hemolytic uremic syndrome,HUS)和脓毒血症有关。

妊娠期急性肾功能衰竭的病因分为肾前性、肾性和肾后性。

(一)妊娠期高血压肾衰竭

具有特征性的肾损害,表现为内皮细胞增生,毛细血管基底膜增厚,周边襻假双轨样改变等,免疫荧光检查可有少量 IgG 和 IgM 沉着甚至"满堂红",免疫复合物的沉积不具备特异性。本病特征性病理变化在分娩后迅速消退,2~4 周即恢复正常。

(二)急性肾小管坏死

急性肾小管坏死(ATN)主要由脓毒败血症或肾缺血引起。脓毒败血症目前由急性肾盂肾炎引起者已极少见,在妊娠前 3 个月,败血症性流产是发生 ARF 的主要原因,由于严重感染引起低血压,从而导致肾缺血而造成 ATN。妊娠晚期和产褥早期见于产科大失血特别是胎盘早剥或隐匿性胎盘后出血;其次可继发于严重的妊娠期高血压疾病、胎死宫内时间太长或羊水栓塞。

(三)急性肾皮质坏死

妊娠期肾皮质坏死多见于胎盘早剥、宫内死胎延滞、严重的宫内出血及羊水栓塞。原发性弥

散性血管内凝血(DIC)和严重的肾缺血可以导致内皮细胞损伤及继发性纤维蛋白沉积,是这一疾病的启动因素。

(四)产后溶血性尿毒症综合征

多发生在正常妊娠分娩后1天至10周,在妊娠期和产程中均很顺利,分娩前可有或无高血压及先兆子痫,产后发生少尿甚至无尿、高血压、肾功能急剧下降,严重的微血管病性溶血性贫血是一种特征表现,患者出现血清间接胆红素浓度增加、血浆血红蛋白血症、网织细胞增多、血小板明显减少等表现。本病的病理表现主要是肾小球内皮细胞增生,毛细血管襻纤维素样坏死,甚至小动脉内膜增厚,坏死,与血栓性微血管病相似。如果出现神经系统症状及发热则可能是血栓性血小板减少性紫癜。

(五)妊娠急性脂肪肝

肾衰竭较轻,肾结构正常,仅肾小管细胞内脂肪空泡形成及非特异性改变。

二、临床表现

(一)少尿期

本病初期,临床所见常被原发疾病的症状所掩盖,如不同原因所引起的持续性休克,溶血反应,中毒症状等,经数小时或1～2天,以后即进入少尿期。少尿是指24小时尿量少于400 mL或每小时尿量少于17 mL。而后24小时尿量在40 mL以下,称为无尿。完全无尿者少见,完全性尿路梗阻、急性肾皮质坏死、肾小球肾炎及恶性高血压引起的急性肾衰竭可出现完全无尿。在少数非少尿性急性肾衰竭患者,尿量可维持在800～1 000 mL或更多。少尿期一般为7～14天,短则2～3天,长者可达2个月。少尿期超过1个月者预后差,即使免于急性期死亡,肾功能不全也难以恢复。

在少尿期由于水、盐、氮质代谢产物的潴留,可出现下列症状。

1.水肿

由于少尿,水分排出减少,容易引起水潴留。但起病时常伴有腹水及恶心、呕吐,故开始时并不一定存在水肿,大多数患者由于输液量过多,使组织水肿,血容量增加,血压升高,又称水中毒,甚至发生心力衰竭、肺水肿和脑水肿。

2.高血压

在急性肾衰竭时,肾脏缺血,肾素分泌增多,为引起高血压的主因,少尿期的液体负荷过度,亦加重了此种情况。血压大多在18.7～26.7/12～14.7 kPa(140～200/90～110 mmHg),约有1/3的患者血压正常。

3.心力衰竭

在心肌损害的基础上,如果治疗时不注意水、盐控制,可以发生心力衰竭,出现胸闷、气急、端坐呼吸、咳嗽,痰呈泡沫样或粉红色,心脏扩大、有奔马律、肺部满布湿啰音或哮鸣音,如不积极抢救可致死亡。

4.电解质紊乱

由于少尿、酸中毒,引起高血钾、高血镁、高血磷、低钠、低氯和低钙血症。高血钾临床表现为肢体麻木、反射消失、心律失常,甚至心室颤动、心搏骤停及心电图改变。低钠、低钙、酸中毒可加重钾中毒。低钠血症可表现乏力、肌肉痉挛、血压下降、低渗性昏迷等。高血镁症状和高血钾相似。

5.代谢性酸中毒

由于肾衰竭时,尿酸化作用减弱或消失,加上蛋白质代谢产生的各种酸性代谢产物和乳酸等堆积,可引起代谢性酸中毒。患者表现全身软弱、嗜睡,甚至昏迷。

6.氮质血症

急性肾衰竭时,由于血中非蛋白氮和其他代谢产物含量大幅度增加,出现尿毒症症状。患者有食欲缺乏、恶心、呕吐、腹胀、腹泻及神经系统症状。

7.感染

急性肾衰竭使机体抵抗力减弱、免疫功能低下,除原发病如创伤、手术的感染途径外,许多治疗措施如导尿、注射、透析等增加了感染的机会。患者常合并肺部、泌尿系统、口腔的感染,败血症亦常见。

8.其他

如贫血与出血倾向。血红蛋白降低,面色及指甲床苍白、皮下瘀斑、注射部位血肿、胃肠道出血等。

(二)多尿期

1.尿多

急性肾衰竭经过及时而有效的治疗后,经数天到 2 周后,肾脏病变开始修复,当 24 小时尿量从少尿或无尿增加至 400 mL 以上,即为肾功能开始恢复的一个表现。尿量逐渐递增或迅速成倍增加,并且日尿量超过正常,可达 5 000～7 000 mL/d,多尿阶段说明肾血流量和肾小球滤过率改善,但肾小管重吸收功能还未恢复,此时患者自觉症状迅速好转。在尿多 2 周后,肾小管的稀释功能开始恢复,在此期间尿比重可低达 1.002,经 1～2 个月稀释功能可恢复正常。在病程 3 个月后,肾脏浓缩功能开始恢复,此时尿的比重可逐渐升高至 1.015～1.018,一般需 1 年以后才能达到 1.025 以上。若尿比重不能升高而固定在 1.010 左右,表示预后差。

2.电解质紊乱

当患者每天尿量超过 1 000 mL 时,在大量丢失水的同时,也伴有大量的钠盐丢失,出现低钠血症,患者表现体重下降、软弱无力、面容憔悴、血压偏低等。由于肾小管功能尚未健全,加上大量排尿,大量的钾离子随尿排出,若补钾不及时,可产生低钾血症,患者表现肌肉软弱无力、麻痹、呼吸困难、腹胀、心脏扩大。重者可因心室颤动等发生阿-斯综合征而猝死。在多尿期可出现低钙血症,而增加神经肌肉的应激性。

3.氮质血症

在多尿期由于肾小管的结构与功能尚欠完善,肾脏的廓清率仍很差,故氮质代谢产物的潴留明显,在多尿期开始的 2～4 天,血液内尿素氮等可继续升高并达高峰,致临床表现似无好转,有时反而加重,重者因此死亡。以后随尿量增加,氮质代谢产物的浓度逐渐降低,但速度比较慢。患者的全身状况开始迅速好转,精神转佳,食欲渐增。至数周后氮质代谢产物才逐渐降至正常水平。在多尿期常可有低热,极易发生感染,故应继续观察病情,加强监护。

(三)恢复期

患者经少尿、多尿两期后,组织被大量破坏、消耗,故在恢复期常表现软弱无力、贫血、消瘦、肌肉萎缩,有时有周围神经炎症状。往往需经历 3～6 个月,甚至 1 年以后才能完全康复。

三、诊断

肾功能评估：血清肌酐(serumcreatinine,SCr)作为AKI时GFR的标志物。AKI早期，由于GFR下降可由双肾残存的代偿功能及近曲小管上皮细胞排泌肌酐增强所代偿，因此，应用SCr来判断AKI时会低估实际GFR损伤程度。当GFR大约下降50%之后，SCr水平才开始超过参考范围，此后SCr的变化才较好地反映了GFR的损害。

妊娠期间由于溶质清除率增加和血浆容量扩张，普通人群诊断AKI的SCr值并不适合于诊断妊娠期急性肾功能衰竭。孕产妇正常肌酐基线值约为0.5 mg/dL，有学者推荐在孕产妇当48小时内SCr升高到>1.0 mg/dL或SCr升高0.1 mg/dL都应视为异常，考虑AKI。

四、治疗

妊娠期急性肾功能衰竭的治疗需要多学科协作，包括产科、肾内科、ICU等。健全产前保健和早识别高危产妇至关重要。孕产妇AKI的治疗需要根据病因针对性综合治疗。

(一)病因治疗

入量不足和大量失血，均会导致肾前性妊娠期急性肾功能衰竭。可通过静脉液体复苏和止血、输血治疗，减少肾脏低灌注性进一步损害。危重症患者行血流动力学监测指导液体管理。

控制感染极为重要。孕产妇并发感染时尽早清除感染物并给予恰当有效的抗感染治疗。使用抗生素时兼顾母亲和胎儿的安全。抗生素的剂量根据GFR适当调整。

妊娠期高血压疾病肾衰竭、妊娠期急性脂肪肝、狼疮性肾炎等应及早终止妊娠。

(二)治疗并发症

(1)高钾血症：推荐用胰岛素、高糖和阳离子树脂处理。阳离子交换树脂在消化道局部发挥作用，对胎儿无不良反应。

(2)高血压：一线治疗药物有甲基多巴和拉贝洛尔。盐酸肼苯哒嗪多用于产妇伴有严重高血压，但具有胎儿和产妇不良反应；二氢吡啶类钙通道阻滞剂可安全用于产妇。如血管紧张素转换酶抑制剂(AcEIs)和血管紧张素受体拮抗剂(ARBs)孕期禁用。

(3)代谢性酸中毒可以用碳酸氢钠治疗，使动脉血pH接近7.2，这种pH水平酸中毒的不利影响最小。

(三)肾替代治疗

肾替代治疗(renal replacementtreament,RRT)指征包括酸中毒、电解质紊乱、尿毒症和液体过多。间歇性血液透析和腹膜透析、血浆置换治疗等。孕期尿素氮升高考虑RRT并且维持其值小于50 mg/dL，可降低尿毒症对胎儿的不良影响。产后AKI治疗方案同非妊娠患者。危重症和血流动力学不稳定患者，需考虑给予持续血液净化治疗。

(张丽娟)

第八章

分娩并发症

第一节　子 宫 破 裂

子宫破裂是指妊娠期子宫破裂即子宫体或下段于妊娠时期或分娩期发生的子宫裂伤。子宫破裂发生率不同的地区有很大的差异，城乡妇幼保健网的建立和健全的程度不同，其发挥的作用也有明显差异，子宫破裂在城市医院已很少见到，而农村偏远地区时有发生。子宫破裂按发生时间可分为产前和产时，按程度可分为完全性和不完全性破裂，还可根据破裂的原因分为自发性和创伤性子宫破裂。

一、病因

主要因为子宫曾经手术或有过损伤和高龄多产妇。

(一)子宫自然破裂

1.阻塞性难产

阻塞性难产为常见的和最主要的原因。胎先露下降受阻，如骨盆狭窄、胎位异常、胎儿畸形、软产道畸形，以及盆腔肿瘤阻塞产道等均可造成胎先露下降受阻。临产后子宫上段强烈收缩，向下压迫胎儿，子宫下段被迫过度伸展而变薄，造成子宫破裂。

2.损伤性子宫破裂

不适当地实行各种阴道助产手术，如宫口未开全做产钳助娩或臀牵引术手法粗暴，忽略性横位，不按分娩机制，强行做内倒转术；或做破坏性手术如毁胎术，胎盘植入人工剥离胎盘等由于操作用力不当，损伤子宫。暴力增加腹压助产即人工加压子宫底部促使胎儿娩出，也可使子宫破裂。

3.催产素应用不当

产程延长，未查明原因即滥用催产素，或宫颈未成熟应用催产素强行引产，有时胎儿从阴道前或后穹隆排出，造成子宫破裂。

4.子宫发育异常

如残角子宫，双角子宫，子宫发育不良在妊娠后期或分娩期发生破裂。

（二）瘢痕子宫破裂

1.剖宫产术或其他原因子宫切开术

如子宫畸形整形术、子宫穿孔或肌瘤剔除进宫腔修补术。妊娠晚期子宫膨大，分娩过程中瘢痕自发破裂。

2.子宫破裂

以剖宫产瘢痕破裂最为常见，与前次剖宫产的术式有关，子宫切口分为下段横切口或纵切口，一般术式选为下段横切口，妊娠晚期子宫下段拉长、变薄，易切开及缝合，易愈合，若子宫下段未充分伸展而施行手术，术中不能选子宫下段横切口而行子宫纵切口，子宫肌层相对厚，缝合对合不齐，使切口愈合不良，易发生子宫破裂及产后晚期出血。与前次剖宫产缝合技术有关，无论子宫下段横切口或纵切口，如果切口缝线太密、太紧，影响血运，边缘对合不齐或将内膜嵌入肌层、感染等因素使切口愈合不良，再次妊娠分娩易发生子宫破裂。

（三）本次妊娠的影响

1.胎盘的位置

因滋养叶细胞有侵袭子宫肌层的作用，若胎盘位于瘢痕处，可造成瘢痕的脆弱。

2.妊娠间隔的时间

瘢痕子宫破裂与妊娠间隔有一定的关系，有资料表明，瘢痕子宫破裂最短为 1 年，最长为 10 年，一般 2 年之内子宫破裂为多。

3.妊娠晚期子宫膨大

如双胎、羊水过多、巨大儿等，一般孕周达 38 周胎头入骨盆，子宫下段撑薄，易发生子宫瘢痕破裂。

4.产力的影响

临产后子宫收缩牵拉瘢痕，易发生瘢痕的破裂。

二、临床表现

根据子宫破裂的发展过程，可分为先兆子宫破裂与子宫破裂两种。先兆破裂为时短暂，若无严密观察产程往往被忽略，发展为破裂。尤其为前次剖宫产史，常见于瘢痕破裂，有时在手术时才发现子宫肌层裂开。

（一）先兆破裂

(1)多见于产程延长与先露下降受阻，产妇突然烦躁不安，疼痛难忍，呼吸急促，脉搏细速。

(2)子宫肌层过度收缩与缩复而变厚，子宫下段逐渐变长变薄。腹部检查时子宫上下段明显出现病理缩复环，即此环每次宫缩时逐渐上升，阵缩时子宫呈葫芦形，子宫下段有明显压疼。

(3)胎动活跃，胎心变慢或增快。提示胎儿宫内窘迫。

(4)产妇往往不能自解小便，膀胱因过度压迫而发生组织损伤，导致血尿。

（二）破裂

子宫破裂发生一刹那，产妇感到剧烈疼痛。宫缩停止，腹痛稍感轻些，此后产妇出现的全身情况与破裂的性质(完全或不完全)、出血的多少有关。完全破裂，内出血多，患者血压下降，很快出现休克，胎动停止，胎心音消失。出血和羊水的刺激有腹膜刺激症状，如压疼、反跳痛及肌紧张等，不完全破裂症状可不典型，但在破裂处有固定的压痛。典型的子宫破裂诊断不困难，但若破裂发生在子宫后壁或不完全破裂则诊断较困难。

三、诊断

(一)病史、体征

依靠病史、体征可做出初步诊断。

(二)腹部检查

腹部检查全腹压痛和反跳痛，腹肌紧张，可叩及移动性浊音，腹壁下胎体可清楚扪及，子宫缩小，位于胎儿一侧，胎动停止，胎心音消失。

(三)阴道检查

子宫破裂后，阴道检查可发现胎先露的上移，宫颈口缩小，可有阴道流血，有时可触到破裂口；但若胎儿未出宫腔，胎先露不会移位，检查动作要轻柔，有时会加重病情。

(四)B 超诊断

可见胎儿游离在腹腔内，胎儿的一边可见收缩的子宫及腹水。

(五)腹腔或后穹隆穿刺

可明确腹腔内有无出血。

四、鉴别诊断

(一)胎盘早剥与子宫破裂

均有发病急、剧烈腹部疼痛、腹腔内出血、休克等症状，但前者患有妊高征，B 超提示胎盘后血肿，子宫形状不变，亦不缩小。

(二)难产并发感染

个别难产病例，经多次阴道检查后感染，出现腹痛症状和腹膜炎刺激征，类似子宫破裂征象，阴道检查宫颈口不会回缩，胎儿先露不会上升，子宫亦不会缩小。

五、治疗

(一)先兆子宫破裂

早期诊断，及时恰当处理，包括输液、抑制宫缩的药物及抗生素的应用。一旦诊断子宫先兆破裂，希望能挽救胎儿，同时为了避免发展成子宫破裂，应尽快剖宫产术结束分娩。

(二)子宫破裂

一方面输液、输血、氧气吸入等抢救休克，同时准备剖腹手术，子宫破裂时间在 12 小时以内，破口边缘整齐，无明显感染，需保留生育功能者，可考虑修补缝合破口。破口大或撕裂不整齐，且有感染可能，考虑行次全子宫切除术。破裂口不仅在下段，且沿下段至宫颈口考虑行子宫全切术。如产妇已有活婴，同时行双侧输卵管结扎术。

(三)开腹探查子宫破裂外的部位

仔细检查阔韧带内、膀胱、输尿管、宫颈和阴道，如发现有损伤，及时行修补术。

六、预防与预后

做好孕期检查，正确处理产程，绝大多数子宫破裂可以避免。孕产期发生子宫破裂的预后与早期诊断、抢救是否及时、破裂的性质有关。减少孕产妇及围生儿的死亡率。

(1)建立健全的妇幼保健制度，加强围生期保健检查，凡有剖宫产史、子宫手术史、难产史、产

前检查发现骨盆狭窄、胎位异常者，应预产期前2周入院待产。充分做好分娩前的准备，必要时择期剖宫产。

(2)密切观察产程，及时发现异常，出现病理缩复环或其他先兆子宫破裂征象时应及时行剖宫产。

(3)严格掌握催产素和其他宫缩剂的使用适应证：胎位不正，头盆不称，骨盆狭窄禁用催产素；双胎，胎儿偏大，剖宫产史，多胎经产妇慎用或不用催产素。无禁忌证的产妇，应用催产素应稀释后静脉滴注，由专人负责观察产程。禁止在胎儿娩出之前肌内注射催产素。

(4)严格掌握各种阴道手术的指征：遵守手术操作规程，困难的阴道检查，如产钳，内倒转术后，剖宫产史及子宫手术史，产后应常规探查宫颈和宫腔有无损伤。

(5)严格掌握剖宫产指征：近年来，随着剖宫产率的不断上升，瘢痕子宫破裂的比例随之上升。因此，第一次剖宫产时，必须严格掌握剖宫产的指征。术式尽可能采取子宫下段横切口。

(闫艳荣)

第二节　子宫翻出

子宫翻出又称子宫内翻是指子宫底部向宫腔内陷入，甚至自宫颈翻出的病变，这是一种分娩期少见而严重的并发症。多数发生在第三产程，如处理不及时，往往因休克、出血，产妇可在3～4小时内死亡。国内报道子宫翻出病死率可达62%。

一、发生率

子宫翻出是一种罕见的并发症，其发生率各家报道不一，Shan-Hosseini等报道子宫翻出发生率约为1∶6 400次分娩，Platt等报道发生率约为1∶2 100次分娩。陈晨等报道北京市红十字会朝阳医院1982－1996年间子宫翻出发生率为1∶16 473；湖南株洲市二院1961－1981年间发生率为1∶4 682；山东淄博市妇幼保健院1984－1986年间发生率为1∶1 666；广州市白云区妇幼保健院2004－2009年间发生率为1∶10 359。

二、病因

引起急性子宫翻出的病因较多，常常是多种因素共同作用的结果，但其先决条件必须有子宫壁松弛和子宫颈扩张，其中第三产程处理不当(占60%)，胎儿娩出后，过早干预，按压子宫底的手法不正确，强行牵拉脐带等，导致子宫底陷入宫腔，黏膜面翻出甚至脱垂于阴道口外。其促成子宫翻出的因素有以下几点。

(1)胎盘严重粘连、植入子宫底部，同时伴有子宫收缩乏力或先天性子宫发育不良，助产者在第三产程处理时，强拉附着于子宫底的胎盘脐带的结果，此时如脐带坚韧不从胎盘上断裂，加上用力挤压松弛的子宫底就可能发生子宫翻出。

(2)脐带过短或缠绕：胎儿娩出过程中由于脐带过短或脐带缠绕长度相对过短，过度牵拉脐带也会造成子宫翻出。

(3)急产宫腔突然排空：由于产程时间短，子宫肌肉尚处于松弛状态，在产程中因咳嗽或第二产程用力屏气，腹压升高，也会导致子宫翻出。

(4)产妇站立分娩：因胎儿体重对胎盘脐带的牵拉作用而引起子宫翻出。

(5)妊娠高血压疾病时：使用硫酸镁时使子宫松弛，也会促使子宫翻出；有人报道植入性胎盘也会促使子宫翻出。

三、分类

(一)按发病时间分类

1.急性子宫翻出

子宫翻出后宫颈尚未缩紧，占75%。

2.亚急性子宫翻出

子宫翻出后宫颈已缩紧，占15%。

3.慢性子宫翻出

子宫翻出宫颈回缩已经超过4周，子宫在翻出位置已经缩复但仍停留在阴道内，占10%。

(二)按子宫翻出程度分类

1.不完全子宫翻出

子宫底向下内陷，可接近宫颈口或越过但还存在部分子宫腔。

2.完全性子宫翻出

子宫底下降于子宫颈外，但还在阴道内。

3.子宫翻出脱垂

整个子宫翻出暴露于阴道口外。

四、临床表现

子宫翻出可引起迅速的阴道大量流血，处理不及时，可致产妇死亡。子宫翻出产妇突觉下腹剧痛，尤其胎盘未剥离牵拉脐带更加重腹痛，遂即产妇进入严重休克状态，有时休克与出血量不成正比，出现上述现象时，应考虑到有子宫翻出的可能。而慢性子宫翻出多因急性子宫翻出时未能及时发现，而后就诊的，此时的症状多表现如下。

(1)产后下腹坠痛，或阴道坠胀感。

(2)大小便不畅。

(3)产后流血史或月经过多。

(4)因子宫翻出感染，出现白带多而有臭味，甚至流脓液，严重者有全身感染症状，发热、白细胞升高等。

(5)因阴道流血而致继发性贫血。

五、诊断与鉴别诊断

在分娩第三产程有用手在下腹部推压子宫底或用手牵拉脐带的经过，产妇在分娩后突然下腹剧痛，出现休克，尤其与出血量不相称时，因考虑有子宫翻出的可能。当翻出子宫已脱垂于阴道口外时，诊断并不困难，但当胎盘未剥离已发生子宫翻出时有时会误诊为娩出的胎盘，再次牵拉脐带时即引起剧痛，此时应及时做阴道、腹部双合诊。

(一)诊断

1.腹部检查

下腹部摸不到宫底,或在耻骨联合后可触及一个凹陷。

2.阴道检查

在阴道内可触及一球形包块,表面为暗红色、粗糙的子宫内膜,在包块的根部可触及宫颈环。如胎盘尚未剥离而完全黏附于翻出的宫体时,常易误诊为胎儿面娩出的胎盘,牵引脐带时可引起疼痛。

根据病史及检查可做出子宫翻出的诊断。

(二)鉴别诊断

子宫翻出应与子宫黏膜下肌瘤及产后子宫脱垂相鉴别。

1.子宫黏膜下肌瘤

其是子宫肌瘤向子宫黏膜面发展,突出于子宫腔,如黏膜下肌瘤蒂长,经子宫收缩可将肌瘤排出宫颈而脱出于阴道内。妇科检查时,盆腔内有均匀增大的子宫,如子宫肌瘤达到宫颈口处并且宫口较松,手指进入宫颈管可触及肿瘤;已经排出宫颈外者则可见到肌瘤,表面为充血暗红色的黏膜所包裹,有时有溃疡及感染。如用子宫探针自瘤体周围可探入宫腔,其长短与检查的子宫大小相符,急性子宫翻出往往发生在分娩期,患者有疼痛、阴道流血及休克等临床表现。认真仔细观察鉴别并无困难。

2.子宫脱垂

患者一般情况良好,妇科检查时可见脱出的包块表面光滑,并可见子宫颈口,加腹压时子宫脱出更加明显,内诊检查时可触摸到子宫体。

六、治疗

明确诊断后应立即开放静脉通路、备血及麻醉医师配合下进行抢救,延迟处理可增加子宫出血、坏死和感染机会,给产妇带来极大的危险和痛苦。处理的原则为积极加强支持治疗,纠正休克,尽早实施手法复位或手术,其具体处理应视患者的全身情况、翻出的时间长短和翻出部分的病变情况、感染程度等而决定。

(一)阴道手法复位

子宫翻出早期,宫颈尚未收缩,子宫尚无淤血、肿胀,如果胎盘尚未剥离,不要急于剥离,因为此时先做胎盘剥离会大大增加出血量,加速患者进入严重休克状态;如果胎盘已经大部分剥离,则先剥离胎盘,然后进行复位,此外,翻出子宫及胎盘体积过大,不能通过狭窄的宫颈环,需先剥离胎盘。应首先开放两条静脉通路,输液、备血,镇痛及预防休克。给予乙醚、氟烷、恩氟烷、芬太尼及异丙酚等麻醉下,同时给以子宫松弛剂、β-肾上腺素能药物,如利托君、特布他林或硫酸镁。待全身情况得以改善,立即行手法子宫还纳术。方法:产妇取平卧位,双腿外展并屈曲,术者左手向上托起刚刚翻出的子宫体,右手伸入阴道触摸宫颈与翻出宫体间的环状沟,用手指及手掌沿阴道长轴方向徐徐向上向宫底部推送翻出的子宫,操作过程用力要均匀一致,进入子宫腔后,用手拳压迫宫底,使其翻出的子宫完全复位。子宫恢复正常形态后立即停止使用子宫松弛剂,并开始使用宫缩剂收缩子宫,同时使子宫保持在正常位置,注意观察宫缩及阴道流血情况,直至子宫张力恢复正常,子宫收缩良好时术者仍应继续经阴道监控子宫,以免子宫再度翻出。

(二)阴道手术复位

Kuctnne法,即经阴道将宫颈环的后侧切开,将子宫还纳复位,然后缝合宫颈切口。但必须注意不能损伤直肠。

(三)经腹手术复位

Huntington法:在麻醉下,切开腹壁进入腹腔后,先用卵圆钳或手指扩大宫颈环,再用组织钳夹宫颈环下方2～3 cm处的子宫壁,并向上牵引,助手同时在阴道内将子宫体向上托,这样,一边牵引,一边向上托使子宫逐渐全部复位,复位后,在阴道内填塞纱布条,并给予缩宫素,预防子宫再度翻出,若宫颈环紧而且不易扩张情况下,可先切开宫颈环后,将翻出的子宫体逐渐向上牵引,使其慢慢复位,完成复位后缝合宫颈切口(Noltain复位法)。

(四)经腹或经阴道子宫次(全)切除术

经各种方法复位不成功、复位以后宫缩乏力伴有大出血、胎盘粘连严重或有植入、翻出时间较长合并严重感染者,视其病情程度,选择阴道或腹式手术切除子宫。

(五)其他方法

阴道热盐水高压灌注复位法:用热盐水可使宫颈环放松,盐水压力作用于翻出的子宫壁,促使其翻出的子宫逐渐复位,此方法简单易行,适用于病程短、病情较轻、局部病变小的患者。

七、预防

预防子宫翻出的关键是加强助产人员的培训,正确处理好第三产程,在娩出胎盘的过程中,仔细观察胎盘剥离的临床症状,当确认胎盘已经完全剥离时,于子宫收缩时以左手握住宫底,拇指置于子宫前壁,其余四指放在子宫后壁并按压,同时右手轻拉脐带,协助胎盘娩出。胎盘粘连时正确手法剥离,且不能粗暴按压子宫底或强行牵拉脐带。

(闫艳荣)

第三节 羊水栓塞

一、概述

羊水栓塞是指在分娩过程中羊水进入母体血液循环,导致过敏性休克、肺血管痉挛及栓塞、弥散性血管内凝血、肾衰竭或突发死亡等一系列严重症状的综合征。羊水栓塞是一种罕见、凶险的分娩并发症,病死率高,国内外报道为61%～86%。近年来研究认为,羊水栓塞的核心问题是过敏,是羊水进入母体循环后引起的一系列变态反应,有人建议将羊水栓塞改名为妊娠过敏综合征。

过强宫缩、急产、羊膜腔压力高是羊水栓塞的主要原因;胎膜破裂、前置胎盘、胎盘早剥、子宫破裂、剖宫产术中生理、病理性血窦开放是其发生的诱因。

二、临床表现

羊水栓塞的发病特点是起病急骤、来势凶险,多发生于分娩过程中。

(一)发病时期

羊水栓塞通常发生在自然破膜或人工破膜过程中(70%)及剖宫产(19%)和产后48小时内(11%)。宫缩过强、滥用缩宫素引产或催产为本病发生的主要诱因。

(二)前驱症状

多数病例在发病时常首先出现突发寒战、烦躁不安、咳嗽、气急、发绀、呕吐等前驱症状，这些症状往往被误认为感冒、宫缩过强、产妇紧张而不引起助产者注意。

(三)呼吸循环衰竭

羊水栓塞根据病情缓急可分为两种类型，即暴发型和缓慢型两类。前者呼吸循环系统症状明显，继前驱症状后即出现呼吸困难、发绀、心率增快且进行性加重、面色苍白、四肢厥冷、血压下降，也可出现昏迷和抽搐，肺部听诊可出现湿啰音。严重者发病急骤，仅惊叫一声或打一个哈欠，血压即消失，呼吸、心搏骤停。缓慢型呼吸循环系统症状较轻，甚至无明显症状，待至产后出现流血不止、血液不凝时始被发现。

(四)全身出血倾向

部分羊水栓塞患者经抢救度过了呼吸循环衰竭的休克期，继而出现DIC。呈现以子宫大出血为主的全身出血倾向，如黏膜、皮肤、针眼出血及血尿等，且血液不凝。值得注意的是部分羊水栓塞病例，缺少呼吸循环系统的症状，起病即以产后不易控制的大出血为主要表现，切不要误为单纯子宫收缩乏力性出血。

(五)多脏器损伤

本病全身脏器均受损害，除心脏外，肾脏是最常受损害的器官。当两个或两个以上重要器官同时或相继发生衰竭时，则称为多器官衰竭(MOF)。其病死率与衰竭器官数目相关，1个器官衰竭持续大于1天，其病死率为40%，2个器官衰竭时病死率上升为60%，3个或3个以上器官衰竭时则病死率高达98%。

三、诊断

(一)诊断依据

主要靠临床表现，在血中找到胎儿有形物质可支持诊断。在胎膜破裂、胎儿娩出或手术中产妇突然出现寒战、烦躁不安、气急、尖叫、呛咳、呼吸困难、大出血、凝血功能障碍及不明原因休克、出血量与休克不成比例，应首先考虑为羊水栓塞，并在积极抢救的同时做进一步检查，以明确诊断。

(二)辅助检查

1.凝血功能检查

首先进行与DIC有关的实验室检查。目前DIC诊断的指标如下。

(1)血小板计数不高于50×10^9/L或进行性下降。

(2)纤维蛋白原不高于1.5 g/L或进行性下降。

(3)凝血酶原时间延长3秒以上。

(4)3P试验阳性。

(5)纤维蛋白降解产物(FDP)不低于80 μg/mL。

2.寻找有形物质

在颈静脉穿刺或股静脉切开时，在插管时取下腔静脉血或在剖宫产、切除子宫时取宫旁静脉丛血 10 mL 找胎儿有形成分。

3.血气分析

PaO_2 下降，pH 下降，BE 下降。

4.胸部 X 线检查

大约 90％的患者可以出现胸片异常，床边胸片可见双肺有弥散性浸润影，向肺门周围融合，伴右心扩大和轻度肺不张。

5.心功能检查

心电图、彩色多普勒超声检查提示右心房、右心室扩大，心排血量减少及心肌劳损的表现。

6.死亡后诊断

(1)取右心室血做沉淀试验，血涂片寻找羊水有形成分。

(2)子宫切除标本病理检查，注意宫旁静脉血中有无羊水有形成分。

(3)尸检。

(三)特殊检查

1.Sialy Tn 抗原检测

胎粪及羊水中含有 Sialy Tn 抗原，检测母亲外周血浆及肺组织中的 Sialy Tn 抗原早期诊断羊水栓塞。

2.血清粪卟啉锌检测

粪卟啉锌是羊水和胎便中的特异物质，在孕妇血浆中几乎不存在，当羊水栓塞时血中粪卟啉锌明显增高，可用分光光度计测定其浓度进行羊水栓塞早期诊断。

3.类胰蛋白酶测定

羊水栓塞的发生是机体对羊水中的胎儿成分产生变态反应，以致肥大细胞脱颗粒释放组胺、类胰蛋白酶和其他介质引起机体发生严重的病理生理改变所致。

四、治疗

早诊断、早治疗是成功救治的关键。当患者出现寒战、呛咳、呼吸困难、休克与出血量不成比例、多部位出血、血液不凝时应首先考虑羊水栓塞，应边组织抢救，边进行实验室检查，决不可等待有检验结果后再予急救。

(一)紧急处理

(1)有效给氧：立即高浓度面罩给氧，流量 5～10 L/min。如 5 分钟不改善，应及时行气管插管人工呼吸机正压给氧。保持血氧饱和度在 90％以上。

(2)尽快开放静脉通道，至少两条，便于用药及输液，同时抽取下腔静脉血 5 mL 用于诊断。

(3)心搏骤停者立即徒手心肺复苏。

(二)抗过敏

1.氢化可的松

该药为首选药物，200 mg＋10％葡萄糖 10 mL 静脉推注，随后 500 mg＋10％葡萄糖500 mL 静脉滴注。

2.地塞米松

20 mg＋25％葡萄糖 20 mL 静脉推注，然后根据病情再继续滴注地塞米松 20 mg。

(三)解除肺动脉高压

1.盐酸罂粟碱

该药为首选药物。首次(30～90)mg＋10%葡萄糖20 mL静脉滴注。与阿托品同时应用,扩张肺小动脉效果更好。总量不超过300 mg/d。

2.阿托品

(1～2)mg＋(5%～10%)葡萄糖10 mL,每15～30分钟静脉注射一次,直至患者面部潮红或症状好转为止。心率大于120次/分者慎用。

3.氨茶碱

250 mg＋(5%～10%)葡萄糖20 mL缓慢静脉推注,必要时可重复使用1～2次/24小时。

4.酚妥拉明

(5～10)mg＋(5%～10%)葡萄糖250～500 mL静脉滴注,以0.3 mg/min滴速为佳。

(四)抗休克

1.补充血容量

尽快输新鲜血和血浆补充血容量。

2.升压药

多巴胺20 mg＋10%葡萄糖250 mL静脉滴注,开始滴速为20滴/分钟,根据血压调整滴速。

3.纠正心力衰竭

常用毛花苷C(0.2～0.4)mg＋10%葡萄糖20 mL静脉注射,必要时4～6小时重复。

4.纠正酸中毒

首次可给5%碳酸氢钠150～250 mL,以后根据动脉血血气分析及酸碱测定结果酌情给药。

(五)防治DIC

1.肝素

用于羊水栓塞早期的高凝状态,在症状发作后10分钟内应用效果最好。首次肝素用量为(25～50)mg＋0.9%盐水100 mL静脉滴注。同时静脉输注新鲜全血、纤维蛋白原(1次4～6 g)、血小板悬液、洗涤红细胞和新鲜冰冻血浆,可用于治疗继发于DIC的出血倾向。

2.补充凝血因子

应及时补充,输新鲜血或血浆、纤维蛋白原等。

3.抗纤溶药物

在有纤溶亢进时,给予抗纤溶药物。氨甲苯酸(0.1～0.3)g＋5%葡萄糖20 mL缓慢静脉推注。

(六)预防肾衰竭

当血容量补足后,血压回升而每小时尿量仍少于17 mL时,应给予呋塞米20～40 mg静脉注射或20%甘露醇250 mL静脉滴注治疗。

(七)预防感染

选用对肾脏毒性小的广谱抗生素。

(八)产科处理

(1)宫口未开全者行剖宫产终止妊娠。

(2)宫口开全,无头盆不称者阴道助产结束分娩。

(3)术时及产后密切注意子宫出血情况,对难以控制的大出血且血液不凝者,可行子宫切除术,术后放置腹腔引流管。

(何顺之)

第四节 产后出血

产后出血是指胎儿娩出后24小时内阴道流血量超过500 mL。产后出血是分娩期严重的并发症,是产妇四大死亡原因之首。产后出血的发病率占分娩总数的2%~3%,如果先前有产后出血的病史,再发风险增加2~3倍。

产后出血可导致失血性休克、产褥感染、肾衰竭及继发垂体前叶功能减退等直接危及产妇生命。

一、子宫收缩乏力所致出血

宫缩乏力性出血依然是产后出血的主要原因,占70%~90%,及时有效地处理宫缩乏力性产后出血,对降低孕产妇死亡率十分关键。

(一)病因与发病机制

引起子宫收缩乏力性产后出血的原因有多种,凡是影响子宫收缩和缩复功能的因素都可引起子宫乏力性产后出血,常见的有全身因素、子宫局部因素、产程因素、产科并发症、内分泌及药物因素等。

1.全身因素

孕妇的体质虚弱,妊娠合并心脏病、高血压、肝脏疾病、血液病等慢性全身性疾病均可致产后宫缩乏力。另外,产妇可因产程中对分娩的恐惧及精神紧张和产后胎儿性别不理想等精神因素使大脑皮质功能紊乱,加上产程中进食不足及体力消耗,水电解质平衡紊乱,均可导致宫缩乏力。

2.子宫局部因素

(1)子宫肌纤维过度伸展:如多胎妊娠、巨大儿、羊水过多等,使子宫肌纤维失去正常收缩能力。

(2)子宫肌壁损伤:经产妇使子宫肌纤维变性,结缔组织增生影响子宫收缩。急产、剖宫产和子宫肌瘤剔除术后,都可因子宫肌壁的损伤影响宫缩。

(3)子宫病变:子宫畸形(如双角子宫、残角子宫、双子宫等)、子宫肌瘤、子宫腺肌病等,均能引起产后宫缩乏力。

3.产程因素

产程延长、滞产、头盆不称或胎位异常试产失败等,都可引起继发性宫缩乏力,导致产后出血。

4.产科并发症

妊娠期高血压疾病、宫腔感染、胎盘早剥、前置胎盘等可因子宫肌纤维水肿,子宫胎盘卒中,胎盘剥离面渗血,子宫下段收缩不良等引起宫缩乏力性产后出血。

5.内分泌失调

产时和产后,产妇体内雌激素、缩宫素及前列腺素合成与释放减少,使缩宫素受体数量减少,肌细胞间隙连接蛋白数量减少。子宫平滑肌细胞 Ca^{2+} 浓度降低,肌浆蛋白轻链激酶及 ATP 酶不足,均可影响肌细胞收缩,导致宫缩乏力。

6.药物影响

产前及产时使用大剂量镇静剂、镇痛剂及麻醉药,如吗啡、氯丙嗪、硫酸镁、哌替啶、苯巴比妥钠等,都可以使宫缩受到抑制而发生宫缩乏力性产后出血。

(二)临床表现

子宫收缩乏力性产后出血可发生在胎盘娩出前也可以在胎盘娩出后,胎盘娩出后阴道多量流血及失血性休克等相应症状,是产后出血的主要临床表现。主要表现为胎盘娩出后阴道流血较多,按压宫底有血块挤出。也可以没有突然大量的出血,但有持续的中等量出血,直到出现严重的血容量不足,产妇可出现烦躁、皮肤苍白湿冷、脉搏细弱、脉压缩小等休克症状。

(三)诊断

1.估计失血量

胎盘娩出后 24 小时出血量>500 mL 可诊断产后出血。估计失血量的方法如下:①称重法,失血量(mL)=[胎儿娩出后的接血敷料湿重(g)-接血前敷料干重(g)]/1.05(血液比重 g/mL);②容积法,用产后接血容器收集血液后,放入量杯测量失血量;③面积法,可按接血纱块血湿面积粗略估计失血量;④监测生命体征、尿量和精神状态,见表 8-1;⑤休克指数法,休克指数=心率/收缩压(mmHg),见表 8-2;⑥血红蛋白含量测定,血红蛋白每下降 10 g/L,失血 400~500 mL,但是产后出血早期,由于血液浓缩,血红蛋白值常不能准确反映实际出血量。

表 8-1 产后出血的临床表现

失血量占血容量比例(%)	脉搏(次/分)	呼吸(次/分)	收缩压	脉压	毛细血管再充盈速度	尿量(mL)	中枢神经系统症状
<20	正常	14~20	正常	正常	正常	>30	正常
20~30	>100	>20≤30	稍下降	偏低	延迟	20~30	不安
31~40	>120	>30≤40	下降	低	延迟	<20	烦躁
>40	>140	>40	显著下降	低	缺少	0	嗜睡或昏迷

表 8-2 休克指数与失血量

休克指数	估计失血量(mL)	估计失血量占血容量的比例(%)
<0.9	<500	<20
1.0	1 000	20
1.5	1 500	30
≥2.0	≥2 500	≥50

2.确诊条件

(1)出血发生于胎盘娩出后。

(2)出血为暗红色或鲜红色,伴有血块。

(3)宫底升高,子宫质软、轮廓不清,阴道流血多,或剖宫产时可以直接触到子宫呈疲软状。

按摩子宫及应用缩宫剂后，子宫变硬，阴道流血可减少或停止。

(4)除外产道裂伤、胎盘因素和凝血功能障碍因素所致产后出血。

(四)处理

宫缩乏力性产后出血的处理原则：正确估计失血量和动态监护、针对病因加强宫缩、止血、补充血容量、纠正失血性休克、预防多器官功能衰竭及感染。

1.正确估计出血量和动态监护

准确估计失血量是判断病情和选择实施抢救措施的关键。估计失血量大于或可能大于500 mL时，则需及时采取必要的动态监护措施，如凝血功能、水电解质平衡，持续心电监护，持续监测血压、脉搏等生命体征；必要时可以连续检测血红蛋白浓度及凝血功能。

2.处理方法

(1)子宫按摩或压迫法：可采用经腹按摩或经腹经阴道联合按压。经腹按摩方法为，胎盘娩出后，术者一手的拇指在前、其余四指在后，在下腹部按摩并压迫宫底，挤出宫腔内积血，促进子宫收缩；经腹经阴道联合按压法为，术者一手戴无菌手套伸入阴道握拳置于阴道前穹隆，顶住子宫前壁，另一只手在腹部按压子宫后壁，使宫体前屈，两手相对紧压并均匀有节律地按摩子宫；剖宫产时可以手入腹腔，直接按摩宫底，增强子宫收缩。按摩时间以子宫恢复正常收缩并能保持收缩状态为止，同时要配合应用宫缩剂。

(2)宫缩剂的应用：①缩宫素为预防和治疗产后出血的一线药物。治疗产后出血方法为：缩宫素10 U 肌内注射、子宫肌层或宫颈注射，以后 10～20 U 加入 500 mL 晶体液中静脉滴注，给药速度根据患者的反应调整，常规速度 250 mL/h，约 80 mU/min。静脉滴注能立即起效，但半衰期短(1～6 分钟)，故需持续静脉滴注。缩宫素应用相对安全，大剂量应用时可引起高血压、水钠潴留和心血管系统不良反应；一次大剂量静脉注射未稀释的缩宫素，可导致低血压、心动过速和/或心律失常，甚至心搏骤停，虽然合成催产素制剂不含抗利尿激素，但仍有一定的抗利尿作用，大剂量应用特别是持续长时间静脉滴注可引起水中毒。因缩宫素有受体饱和现象，无限制加大用量反而效果不佳，并可出现不良反应，故 24 小时总量应控制在 60 U 内。②卡前列素氨丁三醇(为前列腺素 $F_{2\alpha}$衍生物 15-甲基 $PGF_{2\alpha}$)，引起全子宫协调有力的收缩。用法为 250 μg(1 支)深部肌内注射或子宫肌层注射，3 分钟起作用，30 分钟达作用高峰，可维持 2 小时；必要时可重复使用，总量不超过 8 个剂量。此药可引起肺气道和血管痉挛外，另外的不良反应有腹泻、高血压、呕吐、高热、颜面潮红和心动过速。哮喘、心脏病和青光眼患者禁用，高血压患者慎用。③米索前列醇：前列腺素 E_1 的衍生物，可引起全子宫有力收缩，应用方法：米索前列醇 200～600 μg顿服或舌下给药，口服 10 分钟达高峰，2 小时后可重复应用。米索前列醇不良反应者恶心、呕吐、腹泻、寒战和体温升高较常见；高血压、活动性心、肝、肾脏病及肾上腺皮质功能不全者慎用，青光眼、哮喘及过敏体质者禁用。

(3)手术治疗：在上述处理效果不佳时，可根据患者情况和医师的熟练程度选用下列手术方法。①宫腔填塞：有宫腔水囊压迫和宫腔纱条填塞两种方法，阴道分娩后宜选用水囊压迫，剖宫产术中选用纱条填塞。宫腔填塞后应密切观察出血量、子宫底高度、生命体征变化等，动态监测血红蛋白、凝血功能的状况，以避免宫腔积血，水囊或纱条放置 24～48 小时后取出，要注意预防感染。②B-Lynch 缝合：用于子宫收缩乏力性产后出血，子宫按摩和宫缩剂无效并有可能切除子宫的患者。方法：将子宫托出腹腔，先试用两手加压观察出血量是否减少以估计 B-Lynch 缝合成功止血的可能性，加压后出血基本停止，则成功可能性大，可行 B-Lynch 缝合术。下推膀胱腹

膜返折进一步暴露子宫下段。应用可吸收线缝合，先从右侧子宫切口下缘 2～3 cm、子宫内侧 3 cm处进针，经宫腔至距切口上缘 2～3 cm、子宫内侧 4 cm 出针；然后经距宫角 3～4 cm 宫底将缝线垂直绕向子宫后壁，于前壁相应位置进针进入宫腔横向至左侧后壁与右侧相应位置进针，出针后将缝线垂直通过宫底至子宫前壁，与右侧相应位置分别于左侧子宫切口上、下缘缝合。收紧两根缝线，检查无出血即打结。然后再关闭子宫切口。子宫放回腹腔观察 10 分钟，注意下段切口有无渗血，阴道有无出血及子宫颜色，若正常即逐层关腹。B-Lynch 缝合术后并发症的报道较为罕见，但有感染和组织坏死的可能，应掌握手术适应证。③盆腔血管结扎：包括子宫动脉结扎和髂内动脉结扎。子宫血管结扎适用于难治性产后出血，尤其是剖宫产术中宫缩乏力性出血，经宫缩剂和按摩子宫无效，或子宫切口撕裂而局部止血困难者。推荐五步血管结扎法：单侧子宫动脉上行支结扎；双侧子宫动脉上行支结扎；子宫动脉下行支结扎；单侧卵巢子宫血管吻合支结扎；双侧卵巢子宫血管吻合支结扎。髂内动脉结扎术手术操作困难，需要由盆底手术熟练的妇产科医师操作。适用于宫颈或盆底渗血、宫颈或阔韧带出血、腹膜后血肿、保守治疗无效的产后出血，结扎前后需准确辨认髂外动脉和股动脉，必须小心勿损伤髂内静脉，否则可导致严重的盆底出血。④经导管动脉栓塞(transcatheter arterial embolization，TAE)：适应证为经保守治疗无效的各种难治性产后出血，生命体征稳定。禁忌证为生命体征不稳定、不宜搬动的患者；合并有其他脏器出血的 DIC；严重的心、肝、肾和凝血功能障碍；对造影剂过敏者。方法：局麻下行一侧腹股沟韧带中点股动脉搏动最强点穿刺，以 Seldinger 技术完成股动脉插管。先行盆腔造影，再行双侧髂内动脉及子宫动脉造影，显示出血部位及出血侧子宫动脉，大量造影剂外溢区即为出血处。迅速将导管插入出血侧的髂内动脉前干，行髂内动脉栓塞术(internal iliac artery embolization，IIAE)或子宫动脉栓塞术(uterial artery embolization，UAE)，两者均属经导管动脉栓塞术的范畴。固定导管，向该动脉注入带抗生素的吸收性明胶海绵颗粒或吸收性明胶海绵条或吸收性明胶海绵弹簧钢圈后，直至确认出血停止，行数字减影血管造影成像技术(DSA)造影证实已止血成功即可，不要过度栓塞。同法栓塞对侧。因子宫供血呈明显的双侧性，仅栓塞一侧子宫动脉或髂内动脉前干将导致栓塞失败。临床研究结果表明术中发生的难治性产后出血以髂内动脉结扎术和子宫切除术为宜。而术后或顺产后发生的顽固性出血可选择髂内动脉栓塞术。对于复发出血者，尚可再次接受血管栓塞治疗。⑤子宫切除术：适用于各种保守性治疗方法无效者。一般为次全子宫切除术，如前置胎盘或部分胎盘植入宫颈时行子宫全切除术。操作注意事项：由于子宫切除时仍有活动性出血，故需以最快的速度"钳夹、切断、下移"，直至钳夹至子宫动脉水平以下，然后缝合打结，注意避免损伤输尿管。对子宫切除术后盆腔广泛渗血者，用大纱条填塞压迫止血并积极纠正凝血功能障碍。

3.补充血容量纠正休克

产妇可因出血量多，血容量急剧下降发生低血容量性休克。在针对病因加强宫缩和止血的同时，应积极纠正休克。建立有效静脉通道，监测中心静脉压、血气、尿量，补充晶体平衡液及血液、新鲜冰冻血浆等，有效扩容纠正低血容量性休克。对于难治性休克，在补足血容量后可给予血管活性药物升压。另外，可短期大量使用肾上腺皮质激素，有利于休克的纠正。在积极抢救、治疗病因之后，达到以下状况时，可以认为休克纠正良好：出血停止；收缩压＞12.0 kPa (90 mmHg)；中心静脉压回升至正常；脉压＞4.0 kPa(30 mmHg)；脉搏＜100 次/分；尿量＞30 mL/h；血气分析恢复正常；一般情况良好，皮肤温暖、红润、静脉充盈、脉搏有力。

4.预防多器官功能障碍

严重的宫缩乏力性产后出血可发生凝血功能障碍，并发 DIC，继而发生多脏器衰竭。休克和多脏器衰竭是产后出血的主要死因，因此治疗宫缩乏力性产后出血时需注意主要脏器的功能保护。明显的器官功能障碍应当采用适当的人工辅助装置，如血液透析、人工心肺机等。

5.预防感染

产妇由于大量出血而机体抵抗力降低，且抢救过程中难以做到完全无菌操作，因此，有效止血和控制病情同时还需应用足量的抗生素预防感染。

（五）预防

重视产前保健、积极治疗引起产后宫缩乏力的疾病、正确处理产程、加强产后观察，可有效降低宫缩乏力性产后出血的发生率。

(1)加强孕期保健，定期产检，发现有引起宫缩乏力性产后出血的高危因素及时入院诊治。

(2)积极预防和治疗产科并发症及妊娠合并症。

(3)正确处理产程，重视产妇休息及饮食，防止疲劳及产程延长；合理使用子宫收缩剂及镇静剂；对孕妇进行精神疏导，减少精神紧张情绪。对有发生宫缩乏力性产后出血可能者适时给予宫缩剂加强宫缩。

(4)加强产后观察，产后产妇应在产房中观察 2 小时，仔细观察产妇的生命体征、宫缩及阴道流血情况，发生异常及时处理。离开产房前鼓励产妇排空膀胱，鼓励产妇与新生儿早接触、早吸吮，能反射性引起子宫收缩，减少出血量。

二、胎盘因素所致出血

（一）概述

胎盘因素是导致产后出血的第二大原因，仅次于子宫收缩乏力，文献报道占产后出血总数的 7%～24%。近年来由于剖宫产及宫腔操作增加，胎盘因素所致产后出血的比例有明显上升趋势，成为严重产后出血且必须切除子宫的最常见原因。主要包括胎盘剥离不全、胎盘剥离后滞留、胎盘嵌顿、胎盘粘连、胎盘植入、胎盘和/或胎膜残留以及前置胎盘等。

（二）分类

1.胎盘剥离不全

胎盘剥离不全多见于宫缩乏力或第三产程处理不当，如胎盘未剥离而过早牵拉脐带或刺激子宫，使胎盘部分自宫壁剥离，影响宫缩，剥离面血窦开放引起出血不止。

2.胎盘剥离后滞留

胎盘剥离后滞留多由宫缩乏力或膀胱充盈等因素影响胎盘下降，胎盘从宫壁完全剥离后未能排出而潴留在宫腔内影响子宫收缩引起。

3.胎盘嵌顿

由于使用宫缩剂不当或第三产程过早及粗暴按摩子宫等，引起宫颈内口附近子宫肌呈痉挛性收缩，形成狭窄环，使已全部剥离的胎盘嵌顿于宫腔内，影响子宫收缩致出血。

4.胎盘粘连

在引起产后出血的胎盘因素中胎盘粘连最常见，胎儿娩出后胎盘全部或部分粘连于子宫壁上，不能自行剥离，称为胎盘粘连，易引起产后出血。胎盘粘连包括所有胎盘小叶的异常粘连(全部胎盘粘连)，累及几个胎盘小叶(部分胎盘粘连)，或累及一个胎盘小叶(灶性胎盘粘连)。

5.胎盘植入

胎盘植入指胎盘绒毛因子宫蜕膜发育不良等原因而植入子宫肌层，临床上较少见。根据胎盘植入面积又可分为完全性与部分性两类。其发生与既往有过宫内膜损伤及感染有关，绒毛可侵入深肌层达浆膜层甚至穿透浆膜层形成穿透性胎盘，可引起子宫自发破裂。

6.胎盘小叶、副胎盘和/或胎膜残留

部分胎盘小叶、副胎盘或部分胎膜残留于宫腔内，影响子宫收缩而出血。常因过早牵拉脐带、过早用力揉挤子宫所致。

7.胎盘剥离出血活跃

胎盘剥离过程中出血过多。

8.胎盘早剥

子宫卒中子宫肌纤维水肿弹性下降，易引起宫缩乏力而致产后出血。

9.前置胎盘

在引起剖宫产产后出血的胎盘因素中，最常见的即前置胎盘。前置胎盘易并发产后出血原因主要有以下三点：首先在胎盘前置时，胎盘附着于子宫下段或覆盖于子宫颈中，其附着部位肌肉薄弱或缺乏，胎盘剥离后，不能有效收缩关闭血管，从而导致出血不止，引起产后出血；其次前置胎盘易发生胎盘粘连及植入肌层，胎盘剥离时出血较多；第三点是当胎盘附着于子宫前壁时，切开子宫很容易损伤胎盘而出血。

(三)高危因素

在蜕膜形成缺陷的情况下胎盘粘连比较常见，许多临床资料显示发生胎盘粘连、植入、滞留、前置胎盘与多胎、多产、炎症、化学药物刺激、机械损伤等因素造成子宫内膜损伤有密切关系。随着人工流产次数的增多，胎盘因素所引起的产后出血也逐渐增多，多次吸宫或刮宫过深损伤子宫内膜及其浅肌层可造成再次妊娠时子宫蜕膜发育不良，因代偿性扩大胎盘面积或增加附着深度以摄取足够营养，使胎盘粘连甚至植入发生率增加。另外，子宫内膜面积减少可引起胎盘面积增加或发生异位形成前置胎盘造成产后大出血。部分患者由于人工流产术中无菌技术操作不严或过早性生活引起子宫内膜炎。

(四)临床特点

胎盘因素导致的产后出血一般表现为胎盘娩出前阴道多量流血，常伴有宫缩乏力，子宫不呈球状收缩，宫底上升，脐带不下移。胎盘娩出，宫缩改善后出血停止。出血的特点为间歇性，血色暗红，有凝血块。胎盘小叶或副胎盘残留是在胎儿娩出后胎盘自然娩出，但阴道流血较多，似子宫收缩不良，应仔细检查胎盘是否完整和胎膜近胎盘周围有无血管分支或有无胎盘小叶缺如的粗糙面。完全性胎盘粘连或植入在手取胎盘前往往出血极少或不出血，而在试图娩出胎盘时可出现大量出血，甚至有时牵拉脐带可导致子宫内翻。胎盘嵌顿时在子宫下段可发现狭窄环。胎盘嵌顿引起的产后出血比较隐匿，出血量与血流动力学的改变不相符。

B超声像特征：正常产后子宫声像图为子宫体积明显增大，宫壁均匀增厚，内膜显示清晰。单纯胎盘残留与胎盘粘连均表现为宫腔内光点密集及边缘轮廓较清晰的光团，提示胎盘胎膜瘤。胎盘植入则表现为宫腔内见胎盘组织样回声，其与部分子宫肌壁关系密切，局部子宫肌壁明显薄于对侧。

(五)治疗措施

1.胎盘剥离不全及粘连

胎盘剥离不全及粘连绝大多数可徒手剥离取出。手取胎盘的方法为在适当的镇痛或麻醉下,一手在腹壁按压固定宫底,另一手沿着脐带通过阴道进入子宫。触到胎盘后,即用手掌尺侧进入胎盘边缘与宫壁之间逐步将胎盘与子宫分离,部分残留用手不能取出者,用大号刮匙刮取残留物,最好在B超引导下刮宫。若徒手剥离胎盘时,手感分不清附着界限则切忌以手指用力分离胎盘,因很可能是完全性胎盘粘连或胎盘植入。

2.完全性胎盘粘连或胎盘植入

完全性胎盘粘连或胎盘植入以子宫切除为宜。若出血不多需保留子宫者可保守治疗,子宫动脉栓塞术或药物(甲氨蝶呤或米非司酮)治疗都有较好效果。

(1)药物治疗。①米非司酮:一种受体水平抗孕激素药物,能抑制滋养细胞增生,诱导和促进其凋亡,能引起胎盘绒毛膜滋养层细胞周期动力学发生明显变化,阻断细胞周期的运转,从而抑制滋养层细胞的增生过程,引起蜕膜和绒毛组织的变性。用法:米非司酮 50 mg 口服,3 次/天,共服用 12 天。② MTX:10 mg肌内注射,1 次/天,共 7 天;或 MTX 1 mg/kg 单次肌内注射。如血β-HCG下降不满意一周后可重复一次用药。③中药治疗:生化汤主要成分有当归 8 g,川芎3 g,桃仁 6 g,炙甘草 5 g,蒲黄 5 g,红花 6 g,益母草 9 g,泽兰 3 g,炮姜 6 g,南山藤 6 g,五灵脂6 g,水煎服,每天 1 剂,2 次/天,5 天为 1 个疗程。

(2)盆腔血管栓塞术:盆腔血管栓塞术由经验丰富的放射介入医师进行,其栓塞成功率可达95%。对还有生育要求的产妇,可避免子宫切除。介入栓塞的方法是局部麻醉下将一导管置入腹主动脉内,应用荧光显影技术确定出血血管,并放入可吸收的吸收性明胶海绵栓塞出血血管,达到止血目的。若出血部位不明确,可将吸收性明胶海绵置入髂内血管。此法对多数宫腔出血有效。

3.胎盘剥离后滞留

首先导尿排空膀胱,用手按摩宫底使子宫收缩,另一手轻轻牵拉脐带协助胎盘娩出。

4.胎盘嵌顿

胎盘嵌顿在子宫狭窄环以上者,可使用静脉全身麻醉下,待子宫狭窄环松解后,用手取出胎盘当无困难。

5.胎盘剥离出血活跃

胎盘剥离过程中出现阴道大量流血需立即徒手剥离胎盘娩出,并给予按摩子宫及应用宫缩制剂。

6.前置胎盘剥离面出血者

可"8"字缝合剥离面止血或用垂体后叶素 6 U 稀释于 20 mL 生理盐水中,于子宫内膜下多点注射,显效快,可重复使用,无明显不良反应。B-lynch 缝合术也是治疗前置胎盘产后出血较好的保守治疗手段。胎盘早剥子宫卒中并有凝血功能障碍者,要输新鲜血浆,补充凝血因子。Fg<1.5 g/L 时,输纤维蛋白原,输 2~4 g,可升高 1 g/L,BPC<50×10^9/L,输 BPC 悬液。

7.宫腔填塞术

前置胎盘或胎盘粘连所导致的产后出血,填塞可以控制出血。宫腔填塞主要有两类方法,填塞球囊或填塞纱布。可供填塞的球囊有专为宫腔填塞而设计的,能更好地适应宫腔形状,如 Bakri 紧急填塞球囊导管;原用于其他部位止血的球囊,但并不十分适合宫腔形状,如森-布管、

Rusch 泌尿外科静压球囊导管；利用产房现有条件的自制球囊，如手套或避孕套。宫腔填塞纱布是一种传统的方法，其缺点是不易填紧，且因纱布吸血而发生隐匿性出血，建议统一使用规格为 10 cm×460 cm 长的纱布，所填入纱布应于 24 小时内取出，宫腔填塞期间须予抗生素预防感染；取出纱条前应先使用缩宫素，促进子宫收缩，减少出血。

(六)预防措施

加强婚前宣教，做好计划生育，减少非意愿妊娠，减少人工流产次数，以降低产后出血的发生率。为了预防产后出血，重视第三产程的观察和处理，胎儿娩出后配合手法按摩子宫，正确及时使用缩宫药物，以利胎盘剥离排出，密切观察出血量，仔细检查胎盘、胎膜娩出是否完整，胎膜边缘有无断裂的血管残痕，如有，应在当时取出。胎盘未娩出前有较多阴道流血或胎儿娩出后 10 分钟未见胎盘自然剥离征象时要及时实施宫腔探查及人工剥离胎盘术可以减少产后出血。有文献报道第三产程用米索前列腺醇 400 μg＋NS 5 mL 灌肠，能减少产后出血量。

对于前置胎盘者，尤其是中央型及部分型前置胎盘，需做好产后出血抢救的各项准备工作，应由有经验的高年资医师上台参与手术，手术者术前要亲自参与 B 超检查，了解胎盘的位置及胎盘下缘与子宫颈内口的关系，选择合适的手术切口，从而有效降低产后出血的发生率，术中要仔细检查子宫颈内口是否有活动性出血，因为有可能发生阴道出血，但宫腔无出血而掩盖了出血现象。

三、软产道损伤

(一)概述

软产道损伤是指子宫下段、子宫颈、阴道、盆底及会阴等软组织在分娩时所引起的损伤。在妊娠期间，软产道组织出现一系列生理性改变，如子宫、阴道、盆底等处的肌纤维增生和肥大，软产道各部的血管增多与充血，淋巴管较扩张，结缔组织变松软，以及阴道壁黏膜增厚、皱襞增多等，因而使软产道组织血液丰富，弹性增加，并且有一定的伸展性。由于这些变化，在分娩时能经受一定程度的压力和扩张，因而有利于胎儿的通过与娩出。但有时由于分娩过程所需的软产道扩张程度已超过最大限度，如娩出巨大胎儿时，或软产道本身有病变不能相应扩张，或在娩出胎儿的助产中操作不当，均可导致不同程度的软产道损伤。

(二)临床表现及诊断

胎儿娩出后出血，血色鲜红能自凝，出血量与裂伤程度及是否累及血管相关，裂伤较深或波及血管时，出血较多。检查子宫收缩良好，则应仔细检查软产道可明确裂伤及出血部位。特别是急产、阴道助产、臀牵引手术产等，应全面检查会阴、阴道、宫颈以便明确是否有裂伤。有时产道裂伤形成血肿，造成隐性失血，小血肿无症状，若大血肿位于腹膜后及阔韧带等部位，表现为分娩后及剖宫产术后出现心慌、头晕、面色苍白、皮肤湿冷、血压下降、脉搏细速、尿量减少，阴道出血不多、子宫收缩正常、按压子宫无明显血液流出，B 超检查有助于明确诊断。

(三)分类及处理

1.会阴阴道裂伤

阴道壁和会阴部的裂伤，是产妇在分娩时最常见的并发症。阴道、会阴裂伤按损伤程度可分为 4 度：Ⅰ度裂伤是指会阴部皮肤及阴道入口黏膜撕裂；Ⅱ度裂伤指裂伤已达会阴体筋膜及肌层，累及阴道后壁黏膜，向阴道后壁两侧沟延伸并向上撕裂，解剖结构不易辨认；Ⅲ度裂伤指裂伤向会阴深部扩展，肛门外括约肌已断裂，直肠黏膜尚完整；Ⅳ度裂伤指肛门、直肠和阴道完全贯通，直肠肠腔外露，组织损伤严重。发生会阴裂伤后，应立即修补、缝合，缝合时应按解剖层次缝合，注意缝至裂伤底部，避免遗留无效腔，更要避免缝线穿过直肠黏膜，否则将形成瘘管。同时缝合时必须注意止血及无菌操作，避免发生血肿及感染。对于Ⅲ、Ⅳ度裂伤，首先用 Allis 钳夹住括约肌断端（断裂时括约肌回缩），用 2-0 缝线间断缝合，然后用 3-0 缝线修补直肠，再行阴道黏膜、会阴部肌肉和皮肤缝合。术后注意应用抗生素预防感染。

2.外阴、阴蒂裂伤

阴道分娩时，保护会阴不得当，仅注意保护会阴体，强力压迫后联合，忽略胎头仰伸助其成为俯屈状态，虽会阴未裂伤而导致外阴大小阴唇或前庭阴蒂裂伤、小动脉破裂出血，分娩后应仔细检查，发现活动性出血用细线缝合。

3.宫颈裂伤

宫口未开全时，产妇即用力屏气；宫缩过强，宫颈尚未充分扩张而已被先露部的压力所冲破；胎儿方位异常，如枕横位、枕后位、颜面位，宫颈受力不均匀造成损伤及先天性宫颈发育异常的产妇，行阴道助产手术或阴道手术的操作方法不够正确，如产钳之钳叶，误置在宫颈之外，或用产钳旋转胎头的方法不当；在第一产程时曾用力把宫颈托上，企图刺激宫缩与促使宫颈口迅速扩张；这些均有可能引起宫颈撕裂。

疑为宫颈裂伤应暴露宫颈直视下观察，若裂伤浅且无明显出血，可不予缝合并不做宫颈裂伤诊断，若裂伤深且出血多，有活动性出血，应用两把卵圆钳牵拉裂伤两侧的宫颈，在裂口顶端 0.5 cm健康组织处先缝合一针，避免裂伤处血管出血形成血肿，之后间断缝合，最后一针应距宫颈外侧端 0.5 cm 处止，以减少日后发生宫颈口狭窄的可能性。若经检查宫颈裂口已达穹隆涉及子宫下段时，特别是 3 点、9 点部位的裂伤，可伤及子宫动脉，若勉强盲目缝合，还可能伤及输尿管和膀胱，此时应剖腹探查，结合腹部、阴道行裂伤修补术。

4.阔韧带、腹膜后血肿

凡分娩后及剖宫产术后出现阴道出血正常、子宫收缩正常、按压子宫无明显血液流出，但进行性贫血和剧烈腹痛伴腹部包块者应考虑本病的可能。超声波能检查出膀胱后由于出血形成的暗区或反光团块，并可探及子宫破裂处子宫壁不完整，该处可见到血肿暗区或中强反光团块及条索状反光带。较大的或伴有感染的血肿，需待血肿部分吸收或感染控制后才可见到此征象。

阔韧带、后腹膜血肿的处理方法如下。

(1)保守治疗：监测生命体征，每 4～6 小时复查血常规、凝血功能。B 超检查动态观察血肿有无进行性增大。快速补充足够的血容量，抗休克治疗。

(2)急诊剖腹探查：腹膜后血肿是否需切开探查，需按其血肿范围、血流动力学相关指标变化情况来决定，不可以盲目地剖腹探查，增加手术的风险性。腹膜后血肿多由盆壁静脉丛、骨盆小血管出血形成，由于血肿能在腹膜后产生填塞及压迫作用，出血可能自行停止，此种血肿若切开，破坏后腹膜完整性，可引起无法控制出血的危险。若动态观察见血肿属稳定型，范围不大，张力小，无搏动等，无需切开探查。反之，观察见血肿属扩张型，范围大，张力高，有搏动，应及时切开探查并做相应处理。阔韧带血肿一般行剖腹探查止血。若由剖宫产术后所致的腹膜后血肿可拆除子宫下段切口可吸收缝线，重新全层连续缝合子宫下段切口，缝合子宫下段切口时超过子宫下段切口两侧 1.5～2.0 cm，观察切口无出血，阔韧带、后腹膜血肿无增大后，常规关闭腹腔；若子宫破裂合并感染则切除子宫。另外，清理腹腔时不要彻底清理干净血肿，因为血肿可起到压迫作用，防止继续出血，如彻底清理，剥离面渗血更难处理。

(3)介入治疗:选择性子宫动脉栓塞术适用于阔韧带血肿难以找出子宫动脉者。可寻找出血部位,直接进行出血部位栓塞。

(4)术后加强抗感染对症治疗。

(四)预防

预防软产道损伤,应于产前综合评估胎儿大小及产道情况,及时发现巨大儿、畸形胎儿及发育异常的产道。及时正确处理产程,产妇临产后应密切观察宫缩情况、产程进展,勿使第一产程延长。提高接产技术,第二产程宫口开全,接产者在胎头拨露时帮助胎头俯屈,不可使胎头和胎肩娩出过快,并注意保护会阴,及时做会阴切开,防止会阴组织过度扩张,导致盆底组织破损,软产道撕裂出血。提高阴道手术助产技术,正确操作,减少助产对软产道的损伤。手术过程中动作轻柔,精确止血,尽可能避免因软产道损伤造成的产后出血。

四、凝血功能障碍

凝血功能障碍指任何原发或继发的凝血功能异常,均能导致产后出血。其抢救失败,是导致孕产妇死亡的主要原因。

(一)病因与发病机制

特发性血小板减少性紫癜、再生障碍性贫血、白血病、血友病、维生素 K 缺乏症、人工心脏瓣膜置换术后抗凝治疗、严重肝病等产科合并症可引起原发性凝血功能异常。胎盘早剥、死胎、羊水栓塞、重度子痫前期、子痫、HELLP 综合征等产科并发症,均可引起弥散性血管内凝血(DIC)而导致继发性凝血功能障碍。

正常凝血功能的维持依赖于凝血与抗凝血、纤溶与抗纤溶、血小板功能和血管内皮细胞功能四大系统的相互协调。正常妊娠时,若出现明显的血管内皮损伤、血小板活化增强、凝血酶原活性增加、高凝状态导致继发性纤溶亢进和抗纤溶活性增强,而这四个方面相互影响相互渗透,从而维持正常妊娠处于凝血与抗凝血、纤溶与抗纤溶的动态平衡中,即所谓的生理性高凝状态。当存在产科合并症或并发症时打破了这种平衡而出现凝血功能障碍。其主要机制如下。

(1)血管内皮细胞损伤、激活凝血因子Ⅻ,启动内源性凝血系统。

(2)组织严重破坏使大量组织因子进入血液,启动外源性凝血系统:创伤性分娩、胎盘早期剥离、死胎等情况下均有严重的组织损伤或坏死,大量促凝物质入血,其中尤以组织凝血活酶(即凝血因子Ⅲ,或称组织因子)为多。

(3)促凝物质进入血液:羊水栓塞时一定量的羊水或其他异物颗粒进入血液可以通过表面接触使因子Ⅻ活化,从而激活内源性凝血系统。急性胰腺炎时,蛋白酶进入血液能促使凝血酶原变成凝血酶。抗原抗体复合物能激活因子Ⅻ或损伤血小板引起血小板聚集并释放促凝物质(如血小板因子等)。补体的激活在 DIC 的发生发展中也起着重要的作用。

(4)血细胞大量破坏:正常的中性粒细胞和单核细胞内有促凝物质,在大量内毒素或败血症时中性粒细胞合成并释放组织因子;在急性早幼粒细胞性白血病患者,此类白血病细胞胞质中含有凝血活酶样物质,当白血病细胞大量坏死时,这些物质就大量释放入血,通过外源性凝血系统的启动而引起 DIC。内毒素、免疫复合物、颗粒物质、凝血酶等都可直接损伤血小板,促进它的聚集。微血管内皮细胞的损伤,内皮下胶原的暴露是引起局部血小板黏附、聚集、释放反应的主要原因。血小板发生黏附、释放和聚集后,除有血小板凝集物形成,堵塞微血管外,还能进一步激活血小板的凝血活性,促进 DIC 的形成。

(5)凝血因子合成和代谢异常:重症肝炎、妊娠脂肪肝、HELLP综合征等疾病可导致凝血因子在肝脏的合成障碍,致使凝血因子缺乏,进而导致凝血功能障碍。

(6)血小板的减少:特发性血小板减少性紫癜和再生障碍性贫血,循环中血小板的减少,是导致凝血功能障碍的主要原因。

(二)临床表现

凝血功能障碍的主要临床表现为出血及出血引起的休克和多器官衰竭。出血的发生时间随病因和病情进展情况而异,可在胎盘娩出前,亦可在胎盘娩出后。大多发现时已处于消耗性低凝或继发性纤溶亢进阶段,临床上可出现全身不同部位的出血,最多见的是子宫大量出血或少量持续不断的出血。开始还可见到血凝块,但血块很快又溶解,最后表现为血不凝。此外,常有皮下、静脉穿刺部位,伤口、齿龈、胃肠道出血或血尿。大量出血时呈现面色苍白、脉搏细弱、血压下降等休克的表现,呼吸困难、少尿、无尿、恶心、呕吐、腹部或背部疼痛、发热、黄疸、低血压、意识障碍(严重者发生昏迷)及各种精神神经症状等多器官功能衰竭的表现。

(三)诊断及实验室检查

凝血功能障碍,主要依靠临床表现结合病因及各种实验室检查来确诊。

1.特发性血小板减少性紫癜

该病多见于成年女性,主要表现为皮肤黏膜出血。轻者仅有四肢及躯干皮肤的出血点、紫癜及瘀斑、鼻出血、牙龈出血,严重者可出现消化道、生殖道、视网膜及颅内出血。实验室检查:通常血小板$<100\times10^9/L$,骨髓检查示巨核细胞正常或增多、成熟型血小板减少、血小板相关抗体(PAIg)及血小板相关补体(PAC_3)阳性,血小板生存时间明显缩短。

2.再生障碍性贫血

该病主要表现为骨髓造血功能低下,全血细胞减少和贫血、出血、感染综合征。呈现全血细胞减少,正细胞正色素性贫血,网织红细胞百分数<0.01,淋巴细胞比例增高。骨髓多部位增生低下,幼粒细胞、幼红细胞、巨核细胞均减少,非造血细胞比例增高,骨髓小粒空虚。

3.血友病

该病是一组因遗传性凝血活酶生成障碍引起的出血性疾病。分为血友病A、血友病B及遗传性因子Ⅺ缺乏症。其中血友病A最常见。血友病A发病基础是由于FⅧ:C缺乏,导致内源性途径凝血障碍。血友病B是由于缺乏FⅨ,引起内源性途径凝血功能障碍。实验室检查,凝血时间(CT)通常正常或延长,活化部分凝血活酶时间(APTT)延长,简易凝血活酶生成实验(STGT)异常;凝血酶原生成实验(TGT)异常。可通过TGT纠正实验、FⅧ:C、FⅨ活性及抗原测定进行分型。也可以行基因诊断确诊。

4.维生素K缺乏症

一般情况下,维生素K缺乏症的发生率极低,其和长期摄入不足、吸收障碍、严重肝病及服用维生素K拮抗剂有关。由于人体内的凝血因子FⅩ、FⅨ、FⅦ、凝血酶原及其调节蛋白PC、PS等的生成,都需要维生素K参与。实验室检查,PT延长、APTT延长;FⅩ、FⅨ、FⅦ、凝血酶原活性低下。

5.重度肝病

肝脏是除Ca^{2+}和组织因子外,其他凝血因子合成的场所,重度肝病时,实验室检查多表现为肝损害的一系列生化改变、凝血酶原时间(PT)、APTT延长和多种凝血因子的异常,甚至出现DIC。

6.DIC

DIC是胎盘早剥、死胎、羊水栓塞、重度子痫前期、HELLP综合征等产科并发症引起产后出血的共同病理改变。通常血小板＜100×10^9/L或进行性下降；血浆纤维蛋白原含量＜1.5 g/L或进行性下降；3P实验阳性或血浆FDP＞20 mg/L，或D-二聚体水平升高或阳性；PT缩短或延长3秒以上，或APTT缩短或延长10秒以上。

（四）治疗

凝血功能障碍的处理原则为早期诊断和动态监测，积极处理原发病，同时改善微循环，纠正休克，补充耗损的凝血因子，保护和维持重要脏器的功能。

1.早期诊断和动态监测

及早诊断和早期合理治疗是提高凝血功能障碍所致产后出血救治成功的根本保证。临床有凝血功能障碍高发的产科并发症和合并症或发生各种原因所致的产后出血，都应该及时进行相关出凝血指标的测定。同时在治疗过程中动态监测血小板、纤维蛋白原、纤维蛋白降解物、D-二聚体、PT、APTT、凝血酶时间（TT）的变化，可以监控病情的演变情况指导临床治疗。

2.积极治疗原发病

病因治疗是首要治疗原则，只有去除诱发因素，才有可能治愈凝血功能障碍所致的产后出血。

3.纠正休克

出血隐匿时休克症状可能为首发症状。

4.补充凝血因子

各种病因引起的凝血功能障碍中，大都有凝血因子的异常。因此积极补充凝血因子和血小板是治疗的一项重要措施。可通过输注新鲜冰冻血浆、凝血酶原复合物、纤维蛋白原、冷沉淀（含Ⅷ因子和纤维蛋白原）、单采血小板、红细胞等血制品来解决。

（1）血小板：血小板（20～50）$\times10^9$/L或血小板降低出现不可控制的渗血时使用。可输注血小板10 U，有效时间为48小时。

（2）新鲜冰冻血浆：是新鲜抗凝全血于6～8小时内分离血浆并快速冰冻，几乎保存了血液中所有的凝血因子、血浆蛋白、纤维蛋白原。使用剂量10～15 mL/kg。

（3）冷沉淀：输注冷沉淀主要为纠正纤维蛋白原的缺乏，如纤维蛋白原浓度高于1.5 g/L不必输注冷沉淀。冷沉淀常用剂量1.0～1.5 U/10 kg。

（4）纤维蛋白原：输入纤维蛋白原1 g可提升血液中纤维蛋白原25 mg/dL，1次可输入纤维蛋白原2～4 g。

（5）凝血酶原复合物，含因子Ⅴ、Ⅶ、Ⅸ、Ⅹ，可输注400～800 U/d。

（6）近年研究发现，重组活化凝血因子Ⅶa（recombinant activated factor Ⅶa，rFⅦa）可用于治疗常规处理无效的难治性妇产科出血性疾病，并取得了满意疗效。产后出血患者应用rFⅦa的先决条件：①血液指标，血红蛋白＞70 g/L，国际标准化比率（INR）＜1.5，纤维蛋白原≥1 g/L，血小板≥50×10^9/L；②建议用碳酸氢钠提升血液pH至≥7.2（pH≤7.1时，rFⅦa有效性降低）；③尽可能恢复体温至生理范围。

rFⅦa应用的时机：①无血可输或拒绝输血时；②在代谢并发症或器官损伤出现之前；③在子宫切除或侵入性操作前。推荐的用药方案是：初始剂量是40～60 μg/kg，静脉注射；初次用药15～30分钟后仍然出血，考虑追加40～60 μg/kg的剂量；如果继续有出血，可间隔15～30分钟重复给药3～4次；如果总剂量超过200 μg/kg后效果仍然不理想，必须重新检查使用rFⅦa的先决条件，只有实施纠正措施后，才能继续给100 μg/kg。

5.肝素的应用

在DIC高凝阶段主张及早应用肝素，禁止在有显著出血倾向或纤溶亢进阶段应用肝素。

6.抗纤溶药物的应用

在DIC患者中，可以在肝素化和补充凝血因子的基础上应用抗纤溶药物，如氨基己酸、氨甲环酸、氨甲苯酸等。

7.重要脏器功能的维持和保护

总之，凝血功能障碍性产后出血是产后出血处理中最难治的特殊类型，除了按常规的产后出血处理步骤和方法进行外，更要注重原发病因素的去除和DIC的纠正，同时要注重重要脏器功能的保护，才能提高抢救的成功率，降低孕产妇死亡率。

五、稀释性凝集病所致的产科出血

(一)概述

稀释性凝集病是指大失血时由于只补充晶体及红细胞导致血小板缺失及可溶性凝集因子的不足，引起的功能性凝集异常。在妊娠期(如胎盘早剥时)，更常见于产后期(如子宫收缩乏力性继发性出血)，可由于大量汹涌出血，输血、输液不能止血反而造成稀释性凝集病，其原因是储存的血液和红细胞制品缺乏Ⅴ、Ⅷ、Ⅺ因子、血小板和全部可溶血液凝固因子，故严重的出血不输注必要的血液成分止血因子，将会导致低蛋白血症、凝血酶原和凝血激酶时间延长。

(二)临床特点

一般认为，失血时输入不含凝血因子的液体和红细胞达1个循环血量时，血浆中凝血因子和血小板浓度会下降至开始值的37%，在交换2个循环血量之后会降低至基础浓度的14%，便发生稀释性凝集病。在这种情况下第一个下降的凝血因子是纤维蛋白原(FIB)，因此，稀释性凝集病的严重程度可以从纤维蛋白原浓度估计，但要除外纤维蛋白原下降的其他原因(如弥散性血管内凝血，DIC)。研究显示，大量输血使凝血酶原标准单位(INR)和部分凝血活酶时间比率(APTT比率)增高到1.5～1.8时，血浆因子Ⅴ和Ⅷ通常降低到30%以下。故有人将INR和APTT比率增加到对照值1.5～1.8成为稀释性凝血障碍的诊断和实施治疗干预的临界值。由于对大量输血所致稀释性凝血障碍一直未有一致的诊断标准，目前多以INR和APTT比率增加到1.5～1.8、FIB<1 g/L，同时伴创面出血明显增加作为诊断依据。

如果失血量超过1个血容量以上就可以发生消耗性凝血障碍，如DIC或稀释性凝集病，但DIC并不常见。DIC的诊断依据是全部凝血参数均明显异常。DIC可出现低纤维蛋白血症，血小板减少症和部分凝血活酶时间(APTT)、凝血酶原时间(PT)延长。由于DIC继发产生纤溶，可以检出纤维蛋白崩解后散落的亚单位-栓溶二聚体(D-Dimers)，对DIC最特异的试验是D-Dimers，稀释性凝集病虽也表现血小板减少症，低纤维蛋白血症及APTT、PT延长，但D-Dimers试验阴性。DIC的纤维蛋白原降解产物(FDP)比稀释性凝集病高，对DIC也较敏感，但不如D-Dimers特异。

(三)处理

纠正稀释性凝集病主要是补充新鲜冰冻血浆(FFP)、冷沉蛋白、新鲜血或浓缩血小板。目前临床上最容易得到的是FFP，当凝血障碍伴APTT和PT显著延长或FIB明显减少时应首选

FFP。因为 FFP 含有生理浓度的所有凝血因子，70 kg 成人输入 1 U FFP(250 mL)通常可改善 PT 5%～6%和 APTT 1%，按 15 mL/kg 输入 FFP 可使血浆凝血因子活性增加 8%～10%。为了获得和维持临界水平以上的凝血因子，推荐短期内快速输入足够剂量的 FFP 如 5～20 mL/kg。发生稀释性凝集病时第一个下降的凝血因子是纤维蛋白原，如果单独输入 FFP 不足以提供所需纤维蛋白原时应考虑采用浓缩纤维蛋白原 2～4 g，或含有纤维蛋白原、因子Ⅷ和 von Willebrand 因子(VWF)的冷沉淀。在治疗稀释性凝集病的过程中，血细胞比容(Hct)下降会增加出血危险，尤其是有血小板减少症时，因此不要推迟红细胞的输注，有建议稀释性凝血障碍时应设法提高 Hct 到高于 70～80 g/L 的氧供临界水平。多数大出血患者在交换了 2 个血容量之后会出现血小板减少症，故血小板计数如果低于 50×10^9/L，应当输用血小板治疗。输 1 个单位血小板一般可升高血小板$(5\sim10)\times10^9$/L。重组的Ⅶ激活因子(rⅦa，诺七)与组织因子(TF)相互作用能直接激活凝血，产生大量的凝血酶，因为 TF 全部表达在破损血管的内皮，促凝作用不会影响全身循环。因此在严重稀释性凝集病中，应早期给予 rⅦa。

综上所述，妊娠期(如胎盘早剥时)及产后期(如子宫收缩乏力性继发性出血)大量汹涌出血的患者，要防止稀释性凝集病的发生。如果 FIB<1 g/L，INR 和 APTT 比率>1.5 及创面出血增加，应考虑稀释性凝血障碍。处理首选 FFP，必要时给予 FIB、血小板或其他凝血因子制品。

（刘　霞）

第九章

辅助生殖技术

第一节　人 工 授 精

人工授精就是把丈夫的或者供精者的精子通过非性交的人工注射方法送进女性生殖道内，以期精子与卵子自然结合，达到妊娠目的一种辅助生殖技术。

根据所用精液来源的不同可分为三类。①夫精人工授精：用丈夫精液进行的人工授精称夫精人工授精。②供精人工授精：用他人的精液进行的人工授精称供精人工授精。③混精人工授精：将他人的精液和丈夫的精液混在一起进行的人工授精称为混精人工授精。这是我国目前辅助生育技术条例所禁止使用的方法。

根据是否用冷冻贮存的精液进行人工授精分为：①鲜精人工授精，是指精液离体后即进行处理，进行人工授精，仅适用于夫精人工授精。②冻精人工授精，是指精液离体后采用一种特殊的办法进行超低温冷冻保存（一般保存在－196 ℃液氮罐中），当需要时，可将冷冻精液复温后进行人工授精。

一、夫精人工授精

实施人工授精前，必须详细询问夫妇双方病史、既往史，并进行严格的体格检查及必要的特殊检查，确定适应证、排除妊娠禁忌证。同时使夫妇双方得到充分知情及心理咨询，明确告知人工授精的方法、费用、并发症、成功率等，并在签署知情同意后方可进行人工授精。

（一）夫精人工授精的适应证

（1）性交困难或精液不能进入阴道者：男方或女方下生殖道有器质性或功能性异常如尿道严重下裂；严重早泄、阳痿、逆行射精症；性交时不射精者；女性性交时阴道痉挛；阴道解剖结构异常。

（2）精子在女性生殖道中运行障碍者：可由功能性、器质性等原因引起，如子宫颈管狭窄、粘连，宫颈黏液少而黏稠，宫颈锥形切除术后，严重的宫颈陈旧性裂伤，子宫颈肌瘤，子宫位置异常（过度前屈或后屈）等妨碍精子的正常上行游走。

（3）精液检查轻度或中度异常（至少 2 次精液检查结果）：①精子数减少，密度$<20\times10^{6}$/mL，

但$>5\times10^6$/mL；②精液容量减少，每次射精量1～2 mL；③精子活动力减弱，精子活动率$<50\%$；④精液液化时间延长或不液化。

(4)免疫性不孕：夫妇一方或双方抗精子抗体阳性，性交后试验异常。

(5)不明原因不孕症。

(6)轻微或轻度子宫内膜异位症性不孕。

(7)排卵障碍诱导排卵治疗指导性生活妊娠失败者。

(8)各种原因冻存的丈夫精子，如因长期工作需要或癌症治疗等进行冷冻保存的精液。

(二)夫精人工授精的禁忌证

(1)女方有不宜妊娠或妊娠后导致疾病加重的全身性疾病，妊娠后这些疾病可能会危及患者生命安全，如严重的心脏病、肾炎、肝炎等。

(2)女方生殖器官严重发育不全或畸形。如子宫发育不全、严重的子宫畸形或子宫畸形曾反复导致流产者，应先行子宫矫形手术后方可试行人工授精。

(3)夫妇任何一方或双方患有严重的精神疾病、泌尿生殖系统急性感染、性传播疾病。

(4)任何一方具有吸毒等严重不良嗜好，任何一方接触致畸量的射线、毒物、药品并处于作用期。

(5)输卵管欠通畅。

(6)夫妇双方对人工授精尚有顾虑者、未签署知情同意书。

(三)接受人工授精夫妇所要具备的基本条件

1.女方基本条件

(1)输卵管通畅：人工授精前通过腹腔镜检查、子宫输卵管造影或子宫输卵管通液检查等来诊断，至少一侧输卵管通畅。

(2)子宫发育正常或虽有异常但不影响人工授精的操作和胎儿的孕育。

(3)卵巢功能正常：自然周期或促排卵药物治疗后B超监测发现有直径$\geqslant$18 mm的卵泡。

2.男方基本条件

能在体外收集到精液，并有精子。一般认为，一次射出的精液量$\geqslant$0.5 mL，精液密度$\geqslant5\times10^6$/mL，活动率$\geqslant30\%$，精液的常规检查指标越趋正常，人工授精成功率越高。

(四)人工授精方法

1.直接阴道内授精

直接阴道内授精是指直接将液化后的精液或洗涤、上游等处理后的精子悬液置于女方阴道穹隆部。具体方法：女方取截石位，用0.5%聚丙烯吡咯酮(PVP)棉球或纱布清洗外阴，用窥阴器暴露宫颈，用生理盐水或加抗生素棉球清洗阴道、宫颈及宫颈周围，用无菌注射器抽取精液0.5～2.0 mL，直接注入阴道后穹隆处和宫颈外口。术后适当垫高臀部，平卧60分钟后即可起床。此法主要适用于女方生育无障碍，男方精液检查正常，因某种原因(比如严重早泄、阳痿，某些特殊体形，女方阴道痉挛症等)不能性交者。

2.宫颈内人工授精

宫颈内人工授精是指直接将液化后的精液或经洗涤上泳等处理后的精子悬液注入宫颈管内，也可同时在宫颈外口及宫颈周围涂抹精液，或同时置一部分精液于后穹隆处。授精后，让患者适当抬高臀部，平卧15～30分钟，无特殊不适可离开。此法主要适用于性交困难，或性交时不能射精而手淫或按摩器能排精者，也适用于精液不液化症患者(精液经体外处理能液化)或宫腔内人工授精困难者。

3.宫腔内人工授精

宫腔内人工授精是指将洗涤优化的精子悬液通过导管直接注入宫腔内，注入精子悬液量0.1～1.0 mL(平均为0.5 mL)。授精导管应轻缓插入宫腔，缓慢注入精液，一般无外溢，如有阻力或外溢明显，提示导管顶端可能尚未进入宫腔或子宫曲度过大阻碍了推注精液入宫腔，应重新调整导管方向后再试。授精后，适当抬高患者臀部，平卧15～30分钟，无特殊不适可离开。

宫腔内人工授精的精液应在人工授精前2小时收集，精液必须经过处理，去除精液中的细胞碎片、精浆中的免疫物质、前列腺素等，预防精液中的前列腺素进入子宫后引起子宫痉挛性收缩，产生剧烈腹痛、恶心、甚至低血压等反应。同时精液经处理后筛选出高活力的精子送到离受精部位较近的宫腔内，避免了不良的宫颈因素对精子游动的影响，缩短了精子游动的距离，使精子和卵子更容易结合，提高了人工授精的妊娠率。近20年来在宫腔内人工授精的同时常配合促排卵，使排卵障碍得以克服，并且有较多的成熟卵子产生，因而增加受孕机会。宫腔内人工授精适应证广泛，如少、弱、畸形精子症，精液不液化症，免疫性不孕症，宫颈因素不孕，原因不明不孕症等，也可用于射精或性交障碍的不孕。促排卵结合宫腔内人工授精的妊娠率明显高于直接阴道内授精/宫颈内人工授精，是目前最常用的人工授精方法。

4.直接腹腔内授精

直接腹腔内授精是指将处理过的精子悬液0.5～1.0 mL直接注入腹腔，精卵由输卵管伞端拾捡至输卵管内受精。直接腹腔内授精最初的报道是对原因不明的不育、男性因素不育及宫颈因素不孕者作为替代配子输卵管内移植(gamete intrafallopian tube transfer，GIFT)的一种治疗方法。

5.直接卵泡内授精

直接卵泡内授精是指在阴道超声引导下，通过阴道后穹隆处穿刺至卵泡内，将洗涤处理过的精子悬液直接注入卵泡内的人工授精技术。适用于少、弱精子症，宫颈因素不孕症，排卵障碍性不孕症尤其是卵泡不破裂者。

6.经阴道输卵管内授精

经阴道输卵管内授精是指经阴道插管通过宫腔至输卵管的一种人工授精技术。目前有几种新方法：①可利用超声引导下行输卵管插管；②腹腔镜监测下行输卵管插管；③徒手操作凭感觉行输卵管插管，插管成功后直接通过导管将已准备好的精子注入输卵管壶腹部-峡部交界处；④输卵管灌注法，即利用宫腔压力使输卵管内口张开，精液进入输卵管中。

经阴道输卵管内授精适用于输卵管一侧正常而对侧有解剖或功能改变，宫颈因素不孕者，也可用于轻至中度子宫内膜异位症的不孕症、男性因素不孕及不明原因不孕症经常规人工授精失败者。由于经阴道输卵管内授精操作的复杂性、可能引起子宫内膜或输卵管的损伤，而且妊娠率报道不一，临床较少用。

(五)精液处理

1.精液处理的目的

(1)达到符合人工授精要求的精子密度和容量。

(2)减少或去除精浆内的前列腺素、免疫活性细胞、抗精子抗体、细菌与碎片。

(3)减少精液的黏稠性。

(4)促进精子获能，改善精子受精能力。

2.精液标本收集

(1)通过手淫方式取精液，收集在无菌、无毒的容器内，如不成功，可通过性交将精液收集于无毒的避孕套内。收集过程避免精液污染。

(2)精液不液化或液化时间长或有精子抗体的精子可以收集在含培养液的小瓶内。

(3)逆行射精者：逆行射精进入膀胱并非罕见，特别是进行过膀胱手术的患者，为收集逆行射出的精液，必须先用碳酸氢钠碱化尿液，然后排空膀胱，通过性交或手淫法射精，然后将尿液排入一容器，尿中可见精子，用梯度离心法处理随尿液排出的精子。

收集逆行射精精液的程序如下：①向患者仔细地解释整个过程，取得他的合作理解；②患者在收集精子的前一晚 9 时将 4 g $NaHCO_3$ 放入杯中，混匀后服下；③取精前一小时必须再饮一杯含 4 g $NaHCO_3$ 的水，并且再多饮 1～2 杯水；④射精前排尿(即小便后立即射精)；⑤射精后将小便排入一含有 5%血清的 HEPES-HTF 液的容器内；⑥逆行射出的精子必须立即检查和处理。

3.精液的处理

精液处理方法有多种，取决于精液量、精子计数与活力及白细胞、精子抗体、细胞碎片等。目前常用的精液优化方法有离心沉淀法、精子上游法、梯度离心法。

(六)人工授精时机的掌握

精子通过女性生殖道适时地与卵子相遇是受精的前提，因此选择合适时机进行人工授精是成功受孕的关键。正常生理情况下在性交成功后 5 天内发生排卵具有受孕的机会，这是由精子在女性生殖系统的不同部位运行和存活时间所决定的。射入阴道内的精子大部分发生外流或被外排，仅有不到 1%能进入宫颈黏液并进一步进入宫腔和输卵管。性交后可能仅需几分钟精子即达输卵管。精子在女性生殖道的存活时间受局部环境影响，如 pH、是否存在炎症、免疫状态、激素影响等。精子在女性阴道内由于局部的酸性环境仅能存活 2.5 小时；在宫颈内为 2～5 天；在宫腔内为 24 小时；在输卵管内为 2～5 天。成熟卵母细胞维持的受精时间较短，一般在 24 小时内，12 小时内受精能力较强。再根据采用不同的人工授精方法选择不同的时机，估计排卵时间和精子-卵子相遇时间。直接阴道内授精或宫颈内人工授精可在黄体生成素(LH)峰值出现当天进行，宫腔内人工授精、经阴道输卵管内授精、直接腹腔内授精、直接卵泡内授精等可延迟 1～2 天进行。排卵时间的判断可根据月经周期史、基础体温记录曲线、宫颈评分，结合血或尿血雌二醇(E_2)、LH 的水平及阴道 B 超检测卵泡发育、排卵及人绒毛膜促性腺激素(human chorionic gonadotrophin，HCG)注射时间等来确定。因此，人工授精在排卵前 48 小时和排卵 12 小时内易获得成功。每个月经周期在掌握排卵时机的情况下进行 2 次宫腔内人工授精并未比 1 次宫腔内人工授精更有益，因此，预测排卵时间是掌握夫精人工授精时机的关键。判断人工授精的时机有以下几种方法。

1.月经周期史

正常成年女性月经周期一般为 28～30 天，排卵一般发生在两次月经的中间，即下次月经来潮前的14 天左右，人工授精应选择在此时进行。但月经周期常常受各种因素的影响，如情绪紧张、环境变化、气候变化、长途跋涉等，导致排卵延迟或不排卵。因此单纯用月经周期推测排卵是很粗略的方法，在指导患者自行推测排卵期适时同房时可参考，也可作为卵泡监测时间的参考。

2.基础体温监测

基础体温是机体处于最基本情况下的体温，反映机体在静息状态下的能量代谢水平。随月经周期不同时期雌、孕激素分泌量的不同，基础体温呈周期性的变化。在月经期及卵泡期基础体温较低，排卵后因卵巢有黄体形成，产生的孕酮作用于下丘脑体温中枢，使体温上升 0.3～0.5 ℃，持续到经前 1～2 天或月经第一天体温又下降至原来水平。正常排卵女性，体温升高应持续 12～14 天。

基础体温的临床意义及评价。①监测排卵：月经周期所测得的基础体温曲线，后半期的体温较前半期高出 0.3～0.5 ℃，则称为双相型体温曲线，表明后半期有黄体形成并分泌孕激素。双相型体温多数是有排卵的佐证。但在某些月经周期中，优势卵泡发育成熟后并未发生排卵，颗粒细胞却发生黄体化分泌孕激素，使基础体温出现双相型曲线，此情况称为未破裂卵泡黄体化综合征。测基础体温的同时结合 B 超监测卵泡是鉴别是否排卵的最有效的方法。若体温已升高，而 B 超监测的卵泡不缩小或反而增大，即可诊断为未破裂卵泡黄体化综合征。如果为单相型体温曲线，则表明此月经周期中缺乏孕激素的影响，即无黄体形成。因此，单相型的基础体温可以肯定是无排卵月经周期。②监测排卵时机：典型的双相型体温曲线说明此次月经周期中可能有排卵，排卵可发生在最低体温日前、最低体温日、体温上升日均有可能，以最低体温日向高温相转变时最多见。可见通过基础体温监测排卵无法准确得知排卵的具体时间。基础体温测定法主要是回顾性的，难以作为人工授精的时机选择依据。传统的方法是以基础体温为基础，结合宫颈评分进行，在预期的基础体温的转折期，即低温相变为高温相的转折期，宫颈黏液评分≥8 分时进行宫腔内人工授精，但应连续观察宫颈评分，宫腔内人工授精后 24 小时若评分仍≥8 分者应再做 1 次宫腔内人工授精，以提高妊娠率。

测量基础体温应注意的事项：①每晚睡前将体温计水银柱甩至 36 ℃以下，置于伸手可及的地方。次日清晨醒后，在开口说话和无其他任何肢体活动的情况下即刻取体温表放于舌下，闭口 5 分钟，每天测体温的时间最好固定不变。②感冒、腹泻等任何疾病及失眠、性生活等会影响体温，应在体温表上注明。③某些药物如激素类药也会影响基础体温的变化。④有夜班的患者无法在清晨测体温时，可改在白天熟睡 4～6 小时后补测，并在记录上予以注明，以供分析时参考。⑤基础体温测定应以 2 个或 2 个周期以上连续监测为宜，以便分析排卵时参考。

3.宫颈黏液评分法

宫颈黏液是宫颈腺体的分泌物，受卵巢性激素的影响发生理化性质的周期性变化。自然周期月经期和增殖早期黏液量最少；随着 E_2 的增加，黏液量也增加，当 E_2 水平≥300 pg/mL 时，宫口张开，黏液多溢出宫口，黏液拉丝度可达 10 cm 以上，黏液清亮，最有利于精子穿透，这些现象均表示即将排卵。此时宫颈黏液稀薄，黏滞度降低，黏蛋白纤维交织的网眼增大，且呈碱性，可保护精子，使精子很容易穿过黏液而进入宫腔，为授精提供了最好的条件；排卵后在孕激素作用下，宫颈黏液分泌量减少，变为浑浊、黏稠，拉丝度仅为 1～2 cm。宫颈黏液中无机盐与黏蛋白是形成结晶的物质条件，排卵期呈典型的羊齿植物状结晶；排卵后或妊娠期由于孕激素作用，结晶断裂成小块，呈椭圆体。常见的结晶有 4 型：①Ⅰ型，典型羊齿植物叶状结晶，主梗直而粗，分支密而长；②Ⅱ型，类似Ⅰ型，但主梗弯曲较软，分支少而短，有如树枝着雪后的形态；③Ⅲ型，为不典型结晶，树枝形象较模糊，分支少而疏，呈离散状；④Ⅳ型，主要为椭圆体或梭形体，无羊齿植物叶状结晶，椭圆体或梭形体顺同一方向排列成行，比白细胞长而窄，透光度大。

应用 Insler 评分法可更客观地评价自然周期宫颈黏液，当 E_2 不断上升达高峰时，宫颈黏液评分一般≥9 分，最高宫颈黏液评分值与 LH 峰同步，故宫颈黏液评分≥9 分可作为预告排卵的信号。排卵当天宫颈黏液评分可下降 30%，排卵后 24 小时，宫颈黏液评分急剧下降。宫颈评分≥9 分者表示卵泡即将成熟，评分越高卵泡越接近成熟排卵，人工授精成功率也越高(表 9-1)。

表 9-1　宫颈黏液 Insler 评分表

评分	0	1	2	3
黏液量	无	宫颈管内少量黏液	宫颈管内能见滴状黏液	大量黏液自颈管外口溢出
拉丝度	0	轻度:拉至阴道的上 1/40	中度:拉至阴道的中 1/2	高度:拉至阴道外口
结晶	无	很少区域可见线状结晶,无分支	线状结晶,仅部分区域可见分支结晶	全部呈现典型羊齿状结晶
宫口	关闭	裂隙	部分开张	开张呈瞳孔状

评分 0～3 分:阴性;4～6 分:轻度;7～9 分:中度;10～12 分:接近排卵。

利用宫颈黏液 Insler 评分监测卵泡发育和预测排卵时机适合于自然周期。由于当 E_2 水平≥300 pg/mL 时即出现宫颈黏液高分,对于促排卵的多卵泡发育周期早卵泡期可出现宫颈黏液高分,因此不适用于多卵泡发育周期。

4.激素测定

正常生理性月经周期受下丘脑-垂体-卵巢轴分泌的激素所调节,下丘脑分泌促性腺激素释放激素激动剂(GnRH-a),促使垂体合成和分泌促性腺激素(Gn),包括卵泡刺激素(FSH)和LH,FSH、LH 刺激卵巢分泌性甾体激素,而卵巢分泌的性激素及抑制素对 Gn 具反馈调节,当雌激素及抑制素水平上升时抑制垂体 FSH 释放,但在卵泡成熟雌激素第一次高峰时可对 Gn 分泌起正反馈作用,触发 LH、FSH 排卵前高峰,引发排卵,进入黄体期。当进入黄体-卵泡过渡期时抑制素 A 下降,FSH 上升,卵泡发育。因此通过相关激素的测定,监测卵泡发育及排卵。

随着卵泡发育,出现 E_2 高峰,在 E_2 峰出现约 24 小时后形成 LH 高峰及 FSH 高峰,LH 峰出现至消退持续时间约 54 小时,LH 峰上升期 16～20 小时,高峰平台期约 16 小时,LH 峰值下降期较缓慢,约 20 小时,LH 下降后发生排卵。LH 大量分泌后由循环系统经肾脏排出,因而尿中排出量随血液浓度升高而增加,在血中高峰出现后 8～20 小时出现尿中含量高峰,其浓度＞35 U/L,排卵发生在血 LH 峰值后 24～35 小时或尿 LH 峰值后 12～24 小时。临床上常测定尿 LH 峰来预测即将排卵,方法简单,价廉,患者可在家自行监测。

促排卵周期由于外源性 Gn 的使用及体内 E_2 水平的异常升高,多数仅有轻到中度升高的 LH 峰,而不能形成有效的 LH 峰值,在内源性 LH 峰后 8～20 小时注射 HCG 5 000～10 000 U,在注射 HCG 后24～36 小时行宫腔内人工授精,将增加周期妊娠率。

排卵前成熟卵泡受 LH 峰的作用可产生少量孕激素(P)。在正常月经周期中的卵泡期血中 P 值不超过 3.2 nmol/L,晚卵泡期若发现血中 P 值出现上升,则表示即将排卵。若 P 值＞9.6 nmol/L,则可诊断已排卵。

5.超声监测卵泡发育及排卵

一般从月经来潮第 7～8 天或超促排卵治疗 5 天后开始超声波监测,当卵泡直径＜10 mm者,可每3 天监测 1 次;当卵泡直径达 10～15 mm 时,可每 2 天监测 1 次;当卵泡直径＞15 mm,应每天监测 1 次直到排卵。每次监测时间最好一致,安排在上午 8～10 点或注射促性腺激素之前。若能系统观察宫颈评分变化,可在宫颈评分＞8 分,即宫颈黏液多、稀薄、清亮溢出宫口,拉丝长度达阴道全长及宫口开张时,开始做超声波观察,多能见到较成熟的卵泡,以减少超声波监测的次数,而不致遗漏其成熟卵泡的观察。

一般卵泡直径达 18～20 mm 时为成熟卵泡,但存在周期差异、个体差异、监测方法及与用药与否有关,因此不能单纯依靠卵泡直径预测排卵。

已排卵的超声波表现：①成熟卵泡骤然消失。成熟卵泡其直径可达 20 mm 左右突向卵巢表面，卵泡内可见卵丘光点。②成熟卵泡明显缩小且卵泡内回声增强。卵泡直径缩小超过 5 mm，卵泡内光点多，此为排卵后卵泡内血液积聚，形成早期黄体的表现。③子宫直肠陷凹出现液体积聚。不排卵的征象：如果 B 超监测卵泡直径＜14 mm，却不见增长，或达到 15～17 mm 后不但不再增长反而渐渐缩小、自行消退，为不成熟卵泡黄素化。如果卵泡直径达 18 mm 没破裂，还在继续增大，基础体温、血孕酮值等却呈排卵样改变，则为未破裂卵泡黄素化综合征。

从排卵到卵泡完全消失大约 10 分钟，可见掌握排卵时间很重要。如把 LH≥50 U/L 作为排卵前峰的话，发现自然排卵周期 B 超法诊断的排卵日，60％发生在排卵日后 24 小时，90％发生在排卵日后 48 小时。在促排卵周期组，往往间隔时间短些。出现 LH 峰值后，在 LH 作用下卵泡膜细胞层血流增加，呈水肿状，故 B 超可见卵泡周围回声低，卵泡壁不甚光滑或似乎与颗粒细胞层分开或部分剥离是可辨认出卵丘的回声。形态上变圆，趋向卵巢表面，出现上述特征性显像时，66％于第二天排卵，86.5％在 24～48 小时内排卵。

临床上往往结合 B 超结果和尿 LH 峰值来判断注射 HCG 的时间。当卵泡直径达 18～20 mm 或长、宽、厚三径线中有两个径线均＞20 mm 者，尿 LH 峰阳性则应立刻注射 HCG 5 000～10 000 U，并于当天下午做人工授精；若卵泡最大直径为 18 mm，长、宽、厚三径线只有两个径线达 18 mm，尿 LH 峰阴性，则可在当天晚 10 时注射 HCG 5 000～10 000 U，于第二天上午做人工授精，若尿 LH 峰阳性，则同上处理。

（七）人工授精女性月经周期准备

接受人工授精的女性卵巢必须具备成熟卵泡发育的能力，根据不孕的原因、有无自发排卵而分为自然周期人工授精和促排卵或诱导排卵周期人工授精。

1.自然周期人工授精

对于精液正常但性交困难和精液不能射入阴道者及供精人工授精者，女方具有正常生育能力时，在自然周期行人工授精。对原因不明不孕症、免疫性不孕及男性精液异常者，自然周期行人工授精其成功率很低，在 5％以下。

自然周期人工授精女性必须具备规则的、有排卵的月经周期，排卵通常发生在下次月经来潮前第14 天左右，根据既往月经周期的长短选择监测卵泡发育的时间，一般在估计月经来潮前 7～8 天开始进行超声卵泡监测及子宫内膜发育情况的监测，当优势卵泡直径达 16 mm，E_2为270～300 pg/mL 时，测定血或尿 LH 水平，根据 LH 峰值情况选择行夫精人工授精的时机。

2.促排卵周期

促排卵治疗应用于人工授精后大大提高了人工授精的成功率，但应根据不孕原因、卵巢功能状态、个体卵巢反应差异及药物作用特点选择促排卵治疗的方案。主要的促排卵药物和使用方案如下。

（1）氯米芬促排卵：氯米芬为雌激素相类似的非甾体激素，具有抗雌激素和弱雌激素作用，主要靠抗雌激素作用而诱发排卵，是简单、安全、有效的一种诱发排卵药物。在下丘脑、垂体与雌激素受体相结合后，使中枢神经细胞受体处于低雌激素结合状态，诱发下丘脑释放促性腺激素释放激素（GnRH），进而使垂体释放 FSH、LH。FSH 促使卵泡发育成熟、分泌 E_2，促进 E_2的正反馈效应。由于排卵前出现血 E_2峰，对下丘脑-垂体-卵巢轴起正反馈效应，激发垂体 LH 峰而促进排卵。

使用氯米芬必须有两个先决条件：①氯米芬只能对已发育的卵泡起刺激作用，因而必须在体内有一定雌激素水平下才能发挥促排卵作用，如有月经周期，孕激素试验阳性者，或血 $E_2 \geq 100$ pg/mL；②下丘脑-垂体-卵巢有健全的正反馈功能。因此，氯米芬主要用于排卵障碍性女性，如多囊卵巢综合征及下丘脑性排卵障碍等，也有用于黄体功能不全者。氯米芬促排卵不能改善卵母细胞质量，对有规律排卵的女性并不能改善其妊娠率。

用法：从月经周期的第 3～5 天起，如为闭经患者，应先用黄体酮产生撤退性阴道出血，于出血的第3～5 天起，50～100 mg/d，连用 5 天，停药 4～5 天后通过宫颈评分和 B 超监测卵泡发育，排卵多数发生在停药 5～9 天内，少数发生在停药 10～15 天内，停药后 20 天未排卵者，则认为该周期治疗失败。若该月经周期促排卵有效仍未孕，可连用 3 个周期；若上述剂量促排卵无效，则增加氯米芬的剂量至 150 mg，如此剂量仍无效者，可考虑剂量加至 200 mg/d，超过此剂量，疗效并不提高，且使用大剂量时，多胎妊娠率也高。

为了提高排卵率和妊娠率，可和其他药物联合应用。①HCG：适用于单用氯米芬后卵泡发育良好，但不能自发排卵者。待卵泡发育至 18～22 mm 时肌内注射 HCG 5 000～10 000 U 触发排卵，在肌内注射 HCG 后 12～36 小时各行 1 次人工授精。②雌激素：由于氯米芬的抗雌激素作用会影响子宫内膜的发育，使宫颈分泌黏液减少不利于精子穿透，适用于单用氯米芬后宫颈黏液少而黏稠者，从周期的第 5 天起加用雌激素，连用 7～9 天，以改善宫颈黏液和子宫内膜发育，有助于提高妊娠率。③人绝经期促性腺激素（HMG）：如氯米芬治疗后仍不能排卵或妊娠可使用该方案。具体用法：从月经周期的第 5 天起，氯米芬 50～150 mg/d，共 5 天，然后 HMG 每天肌内注射 75～150 U，待卵泡成熟后肌内注射 HCG 10 000 U。

(2)促性腺激素促排卵：以外源性 Gn 替代垂体释放的 FSH 刺激卵巢的卵泡发育。根据来源、产品制作工艺成分和纯度，Gn 可分为以下几种。

HMG：是从人绝经后尿中提取的，每支含有 FSH 75 U 和 LH 75 U。HMG 是从大量绝经后女性尿液中，经柱层析而取得 FSH 和 LH，并含有 95%尿蛋白及少量其他细胞因子、生长因子等杂质，这些物质可能对卵巢亦有作用。

FSH：是从绝经期女性尿中提取的纯化促性腺激素制剂，随着生产工艺的不断进步，制剂中所含 LH 越来越少，每支含 FSH 75 U 和 LH<1 U。与 FSH 的生理作用相似，刺激卵泡的生长和成熟，增加雌激素的水平和促进子宫内膜的增殖。

高度纯化卵泡刺激素：绝经期女性尿液中 FSH 进一步纯化的产品，不含任何 LH 也不含任何尿蛋白，且各批号制剂含量更一致。因而使用的安全性更高，不良反应更少。

基因重组卵泡刺激素：是经过基因重组技术由哺乳动物细胞表达的人卵泡刺激素，其纯度更高，产品更加稳定。由 Serono 生产的 follitropin-α，商品名为 Gonal-F，由 Organon 生产的 follitropin-β，商品名为 Puregon。两种制剂的结构都与天然 FSH 一致，命名不同仅为区别于不同的生产公司而已。

在治疗前必须经过比较全面的不孕检查，对子宫、输卵管及男性因素必须予以纠正。在治疗前必须告知治疗的有效性即妊娠率，可能的不良反应及费用问题。

治疗方案：目前多采用 HMG-HCG 序贯疗法。在月经第 3 天或闭经患者用黄体酮或人工周期撤退性出血后第 3 天每天肌内注射 HMG，由于个体对促性腺激素敏感性不同，不同的患者所需的有效剂量各异。对于多囊卵巢综合征（PCOS）、下丘脑性排卵障碍、卵巢多囊改变、年轻女性应从小剂量开始，或根据既往促排卵剂量作为参考。用药 5～7 天后开始监测卵泡，若宫颈黏液和 B 超显示卵泡生长正常，或 E_2 分泌正常，则维持原剂量，此后隔天行阴道 B 超及宫颈评分或

测血清 E_2。当最大卵泡直径达 16 mm 时每天测定 E_2、LH、P 水平，直至最大卵泡直径达 18～20 mm，或出现 LH 峰，停用 HMG，36 小时后注射 HCG 10 000 U，12～36 小时后行人工授精；若卵泡生长及 E_2上升过慢应加量，反之则减量。若患者年龄＞35 岁或前次超排卵治疗卵泡发育不足者，本次治疗开始剂量则适当加大。

FSH 因价格较昂贵，适用于 HMG 治疗失败的患者，及多囊卵巢综合征患者及血 LH 浓度高的患者。

(3)促性腺激素释放激素(GnRH)：适用下丘脑性排卵障碍或氯米芬治疗失败的内源性 GnRH 部分缺乏或完全缺乏者。在正常月经周期中 GnRH 呈脉冲性释放，通过垂体门静脉系统，作用于垂体前叶促性腺激素分泌细胞，刺激 FSH、LH 脉冲性分泌。因此外源性 GnRH 诱发排卵必须脉冲性给药。

治疗方法：GnRH 溶于生理盐水，每毫升加肝素 25～100 U，以防注射部位凝血，注射针留于前臂静脉，导管连于自动注射泵，起始剂量每一脉冲为 2.5～5.0 μg，脉冲间隔 90～120 小时，连续 24 小时给药。皮下注射部位常选在下腹部，起始剂量为 5 μg，脉冲间隔同前，不需加肝素。从静脉注射开始到排卵平均需 10～20 天，皮下注射需 15～30 天，确定排卵后 48 小时停药。

GnRH 对下丘脑性闭经、无雄激素增高的排卵障碍者疗效较好，排卵率为 35%～100%，且大多数为单个排卵，偶有 2 个，极少有 3 个以上，妊娠率为 85.8%。然而，由于脉冲性注射给药给患者带来诸多不便，目前已少用。

(4)溴隐亭：用于高催乳素血症伴无排卵患者。从小剂量开始(1.25 mg/d)，1 周后如无反应改为2.5 mg/d，最大剂量可用至 7.5 mg/d。一般连续用药 3～4 周直至血催乳素降至正常，排卵率 75%～80%，妊娠率 60%，不增加胎儿畸形的风险。

(5)其他促排卵方案：针对排卵障碍的原因除选择上述促排卵药物和方案外，PCOS 患者还可选用胰岛素增敏剂、抗雄激素(醋酸环丙孕酮)、生长激素、芳香化酶抑制剂等辅助促排卵和促排卵治疗，有助于提高 PCOS 患者的促排卵效果，改善妊娠率。

(八)夫精人工授精的妊娠率

夫精人工授精周期的妊娠率受不孕夫妇的不孕原因、年龄、夫精人工授精方法、夫精人工授精周期准备、授精时机的掌握、精液质量和处理方法等因素的影响而有差异。对于由于各种心理或生理原因造成精液进入女性宫颈管障碍而致不孕者，行夫精人工授精后其妊娠率可高达 80%以上，原因不明不孕采用促排卵周期和宫腔内人工授精方法的妊娠率高于自然周期和直接阴道内授精/宫颈内人工授精，使用新鲜精液进行夫精人工授精的妊娠率高于使用冻精的夫精人工授精。因宫颈因素、免疫因素不孕和轻至中度少、弱、畸精症者宜采用宫腔内人工授精方法，可获得较为满意的妊娠率。不明原因不孕采用经阴道输卵管内授精治疗妊娠率高于宫腔内人工授精，而未破裂卵泡黄体化综合征患者采用直接卵泡内授精治疗能获得妊娠。随着促排卵方案的进一步完善、精液处理和人工授精技术的进一步改善，夫精人工授精的妊娠率将得到不断的提高。

(九)夫精人工授精的并发症

主要有促排卵药物引起的卵巢过度刺激综合征、卵巢扭转、破裂，多次促排卵卵巢肿瘤的发生风险增加等；夫精人工授精时的精液过敏反应(多见于未处理精液经破损宫颈黏膜或误入宫腔而致)、宫颈黏膜损伤出血、操作或精液刺激引起子宫收缩导致腹痛等；术后盆腔感染，异位妊娠、流产、多胎妊娠、早产及难产率增加等。

1.卵巢过度刺激综合征

卵巢过度刺激综合征是药物促排卵治疗特有的最严重的并发症。在接受促排卵治疗的患者中,卵巢过度刺激综合征总体发生率约为23.3%,重度卵巢过度刺激综合征发生率为0.008%~10%(一般<2%),可危及患者的生命。严重卵巢过度刺激综合征的主要的病理改变:①卵巢增大,特征是卵泡囊肿及黄体囊肿形成、间质水肿;②毛细血管通透性增加,引起急性血液外移、胸腔积液、腹水,甚至全身水肿,血液浓缩,肝、肾灌流量减少,严重肝、肾功能损害,低血容量休克,凝血障碍,血栓形成。后者是发病与死亡的主要原因。卵巢过度刺激综合征的发生与严重程度与患者的敏感性、药物的种类、剂量和是否妊娠等有关。药物中以HMG最易导致卵巢过度刺激综合征,而氯米芬的危险性最小,受孕周期的卵巢过度刺激综合征发生率为非孕周期的4倍。卵巢过度刺激综合征的分类及机制和治疗。

2.出血

行宫腔内人工授精时少数患者可有少量宫颈黏膜或子宫内膜出血,一般无明显的出血。出血原因:宫颈慢性炎症,擦洗消毒动作粗暴或授精导管损伤宫颈黏膜;人工授精前未查清子宫位置,导管进入宫腔的方向不准确,动作粗暴,或导管较粗糙,损伤宫颈黏膜或子宫内膜;少数患者子宫内口紧,导管不能一次进入,反复操作损伤宫颈黏膜;用宫颈钳钳夹宫颈造成局部损伤出血。如宫颈表面少量出血,未流入宫腔,对人工授精妊娠率影响不大,如宫腔内膜出血,会影响精子获能,使精子凝集,影响精子活动力,使人工授精成功率下降。在人工授精前应了解子宫的位置,选择导管应柔软适度,动作轻柔,避免损伤宫颈管和子宫内膜。

3.腹痛及休克

夫精人工授精时一般很少有明显腹痛,少数患者可有下腹胀痛。最初用未洗涤的新鲜精液直接做人工授精时,可因为精液中前列腺素刺激子宫剧烈收缩,导致下腹痉挛性疼痛,加上患者的紧张、恐惧,可引起严重过敏性休克。目前宫腔内人工授精的精液均经洗涤处理,注入宫腔内的量不超过1 mL,同时洗去精浆中的前列腺素和抗体,很少发生剧烈腹痛。如果人工授精时注入宫腔内的压力过高,推注速度过快,或注入液体过多时,会产生子宫痉挛性收缩,患者感到不同程度的腹痛。因此术中应控制精子悬液进入宫腔的速度,注意精液洗涤的程序,尽量减少前列腺素对子宫的刺激。宫腔内人工授精时尽量不用宫颈钳,以免刺激子宫收缩引起腹痛。

4.感染

人工授精后偶有急性盆腔炎症发生,多由宫腔内人工授精时存在宫颈炎症、消毒不严、操作不慎、精液中存在多量的致病菌等有关。人工授精时用稀碘酒消毒阴道和宫颈,再用生理盐水清洗阴道和宫颈,或生理盐水和阿米卡星擦洗阴道和宫颈,术后3天用抗生素预防感染。术中应尽量避免携带阴道宫颈分泌物进入宫腔,减少插管的次数,避免生殖道损伤。

5.多胎妊娠

多胎妊娠多发生于促排卵周期。促排卵周期由于多卵泡发育使治疗周期的多胎妊娠发生率显著增加,随着助孕技术的开展,近年来多胎妊娠的发生率已增加几十倍,甚至上百倍。多胎妊娠使母婴并发症显著增加,易诱发孕妇产前子痫、羊水过多、重度贫血、产后出血等并发症,甚至危及孕妇生命;同时增加流产、早产机会,胎儿宫内发育不良,增加围产儿的发病率和死亡率。因此,有人主张当>6个优势卵泡时取消夫精人工授精,或经阴道超声引导抽吸多余卵泡后再行宫腔内人工授精。一旦发生多胎妊娠应及时行多胎减灭术,保留1~2胎。

6.女性生殖器肿瘤

虽然目前对于连续多次促排卵治疗是否增加与甾体激素相关肿瘤发生的高危因素尚存在争论，但目前尚不能排除诱导排卵药物对癌症发生可能存在潜在的危险性。首先，促排卵最常用的药物，氯米芬和Gn具有刺激卵巢排卵的作用，是乳癌和卵巢癌的病因之一；其次，这些药物能引起E_2和P的上升，这两个激素能影响乳癌、妇科恶性肿瘤和其他癌症的发生和发展；最后，某些临床和流行病学的研究已经显示促排卵药物的应用与各种癌症的发生率的增加有关联。

可能多年不孕本身是卵巢癌的高危因素。排卵障碍本身增加子宫内膜癌，或许还有乳癌发生危险性，同时是使用促排卵药物的主要适应证。其他不孕的原因也被认为与癌症发生有关，如子宫内膜异位症与乳癌的发生、输卵管性因素与卵巢癌的发生有关。因此，不孕女性无论是否应用促排卵药物，其癌症发生的危险性无法与普通人群等同起来，而有生殖器肿瘤史患者的风险更是人们所关注的。因此，连续3个促排卵周期而未妊娠者应暂停，查找原因，一般不宜超过6个促排卵周期。

二、供精人工授精

供精人工授精是用捐精者的精液进行人工授精的方法，对某些男性不育症的夫妇来说，是一种不可缺少的治疗方法，也可用于男性携带有遗传性病的夫妇。供精人工授精与夫精人工授精比较，供精人工授精禁忌证、女方必备的条件、人工授精方法、供精人工授精周期的准备(自然月经周期或促排卵月经周期)及并发症相同，主要是适应证不同，而且存在某些伦理、法律等问题，在我国供精人工授精所用精液必须从中华人民共和国卫健委批准的精子库获得。

(一)供精人工授精的适应证

(1)男方精液严重异常，不可能使女方受孕，如无精症、严重的少精、精及畸形精子症等。

(2)男方和/或家族中有不宜生育的遗传性疾病。

(3)男方患不能矫治的射精障碍，无论其原因为创伤、手术、药物或精神异常造成者，输精管结扎复通失败者。

(4)女方为Rh阴性血型且已被Rh因子致敏，而男方为Rh阳性，不能得到存活的后代。

(5)在应用生殖辅助技术，如体外受精、胚胎移植，以及输卵管内配子移植或输卵管内合子移植过程中，发现明显的男方原因导致失败，如不受精、明显的少精及畸形精子症，男方免疫性不育行卵细胞内精子注射失败者。

(6)单身女子要求生育，目前在我国尚属禁止之列，不符合我国人口与计划生育及人类辅助生殖技术规范条例。

(二)供精者的条件

选择合适的供精者是确保供精人工授精成功和所生子女健康的关键步骤，一般要求供精者体格健壮，容貌端庄，智力较高，并通过详细的询问既往病史、家族史、遗传病史、体格检查、特殊化验，对身心疾病、遗传性疾病和传染病，尤其是性传播性疾病进行筛查，避免和减少出生缺陷，防止传染病和性传播性疾病的蔓延。

1.精液质量

取精前1周禁欲，精液质量必须达到世界卫生组织的最低正常标准：精液排出后30～60分钟内液化，容积为2～6 mL，密度$>50\times10^6$/mL，精子活动率$>60\%$，快速前向运动精子(a)$>25\%$或前向运动精子(a+b)$\geqslant50\%$，正常形态精子$>60\%$，pH 7.7～8.1，常规细菌培养无致病菌生长。

2.传染病及性病传播筛查

每个供精者必须做血清学检查，进行康氏反应、乙肝抗原抗体、丙肝抗体检查，衣原体、支原体、巨细胞病毒，尤其是性传播性疾病，如艾滋病、淋病等检测，由于人免疫缺陷病毒(HIV)初次感染后有6个月的潜伏期，在此时检测可能出现假阴性，使用新鲜精液有感染HIV的危险性，所有冷冻精液都要在6个月后复查HIV检查，阴性方可供临床使用，禁用新鲜精液行供精人工授精。

3.供精者排除标准

(1)年龄超过45岁。随着年龄增加，精液质量下降，染色体畸形率增加。因此我国规定供精者的年龄为22～45岁。

(2)与行人工授精的女性有亲缘关系。

(3)性病患者及其他传染病，如肝炎、结核、淋病、生殖器疱疹、尖锐湿疣、梅毒、HIV等。

(4)有生殖系统疾病者，如睾丸炎、附睾炎、前列腺炎、尿道炎、隐睾、腹股沟疝手术史等。

(5)有嗜酒、嗜烟、吸毒史等不良嗜好。有较长时间的毒物和放射线接触史。

(6)严重的全身性疾病，如癌症、糖尿病、癫痫、心脏病等家族史。

(7)遗传病史：家族三代成员中有出生缺陷、先天性畸形或遗传病史，染色体检查异常者。

(三)影响供精人工授精成功率的因素

1.供精质量

除严格供精者精液质量外，精液的冷冻保存方法、每份冷冻精液的精子质量对冷冻复温后的精液质量同样重要。未加处理的人类冷冻精液解冻后，大约只剩下千分之一的精子还具有某种程度的活动力，但添加了保护剂的冷冻精液解冻后，能保持冷冻前活动率的60%～65%。这表明，约有1/3的活动精子在冷冻过程中丧失其活动力。我国卫健委辅助生殖技术的相关条例规定用于供精人工授精的精子复苏后前向运动的精子≥40%，每份精子总数≥12×10^6。

冷冻复苏精子人工授精妊娠率比新鲜精液的受孕率低，可能的原因是由于冷冻和复温过程中精子顶体酶受损伤，线粒体裂解，精子尾部受损伤，使精子活动力下降，精子穿透宫颈黏液的能力和精子穿入卵细胞透明带的能力下降。近年来随着冷冻技术的提高，精子冷冻复活率的提高，用冷冻精液与用新鲜精液做人工授精成功率相近，在冻精精液人工授精所诞生的婴儿中，并未发现先天性畸形发病率高于正常妊娠诞生的婴儿。

2.供精人工授精方法

由于供精人工授精的适应证多数为由于男性因素导致的不孕，从理论上讲解决精子问题便会成功妊娠。但为避免传染病，尤其是性传播性疾病的传播，目前采用的均为冻存的6个月后经过检疫合格的精子，这些精液的质量较新鲜精液有所下降。文献显示供精人工授精采用宫腔内人工授精方式妊娠率显著高于直接阴道内授精/宫颈内人工授精，因此，经过2个周期直接阴道内授精/宫颈内人工授精未孕者，建议采用宫腔内人工授精方法。

3.行供精人工授精的时机

由于冷冻精子解冻后受精能力仅能维持24小时，选择最佳时机行供精人工授精是取得成功的关键。对排卵障碍女性在供精人工授精前须促排卵治疗，促排卵方案与夫精人工授精一样。根据供精人工授精方法的不同选择供精人工授精时机。

4.供精人工授精的周期数

供精人工授精的周期妊娠率10%～30%不等，每一例受者最多给予6个周期的人工授精，大部分妊娠发生在1～4个周期中，超过6个周期的供精人工授精妊娠机会显著下降。接受供精人工授精治疗的女性在连续治疗3～6个周期失败者应暂停治疗，进一步查找原因，或行体外受精-胚胎移植。

5.女性的卵巢储备

随着年龄增加女性卵巢储备逐渐下降，卵巢皮质区卵泡逐渐减少，卵细胞质量下降，妊娠机会降低。年龄可以作为卵巢储备的预测指标，20～30岁卵巢储备最佳，30岁以后卵巢储备逐渐下降，35岁以后明显下降。据流行病学的资料统计显示，随着年龄增长自然流产率增加，＜25岁为19%，＞35岁达30%。接受冻精人工授精的女性年龄30岁以下成功率高，≥36岁则成功率明显降低，不育的年限越长，年龄越大，供精人工授精的成功率就越低。

基础FSH随年龄的增加而上升，一般在绝经前5～6年开始上升，但比年龄对卵巢储备的预测更敏感。基础FSH≥12 U/L，预示卵巢储备下降，基础FSH≥25 U/L时难以获得妊娠。当基础FSH分别为15 U/L、20 U/L、25 U/L和≥30 U/L时，周期取消率约为5%、10%、20%和40%。然而以基础FSH作为预测卵巢储备的指标假阴性的发生率较高，尤其是对年轻女性的卵巢储备预测作用令人怀疑，更不能作为独立的卵巢储备预测指标，多种指标的联合应用对卵巢储备能力地预测更为准确。在基础LH上升前几年即有FSH的轻度上升，对基础FSH≤15 U/L可结合基础FSH分析FSH/LH比值，当FSH/LH比值≥3.6时提示卵巢储备下降。近年来人们较为关注的是抗米勒管激素和基础窦卵泡数等对卵巢储备的预测价值。对基础FSH正常者应结合其他指标综合分析卵巢储备，预测卵巢反应。

6.精神因素

不孕女性渴望妊娠，在接受供精人工授精前往往精神紧张，情绪不稳，可造成内分泌功能的紊乱，最终导致供精人工授精的失败。

(四)供精人工授精的伦理和法律问题

因为供精人工授精有别于夫精人工授精，尽管两者都是非性交方式授精受孕，但两者在遗传学上有明显不同。夫精人工授精所生子女，具夫妻双方遗传学特征；而供精人工授精所生子女，其遗传学上仅具母亲的特征及供精男子的遗传特征，如其血型、肤色、体型、体征可具有供精男子的特征，而不具备患者丈夫的特征。多数夫妇不想公开供精人工授精的事实，包括向子女、家庭其他成员和社会，因此，有必要尽可能选择与丈夫生理特征、血型、性格等相近的供精者精液，具体包括肤色、毛发颜色、眼睛的颜色、身高等体貌特征相似，种族、信仰相同，ABO-Rh血型相同，以及性格、兴趣爱好等要求，尽可能减少供精者与丈夫的差异。

对于丈夫射出精液中含有精子的严重少精子症、弱精子症、畸精子症或睾丸中有精子者及某些遗传性疾病，施行供精人工授精之前让不孕夫妇双方了解可以通过卵母细胞质单精子注射、着床前遗传学诊断技术获得后代的可能。在实施供精人工授精前夫妇双方必须慎重考虑，充分咨询，知情同意，取得法律文书公证以保证受术夫妇双方及其后代的权利、义务，从而防止日后可能发生的抚养和赡养纠纷。

为尽可能避免今后出生儿女近亲结婚的可能，必须建立供精使用的管理体系，将供精者的编号、基本生理特征、医疗史、受教育程度、兴趣爱好等永久保存，以便后代婚姻咨询。有些国家对于供精者后代有相关的法律规定，子女满18岁后必须告知其由供精出生的事实，并在结婚前排除近亲结婚的可能。对于是否公开供精者的身份争论激烈，为避免复杂的法律纠纷和伦理问题，绝大多数持反对意见，尤其是异性夫妇供精接受者更不愿意让后代了解供精者的身份。但是人

们又担心供精后代无法追踪家族史，不能全面了解遗传信息，是否存在这方面的伦理问题。我国相关条例规定一名供精者只能使5名女性获得妊娠，如果已有5名女性成功妊娠并有后代出生，即不能再用此名供精者的精液，应该进行销毁；实施供精人工授精的医疗机构的资格除必备的医疗条件外，必须取得卫生行政部门的批准，医疗机构必须遵循保密原则，供精者和受精者互盲，供者和后代互盲，供精单位有义务为受精者后代提供婚姻咨询。

（闫艳荣）

第二节 体外受精与胚胎移植

广义的辅助生育技术（assisted reproductive technology，ART）是指所有包含着将配子从人体内取出，并在体外进行处理，以达到妊娠为目的的一系列技术。目前世界上实施的临床ART主要包括人工授精和体外受精-胚胎移植（in vitro fertiliza tion-embryo transfer，IVF-ET）及其衍生技术两大部分。人工授精迄今已有200多年的历史。实施时只需将处理过的精子注入女性生殖道，技术简单，操作方便，无创伤性，无需特殊设备，因此沿用至今。虽然近年来对人工授精的技术做了一些改进，但作为ART的初级阶段，人工授精始终存在不可克服的缺陷，即它必须要有至少一条基本正常的输卵管。为解决输卵管性不孕，在妇产科学、生殖内分泌学、胚胎学、生物学及相关学科学者的共同努力下，IVF-ET技术应运而生。该技术跨越了妊娠必须依赖输卵管的人类生殖历史，开创了人类ART的新纪元，标志性事件为1978年7月25日世界上首例试管婴儿——Louise Brown在英国诞生。以该技术为核心的现代ART技术被认为是20世纪医学史上最伟大的事件之一。

随着ART技术的不断创新和成熟，包括ART基本步骤如药物促排卵、取卵、体外受精和胚胎移植等环节和低温冷冻技术的发展，其适应证范围也不断扩展，除输卵管性不孕外，现已作为原因不明性不孕、男性不育、免疫性不孕和子宫内膜异位症合并不孕等的常规治疗手段之一，也用于时控性和选择性生育，并延伸到赠卵、赠胚胎、代孕等方面。但IVF-ET为非自然助孕技术，除了大量药物应用可能带来的不良反应外，还存在取卵后感染、盆腔内出血、脏器损伤、卵巢过度刺激等并发症，其子代安全性也还存在某些不确定因素，此外也是个耗精力、高费用的过程。所以在实施IVF-ET前应对其必要性和可能性做系统评估，并做好充分准备。

一、适应证与禁忌证

（一）适应证

1.输卵管病变

下列情况应选择IVF-ET。

（1）输卵管梗阻无法手术矫正或疏通。

（2）严重输卵管粘连、积水，经手术治疗无效或估计无法恢复输卵管功能。

（3）先天性或继发性输卵管缺失。

（4）输卵管绝育术后无复通可能或复通手术失败或复通后1年原因不明不孕。

（5）其他造成输卵管“拾卵”障碍、配子或受精卵输送障碍的输卵管病变。输卵管病变是

IVF-ET 最常见的原因。

2.排卵障碍

(1)如反复未破裂卵泡黄素化,药物诱发排卵无效。

(2)多囊卵巢综合征促卵泡发育不理想,难以控制卵泡发育数。

3.子宫内膜异位症合并不孕

下列情况下应该考虑 IVF-ET。

(1)经其他辅助受孕治疗无效。

(2)Ⅲ～Ⅳ期子宫内膜异位症有两年以上不孕史。

4.男性因素

当精子过少、精子活力低下不足以自然妊娠或经人工授精辅助受孕时,需要通过 IVF-ET 助孕。但当精子数极少、精子活力极低时,IVF 的受精率亦较低,应考虑采用卵母细胞质单精子注射(intracytoplasmic sperm injection,ICSI)辅助受精。目前普遍被接受的需行 ICSI 的精液标准。

5.子宫颈疾病

不孕伴先天性子宫颈疾病或继发性子宫颈损伤(如子宫颈癌行根治性子宫颈切除术后),无法实施人工授精,可行经子宫肌层穿刺胚胎移植。

6.免疫性不孕

经其他治疗,包括人工授精辅助生育治疗仍未孕者。

7.原因不明性不孕

经促排卵治疗及 3 次以上人工授精辅助生育治疗仍未孕者。

8.生殖功能储备

女性因疾病治疗或其他原因可能伤害卵巢功能时,可以事先采集足够量的成熟卵,并受精形成胚胎冻存,以备需要。

(二)禁忌证

(1)夫妇任何一方患有《母婴保健法》规定的不宜生育的、目前无法进行植入前胚胎遗传学诊断的遗传性疾病。

(2)夫妇任何一方患有严重的精神疾病。

(3)夫妇任何一方患生殖、泌尿系统急性感染性和性传播疾病。

(4)夫妇任何一方具有吸毒等严重不良嗜好。

(5)夫妇任何一方接触致畸量的射线、毒物、药品并处于作用期。

(6)女方子宫不具备妊娠功能。

(7)女方严重躯体疾病不能承受妊娠。

(8)不符合国家生育政策。

二、术前准备

(一)法规、政策方面准备

(1)符合国家计划生育政策,并提交有效证明。

(2)备份夫妇双方身份证和结婚证书。

(3)必要时需律师公证书。

（二）健康检查

（1）排除夫妇双方患有《母婴保健法》规定的不宜生育的、目前无法进行植入前胚胎遗传学诊断的遗传性疾病、严重的精神疾病和吸毒等严重不良嗜好。

（2）子宫评估：常规的妇科检查，必要的B超和其他辅助检查，以确定具备基本正常的子宫，包括具有容受胚胎着床功能的子宫腔。并在周期开始前的黄体期做宫腔探查或模拟移植，了解宫颈的大小及光滑程度、子宫位置、宫颈及宫体的角度、宫腔的深度等，以备胚胎移植时参考。

（3）卵巢评估：常规月经第2～3天的内分泌检查，包括FSH、LH、E_2、泌乳素（PRL）、睾酮（T）和促甲状腺激素（TSH），卵巢窦状卵泡计数等，估计促排卵能够获得足够数量的卵子（>3个）。

（4）殖道病原体检测：包括常规白带检查、支原体检查、衣原体检查、淋球菌等。

（5）夫妇双方其他感染性和传染性疾病及病原体检测：梅毒、艾滋病、肝炎系列和乙型肝炎三系、风疹病毒、巨细胞病毒、弓形虫等。

（6）夫妇双方肝功能、血常规、尿常规、凝血功能、血型检查。

（7）女方心电图、胸片检查，后者建议在月经期进行，并做好卵巢防辐射。

（8）丈夫精液常规检查。

（9）必要时其他检查：如宫腔镜、腹腔镜、染色体等检查。

（三）充分的知情选择

（1）书面告知IVF-ET的过程，使不孕症夫妇能够积极配合，知道什么时候该做什么事，保障流程的顺利完成。

（2）使夫妇双方充分了解可能发生的风险，签署知情同意书。风险来自以下几点。①促排卵风险：卵巢低反应，由于没有足够数量的卵泡，可能取消周期；卵巢过度刺激综合征，甚至有生命危险。②取卵风险：如空卵泡现象，即在超声下可见卵泡生长，但取卵时取不到卵子；卵巢位置不当而取卵困难；发生盆腔内出血；盆腔脏器（膀胱、肠管）损伤；术后合并感染。③卵子受精和胚胎发育风险：由于精卵结合障碍或其他一些原因，使卵子不能受精；受精后不能分裂，从而得不到可移植的胚胎等。

（3）妊娠率的局限性：目前国内外理想的妊娠成功率仍在40%左右。亦即并非每个IVF周期都能获妊娠结果，事实上没妊娠的概率更大些，常常需要多个周期的施治才可获得妊娠。

（4）费用和所需时间。

三、超促排卵

世界上首例成功的试管婴儿，所用的卵子是来自自然周期。初期的IVF-ET采用的也是自然周期，其结果是每个周期只能获得1～2个卵子，因而妊娠率低。为提高周期获卵数，从而提高IVF-ET的妊娠率，自1980年起，不断有促排卵药物应用于IVF-ET进行促排卵，最先成功报道的是氯米芬，很快HMG和尿源卵泡刺激素（uFSH）联合HCG得到了全世界同行的共识和推广，开始了超排卵时代。超排卵使每个周期的获卵数增加，妊娠率也明显提高，但并未像期望的那么高，主要与超排卵后激素环境异常有关，如LH峰过早出现、雄激素和雌激素增高、而孕激素则相对不足、子宫内膜发育异常、卵子发育不同步等。在超排卵这一环节上，最有意义的进步当属20世纪80年代末促性腺激素释放激素类似物的应用。即在超促排卵前先用GnRH-a作脑垂体降调节，抑制内源性促性腺激素的分泌。GnRH-a的应用不但避免了卵子发育不同步，也防止了LH峰过早出现，还可在一定范围内自由安排取卵时间。这就是目前常规采用的控制性超排卵(con trolled ovarian hyperstimulation,COH)技术。有效而安全的 COH 应包含两层意思:募集到适当数量的卵泡并促使其发育到排卵前卵泡;选择适当的时间注射 HCG 诱发卵子最后成熟,主动决定取卵时间,便于安排工作。

目前应用于临床的 GnRH-a 类似物有两类,分别为 GnRH 激动剂和 GnRH 抑制剂(GnRH antagonist,GnRH-ant),常用的 GnRH-a 有布舍瑞林、那法瑞林、曲普瑞林、亮丙瑞林、戈舍瑞林等的长效和短效制剂,并有多种给药途径。根据 GnRH-a 的不同及其用法的差异演变出多种 COH 方案。为保障 COH 的有效性和安全性,个体化应用 COH 方案尤其重要。个体化的主要依据为患者的卵巢储备。

(一)卵巢储备能力的预测

最近几年,有许多研究致力于对有正常排卵的女性进行卵巢储备力的评价,以期寻找一条能够预测她们生育能力的途径。但迄今没有一项指标可以单独准确评估卵巢储备力,而应综合下列因素考虑。

1.年龄因素

人类的生育能力随着年龄的增长而逐渐下降,尤其是在 35 岁之后,有效卵泡的数目急剧下降。随着卵泡数目的减少,卵母细胞核的异常,包括纺锤体异常和非整倍体异常也同时增加。而且,其黄素化颗粒细胞经培养后产生的激素水平也急剧下降,颗粒细胞的增殖率亦下降,凋亡率同时升高。这些都表明,随着年龄的增加,卵巢的储备能力会急剧下降。但是单从年龄因素进行卵巢储备力的评价具有很大的局限性,因为有的女性从近 30 岁时即发生卵巢早衰,而有的女性到 50 余岁时仍能孕育。所以需要结合其他指标进行更确切的评估。

2.月经周期

有正常规律月经周期常是卵巢功能良好的表现。月经稀发者如 B 超提示卵巢形态正常或多囊改变,应警惕 COH 后卵巢过度刺激综合征发生的可能。有规律的月经周期缩短往往提示卵巢储备力的低下。

3.卵巢疾病和手术史

卵巢疾病可能对卵巢造成严重的破坏作用;卵巢手术如卵巢良性肿瘤剔除术、子宫内膜囊肿剔除术等手术的创伤,电凝的使用可能会严重影响残留部分卵巢功能。

4.窦状卵泡计数

在窦前卵泡期,卵泡的生长发育不依赖于促性腺激素的刺激,而窦状卵泡则依赖于促性腺激素。有研究发现,窦状卵泡的数量随年龄增长而下降,这取决于处于静止期的剩余原始卵泡池的大小。窦状卵泡计数可以通过全卵巢计数,也可以以最多切面作为指标。全卵巢计数≤5 或最多切面≤3 个提示卵巢储备能力低下。

5.基础 FSH 水平

多项研究证实,基础 FSH 水平升高与卵巢的储备力降低有关。Martin 通过对 1 868 个周期的研究发现,基础 FSH<20 U/L 时,IVF 的妊娠率为 16.5%;如果 FSH 一次测定≥20 U/L,则妊娠率降为 6.5%;多次测定或总是≥20 U/L 者,妊娠率为 0。这就强有力的证实了第 3 天 FSH 水平升高与妊娠预后不良之间的密切关系。Chae(2 000)对 118 个 ICSI 周期进行了研究,发现基础 FSH 水平>8.5 U/L 的患者其卵巢反应及周期妊娠率均<8.5 U/L 者。这些都说明,基础 FSH 水平能够预测卵巢的储备能力及最终的妊娠结局。但是也有反对意见。Bancsi(2 000)对 435 个 IVF 周期进行了回顾性研究后认为,基础 FSH 水平对于预测 IVF 周期中的继续妊娠率意义不

大，只有在较高的水平，如≥15 U/L 时，才显示出一定的意义。

6.基础 E_2 水平

在对卵巢储备力的评价中，将月经周期第 3 天的 E_2 水平与年龄和基础 FSH 水平结合起来，能够更好的评价卵巢的储备能力。在 Buyalos 的研究中，FSH 水平正常的 38～42 岁的女性中有 10.3％基础 E_2 水平高于正常，她们当中没有一个能够妊娠；而同一年龄组的女性，如果基础 FSH 和 E_2 正常，经过 4 个周期的治疗，累积妊娠率可达 44％；但＞43 岁者，无论内分泌情况怎样都无法妊娠。Smotrich 在确定了 FSH 水平对卵巢储备力的评价作用之后，证实当月经周期第 3 天 E_2＞293 pmol/L(80 pg/mL)时，无论年龄与 FSH 水平如何，就已经能够确定其生育能力的低下；在进行促排卵的过程中，就会因为卵巢反应低或无反应而使周期取消率上升，临床妊娠率下降；当 E_2≥366 pmol/L(100 pg/mL)时，卵巢的反应会更差。而且即使 FSH＜15 U/L，也没有一例妊娠。Phelps 的研究也得出了同样的结论。因此，E_2 水平对于预计 IVF 周期的反应和结局具有更有价值的补充意义。

7.基础抑制素水平

抑制素是一种异二聚体糖蛋白，由 α 和 β 亚单位组成。β 亚单位又有两种不同的分子结构 βa 和 βb，与 α 亚单位一起分别组成抑制素 A 和抑制素 B。抑制素 A 主要在黄体中期产生，抑制素 B 的峰值则主要出现于早卵泡期。

抑制素主要由卵巢颗粒细胞产生，调节 FSH 的分泌，在卵泡发育过程中起到重要的旁分泌调节作用。最近发现血液中抑制素 B 的浓度在早卵泡期随 FSH 水平的升高而下降，这提示抑制素 B 可能能够直接反映卵巢的储备能力。甚至有学者认为抑制素 B 比基础 FSH 和 E_2 水平更能直接且灵敏地反应卵巢的储备力。

8.FSH/LH 比值

自然绝经后，随着卵巢功能的降低，FSH 和 LH 均上升，而且血清中 FSH 水平比 LH 早升高几年的时间。因此，卵巢储备力低下首先应当表现为 FSH/LH 比值升高、Mukherjee(1996)将 FSH/LH＞3.6 作为一个评价卵巢储备力降低的指标，研究了 74 例 ART 周期，发现其特异性为 95％，敏感性为 85％。因此，FSH/LH 比值不失为一个评价卵巢功能的良好指标。

9.氯米芬刺激试验

由于氯米芬具有抗雌激素作用，因此在氯米芬阻断的情况下，唯一能够抑制 FSH 的途径是卵巢抑制素的抑制效应。卵巢储备低下时，颗粒细胞产生抑制素减少，使刺激后 FSH 升高。

方法为在月经周期第 3 天测定血清 FSH 水平，然后在第 5～9 天每天口服氯米芬 100 mg，再于第10 天重新测定 FSH。如果此时 FSH 水平升高(＞26 U/L)，则认为该女性的卵巢储备力低下。

10.既往 COH 史

是重要的卵巢储备功能判断指标，也是 COH 重要的参考依据，胜过任何预测指标。

(二)超促排卵方案的选择

1.自然周期

自然周期是不需使用任何药物刺激卵巢诱导排卵的，但必须通过临近排卵期反复多次监测 LH 峰来估计排卵准确时间，以便获取成熟卵子进行 IVF-ET。其最大的优点是从监测 LH 上升可获得自然成熟较好的卵子，同时具有自然激素诱导的子宫内膜环境，为胚胎种植提供良好条件，且不存在卵巢过度刺激与多胎妊娠的危险，并节省经费。其缺点是因为仅有一个主导卵泡发育,只能获得一个卵子,而且常常出现取卵失败,妊娠率相对较超排卵方案低。另一方面因为自然周期依赖测定 LH 峰来决定取卵时间,每天必须多次收集标本,非常繁琐,而且要确定 LH 准确上升时间也常困难,安排取卵工作被动。所以目前基本弃用。

2.改良自然周期

基于自然周期上述优点,ART 学者一直进行着克服自然周期缺陷的尝试。1989 年 Garcia 对自然周期-IVF 做了少许变更,即采用 B 超监测,当主导卵泡直径达到 18 mm 时注射 HCG 10 000 U,30 小时后采卵,共做 14 例,12 例获得卵子并受精,10 例可行 ET,有 2 例获妊娠。被认为是改良的自然周期。随着 GnRH-ant 应用于临床,新的改良的自然周期-IVF 正在被认可,这就是极低刺激 IVF。其方法为当单个优势卵泡发育到 14 mm 时,同时给予 GnRH-ant 制剂西曲瑞克 0.25 mg/d,以避免出现内源性 LH 峰,同时给予基因重组卵泡刺激素(果纳芬)150 U,维持优势卵泡发育。当卵泡发育到 18 mm 和/或 E_2>800 pmol/L时,当天继续给予西曲瑞克 0.25 mg,停基因重组卵泡刺激素,给予注射 HCG 10 000 U,34 小时后取卵。Pelinck MJ(2006 年)综合了多中心 336 例共 844 个改良的自然周期-IVF 周期,其启动周期平均妊娠率为 8.3%,3 周期累积妊娠率达 20.8%。2007 年 Pelinck MJ 报道了单个中心 256 例共 1 048 周期改良的自然周期-IVF(人均 4.1 周期),每启动周期胚胎移植率为 36.5%,妊娠率为 7.9%,个人累积妊娠率随着个人改良的自然周期-IVF 周期数的增加而增加,当极低刺激 IVF 周期数增加到 9 个时,其累积妊娠率达到 44.4%。改良的自然周期-IVF 适合所有 IVF 指征的患者,它最大可能保留了自然周期的优点,同时也提高获卵率和降低周期终止率,克服无法决定和控制取卵时间的缺陷,正在受到重视。

3.GnRH-a 长方案

是目前常规的 COH 方案。即嘱患者测基础体温(基础体温),在基础体温上升第 7 天,即排卵后一周开始 GnRH-a 治疗,此时内源性促性腺激素降低到最低点。临床上使用的 GnRH-a 有长效和短效两种。长效的使用方便,每周期仅需应用一次,但用药后即不能改变剂量和疗程,还可能影响早期黄体功能;短效 GnRH-a 可随时调整疗程,必要时还可调整剂量,但每天使用欠方便,而且可能漏用,因此各有利弊。

作为对 GnRH-a 刺激的反应,垂体快速释放已合成的促性腺激素,引起 GnRH-a 治疗的喷焰效应,同时停止合成新的促性腺激素,即所谓下调。垂体降调节一般在进入周期后 5～7 天内完成,标准:①LH<5 U/L;②E_2<185 pmol/L(50 pg/mL)。当达到垂体受抑制的标准时,加用 FSH 超促排卵治疗。

常规 FSH 给药从月经第 3 天开始,目前多采用减量方案。起始剂量必须根据卵巢储备力的预测结果而个体化,225～375 U 不等,2 天后减为 150～225 U。以后根据卵泡发育检测调整剂量。当基本同步的优势卵泡数量达到 5～10 个时,可以维持原剂量,如果卵泡数过少或生长缓慢应及时增加 FSH 量,而卵泡数过多亦应及时减量,甚至暂时停止用药。

卵泡发育监测一般从 COH 第 6 天开始,卵巢储备低下和容易发生卵巢过度刺激综合征的需从第 4～5 天开始。监测的目的包括评价促性腺激素的用量是否合适、保证足够量的卵泡同时发育、防止卵巢过度刺激综合征发生、了解子宫内膜厚度、适时注射 HCG。监测方法为 B 超检查和血清 E_2 测定。

超声监测以其无创性、方便、可靠的优点被认为是最佳监测手段,它可以提供准确的有关卵泡大小和数目的信息。对于子宫内膜厚度的测定也可以看出其对 Gn 的反应性。但是单纯用超声监测也有其缺点，即对于反应不良的患者，无法在促排卵早期根据患者情况增加 Gn 的用量，只有用药到一定阶段，发现卵泡生长过缓或没有生长时才能加量，可能会影响 COH 的结果。

早期 E_2 监测可以弥补超声监测的不足。如在 FSH 用药 4～5 天 E_2 没有升高，应尽早加量或不减量，以提高 COH 的满意率。理想的情况是保持 E_2 增长的速度在 50%左右。此外 E_2 监测还应用于下列情况：①有卵巢过度刺激综合征危险的患者，当 E_2＞6 000 pmol/L 时，须警惕发生卵巢过度刺激综合征危险；②用超声监测难以确定是否应当继续用 Gn，还是需要采取 coasting（即不用 Gn，使卵泡在原有 Gn 的基础上继续生长，但暂时不注射 HCG 诱发排卵）的患者；③在超声监测时发现卵泡生长的速度比预计的缓慢，但无法决定是否需要增加 Gn 的患者。

当 1～2 个主导卵泡平均直径≥18 mm，或 3 个卵泡≥16 mm 时，同时停止 GnRH-a 和 FSH，并给予 HCG 10 000 U，肌内注射。注射 HCG 目的在于模拟正常月经中期 LH 峰对发育的卵泡结构与功能上的影响，促使卵泡达到最后成熟，包括卵细胞核、胞浆及透明带的成熟，围绕卵子卵丘细胞团块出现，以及颗粒细胞黄素化等。注射 HCG 35 小时后行取卵术。目前已有基因重组 LH 用于临床。

4.GnRH-a 短方案

于月经 1～3 天开始给予短效 GnRH-a，如戈舍瑞林 0.1 mg/d，并于月经第 3 天开始应用 FSH 治疗。随后的卵泡发育监测和 FSH 剂量调整同 GnRH-a 长方案，当决定注射 HCG 时，同时停止 GnRH-a 和 FSH。短方案的优点是可以充分利用 GnRH-a 的喷焰效应，可能对募集卵泡有一定的帮助。常用于卵巢储备力低下或卵巢低反应的患者。但往往增加卵泡数的效果不明显，而且卵泡同步性差，易引起血清孕酮和雄激素升高，影响卵子质量。

另外，口服避孕药-微量 GnRH-a 也是一种短方案的治疗方法。连续口服避孕药（1 片/天）14～21 天抑制卵巢功能，停药 3 天后给予小剂量的 GnRH-a，3 天后开始大剂量的 FSH 治疗。这种方法的效果明显优于标准的短方案，特别是较少引起血清孕酮和雄激素升高，可能与 GnRH-a 剂量较小有关，也可能与口服避孕药抑制残留黄体的反应相关。对于以前治疗反应较差的女性，应用口服避孕药-微量 GnRH-a 治疗特别有效。

5 超短方案

超短方案于月经周期第 2 天开始短效 GnRH-a 治疗，持续 3 天，出现喷焰效应后停药，而后开始单纯的 FSH 治疗。适合卵泡期短的卵巢储备力低下或卵巢低反应患者。其缺点是在预防过早出现的 LH 高峰方面，效果较标准的长方案和短方案差，因为内源性促性腺激素的降调需要较长时间的 GnRH-a 的抑制治疗。

6.超长方案

在 FSH 促排卵前 1 个周期即开始用长效 GnRH-a 进行垂体降调节，当第二周期 GnRH-a 应用 10 天后开始合并 FSH 治疗，随后的卵泡发育监测和 FSH 剂量调整及择期应用 HCG 同 GnRH-a 长方案。超长方案主要应用于子宫内膜异位症患者，对短期改善子宫内膜异位症引起的局部内环境、提高卵子质量及提高妊娠率有一定帮助。

目前临床上还有对子宫内膜异位症和子宫腺肌症患者经 3～4 个周期长效 GnRH-a 治疗后直接开始超排卵周期的，其利弊有待进一步评估。

7.GnRH-ant 方案

前述 GnRH-a 应用于超促排卵已在全世界范围内成为常规方案。缺点：①在早期促成 LH、FSH 和 P 的升高；②增加使用 Gn 的用药量及延长用药时间；③黄体功能不健全，是由于 GnRH-a

对垂体所产生的抑制，在短期内未能恢复而导致取卵后，卵巢缺乏足够正常的内源性 Gn，特别是 LH 的刺激所致；④卵巢囊肿，与其喷焰效应有关，发生率约 23%，其大小常为 25～32 mm，可能妨碍随后的 B 超监测；⑤卵巢过度刺激征：其发生率 1.93%～13.8%，可能与 GnRH-a 喷焰效应引起大量的卵泡募集、发育，导致 E_2 水平增高有关。

近年，GnRH-ant 进入临床，为 COH 提供了新的方法。GnRH-ant 的作用机制是与位于垂体促性腺细胞表面的受体结合，阻止垂体合成 Gn，同时也不引起 Gn 的释放，因此无 GnRH-a 治疗初期的喷焰效应，对 Gn 的抑制作用迅速快捷。仅用小剂量 0.25 mg/d 即可有效地预防早发性 LH 高峰。

GnRH-ant 常规方案为：于月经第 3 天开始 FSH 治疗，其剂量应根据卵巢储备力个体化。FSH 治疗 5～6 天后，或当主导卵泡生长至直径 13～14 mm 时，加用 GnRH-ant，常用剂量为 0.5～1.0 mg/d，持续用药 5 天或直至 HCG 注射日。治疗期间可同时加用小剂量的 HMG 75 U/d。注射 HCG 35 小时后行取卵术。

理论上，GnRH-ant 在许多方面优于 GnRH-a，其优点如下。

(1)因为 GnRH-ant 治疗很少影响卵巢对促性腺激素的反应性，因此后续的 FSH 治疗的总剂量和时间减少，同理 GnRH-ant 治疗有助于改善长方案 GnRH-a 反应性较低的女性的预后。

(2)由于 GnRH-ant 无 GnRH-a 的喷焰效应，因此不会诱发卵泡囊肿。

(3)应用 GnRH-ant 有助于减少卵巢过度刺激综合征的发生率，特别是对于卵巢刺激高反应性女性。有研究表明，GnRH-ant 治疗周期的妊娠率较长方案 GnRH-a 周期的妊娠率低，并认为可能与拮抗剂对卵泡、卵母细胞、胚胎和子宫内膜呈现某些不利影响有关。对此，需要有更多的研究去证实。

四、取卵

早期是通过开腹手术进行取卵的，后来又应用腹腔镜下取卵。世界上首例试管婴儿即是在腹腔镜下取卵获得的。但是两者均有较大的创伤性，具有手术和麻醉相应的风险，且重复性差和取卵率较低，如果盆腔有粘连，在卵巢不易暴露的情况下会造成取卵失败。目前，各个中心都采用阴道超声引导下取卵，其优点是安全微创，简便快捷，可不需要麻醉，无论盆腔是否有粘连均可以操作，取卵率可高达 90%以上，术后即可下床活动，并且可多次、反复操作，增加患者的累积妊娠率。

(一)超声引导下取卵操作步骤

Scandinavia 报道了首例超声引导下取卵，用的是经皮经膀胱的方法。之后不久开始有经阴道方法的报道，并且很快被广泛应用。超声引导下经阴道穿刺取卵技术包括以下几步。

(1)注射 HCG 日起阴道清洁，每天 2 次。穿刺日在围穿刺期使用抗生素预防感染；注射 HCG 34～36 小时后取卵。

(2)镇静与麻醉：可仅予镇静剂或不用药。精神紧张者术前 30 分钟肌内注射哌替啶 50 mg。对一些疼痛较敏感的患者可采用异丙酚等静脉麻醉。

(3)患者取膀胱截石位。

(4)入室前常规 5% PVP-碘擦洗外阴、阴道和宫颈，并用生理盐水彻底冲洗，铺巾。也有用含庆大霉素的生理盐水(160 kU/500 mL)擦洗阴道、宫颈。必要时导尿。入室后阴道、宫颈生理盐水冲洗。

(5)无毒专用套或阴茎套保护超声阴道探头,安装穿刺针导向器,阴道超声观察子宫、子宫内膜厚度及形态、卵巢位置和大小、卵泡数目及大小。

(6)使用专用带有强回声针头的穿刺针取卵,常用的有单腔和双腔的两种。如双腔管则需接冲洗卵泡的装置。穿刺针接负压装置,调整压力到−18~−15 kPa。

(7)在超声监视下沿穿刺线由近至远依次穿刺所有卵泡。卵泡在卵巢内为圆形或椭圆形无回声影,转动探头使卵泡在导线上,将针迅速刺入卵泡中心,同时开始负压吸引,随着卵泡液抽出,卵泡迅速缩小消失。如果是成熟卵,吸出的卵泡液先是淡黄色,最后部分为血性(是由于颗粒细胞脱落,卵泡膜细胞之间血管破裂所致),此时将穿刺针捻动以便获得卵子。

(8)穿刺完毕,退出阴道探头,如发现阴道持续流血,应检查阴道穹隆穿刺点,如有活动性出血,可用干纱布压迫片刻。穿刺后患者休息1~2小时,回家前应复查B超一次,观察有无内出血等情况。一般情况下不需常规应用抗生素和止血药。

(9)在特殊情况下,可经下腹壁穿刺取卵。浙江大学医学院附属妇产科医院在2005年和2006年为一例先天性子宫颈闭锁术后的女性先后三次实施了经子宫肌层穿刺胚胎移植术,前两次均为化学妊娠,第三次成功孕育了双胎,并于近足月剖宫产分娩。

(二)注意事项

(1)手术操作人员按常规手术要求更衣、消毒。在整个操作过程中,除注意无菌操作外,须特别注意无毒操作。除了穿刺针和卵泡收集管,应避免任何其他东西直接或间接接触卵泡液,无菌手套上的滑石粉应彻底冲洗干净。

(2)由于卵子对光线及温度敏感,因此消毒后将灯光关闭、术前用恒温试管架预热。

(3)取卵室和实验室应在一起或相连,取出的卵泡液马上传递给实验室人员进行卵子的收集。

(4)穿刺针穿刺路径应避开大血管、膀胱、子宫内膜和肠管。穿刺时必须小心谨慎,认清卵巢的界限。特别要注意不能误将髂内静脉或肠管当作卵泡,造成误穿。仔细观察肠管有蠕动,而髂内静脉在转动探头时会显示长管状,可以准确鉴别。

(5)巧克力囊肿可随卵泡的发育而长大,被误认为卵泡。如在取卵过程中误穿巧克力囊肿,应立即更换穿刺针及试管。对于明确的巧克力囊肿,应在取囊后予以穿刺。对于输卵管积水,亦应在卵泡穿刺结束后进行穿刺,吸尽积液。

五、体外受精与实验室技术

(一)实验室基本条件

1.体外受精实验室

使用面积≥30平方米,并具备缓冲区。环境符合卫健委医疗场所Ⅰ类标准,建议设置空气净化层流室。胚胎操作区必须达到百级标准。

2.设备条件

(1)二氧化碳培养箱:IVF培养室应配置至少3台二氧化碳培养箱。

(2)超净台:至少3台。所有试剂的配制,血清、精液处理,以及拾卵、剥卵,ET都必须在超净台内操作。

(3)冰箱:贮存各种试剂,血清等。

(4)显微镜。①普通显微镜:常规精液分析;②立体显微镜:拾卵,剥卵,胚胎移植;③倒置显微镜:含恒温平台,观察原核及胚胎分裂。

(5)精液分析设备。

(6)二氧化碳浓度测定仪。

(7)电子天平(1/10 000)。

(8)恒温平台和恒温试管架。

(9)离心机:血清与精液处理。

(10)专用负压吸引器。

(11)实验室常规仪器:pH 计、渗透压计、红细胞计数器、电热干燥箱等。

(12)耗材。培养皿,35 mm、100 mm;试管,6 mL、14 mL、15 mL;巴斯特吸管;培养瓶,50 mL、200 mL;移液管,1 mL、5 mL、10 mL 等。

(13)试剂:IVF 所需的试剂均为来自 British DrugHouse,或 Sigma,或 Calbiochem 的分析试剂,常用的有 Earle's 培养液、磷酸盐缓冲液、青霉素、蔗糖、丙二醇、超纯水等。

(二)精子准备

1.培养液准备

(1)M-HTF,7.5%人血清替代物(SSS),用前复温。

(2)HTF,7.5% SSS,用前 5% CO_2,37 ℃培养箱内过夜。

(3)Percoll 分离液用前复温。

2.精液标本收集和液化

(1)精液自标本窗传入,询问名字,确认标本标记正确,用酒精清洗标本盛器外表面。

(2)精子处理室超净台内室温下待液化,通常 30 分钟。

(3)用吸管混淆标本。

(4)镜下检测精子密度、活动率和活力,并做好记录。

3.精子洗涤法

(1)3 倍量 M-HTF 稀释精液,混匀。

(2)300 g×5 分钟离心。

(3)去上清液,加 3 mL M-HTF,混匀。

(4)300 g×5 分钟离心。

(5)去上清液,沉淀加 HTF,记录密度和活动率。

(6)调整精子密度至每毫升含$(2\sim4)\times10^6$活动精子,置 5% CO_2,37 ℃培养箱内,待用。

4.精子上游法

(1)、(2)、(3)、(4)同精子洗涤法。

(5)去上清液,缓慢加入 1 mL HTF,置 5% CO_2,37 ℃培养箱内,约 1 小时。

(6)取上层液体,记录密度和活动率,加 HTF 调整精子密度至每毫升含$(2\sim4)\times10^6$活动精子,置 5% CO_2,37 ℃培养箱内,待用。

5.Percoll 分离法

(1)准备含 3.0 mL 90% percoll 分离液(下层)和 3.0 mL 45% percoll 分离液(上层)的离心管。

(2)管内加 2.5 mL 精液,300 g×20 分钟离心。

(3)吸取底层,加 2.0 mL M-HTF,400 g×5 分钟离心。

(4)去上清液,加 2.0 mL M-HTF,300 g×5 分钟离心。

(5)去上清液,记录密度和活动率,加 HTF 调整精子密度至每毫升含(2～4)×10^6活动精子,置 5% CO_2,37 ℃培养箱内,待用。

(三)卵子获取

1.溶液制备

溶液的制备是体外受精-胚胎移植技术中的重要环节,必须予以重视。

(1)培养液:是卵细胞在体外发育成熟、体外受精和体外培养的主要环境。为了尽可能创造一个与母体内自然条件相似的人工环境,保证胚卵的正常生长发育,培养液必须满足四个要求:①一定浓度的无机离子盐水溶液替代输卵管液的无机成分;②碳水化合物作为胚卵生长发育的能源;③给卵细胞和胚胎提供营养的蛋白质;④防止培养基细菌感染的抗生素。

(2)培养液的配制:许多厂家都能大批量的生产各种类型的培养液,从而解决了许多繁琐的配制工作。最常用的培养液有:改良 Earle's、T6、Ham's F10 以及 HTF,其中以 HTF(人类输卵管液)成分更加接近母体内的自然环境,效果较佳,但由于 HTF 保存期较短,通常有效期为 1～3 月,以往国内较少使用,随着各中心 IVF 周期数的增多,目前已有许多中心使用。Earle's 平衡盐溶液因有效期长、易运输、易保管,亦常用。

Earle's 平衡盐溶液 pH 7.2～7.4,不含蛋白质及抗生素。取卵前一天就应加入 10%自体血清,抗生素,放入含 5% CO_2及 37 ℃培养箱中平衡过夜。具体操作:①注射 HCG 前,抽取该孕妇血液 12～15 mL,分离血清,正常的血清应是清晰透明淡黄的液体,如有溶血或奶样不透明的血清不能使用。将血清放入 56 ℃水浴中灭活 45 分钟,取出室温冷却,随后用 0.45 μm 的一次性塑料过滤器过滤备用,置 4 ℃可保存一周,若要长期保存需放置于－20 ℃。②用移液管准确吸取血清及 Earle's 液,配成 10%血清 Earle's 培养液置于培养瓶。③按 PG 0.06 g/L,SM 0.06 g/L,丙酮酸钠 0.036 g/L 的浓度要求分别称取上述物质。并加入 10%血清 Earle's 液中混匀,置入 5% CO_2及 37 ℃培养箱中平衡过夜。④经平衡后的培养液 pH 应保持在 7.2～7.4,渗透压为 280 mOsm/kg,可用于卵母细胞生长、受精、胚胎发育与移植及精液处理。

常用卵泡冲洗液有两种:肝素化的 HEPES 缓冲 Earle's 液或肝素化的 Dulbeco's 磷酸盐缓冲液。DPBS 与肝素按 100 mL 加 0.64 mL 的比例配制。取卵前冲洗液和培养器皿均要保持在 37 ℃。

Percoll 液配制。①90%Percoll 液:10% Earle's 液 1 mL 与 Percoll 9 mL 混匀,从中取出 0.75 mL舍弃,再加入 0.75 mL 超纯水,即成为渗透压为 280 mOsm/kg 的 90% Percoll 液。②45% Peocoll 液:90% Percoll 5 mL 与 10%血清 Earle's 5 mL 混匀即成配制好的 Percoll 液,4 ℃保存 1 周内使用。

2.卵母细胞收集

(1)准备各种液体。①洗涤液:2 个 30 mm 培养皿或 4 个孔的培养皿,加入 0.8～2 mL10%血清 Earle's 培养液。②受精液(insemination medium,IM):4 孔培养皿中每孔加入 0.8 mL 或制成数个100 μL的 10%血清 Earle's 液于平皿中微滴,表面用液体石蜡覆盖。③生长液(growth medium,GM)与受精液同样配制。

各种培养液制备完成后,都应放入 5% CO_2,37 ℃培养箱内平衡,以保证 pH 及渗透压稳定。

(2)收集卵母细胞:①用 10 mL 试管收集卵细胞,迅速将卵泡液倒入培养皿内,置实体解剖镜下(15×),先用肉眼观察可看到一个灰色透亮的黏液团块,被称为卵-冠-丘复合物(oocyte-corona-comulus complex,OCC),再在解剖镜下观察,确认是否有卵母细胞存在。②将收集到的 OCC 放入洗涤液内,冲洗两次,去除周围的红细胞,根据 OCC 的形态学如颗粒细胞大小及分散度等判断卵细胞成熟度。③将 OCC 转移至 IM 液中,置 5% CO_2 及 37 ℃培养箱内培养 4～6 小时,使卵母细胞进一步成熟。

卵细胞成熟度可分为四级。

Ⅰ级:成熟卵。很薄的卵丘和/或放射冠围绕在透明带周围,见第一极体。

Ⅱ级:中度成熟卵。中等大小的卵丘结构,细胞松散,放射冠界限清晰。

Ⅲ级:不成熟卵。放射冠包裹卵子,卵丘结构大而松散,卵丘细胞仅几层。放射冠薄,分界不清。

0 级:过熟或闭锁卵。卵子裸露或色黑,无卵丘结构,可见放射冠或第一极体。胞浆不规则。

(四)IVF

从卵泡取出的卵母细胞经体外培养 4～6 小时后,即可受精。

1.加入精子

(1)一个卵细胞转至一孔或一滴 IM 液中,对于一些少精者每孔(滴)可放入 2～3 个卵细胞。

(2)每孔(滴)中加入约 10 万条活动精子,快速置于镜下检查精子浓度。

(3)置 5% CO_2,37 ℃培养箱内培养。

2.去除颗粒细胞及换液

去除颗粒细胞的目的在于更清楚观察受精原核是否受精,正常受精或多精受精,通常受精后 16～20 小时,卵母细胞周围的颗粒细胞应当去除,方法有两种:一种是用两支 1 mL 注射器连针头,在解剖镜下把卵周的残留颗粒细胞剥离;另一种是用微吸管,其内径与卵母细胞大小相吻合,反复吹吸多次,即可使卵周的颗粒细胞脱落。无论使用哪种方法,原则就是不能损伤卵母细胞与透明带。由于脱落的颗粒细胞及残余的精子对受精卵的进一步发育是不利的,因此需要把受精卵移到预先准备好的 GM 液中。

3.观察受精结果

将含有受精卵的 GM 皿放置于倒置显微镜下,这时可以看到卵细胞内出现两个圆形结构,1.5～2.0 μL,较致密光洁,这就是精、卵原核,标志着受精成功。卵母细胞已变成受精的合子。除了双原核,还可看到无原核、单原核、多原核,按不同受精情况将卵细胞转移至新鲜培养液中。

(五)胚胎分级

受精后把 GM 皿再放入 5% CO_2,37 ℃培养箱内,体外受精后 36～72 小时观察胚胎发育情况。不同的观察时段可以观察到胚胎发育的不同阶段(表 9-2)。

表 9-2　不同时段所观察到的胚胎发育的不同阶段

发育阶段	受精卵	2 细胞	3 细胞	6～8 细胞	桑葚胚	囊胚腔	致密囊胚	破壳
受精时间(小时)	16～20	24～26	44～48	64～72	95～100	105～110	115～120	125～135

移植前胚胎按 Puissant 等的标准评分。

4 分:正常形态大小均匀的裂殖细胞,没有核碎片。

3 分:轻微的大小形态不均的卵裂球,碎片小于细胞团块 1/3。

2 分:大小形如碎片不均一的卵裂球,碎片大于细胞团块 1/3。

1 分:只有 1 或 2 个卵裂球,大量无核碎片。

0 分:退化,完全是碎片。

(六)胚胎移植

选择形态好的胚胎装管,所有移植导管都要接到一个高质量的 1 mL 注射器上。移植的胚胎数目视情况而定。为了在保障妊娠率的基础上,减少多胎率,根据我国卫健委 2003 年 8 月 11 日发布的《人类辅助生殖技术规范》,首次接受 IVF-ET 的年轻女性移植胚胎数不得超过 2 个;年龄超过 35 岁或因未孕而第 2 次移植时,可以增加到 3 个胚胎。

首先将选择好移植的胚胎转移至含 10%血清的 0.8 mL Earle's 的培养皿内,放入培养箱内待用。用 10%血清 Earle's 液冲洗套上注射器的移植管 3 次,其目的是检查抽吸系统是否完好。然后将胚胎装载在含 25～30 μL 移植培养液的导管内,中间被两段 10 μL 的气体隔开。吸好移植液及胚胎的导管应立即送到手术室中,待导管插入宫腔内后,将胚胎与移植液(约 30 μL)注入宫腔内。移植后,将导管送回培养室,将导管内剩余的培养液注入移植皿内,解剖镜下仔细观察是否有胚胎存在。

(七)胚胎冷冻

由于超排卵方案的使用,大部分女性都能获得较多的卵细胞,经受精而发育为胚胎,移植后剩余胚胎,可以通过冷冻方法保存起来。冷冻胚胎宫内移植的成功使不少女性免去多次取卵的痛苦。

(八)IVF 实验室质量控制

1.严格的实验室规章制度

(1)所有进入实验室者,必须按手术室要求,更换手术室用清洁鞋,戴手术帽、手术口罩,穿手术洗手衣裤。进入实验室前,必须摘除戒指、手表,在手术室洗手处按手术室要求洗刷手臂。

(2)所有标本均应标记,严禁未标记标本(如精液)进入实验室。严禁未标记的瓶、皿、碟进入培养箱和无菌区。

(3)所有带入超净室(实验室内间)物品均应用 70%的乙醇擦净。

(4)严格区分精液处理和卵子、胚胎的处理区域。精液处理在精子处理室专用超净台内完成,卵子和胚胎操作在超净室超净台或百级超净化区内完成。

(5)所有血、精液、尿液及其他液体均应被认为是潜在污染物质,操作时应尽可能戴手套。处理后应用超净水或 70%酒精清洁台面,洗手。

(6)实验室所有操作不允许使用嘴吸吸管。

(7)实验室门一般应关闭,保持安静,胚胎、卵子操作时尽可能降低照明。

(8)未经允许其他人员不得进入。修理人员进入必须有实验人员陪同,修理器械应尽可能用酒精清洗。

(9)实验室钥匙由 ART 实验室人员专人携有。

2.严格的质量控制

建立质量控制系统目的在于检测各种试剂和培养器皿是否存在对胚胎有害的内毒素。保证配子和胚胎不受不良因素影响,提高受精率,进而提高临床妊娠率。质量控制常用方法有以下两种。

(1)实验鼠 IVF 及胚胎培养

观察鼠卵在体外受精及分裂过程。当受精率>75%,及经过培养 4 天后,80%受精卵分裂至囊胚期,证明培养系统安全有效。

(2)精子生存实验

用上游法分离活动性良好的精子;调整活精浓度至 5×10^9/L;取 0.5 mL 精子混悬液,置入 5 mL 培养管或培养皿内,作为试验管,取 0.5 mL 精子混悬液置另一个培养管或培养皿内,作为对照管;将 IVF 所需使用的各种注射器、移植管吸取试验管内的精液后,再放入试验管(皿)内置入 5% CO_2培养箱内;10 至24 小时后,用 Makler 计数器或红细胞计数器计数试验管及对照管内的活动精子,并计算它们之间的生存指数。生存指数=试验管内活精数/对照管内活精数×100%。如果生存指数<85%,就应考虑可能有细胞毒素的存在。

六、胚胎移植

(一)移植时间

一般在取卵后 48~72 小时,胚胎在 4~8 细胞期胚胎阶段,也可在原核期或囊胚期进行移植。

(二)操作步骤

(1)患者根据子宫位置留尿或排空膀胱后,取膀胱截石位。

(2)用生理盐水冲洗外阴及阴道,铺洞巾。

(3)放置窥器,用生理盐水将宫颈、穹隆部位擦拭干净,吸净宫颈管内的黏液。小棉签蘸少许胚胎培养液轻轻擦去宫颈口黏液。

(4)根据需要决定是否用宫颈钳夹持宫颈,有学者认为牵拉宫颈可引起子宫的收缩,影响受孕率。但多数学者认为用或不用宫颈钳均不影响受孕率,如果宫颈暴露困难,应该用宫颈钳。

(5)根据试移植的结果,向宫腔置入移植外套管。须注意由于双侧卵巢增大,有些患者的子宫位置会发生改变。必要时可在超声引导下插入移植外套管。

(6)实验室人员用内管抽取胚胎,将载有胚胎的移植内管插入移植外管,并超过外管约1.5 cm,缓慢注入胚胎,停留约 30 秒。

(7)分别缓慢取出移植内管、外管,显微镜下检查以确认无剩余胚胎,如有胚胎残留再次移植。

(8)根据患者子宫位置采取仰卧位、俯卧位或臀高位,静卧半小时。但也有学者认为不需静卧。Purcell 将 164 个 IVF-ET 周期分为两组,其中一组 ET 后静卧 30 分钟(82 例),另一组 ET 后马上离院,两组的临床 PR 分别为 49.02%和 52.94%,无差别。

(9)如移植困难,可造成创伤性出血,胚胎在有出血的环境中,不利于着床。可先将胚胎冻存,或经子宫肌层穿刺直接将胚胎植入子宫腔。

(10)移植的胚胎数目,除应符合我国卫健委 2003 年 8 月 11 日颁布的《人类辅助生殖技术规范》要求外,为了减少多胎妊娠给母婴带来的风险,有越来越多的学者提倡选择性单个胚胎移植。Fiddelers(2006)报道选择性单个胚胎移植的妊娠率为 20.8%,而双胚移植的妊娠率为 39.6%。Lukassen 报道 2 周期选择性单个胚胎移植的累积活产率达 41%,而双胚移植为 36%,多胎率前者为 0,后者 37%。单个胚胎移植是一个有效而安全的选择。单个囊胚移植可能进一步提高移植妊娠率,但有使出生性别比失衡的危险。

七、黄体支持

(一)黄体支持的理由

虽然有些研究认为黄体期支持与不支持没有区别,但大多数 IVF-ET 治疗周期均用黄体期支持。理由为：①COH 方案所产生的卵泡期高 E_2 水平将有可能导致黄体期缩短；②在取卵时卵泡抽吸使部分颗粒细胞层丢失，也可能影响黄体功能；③当采用 GnRH-a 与 FSH/HMG 联合方案超排卵时，由于垂体受到抑制，在短期内 Gn 分泌未能恢复，移植后需黄体支持。

（二）方法

（1）HCG：于取卵第 1、4、7 天分别注射 HCG 2 000 U。优点是简便、有效。但也有明显的不足：①其半衰期长，影响妊娠试验结果。注射 8 天以后才能测尿 HCG，或于胚胎移植后第 13 天和 15 天分别测血清 HCG 水平，根据其数值变化来判断是否妊娠。②卵巢过度刺激综合征的发生危险增加。

（2）黄体酮：于取卵第二天开始肌内注射黄体酮 40～80 mg/d，连续 15 天，然后测定血清 HCG。如未孕即停药等待月经，如证实妊娠则应继续用药，常须持续到 ET 后 65 天。对于获卵多于 15 个的患者，为防止卵巢过度刺激综合征，应首选黄体酮作为黄体支持。

除了注射剂外，也可采用黄体酮阴道栓剂早晚各一次，每次 200 mg。

（3）HCG 与黄体酮联合应用：即取卵 1、4、7 天用 HCG 2 000 U，第 8 天用黄体酮 40～80 mg，每天1 次，其后续治疗同上。

目前已有黄体酮口服制剂应用于临床，疗效尚不肯定。

八、妊娠确立及随访

移植后 12～14 天即可进行血清 HCG 测定，确定是否妊娠。3 周后如果 B 超下看见妊娠囊为临床妊娠，否则为生化妊娠。在进行 B 超检查时，还应当注意胎囊的数目及有无宫外孕。胚胎暴露在 B 超下的时间应尽量短，以避免超声波对胚胎有不利影响。对于妊娠者，还要加强后续的临床追踪及产前保健，预防流产及妊娠并发症。

（闫艳荣）

第三节　体外受精相关技术

一、卵母细胞质单精子注射技术

IVF-ET 可以有效地治疗诸如输卵管阻塞一类的女性因素不孕，但因其受精过程仍然依赖精子自身对卵子识别、穿入和融合的能力，故对男性因素不育疗效不佳，对重度少、弱、畸形精子症及阻塞性无精子症基本无效。为改变常规 IVF-ET 的治疗局限，通过显微操纵系统，辅助精子完成受精过程的显微受精技术应运而生。

早期显微辅助受精围绕精子穿过卵母细胞透明带展开，主要有应用 Tyrode's 液（pH 2.2）的透明带开孔、使用切割针的部分透明带切除和透明带下卵细胞间隙少量精子注射的透明带下授精等，这些技术虽然可改善部分男性不育的治疗结果，但总体的临床成功率并不高，并存在增高多精子受精的风险。

ICSI 技术诞生于 1992 年的比利时布鲁塞尔自由大学。该技术利用显微注射系统，通过将单个精子直接注入第二次减数分裂中期（MⅡ）的卵母细胞质内完成受精过程。ICSI 不受精子密度、活动力影响，对畸形精子和经附睾和附睾穿刺获取的精术也有效，受精卵裂的胚胎生长、着床及移植后妊娠率基本与常规 IVF 相似，故迅速逐渐取代 IVF 及上述其他显微辅助受精技术，成为治疗男性不育症的最主要手段，ICSI 技术无疑是男性不育症治疗史上的里程碑。

(一)ICSI 治疗的适应证

1.少、弱、畸精子症

ICSI 仅需数条精子即可达到受精、妊娠的目的，ICSI 是严重男性因素不育患者最有效的治疗方法。目前暂未统一明确的 ICSI 治疗标准，但普遍认为下列情况需要 ICSI 辅助受精治疗：①严重少精症患者，即一次射出的精液中精子密度≤5×10^6/mL；②精子总数在(5～20)$\times10^6$，活动率<40%，或Ⅱ级以上运动精子<25%，或畸形精子率>85%；③精子总数≥20×10^6，但严格标准的精子形态学检查精子正常率<4%，或精子活动率<5%。

2.前次 IVF 不受精

Cohen 等发现完全受精失败史的患者，再次 IVF 的受精率不会超过 25%。而 Palermo 等给前次 IVF 受精率<25%的患者使用 ICSI 再次治疗，则获得较高的妊娠率。目前一般认为如前次 IVF 受精率<50%，再次治疗应采用 ICSI 技术。

3.圆头(顶体缺乏)精子或完全不活动精子

ICSI 是圆头精子症患者唯一可以治疗的方法。不活动精子可通过低渗试验选择活精子或直接应用其睾丸精子进行 ICSI，有助于提高受精率。

4.阻塞性和非阻塞性无精症

附睾或睾丸手术获得数目很少或活动力很差的精子可用 ICSI 辅助受精。早期显微附睾精子抽吸，由于显微附睾手术耗时长，手术难度大，对患者损伤大，现多数中心已改进成经皮附睾穿刺抽吸取精术。当附睾缺如或完全机化时，可从睾丸取出的曲细精管中分离精子进行 ICSI。近来也采用睾丸曲细精管精子或精细胞 ICSI 治疗严重生精功能低下所致的非阻塞性不育患者。

5.冻存卵子或体外培养成熟后的不成熟卵子

将成熟卵子冻存复苏后或不成熟卵子经体外培养成熟后，透明带变硬使精子不易穿透。为保障受精，建议 ICSI 辅助受精。

6.植入前遗传学诊断

为避免透明带上黏附精子对聚合酶链反应(polymerase chain reaction，PCR)或荧光原位杂交(fluorescence in-situ hybridization，FISH)结果的影响，植入前遗传学诊断通常采用 ICSI 辅助受精。

7.IVF 不受精卵

在 IVF 中未受精的成熟卵子，可于 IVF 次日补行 ICSI，并获得正常受精和形态正常的胚胎。但因其卵裂率、囊胚形成率、植入率和妊娠率低下，因此现多认为常规 IVF 失败后采用 ICSI 补救不值得推荐。其原因不在于 ICSI 本身，而是因为卵子退化、胚胎与子宫内膜不同步性等问题。

随着 ICSI 技术的不断成熟，ICSI 的应用范围越来越广，对免疫性不孕、不明原因不孕，甚至年龄>38 岁的高龄女性，均有人主张应用 ICSI 代替常规 IVF。但 ICSI 技术本质上是一种侵入性治疗，其治疗不孕症的确切机制和潜在风险目前实际并未阐明，且治疗费用高于 IVF，因此 ICSI 开展需要掌握好适应证。

(二)ICSI 的实验室工作

成功的 IVF 实验室是进行 ICSI 的先决条件，进行 IVF 的所有仪器、设备、实验室条件和能够熟练进行精卵操作的技术人员都是进行 ICSI 所必需的。对于显微操作者，要求他们要有耐心并且细心，动作细致，观察认真，并能持之以恒，在付出大量时间与精力后，才能建立成功的显微操作系统。

1.ICSI 实验室的基本设置

ICSI 所需的主要仪器是一台倒置显微镜和一套显微操作系统。倒置显微镜配备有 4×、10×、20×和 40×的物镜头，安装显微针在 4×或 10×物镜下完成，进行显微操作则在 20×和 40×物镜下进行。倒置显微镜一定要清晰，光学系统应具有三维立体视觉，对精子形态观察可以细致入微，辨别优劣，并连接有闭路电视系统，可以监视、录像和教学。显微镜台上一定要有温度控制装置，维持卵子所处的环境温度在37 ℃。显微操作仪一般由两个显微操作臂、两套控制系统和两套注射系统组成。显微操作臂上分别安置显微针，包括固定针和注射针；控制系统调节显微针(固定针及注射针)在三维空间的实时活动，其中包括粗调与精细调节；注射系统通过液压或气压传动连接固定针和注射针，调节针内的液体进出，分别完成卵母细胞的固定和精子卵母细胞质内的注射。

ICSI 其他所需仪器有制备显微针所需的拉针器及锻针器，还有常规 IVF 所必需的仪器和设备，包括培养箱、离心机、配制试剂所需分析天平、pH 测定仪、渗透压测仪及纯水生产系统(Milli-Q)。自制显微针需要较高的技巧，且成品率低，而目前商品化的注射针规格规范统一，清洁无菌，独立包装省去了自制的麻烦，现在许多中心都购买成品显微针，很少配备制备显微针所需的拉针器及锻针器。

2.ICSI 的基本操作流程

(1)ICSI 前的准备工作。在 ICSI 注射皿中间滴两滴 5 μL 10%的聚维酮(PVP)M-HTF，一滴用于平衡和清洗注射针，一滴用于精子制动。在 PVP 周围可放 8～10 滴 5 μL M-HTF 微滴，上覆盖矿物油。

胚胎培养皿用小的 Falcon 培养皿，根据卵子的多少，在培养皿内放数个培养液滴，每滴约 50 μL HTF+10% SSS 的培养液，上面覆盖矿物油。

清除卵丘细胞的玻璃细针可在手术前一天或当天早晨用消毒的巴斯德玻璃管在酒精灯上拉制，拉成大约 150 μm 和 120 μm 两种口径的细针备用。

(2)精子的准备。少、弱精子症的精液一般使用辅助生育领域专用的精子分离液，经过梯度离心法收集精子：①吸取 1 mL 上层分离液置于离心管中，再吸取 1 mL 下层分离液缓慢地注于上层分离液的下面，配制双层梯度分层离心管；②小心吸取 1 mL 液化的精液覆盖于上层分离液的液面；③以 300～600 g 的速度离心 20 分钟；④移去所有的分层溶液，只剩底部的沉淀；⑤加 2～3 mL M-HTF 培养基，200 g 离心 5 分钟，去上清；⑥沉淀加已 37 ℃预热的含 10% SSS 的 HTF 培养液 0.2～0.5 mL(所加的培养液量视沉淀多少而定)，混匀，300 g 离心 1 分钟以内，放置室温使精子上游待用。

附睾穿刺抽吸取精时，常在注射针筒中预先吸入 1 mL 肝素化的 M-HTF 培养液，抽吸附睾液后，连同 1 mL 培养液注入培养皿中。收集稀释的附睾液，加 2～3 mL M-HTF 培养基，200 g 离心 5 分钟后使用。

用睾丸精子 ICSI 时，先取一小号塑料培养皿，加入 M-HTF，将曲细精管放入后，用吸管吹打受血液污染的曲细精管。再将曲细精管移入另一预先用针头在底部刻画成细网状纹理的培养皿中，加入 M-HTF 1 mL，用细小的弯头镊子将曲细精管磨碎，再将此悬液吸入预先配制的双层梯度分层离心管中，同少、弱精子症精液的操作，梯度离心法收集精子。

(3)卵子的准备。取卵后 2 小时，将卵母细胞置于含 80 U/mL 透明质酸酶的 M-HTF 中，用巴斯德管在立体显微镜下吹打。看其卵丘细胞大部分脱去后移至准备好的另一新的 M-HTF 清洗孔中，再改用 150 μm 和 120 μm 两种口径的细针去除剩余的卵丘细胞和连在透明带上的放射冠细胞。得到的裸卵在新的 M-HTF 中清洗两次后，在显微镜下检查卵子的成熟度，只有 MⅡ成熟的卵母细胞能做 ICSI，MⅠ和生发泡期卵需要体外培养成熟到 MⅡ才能进行 ICSI 辅助受精。

(4)显微注射系统的安装：①进行显微注射前，将左右两侧的显微操作仪的注射器及连接塑料胶管内充以无毒的矿物油，避免管内残留气泡。②在显微操作仪左右两侧的金属持针器上安置显微固定针和显微注射针。③调节左右两侧的微量控制泵，使矿物油注入固定针及注射针内，避免产生气泡。若为气压转动控制系统，则固定针及其连接塑料管内不能注入矿物油。④在低倍镜下，调整固定针与注射针两两相对成一直线。⑤将准备好的 ICSI 皿放入倒置镜台视野中即可进行显微操作。

(5)显微注射操作：①将注射针降低放入干净的 PVP 液滴中，旋转控制注射器的微调，调试注射针液体的进出速度。②再将注射针放入含精子的 PVP 液滴中，挑选形态正常的活精子，吸入注射针内，移至一干净的 PVP 液中，在其尾部中段猛烈制动，然后再将精子从尾部吸入注射针，抬高注射针。③移针至含卵子的液滴，用固定针将 MⅡ期卵母细胞通过负压轻轻固定，第一极体在 12 或 6 点处，避免注射过程对卵母细胞纺锤体的损伤。④注射时先将精子移到注射针内口处，调整注射针、固定针内口及卵膜在同一水平后进针，穿过透明带后继续进针，同时不断调整平面，可以看到卵膜随注射针的顶入弹性伸展进入卵浆中，这时不要将精子注入卵膜形成的陷窝内，否则精子只是被注射到透明带下。穿刺卵膜近卵子中间时，可见卵浆回弹包住注射针，表明刺穿了卵膜，偶尔也见到尽管注射针已刺入接近 9 点处的卵膜。但仍未刺穿卵膜，可能是卵母细胞胞浆张力不够的原因，这时可稍稍回抽针尖，调准平面后再较快速进针，可刺穿卵膜。⑤回吸少量卵浆，当卵浆开始快速吸入注射针时，表明卵膜已有破裂口，立即停止回吸，转而注入吸出的卵浆及精子，再迅速出针，尽可能少地注入 PVP 液。注射完毕观察卵膜回复正常位置，并观察精子注入的部位是否随卵膜的回复而至卵膜外、注入 PVP 的量及是否有卵浆的外漏及卵子的损伤。⑥释放经注射的卵子，移走固定针。将穿刺针移至 PVP 平衡液滴中吸吹数次，清洗注射针。⑦重复②～⑥完成对其他卵细胞的操作。⑧用 HTF 将注射完毕的卵细胞清洗数次，将每个卵细胞移入 HTF 微滴中，置入 CO_2 培养箱内培养。完成有关操作记录。

(6)注射后的卵子培养与胚胎移植。将 ICSI 后的卵子培养 16 小时后，检查受精情况，受精卵继续培养 24～48 小时后，观察卵裂情况，并进行胚胎评分，然后选择质量较好的 2～3 个的胚胎移植入子宫，其余胚胎冻存。

(三)影响 ICSI 治疗的因素

1.精子因素

临床研究发现，在 ICSI 治疗周期，尽管精液中可能无形态正常精子，或无活动精子，但仍有可能完成受精并获得妊娠，其关键在于能否发现存活精子。尽管精子形态学异常等多项异常均可不同程度地影响 ICSI 的结局，但真正能够导致 ICSI 受精失败的精液指标是精子活动率为 0，当无活动精子发现时，存活精子的存在概率大大降低，将严重影响 ICSI 的受精过程。

2.女方因素

女方年龄不影响受精率，但妊娠率随年龄增长而降低，当女方超过 40 岁时，活产率显著降低，通常随年龄增长的种植率降低是卵子质量下降引起的，与子宫内膜关系不大。此外，部分患者的 IVF 失败，实际由卵母细胞内在异常所致，此类患者改用 ICSI 治疗仍然无效。

3.卵子的激活

卵子自然受精的激活发生在精子与卵子特异性受体结合，穿透卵膜及精卵融合过程。ICSI 无此自然激活过程。有报告显示通过显微注射过程的猛烈来回抽吸卵浆，有助卵子激活，提高 ICSI 受精与妊娠率。但也有研究认为，猛烈来回抽吸卵浆无助于提高受精率，却易损伤卵子结构，不利于卵子的进一步发育。另一方面，在显微注射前猛烈地制动精子，从而损伤精子尾部，增加精子膜渗透性，也可增加 ICSI 的受精率。但 Palemo 等的研究表明猛烈制动对射出精子 ICSI 的受精率实际影响不大，但对附睾精子的受精率可从 51%增加到 84%，妊娠率也有所增加。制动损伤精子膜增加受精率的机制，可能与卵浆内有关激活因子渗入精子诱导雄性原核形成有关。至于附睾、睾丸精子的猛烈制动，可能还涉及其中精子成熟抑制因子的释放。

4.卵子结构的破坏

显微注射损伤卵子结构，最终可能发生卵子死亡。损伤可由注射针对卵母细胞膜性结构、超微结构和减数分裂纺锤体的破坏机械性所致，也可由卵浆从针眼的外漏所引起。另外注射过程培养环境的改变，如温度的改变也能导致纺锤体的不可恢复的改变。

Palermo 等观察表明损伤的发生与卵子质量有关。部分卵母细胞膜张力低下，卵膜不能包住注射针周围，易从卵膜上的缺口处发生卵浆泄漏，此类卵母细胞 ICSI 后的退化率达 14%，而其他卵子损伤 ICSI 后的退化率仅为 4%。分析显示这些卵膜易破的卵子较常见于大剂量 Gn 治疗周期。患者血 E_2 水平常较低，有较多的不成熟卵子，需体外培养成熟。

5.PVP 的影响

PVP 是一种黏稠的溶液，在一滴含 PVP 的培养液中加入少许精子沉淀，活动精子可游至 PVP 滴边缘，而杂质及低活力或无活力精子只能停留原地，或被动扩散到有限的距离，起到分离活精子的作用。黏稠的 PVP 使精子运动减慢，这样易于仔细观察精子的活动方式，易于将精子吸入或排出注射针，方便 ICSI 操作，并防止膜损伤后的精子粘住注射针。近年来，由于发现 PVP 对受精、胚胎质量及囊胚形成等可能的不良影响，多数中心已改用更安全的 PVP 替代品进行 ICSI，也有采用 M-HTF 直接进行 ICSI 的报道。

（四）ICSI 治疗的安全性

自然受精过程中，动物的数亿精子要经过获能、顶体反应等生化过程，才能有 1 个精子竞争性的与卵母细胞结合并开始新的生命过程。ICSI 技术绕过了许多自然受精过程的屏障，逃脱了人类精子的自然选择过程，加上操作本身可能损伤细胞骨架或减数分裂中的纺锤体等，其安全性正日益被有关学者所关注。

1.ICSI 对卵子的损伤

ICSI 直接将精子或精细胞注入卵浆内，可损伤卵母细胞纺锤体的微丝系统，其不仅可能影响染色体分离，导致单体或三体性胚胎的形成，还可能改变纺锤体的方向和位置，前者可以导致染色体全部移向卵子或全部移向第二极体，受精后形成三倍体或单倍体胚胎。后者可导致卵细胞体积的异常减小，第二极体的异常增大，甚至经第二次减数分裂卵子分裂成同样大小的两个细胞。不过，目前仍然没有确凿证据证明 ICSI 的致畸率增高，其中除卵子和胚胎的 DNA 修复系统等的修复作用外，机体胚胎的生长发育和分化等过程对损伤胚胎的自然淘汰可能起更主要的作用。

2.ICSI 精子可能将遗传缺陷传给下一代

(1)Y 染色体微缺失。染色体长臂片段缺失的研究近年来引人注目，它在严重少、弱精子症的患者中的发生率为 10%～15%。Reijo 报道在 389 例无精子症患者中，有 12 例在 Y 染色体长臂常染色质区有一约 30 M 碱基大小的区域存在不同程度缺失。该区域被命名为*AZF* 基因，其区域的缺失被称为 Y 染色体微缺失，其缺失程度与症状严重程度无关，但可影响*AZF* 基因中 DAZ 的表达，该基因是*AZF* 基因的单拷贝基因，仅发现在睾丸中转录 RNA，并结合蛋白，DAZ 有可能是*AZF* 基因的功能片段。还有学者分析了从 6 例无精子症睾丸中取出的精子，发现其中 3 例有*AZF* 缺失，而且有缺失的精子的受精率仍有 36%。因此，ICSI 能把 Y 染色体缺失传给男性后代。

(2)先天性双侧输精管缺失引起阻塞性无精子症，占男性不育原因的 2%，无精子患者的 25%。国外研究表明 60%～72%的先天性双侧输精管缺失有囊性纤维化跨膜传导调节因子(cystic fibrosis trans membrane conductance regulator，CFTR)的外显子突变。由于白种人群 CFTR 突变谱广，基因频率相对较高，携带者夫妇生育后代可出生具不同程度的临床症状的患者。因此一般夫妇须检查 30 个常见的外显子突变，以避免后代出现严重 CFTR 表型。近年来还发现外显子 8 的多 T 等位变异体与突变等位基因如*delta F508ak 5-T* 等位基因结合时可能影响先天性双侧输精管缺失的表型，而产生严重型囊性纤维化患者。*5-T* 等位基因在正常白种人群中的发生率为 5%，当男性基因型为*F508/7T*、女性基因型为*9T/5T* 等位基因时，他们的 1/4 胚胎可能因*delta 508/5T* 基因型而出现纤维囊性变。保守地估计，白种人先天性双侧输精管缺失的后代中 1/80 可能发生纤维囊性变，因此在 ICSI 之前检查先天性双侧输精管缺失患者的突变型是有必要的。不过在东方人群中囊性纤维化的发生率不高。

(3)染色体结构异常

染色体结构异常主要包括平衡易位、倒位和性染色体异常，在严重少、弱精子症患者中占 4%。这些染色体结构异常很有可能传给下一代，Bonduelle 报道 6 个染色体结构异常中有 5 个来自父亲。Meschede 也报道一例男性平衡异位的不孕患者在给予 ICSI 后女方双胎妊娠，但孕 15 周时发现其中一胎 9 号染色体三体需减胎，另一胎正常。这是因为平衡易位可产生三类配子：①正常核型；②与男方相同的平衡易位；③不平衡染色体结构异常。

3.ICSI 与印迹基因

2003 年 ART 子代中几种罕见的印记基因疾病的发病率升高的报道发表以来，引发了 ICSI 与印记基因安全性担忧，尤其是利用圆形精子细胞或用睾丸精子 ICSI 被认为可以引起印迹紊乱。有报道指出，少数通过 ICSI 出生的儿童易患 Angelman 综合征，可能是母本 15 号染色体印迹紊乱引起的。另外有研究发现，IVF/ICSI 婴儿 Beckwith-W iedemann 综合征的患者多于普通人群，说明 IVF/ICSI 易引起表观遗传调控的异常。不过另一项对 5 岁的正常儿童和 ICSI 儿童的追踪随访研究，并没有发现与印迹基因紊乱有关的疾病。目前，关于 ICSI 操纵过程是否可能引起婴儿印迹紊乱仍不清楚，因为 ART 过程中的诸多因素，如药物促排卵、胚胎体外培养、黄体的维持等实际都存在影响基因组的印迹的可能。

综上所述，作为 IVF 的一项衍生技术，ICSI 是当前最为有效的治疗男性不育的方法。在应用该技术解除无数不孕夫妇不育痛苦的同时,我们必须清醒地认识到ICSI的精子逃逸了人类的自然选择机制,有可能将导致男性不育等异常的遗传学因素传给下一代。所以在ICSI之前必须有染色体等相关的遗传学检查,应该进行遗传咨询,必要时需要必须结合植入前遗传学诊断和产前遗传学诊断,以避免严重畸形后代出生。

二、植入前遗传学诊断

由于没有确切的逆转遗传突变的方法,人类遗传病的预防和治疗极为困难。遗传咨询、妊娠胎儿遗传病患儿筛查和风险评估、超声和产前宫内遗传病诊断,终止异常妊娠,避免遗传病患儿出生,是目前遗传病处置对策中最常用的有效方法。但产前诊断术手术时间最早也在孕10周以后,一般是孕中期。遗传病患儿高出生风险的夫妇,常需经历一段心理压力很大的等待时期。一旦产前诊断确定胎儿异常,又需施行妊娠终止术,可给夫妇带来较重的心理和生理打击,并可引发伦理、宗教的纠葛。

IVF-ET婴儿的出生,标志着人类获得在体外对其配子、胚胎进行操作的能力。PCR和FISH技术的开展,使得极体、卵裂球或囊胚滋养层细胞的遗传学分析具有实际可行性。1989年,Handyside对性连锁疾病患者施行IVF卵裂期胚胎活检,PCR性别诊断,选择女性胚胎移植后妊娠成功。从而宣告人类具备了将遗传病诊断提前到胚胎植入子宫内膜之前,防止遗传异常妊娠发生的能力,植入前遗传学诊断(preimplantation genetic diagnosis,PGD)技术开始进入实际应用阶段。经十余年的技术改进和发展,PGD已进入世界范围的临床应用和推广阶段。

(一)植入前胚胎活检技术

1.卵裂球活检

卵裂期胚胎是全能的,人8细胞期卵裂胚胎活检1个细胞,胚胎发育几乎不受任何影响。加上8细胞胚胎活检后可经囊胚培养再移植,可以获得1～2天遗传学分析时间。因此,取卵后第3天6～10细胞期卵裂胚胎是目前PGD活检的首选对象。

卵裂期胚胎活检包括透明带开孔和单卵裂球获取,前者常用方法有酸性液透明带开孔、穿刺针透明带切割和透明带激光打孔,后者基本采用卵裂球吸取针负压吸取。由于非间期核卵裂球在细胞裂解时染色体可发生丢失,同时受精后继发的染色体异常嵌合又常与核形态密切相关,故获取可见单一间期核的卵裂球对PGD分析的成败十分重要。由于受精后第3天卵裂球间相互连接现象明显,为减少活检对其他卵裂球的损伤,通常在活检前用无钙、镁离子的培养液消除卵裂球间钙离子依赖的相互黏着。

卵裂期胚胎活检的主要缺点是可分析材料仅1～2细胞,难以确定嵌合体,难以进行染色体标本制备,残留的精子、颗粒细胞及外源性遗传性物质易对检测结果产生干扰。当然,随着ICSI技术常规应用于PGD的受精过程,遗传学分析技术的进步,卵裂胚胎活检的上述缺点所产生的影响正在逐渐减弱。

2.极体活检

极体是卵母细胞成熟分裂的产物,既不参与胚胎的发育,又无任何已知的功能,极体活检具有比卵裂球活检更高的安全性。极体活检及其遗传学分析可在获卵后48小时内完成,更符合PGD的时效性。

首先报道极体活检PGD成功的是Verlinsky。当时他和他的同事们对一常染色体隐性遗传病诊断携带者进行了IVF、卵母细胞第一极体活检,选择正常胚胎移植后获得妊娠成功。

目前极体活检常常采用透明带切割法。为尽量减少纺锤体损伤的可能，通常在偏离极体的部位施行透明带开孔和第1极体的吸取。IVF或ICSI受精后，再采用相同的方法吸取第二极体。极体经PCR或FISH分别检测基因位点和染色体组成。活检后卵细胞经培养发育成卵裂胚胎或囊胚后，选择分析结果正常者移植宫内，也可先冻存，待遗传组成确定后，在下一周期选择正常受精卵复苏培养至胚胎移植。

由于采用了第一和第二极体的序贯活检分析，其单基因病诊断的准确性常常显得比卵裂球活检分析更高些。目前，极体活检主要的是应用于与女性年龄相关的卵细胞染色体数目异常的分析。但极体仅含有母源性遗传物质，不能检测父源性基因或染色体组成，不能确定胚胎性别是其主要缺点。

3.滋养层细胞活检

受精后5～6天的胚胎，细胞分化成外包的滋养层细胞和内在的内细胞团，并在中央形成囊腔而成为囊胚。此时细胞数已增殖至60～90个，其中滋养层细胞占细胞总数的3/4以上，在以后的胚胎发育中主要形成绒毛组织，不直接参与胚胎胎儿结构的形成。囊胚滋养层细胞活检可克服极体和卵裂球活检可供材料少、不能阐明嵌合体等困难。

现滋养层细胞活检通常采用两步法：首先在内细胞团对侧的透明带进行透明带开孔，方法基本同于卵裂胚胎透明带开孔。然后继续培养至囊胚滋养层细胞孵出，通过活检针碾磨或辅以激光，使孵出滋养层细胞与囊胚分离。

囊胚滋养层细胞活检可提供10～30个细胞，不仅能明显提高PGD诊断的成功率，还可进行胚胎染色体核型分析。不过局限于滋养层细胞的异常嵌合和活检后遗传学分析所需时间与剩余胚胎移植窗口期时间之间的矛盾是其广泛应用的主要障碍。

（二）单细胞聚合酶链反应

PGD的分析材料来源极为有限，对诊断技术的敏感性和特异性要求高。同时，子宫的种植窗时间短，要求在尽可能短的时间得到诊断结果。单细胞PCR是目前PGD单基因病检测的主要手段，同时可用于胚胎的性别分析等。

1.模板的制备

单细胞PCR的模板一般不能采用常规的DNA抽取方法，而采用细胞裂解法制备。现常用有冻融法、蛋白酶K/SDS消化法和KOH/DTT裂解法。所有用于细胞裂解的液体体积均应计算入单细胞PCR反应的总体积中。

2.单细胞基因扩增

PCR具有极高DNA检测敏感性和特异性，但由于单细胞内基因组DNA含量仅约10 pg，目的基因模板仅1～2个拷贝，单细胞常规PCR往往会遇到因起始模板过低，扩增后特异性产物量不足于检测水平，使诊断的敏感性减低的问题。巢式PCR有内外两对引物，PCR反应分两步走。在首轮外侧引物PCR中，反应模板是单细胞裂解产物，外侧引物与目的基因配对连接，扩增引物间的特异性片段。然后以外侧引物PCR产物为模板，应用内侧引物引导扩增位于外侧引物PCR特异性片段产物内的DNA片段，使目的基因产量进一步增加。巢式PCR不仅可以解决单细胞常规PCR产量过低的问题，而且由于外侧PCR产物可满足进行多次内侧PCR的模板要求，使内侧引物PCR的重复进行成为可能。

某些疾病的基因十分庞大，如假肥大性肌营养不良基因含79个外显子，具有多个缺失突变热点区，相邻突变热点区可跨越数十至数百个kb的距离，超过了单纯巢式PCR技术所能扩增的有效长度。而另一些疾病涉及正常基因与突变基因诊断，如囊性纤维变性△*F508* 基因携带者夫妇胚胎的正常、杂合子和患者的诊断。同时，PGD 临床还有同时进行多个基因检测的要求，例如，假肥大性肌营养不良基因诊断时的性别诊断。在同一 PCR 反应中加入多对引物，同时扩增同一模板的几个区域或不同染色体的几个基因位点，进行多重 PCR 扩增是解决上述问题的主要对策。单细胞水平的多重 PCR 一般也以巢式 PCR 方式进行，其不同引物对的设计既要考虑具有相对接近的退火温度，以使不同目的基因位点在同一 PCR 变温循环条件下，同时得到充分扩增；又应顾及不同扩增产物的长度差异，以利产物的检测分析。当然，如果将多重引物仅限于外侧 PCR，扩增产物的长度差异可以不考虑。

3.产物分析

单细胞 PCR 产物分析与常规 PCR 相同，其中最常用的是产物直接测定：将 PCR 产物 EB 染色凝胶电泳，根据有无特异性条带出现诊断基因有无异常，可用于缺失型假肥大性肌营养不良、囊性纤维变性△*F508* 基因等的诊断。其他分析方法有限制性片段长度多态性分析、聚合酶链反应-单链构象多态性分析、印迹技术等。

4.单细胞 PCR 的问题

(1)扩增失败和等位基因脱扣。单细胞 PCR 应用于 PGD 的最主要缺点之一是扩增失败率高，一般有 10%左右。其原因可除细胞提前裂解、裂解不完全、PCR 条件不理想外，还与卵裂球细胞核的完整性、细胞生长活性及碎片化有关。等位基因中单个位点的随机性扩增失败称为等位基因脱扣，其确切机制不明。报道的等位基因脱扣发生率为 5%～20%。染色体单体非整倍体嵌合、PCR 前 DNA 蜕变、PCR 条件不理想、等位基因选择性扩增是可能的原因。据报道将单细胞 PCR 的首个变性温度从 90 ℃提升到96 ℃，囊性纤维变性位点的等位基因脱扣发生率可下降 4 成，β-球蛋白位点的等位基因脱扣可下降11 成。使用 KOH/DTT 或蛋白酶 K/SDS 方法裂解卵裂球，等位基因脱扣发生率似乎也有降低。一次活检获取 2 个卵裂球，或施行双极体活检，多重 PCR 同步扩增紧密连锁基因等措施是减少单细胞 PCR 假阴性结果的重要手段。妊娠后的羊膜腔穿刺羊水细胞遗传学分析，是 PGD 后的常规。

(2)外源性 DNA 污染。污染的主要来源有三个，IVF 后吸附在透明带内外的精子、放射冠残留的颗粒细胞和在 PCR 操作过程中混入的外源性细胞。现 PGD 通常主张常规 ICSI、彻底剥除颗粒细胞、所有操作在无菌层流条件下进行。利用高度多态性短串联重复序列、组织相容性抗体位点和基因指纹图，进行目的基因和上述位点的单细胞多重 PCR，有助于实现扩增产物的来源评估，是防止污染引起单细胞 PCR 诊断出错的更可靠的方法。

(三)荧光原位杂交

1.荧光原位杂交技术

虽然有单个卵裂球染色体核型分析的报道，但因其染色体形态极差，几乎无法显带，实际不能应用于卵裂球的 PGD。FISH 能检测间期核染色体拷贝数，是目前染色体病 PGD 的常用方法。

FISH 应用的是染色体特异探针与染色体特异位点间可发生特异性杂交的原理。经典 FISH 具体步骤：①提取特定染色体的特异 DNA 片段，标记上某种介导作为探针；②染色体标本上覆特异探针，加热至 DNA 变性温度，染色体上双链 DNA 和探针同时解链成单链脱氧核糖核酸状态；③温度减低，DNA 开始退火，由于加入的探针的拷贝数远比染色体上与其相同的特异 DNA 片段分子拷贝数高得多，使探针的两条单链脱氧核糖核酸与其相同的特异 DNA 片段的两条单链脱氧核糖核酸互补聚合、杂交,形成特异的杂交分子;④与带有荧光的抗介导分子抗体共同温育,形成杂交分子-荧光抗体复合物,使杂交部位在荧光显微镜下显示荧光信号。根据荧光信号的有无及光点数可分析特定染色体数目等的异常。荧光信号可用带荧光的第二、第三抗体结合而得以增强。由于探针可同时与染色丝特异互补序列杂交,使其能同时检测卵裂球、极体等间期核的染色体。

不过,目前使用更多的是直接法 FISH。即采用直接带有荧光标记的寡核苷酸探针与染色体或间期核杂交,探针与特异结合的 DNA 片段形成的杂交分子能在荧光显微镜的荧光激发下,直接显示荧光信号,方法较经典 FISH 简便。

随荧光染料和显微荧光显色技术的进步、荧光探针的商品化,电脑辅助 FISH 分析系统的开发和应用,通过不同荧光色标记不同染色体探针的组合,能够同步检测数个染色体位点的多色 FISH 技术已经为临床所常用。一轮 FISH 完成后,洗涤脱去杂交结合的探针,再行另一组探针杂交,即多轮 FISH 的 PGD 也已开展,该技术可将染色体数目检测范围倍增。

2.卵裂球和极体 FISH 方法

用于卵裂球和极体 FISH 检测的方法常因中心而异,但基本步骤仍是相似的。①卵裂球或极体细胞核固定:活检卵裂球或极体细胞经 PBS 洗涤后,0.1%枸橼酸钠或 0.075M KCl 低渗处理数分钟,转入载玻片上 0.01N HCl/0.1% Tween 20 液或 3∶1 甲醇冰醋酸液微滴,去除细胞质,并使细胞核附着于载玻片,经 70%、85%、95%乙醇系列脱水干燥,Pepsin(10 μg/mL)37 ℃处理 10 分钟,1%多聚甲醛 5 分钟,再次乙醇系列脱水,空气干燥,标记核固定区域待用。②杂交:载玻片核固定区加含染色体荧光探针的杂交液,上覆盖玻片,74 ℃ 5 分钟,37 ℃水浴锅内数小时或过夜孵育。③杂交后洗涤:0.1×SSC/0.3% NP-40 75 ℃ 2 分钟,2×SSC/0.01% NP-40 75 ℃ 2 分钟,空气干燥后加含 DAPI 或 PI 的抗荧光衰变剂,覆盖玻片。④FISH检测:使用 U、G、B 等荧光激发滤片,分别激发 DAPI、TRITC 和 FITC 等相应荧光染料。荧光显微镜镜检或借助电脑 FISH 分析系统,进行 FISH 结果分析。

3.FISH 在 PGD 中的应用

从本质上看,FISH 只是一种探针与特异 DNA 片段组成的杂交分子的计点分析。因此,卵子极体或胚胎卵裂球间期核 FISH 仅能提供极有限的染色体区域的遗传信息,FISH 在 PGD 中的应用也仅限于年龄相关常见染色体数目异常筛查、染色体平衡结构异常携带夫妇的胚胎染色体组成分析和胚胎的性别诊断。

13、18 和 21 号染色体的三体、X 多体,以及 Y 染色体的缺体和多体,是目前已知仅有的能够有活产出生的染色体数目异常,多数与女性年龄相关。现 PGD 临床多通过极体或卵裂球活检,使用商品化的 13、18、21、X 和 Y 染色体的五色 FISH 试剂盒和五色 FISH 分析软件,完成有关的卵子和胚胎的筛查。据统计,目前年龄相关的卵细胞或卵裂球染色体异常的筛查占整个 PGD 周期数的 50%以上,其中 95%使用染色体 X、Y、13、18、21 探针进行检测。五色 FISH 胚胎检测可有效防止上述染色体异常综合征妊娠发生外,还因减少了染色体异常胚胎的植入,降低了辅助生殖治疗中的妊娠后流产率。但是,由于卵裂球嵌合体的存在、杂交信号的重叠等,五色 FSIH 可发生约 15%的诊断错误率,其中尤其是染色体单体的诊断率,明显高于染色体单体受精卵能发育至形态良好胚胎的比例。在进行有关诊断时,应考虑这一点。此外,高龄女性高质量胚胎数目较少,活检后可移植胚胎进一步减少,使妊娠机会进一步降低,也是开展年龄相关染色体异常植入前筛查的难点之一。

对平衡相互易位夫妇的胚胎FISH检查，通常采用的方法是，应用分别从属于相互易位染色体的两个靠近断裂点和两个远离断裂点的四个探针，进行多色FISH，以检出部分单体和部分三体等不平衡染色体异常。目前，远离断裂点的探针可用商品化的亚端粒FISH探针，但靠近断裂点探针多来源困难。对罗伯逊易位只要采用相关染色体的两个探针，便可完成单体和易位三体的检出。不过，在进行罗伯逊易位的上述诊断时，应注意到13/21、15/22染色体着丝粒α重复序列相互交叉，防止其对PGD正确性的影响。除非应用跨越断裂点的特异荧光探针，FISH一般无法对染色体异常携带夫妇的胚胎做出染色体组成正常与染色体平衡结构异常的明确诊断。而跨越断裂点荧光探针的合成也将是耗时和困难的。

随着分子生物学技术的不断进展，新的PGD技术也在不断涌现。目前应用荧光PCR、全基因组扩增、单细胞比较基因组杂交、间期染色体转化、DNA芯片等技术进行PGD临床应用或技术探索的报道均已可见。相信PGD明天一定会更安全、更敏感、更正确，应用该技术实现人类生殖健康的源头控制必定会成为现实。

三、卵母细胞的体外成熟

体外受精-胚胎移植(IVF-ET)是当前女性不孕和男性不育治疗的最有效方法，其成功关键之一是多个MⅡ期卵母细胞的获取，目前采用的主要方法是控制性促超排卵(COH)，即使用药物刺激卵巢，诱导多个卵泡生长，以获取较多成熟的卵母细胞。涉及的药物包括促性腺激素释放激素类似物(GnRH-a)、促性腺激素释放激素拮抗剂(GnRH-ant)、促性腺激素(FSH，LH)等，不仅费用昂贵，需每天注射用药和反复B超卵泡监测，且存在诱发卵巢过度刺激综合征(卵巢过度刺激综合征)的风险。据统计，常规COH-IVF周期的卵巢过度刺激综合征发生率为0.6%～14%，其中多囊卵巢(PCO)及PCOS患者的发生风险最高。此外，COH因多卵泡发育成熟，排卵期和取卵后均可引发高雌激素血症，增加诸如乳腺癌、卵巢肿瘤、宫颈癌、子宫内膜癌、黑色素瘤等一类激素依赖性肿瘤的发生风险。

卵细胞体外成熟(in-vitromaturation，IVM)技术指模拟体内卵母细胞成熟环境，从未经药物刺激或只用低剂量药物刺激的卵巢直接获取未成熟卵母细胞，体外培养成熟至第二次减数分裂中期(MⅡ期)，然后进行IVF-ET。与常规COH-IVF-ET相比，IVM-IVF-ET自然、经济，女方并发症发生风险低，是辅助生殖技术发展的方向。

随着肿瘤治愈率的提高，女性肿瘤患者手术和化放疗后保持生育能力需求日益高涨。为避免放化疗对卵巢生殖细胞的损伤，防止对肿瘤组织的进一步刺激，安全有效的方法是在放化疗前冻存含大量原始卵泡的卵巢组织，治愈后通过IVM将卵母细胞体外培养成熟，而后进行IVF-ET。国际上卵子捐赠存在卵子来源的极度困难，而因良性妇科疾病(如子宫内膜异位症、子宫肌瘤等)手术切除的卵巢组织却相对丰富。通过IVM，将来源于上述患者的未成熟卵母细胞培养成熟，将为卵巢早衰、遗传病携带者等需接受供卵治疗者提供广泛的卵细胞来源。可见，IVM在女性生殖功能保存和卵子库建立中也有其非常重要的作用。

IVM的起始可以追溯到1935年，当时Pincus和Enzmanz完成了家兔卵母细胞的体外培养发育成熟实验。1965年，Edwards证实了卵母细胞核自发性成熟是哺乳动物的一种普遍现象，并于1969年进行了未成熟卵母细胞的体外成熟及其IVF的尝试。1983年Veek等报道自IVF刺激周期获得未成熟卵进行IVM-IVF-ET后获得妊娠。1991年Cha等从未经超排卵的卵巢中获取未成熟卵IVM后成功获得妊娠。此后又先后有来源于PCOS患者小卵泡、胎儿始基卵泡、人窦前卵泡等卵母细胞的 IVM 报道。随着商品化序贯 IVM 培养液的开发，对 B 超引导未成熟卵穿刺经验的积累，细针穿刺取卵的应用，IVM 技术逐渐成熟，其受精率和移植存活率可分别达 30%～35%和 10%～15%，目前 IVM 已成为 PCO 和 PCOS 患者获得成功妊娠的新选择，也是卵巢反应不良和反复胚胎质量不良女性不孕症治疗的重要手段，在欧洲和日本的一些生殖中心已经替代常规 COH-IVF-ET，成为最主要的辅助生殖技术。

(一)卵泡及卵母细胞的成熟过程和机制

与其他许多哺乳动物一样，人卵母细胞在胎儿期间就开始了第一次减数分裂，出生前后处于第一次减数分裂前期(核网期)。出生后人类卵巢中有 70 万～200 万不成熟卵母细胞，这时初级卵母细胞处于前期和中期之间的静止期，并长期停留在此阶段。青春期后，在内源性垂体促性腺激素作用下，不成熟卵母细胞才开始分批分期继续第一次减数分裂。血清 LH 峰出现前，卵母细胞减数分裂仍停留在生发泡期；血清 LH 峰出现后，生发泡破裂活化，蛋白合成模式发生变化，细胞内胞浆细胞器重排，核膜崩解，染色质凝聚。24 或 48 小时后，初级卵母细胞分裂形成第一极体和次级卵母细胞，卵母细胞发育成熟并从卵巢排出。每一周期有 20～50 个卵泡发育，但一般只有一个卵母细胞成熟并排出，绝大多数卵母细胞在发育过程中逐步退化。

卵泡和卵母细胞的成熟过程复杂，需要众多生长因子和激素调节，包括内分泌、旁分泌和自分泌的调节过程。其中垂体促性腺激素 LH 和 FSH 在卵泡发育中起至关重要的作用，它们通过环磷酸腺苷途径促进颗粒细胞增生、卵丘细胞膨散，以利于精子穿过进入卵母细胞；通过刺激颗粒细胞分泌成熟促进物，直接或间接地作用于卵母细胞，启动卵母细胞减数分裂，完成生发泡破裂并排出极体。早期卵泡发育由促性腺激素诱导发生，但促性腺激素的启动又依赖血管活性多肽、去甲肾上腺素、激活素、转移生长因子等，而卵母细胞的最终成熟还与卵泡内胰岛素样生长因子、减数分裂阶段促进因子、卵母细胞成熟抑制因子、细胞周期素的调节密切相关，并涉及细胞凋亡机制。

(二)IVM 的卵母细胞来源和应用

卵母细胞体外成熟实际上是非常致密的生发泡期卵母细胞-放射冠-卵丘细胞复合体(oocyte-corona-cumulus complexes，OCCs)在体外培养中完成生长发育的过程。目前报道的此类 OCCs 的来源有以下几个途径。

1.PCO 或 PCOS 患者

PCO 或 PCOS 患者卵泡期可募集的卵泡数众多，标准的 COH 过程容易引起卵巢过度刺激综合征。为避免卵巢过度刺激综合征的发生，Cha 和 Trounson 在 20 世纪 90 年代早中期便已进行了 PCOS 的未成熟卵母细胞获取及其 IVM 尝试，当时报道的 45～54 小时后卵母细胞成熟率达 55.8%～81%、受精率为 34%～80%，并获较好的妊娠率。目前国内外许多中心都已开展 PCOS 患者的 IVM，其常采用常规 FSH 启动，但选择在成熟前 2～3 天取卵，体外培养 24～48 小时后行 ICSI 完成受精，PCOS 已成为 IVM 临床应用最常见的指征。部分对促性腺激素超促排卵反应过度的高风险卵巢过度刺激综合征发生者，应放弃使用 HCG，同上采用提前取卵进行 IVM 完成辅助生殖治疗。

2.自然周期-IVF 的未成熟卵

因卵巢低反应或严重的卵巢过度刺激综合征而导致多次 IVF 失败，或担心 COH 并发症及不良反应而不愿接受药物 COH 的 IVF 患者，可行自然周期-IVF。为增加 OCCs 的获取数，可在自然周期患者优势卵泡发育至 14 mm 时，注射 HCG 36 小时后卵泡穿刺，获取的成熟卵母细胞当天 IVF,未成熟卵母细胞经 IVM 后再行 IVF,该法可明显提高自然周期-IVF 的效率。

3.促超排卵周期的未成熟卵

COH 排卵诱导机制主要在于增加卵泡数量和利用率,但卵泡的发育并非是完全同步的,已知常规 COH-HCG 注射后取卵,会有 15%~20%的卵母细胞维持在生发泡期和 M Ⅰ期,成为不成熟卵母细胞的来源。最早进行相关工作报道的是 Veek,他从 44 个 COH 周期中获取了 74 个未成熟卵母细胞,经新生儿脐血清 Ham's F10 中培养 22~35 小时后受精,44 个胚胎发育。移植 30 例患者,8 例妊娠。国内曾有从 IVF-ET 治疗周期中发现大量窦前卵泡,IVM 培养近 28 天后,成熟率达 38.1%的报道。现多数 IVF 中心多备有相应 IVM 培养系统,以提高辅助生殖治疗卵细胞的利用。

4.因良性妇科病变而切除的卵巢组织

虽然 Edward 在 1969 年便进行了类似的尝试,真正实现从切除的卵巢中回收未成熟卵母细胞 IVM,并获得成功的是 Cha 及其同事。1991 年他们从 23 个因良性妇科病变而切除的卵巢标本中回收了 274 个不成熟卵母细胞,经含 50%灭活的人卵泡液或 15%胎儿脐带血清的 Ham's F10 液培养成熟后,供卵 IVF,使一卵巢早衰患者获得三胎妊娠。从切除的卵巢获得卵母细胞一般采用体视显微镜直视下的离体卵巢标本卵泡穿刺,获取的卵母细胞可直接 IVM 成熟后,应用于卵巢早衰、遗传病携带者等的供卵治疗,也可先行冻存,作为卵子库的卵母细胞来源。

5.胎儿卵巢

13 周胎儿卵巢组织中开始出现始基卵泡,20 周时始基卵泡达 480 万。将 20 周引产的胎儿卵巢组织培养数天后分离窦前卵泡进行体外培养,同样有望进行 IVM,应用于卵子库建立及其供卵治疗。

6.经冷冻复苏的未成熟卵母细胞

对因肿瘤治疗有丧失卵巢功能危险、又无法实施药物超促排卵的特殊患者,可选择自然周期的卵泡穿刺,或卵巢组织切片冻存卵母细胞,保存生殖能力。冻存的未成熟卵母细胞复苏后经 IVM-ICSI 受精分裂形成胚胎,可经胚胎移植后妊娠。低温贮存卵母细胞还可以避免胚胎冻存引起的伦理问题。

(三)IVM 成功的影响因素

1.卵母细胞大小

未成熟卵母细胞大小决定卵母细胞恢复减数分裂和完成成熟的能力。有资料表明直径<105 μm 的卵母细胞只有 1/3 能恢复减数分裂,而直径>105 μm 的有 2/3 能恢复和完成减数分裂。但 Cobo 等人的研究发现,主导卵泡直径是否>10 mm 并不影响 IVM 卵母细胞的极体释放和受精率,但前者胚胎发育形成囊泡的能力要高于后者。而 Russe 报道,当主导卵泡≥14 mm,卵母细胞 IVM 后的受精卵裂能力下降。看来适当大小的卵母细胞是卵母细胞体外培养成熟所必需的。

2.卵母细胞的成熟度

卵母细胞的成熟包括细胞核和细胞质的成熟,前者以极体排出、细胞核到达 MⅡ期为标志,后者涉及胞浆蛋白质磷酸化和去磷酸化、细胞器的重排等。在自然周期中细胞核成熟和细胞质的成熟通常作为一个整体,同步发生。研究显示,经激素刺激的小鼠卵母细胞未完成细胞核成熟时,即可获得启动细胞质成熟的能力。临床 COH 募集的卵母细胞,常常存在卵母细胞核与细胞质成熟的不同步,使受精率降低,并影响胚胎质量。

3.卵母细胞所处月经周期

卵母细胞体外成熟能力是受所处月经周期影响的。有研究发现卵泡期获取的卵母细胞生发泡破裂率显著高于黄体期，卵泡早期取得的卵母细胞生发泡破裂率又优于卵泡后期。

4.供卵者的年龄

随年龄增加，卵母细胞在体内受氧自由基的不利影响越久，长期停滞于第一次减数分裂静止期，抗氧自由基的能力日益降低，其染色体发生异常运动或结构变化的可能性越大，从而影响体外成熟。随年龄增加，从每个卵巢中获取的 OCCs 的数目下降，IVM 后第一极体的排出量显著降低。

5.促排卵

在自然条件下，体内卵泡直径达到 4～10 mm 后，部分卵泡发生闭锁和卵母细胞凋亡，最后只有一个优势卵泡排出一个成熟卵母细胞。有报道从自然周期中收集的未成熟卵母细胞 75%已出现不同程度的退化现象，影响体外成熟能力。促排卵药物中含有 FSH 和 LH，可促使颗粒细胞增殖，众多卵泡共同生长，产生更多 E_2，在外源性 LH 作用下，使更多卵泡成熟。

理论上 FSH 能促进颗粒细胞分化、甾体激素产生，并通过分子信号传导增加 RNA 和蛋白质合成，故取卵前给予 FSH 可提高 E_2水平，从周期的第 7、8 天开始准备子宫内膜，提高妊娠率。HCG 可刺激 OCCs，加速卵母细胞成熟，改善 IVM 周期中卵母细胞及胚胎的发育能力。一些文献报道，在取未成熟卵母细胞前 36 小时使用 HCG 可获得较好的临床效果，但 HCG 的过早使用可增加卵母细胞核和细胞质成熟的不同步性。

6.培养液

如何提供模仿卵泡体内成熟的内分泌微环境，使未成熟卵母细胞同步获得细胞核和细胞质的成熟是 IVM 的关键。目前应用于 IVM 的培养基有 Ham's F10、EMEM、B_2、TCM-199、HTF 等。通常加入一定浓度的血清、卵泡液、颗粒细胞、促性腺激素和性激素(FSH、LH、HCG、HMG、E_2、P 等)、生长因子(如 EGF、IGF)、激活素/抑制素等。

7.培养时间

尽管相当比例的未成熟卵母细胞在体外培养 48～54 小时可排出第一极体，人卵母细胞达到 MⅡ期后在不同时间段接受 ICSI 的受精率和发育能力却是不同的。Balakier 等人的研究结果显示，IVM 卵母细胞排出第一极体后继续培养时间的适度延长，可增强卵母细胞活化、原核形成和卵裂的潜能。

8.内膜准备

IVM 周期缺乏主卵泡，无法产生足够的内源性雌激素，且在取卵后雌激素水平下降，无内源性 LH 峰，无足够的黄体激素支持内膜，所以必须给予一定量的外源性激素增厚内膜以利于胚胎着床。内膜准备不足可能是 IVM 周期的低妊娠率的原因之一。IVM 主要应用于 PCOS 患者，但很多 PCOS 患者在取卵日或胚胎移植日内膜很薄，不适于胚胎的发育。一定剂量的雌、孕激素支持有利于妊娠率的提高。

9.取卵技术

Tounson 根据 PCOS 的卵巢皮质较正常卵巢更为致密和坚韧的特点设计了 IVM 取卵针，其针尖斜面较短，更加坚韧。Chian 等使用 17 G 的单腔取卵针，吸引压力调整至 7.5 kPa，比常规 IVF 的吸引压力小。有人使用 17 G 的双腔取卵针，取卵的同时进行冲洗，以期能获得较多卵子。因未成熟卵多牢固地黏附在卵泡上，吸出困难，故有学者主张每个卵泡要冲洗 2～3 次。

作为IVF一项新的衍生技术，IVM目前仍还存许多问题。比较常规IVF，IVM成熟率低、受精率低、胚胎生长潜能低。据统计，目前IVM技术未成熟卵母细胞体外成熟率、受精率及其妊娠率分别为50%、40%和20%左右，均显著性低于同期的IVF结果。关于卵母细胞IVM培养机制、培养基的优化及其如何判断体外培养的卵母细胞成熟度均是亟待解决的问题。IVM安全性也是争议较多的话题。相信随着分子生物学技术的迅速发展，实验室培养技术不断完善和临床经验的积累，IVM技术必将获得进一步的改善和发展。

四、辅助孵化

随着促超排卵技术、体外受精技术和胚胎培养技术的进步，近年来辅助生殖治疗周期的受精率、妊娠率和胚胎着床率较十年前已有极大的改善，目前平均每一治疗周期的妊娠率已由早期的15%～20%上升至30%～50%。尽管如此，费用高昂的IVF或ICSI治疗，最终半数以上患者的妊娠失败，仍是困扰辅助生殖界的难题之一。IVF或ICSI后胚胎移植着床和妊娠失败的原因很多，除促超排卵引起的内分泌改变、胚胎移植时子宫内膜的容受性不良、配子和胚胎的质量欠佳、胚胎的染色体畸变等等之外，囊胚期胚胎的透明带扩张和破裂失败，囊胚不能孵出于透明带外也是一个重要因素。

辅助孵化是指借助显微操作技术，对植入前胚胎透明带施行人工开口或削减其厚度，以改善胚胎孵化条件，从而使胚胎更易从透明带中孵出，以提高胚胎移植后着床率和妊娠率的一项技术。

(一)透明带的作用

哺乳动物卵母细胞及早期胚胎的透明带是一种由糖蛋白组成的非细胞基质，在受精及胚胎发育中有不同的作用。鼠和人类的透明带有3种不同的糖蛋白：ZP_1、ZP_2、ZP_3，顶体反应使精子与ZP受体相结合，受精后透明带变硬，表现为对不同化学物溶解的阻力增加，弹性消失，这种物理现象阻止了多精子受精，并保护受精后胚胎在生殖道中转运时的三维结构和完整性。

由于卵裂胚胎通过生殖道过程要求易于变形，因此早期胚胎的卵裂球之间相互连接作用微弱，连接松散，2细胞期胚胎若去除透明带，卵裂球即呈单个分散状。从相关的胚胎显微手术操作研究中还了解到，卵裂胚胎的透明带切口如果较大，移植后从生殖道排液中甚至可以找到空的透明带，这可能是生殖器官收缩引起连接松散的卵裂球逸出透明带的结果。另有研究表明，冻融后胚胎透明带如出现较大裂隙，该胚胎移植后常难以存活，究其原因也可能与子宫收缩引起的未形成紧密连接的卵裂球散失有关。无透明带的胚胎常常黏附于输卵管壁、楔入皱褶之间或彼此呈相互无规则结合，难以正常地进入子宫并完成着床。随着胚胎进一步发育，卵裂球连接逐渐加强，至桑葚胚和囊胚期，细胞间已形成紧密联结，故此时无透明带的胚胎移植于输卵管或子宫后能够着床。

此外，对于胚胎细胞而言，完整的透明带还是一道天然的保护屏障，可以使其免受体内外有害因素，如细菌、病毒、毒素乃至免疫细胞等的侵袭。有人发现如果羊卵母细胞透明带部分或全部移去，机体的免疫反应会引起卵母细胞的退化。

(二)自然孵化

包括人类在内的大多数哺乳动物胚胎，发育至囊胚阶段后，透明带会随囊腔的扩张而逐渐变薄。囊胚一旦进入宫腔，必须从透明带中释放，从而使滋养外胚层细胞与子宫内膜细胞接触，才能发生种植。透明带在宫腔的消失是胚胎和子宫共同作用的结果。

哺乳动物囊胚孵化前发生膨胀及透明带变薄现象，在鼠、羊、牛及人囊胚的体外培养中均已经发现，孵化阶段透明带会发生周期性的收缩和膨胀，收缩时间为4～5分钟，但膨胀过程却需经历数个小时。周期性收缩膨胀的结果是囊胚扩张和透明带糖蛋白的张力形成，经过多次收缩膨胀周期后，透明带厚度不断变薄，最终破裂。随后滋养外胚层细胞的细胞质自透明带破裂口延伸突出，最终整个囊胚孵出于透明带外，胚胎锚定并植入于子宫内膜。

胚胎及子宫来源的溶细胞素也是使透明带变薄、胚胎孵化的重要因素。有作者认为小鼠胚胎孵化主要是透明带溶解的结果，囊胚膨胀对于透明带产生的压力对于其胚胎从透明带中释放几乎没有作用。Schiewe的鼠抗孵化模型显示，孵化虽然包含了物理膨胀但不是孵出的主要机制，滋养细胞分泌的溶细胞素才是关键因素。最近对鼠囊胚的研究还提示体外孵化必须依赖足够的胚胎细胞数。

子宫内激素条件对于透明带的消除和胚胎孵化也可能有一定作用。如果由于泌乳或卵巢切除，胚胎孵化至少延迟24小时，而且透明带滞留于子宫内并不溶解。一旦再次诱导着床，透明带便发生溶解。

(三)辅助孵化的意义

体外培养无论在鼠或人类都可能影响透明带的正常演变过程，长时间的培养会导致透明带的硬化或增厚，使囊胚从透明带中不能释出或释出延迟，阻碍胚胎移植后在体内的孵化和种植。目前，无论采用何种囊胚培养方法，许多胚胎即使发育至囊胚扩张阶段，仍有相当比例无法从透明带中孵化而出。同时，发育至任一阶段的胚胎在冻存过程中也会出现透明带硬化，使冻存胚胎复苏移植后着床失败率升高。

孵化过程需要胚胎滋养外胚层及子宫分泌的溶细胞素，溶细胞素与透明带厚度的比例决定了胚胎的透明带能否变薄、溶解进而实现孵化。除不适宜的培养环境外，女方的年龄会影响胚胎滋养外胚层分泌溶细胞素，部分患者因全身或局部的内环境因素，其子宫溶细胞素的分泌和作用也可能受损。溶细胞素分泌的数量不足或质量欠佳导致透明带不能变薄，孵化失败。Khalifa等的实验鼠胚胎显示透明带变薄能明显增加鼠胚胎完全孵化的机会。Gordon等用Tyrode's酸性溶液处理鼠胚胎透明带后发现，卵裂球退化25%以上存在孵化缺陷的小鼠胚胎的孵化率有明显提高，此类胚胎移植，可获与正常胚胎移植相同的种植率。辅助孵化通过透明带开孔或透明带减薄，可加速体外培养后胚细胞的孵化进程，有不少临床IVF资料显示，植入前胚胎施行辅助孵化有助于胚胎移植后的胚胎着床率的增加，提高辅助生殖治疗的效率。

(四)辅助孵化的方法

辅助孵化可借助显微操作仪，通过机械、化学或激光的方法，对移植前胚胎的透明带进行处理便可实现。按照处理之后透明带是否形成内外贯通的开孔，辅助孵化又分为侵入性辅助孵化技术和非侵入性辅助孵化技术。侵入性辅助孵化技术曾是临床主要应用的技术，但现在非侵入性方法应用更为多见。

1.侵入性辅助孵化

(1)机械方法:透明带切割。先用微固定吸管轻柔吸住胚胎，用微针拨动胚胎，使透明带下间隙最宽大处移至于12点位置，固定吸管加强吸引力，微针从1～2点处进入透明带，通过透明带下间隙在10点处穿出，松开吸管。由微针把持胚胎，将微针置于微固定吸管底部且紧压之，两者间的透明带部分通过微针微管之间轻柔摩擦被锯开，完成第一次切割后松开胚胎，此时透明带上有一单裂隙。再用微针垂直方向转动胚胎，直至在12点可清晰见到透明带内有一暗垂直线条。

用微管固定胚胎做第二次切割，微针穿刺透明带方法同前，必须注意的是第二次穿刺必须通过透明带第一个裂隙下方，切割方法同前。转动胚胎可见透明带表面有一交叉型开口。透明带切割是一种安全、简单、有效的机械性透明带部分切割造口术。不仅用于辅助孵化，而且可用于着床前遗传病诊断的极体或卵裂球活检。

(2)化学方法：酸性 Tyrode 溶液透明带溶解。酸性 Tyrode 溶液能溶解透明带，故此可用于辅助孵化。与卵母细胞比较，受精卵及胚胎的透明带较硬，卵裂球与透明带间的卵周间隙空间增大，因而可以较安全地使用 Tyrode 氏溶液在胚胎透明带上钻孔。胚胎用微吸管固定，内含 Tyrode 溶液的微吸管(内径 3～5 μm)在 3 点处，面对卵周间隙较大的空间或胚胎细胞质碎片区域，使用微注射装置将 Tyrode 溶液缓慢注入局部的透明带区域，在透明带上形成一个 15～30 μm直径的小孔。吸管尖端尽可能的靠近透明带，一旦突破，透明带孔形成，立即应用负压吸去 Tyrode 氏溶液，避免过多的酸性溶液进入卵周间隙或局部的积累。如果透明带内部区域难以破裂，贴靠透明带微管推注 Tyrode 液。据报道，与对照组对比，辅助孵化组 β-HCG 阳性发生率可从 23%上升至 70%，($P<0.001$)，继续妊娠率也能从 19%上升至 64%($P<0.0001$)。完成辅助孵化后，注射针插入胚胎内，小心地吸出卵裂球之间的碎片，还有助于改善胚胎活力的效能。

比较透明带切割，Tyrode 氏溶液钻孔的优点是透明带孔径较大，因此辅助孵化作用强，并且可避免胚胎孵出时局部的嵌顿。但酸性液体存在对胚胎生长发育存在产生有害影响的可能，故主张适量、快速的操作以限制胚胎暴露于 Tyrode 氏溶液的时间。

(3)激光方法。激光技术应用于辅助生殖是近年兴起的一项新技术，适用于配子或胚胎。辅助孵化中激光导致局部透明带光挥发，透明带经激光处理后留下空隙，达到胚胎辅助孵化目的。临床快速有效地使用激光系统的关键在于激光聚焦点的精确控制，产生准确的透明带缺口而无热或突变效应。

接触式激光方法：Palanker 等首先报道使用 ArF excimer 激光(UV 区域，193 nm 波长)于透明带开孔，这种激光系统必须用输送管接触透明带，故称接触式激光开孔。Erbium：YAG (Er：YAG)2 940 nm 射线也用于接触式透明带辅助孵化，其安全性及有效性已在临床实践中得到证明。Er：YAG 激光透明带钻孔后，用光学扫描电子显微镜观察卵母细胞及胚胎膜和透明带超显微结构，未发现有退化改变。

接触式激光方法具体为先用微吸管固定胚胎，激光通过显微激光玻璃纤维直接与透明带相接触，用玻璃纤维导入直径为 20 μm 的激光束，激光系统由铒-钇-铝-石榴石组成。穿过透明带需数次脉冲，每次冲击移去小部分透明带，溶解 20 μm 长度的 50%厚度的透明带需 5～8 次脉冲。纤维尖端必须不断地重新校正以保护与之邻近的其余部分透明带等。应用低能量产生的光切割，可以避免激光对生物细胞的热效应，该系统产生 2.9 μm 波长的激光不易造成胚胎遗传物质的损伤。需无菌吸管及光学显微镜输送激光束至目标是接触式激光的主要缺点。

非接触式激光方法：通过显微镜传递激光至目标，激光通过水传播，钻孔机制是通过水或透明带大分子部分位点吸收激光能量产生热效应，导致透明带基质发热，培养液和培养皿几乎不吸收激光，同时避免了 DNA UV 吸收峰。系统的安全性、有效性在鼠和人都已得到证明，应用该方法的卵母细胞及胚胎未发现突变，且提高了囊胚孵化，不仅用于辅助孵化，还可用于卵裂球和囊胚活检。

目前，Ho：YSGG(2.1 μm 波长)激光及非接触式红外线二极管激光(1 480 nm)较常用于激光辅助孵化，该系统简洁轻巧，适用于各种显微镜。Antinori 等还报道使用简洁非接触式紫外线

(337 nm 波长)激光微光束系统在人类透明带上钻孔,但系统要求卵母细胞及胚胎在有膜底的Petri 皿上操作。

激光辅助孵化通过调整激光能量,作用时间及脉冲次数以打开透明带。激光在透明带上产生效应的区域非常局限,是精确的圆柱状,在 15～17 μm 厚的透明带上钻 30～403 μm 的孔一般需要 15～20 毫秒两次脉冲,孔的大小与激光暴露时间有关。激光辅助孵化对邻近细胞的损害较小,精确操纵条件下局部的热损害十分微小。不过,激光辅助孵化过程的激光暴露时间仍应尽量缩短,以控制在 10～40 ms 为宜。

有报道认为在接受 IVF/ICSI 的高龄女性(＞39 周岁)中,用激光方法进行的辅助孵出比用机械方法进行的辅助孵出,能获得更高的胚胎种植率和更高的临床妊娠率。

2.非侵入性辅助孵化

(1)机械方法:同上机械方法的侵入性辅助孵化持针固定胚胎后,穿刺针穿过透明带中间部分区域,由持针和穿刺针的相互摩擦,使位于两针之间的透明带形成局部凹隙但不穿透。

(2)化学方法:局部性透明带减薄的方法是将胚胎用持针固定,含有 Tyrode 氏溶液的注射针靠近并轻轻摩擦透明带,同时缓缓释放 Tyrode 氏溶液,在透明带上形成一条凹痕,小心不要完全破坏透明带。整体性透明带减薄是非侵入性辅助孵化的一种新技术。在含有胚胎的培养基中,逐滴加入 Tyrode 氏溶液,作用于胚胎的周缘,能有效地减小整个透明带的厚度。至今,这一技术仅见于小鼠胚胎研究的初步报道。

与侵入性的钻孔方法相比,在透明带上形成一个四角星状的减薄区域,范围大约大于整个透明带的 25%,不仅可以避免酸性 Tyrode 氏溶液与卵裂球的直接接触,而且整个过程更类似于胚胎自然孵化中的囊胚扩张透明带自然减薄的过程。不过目前仅在鼠的胚胎辅助孵化中,发现该法孵化有提高胚胎着床率的效能,而对人的胚胎着床率却未见明显效应,这可能是因为两个不同物种的透明带在生物学特性的差异所致。电子显微镜观察已经显示鼠的透明带为单层结构,而人的透明带为密度较低的双层结构,其中外层相对较厚易被消化,内层较致密并富有弹性。

(五)辅助孵化在辅助生殖中的应用

已有的资料表明,辅助孵化不能改善首次 IVF/ICSI 治疗周期的妊娠率和胚胎种植率,对女方年龄≤39 周岁、FSH 和 E_2 水平正常、IVF/ICSI 失败周期数≤1、胚胎质量良好的病例也无明显效果。但辅助孵化对女方年龄偏高(年龄≥39 岁)、FSH 基值升高(月经周期第三天酶联免疫测定 FSH＞10 mU/mL 或放射免疫测定 18 mU/mL)、胚胎形态欠佳、以往多次 IVF 周期或移植失败者、冷冻损伤,以及先前存在不明原因的低着床率者具有提高临床着床率的可能。故对符合上述指征,具有较高胚胎透明带硬化或增厚风险的病例,无论是新鲜胚胎或冻融胚胎移植,都可考虑施行辅助孵化。辅助孵化还可用于体外成熟、共同培养等的胚胎。

辅助孵化增高着床率的机制至少存在三种可能。第一,在预后不良的患者中,“透明带变硬”常起因于不甚理想的培养环境,卵巢本身退化和异常的透明带合成。在此类情况下辅助孵化有助于囊胚克服孵化前的机构性阻力,使囊胚及时充分地孵出并植入于同步的子宫内膜。第二,活力较差的胚胎,完成孵化所必需的能量不充足,辅助孵化后使囊胚扩张和孵化消耗的能量阈值降低,减少了胚胎完成孵化过程所需要的能量。第三,IVF 或 ICSI 体外培养的胚胎发育落后于体内发育,而超排卵治疗周期的子宫内膜,接受胚胎着床的窗口期又早于自然周期,两者不同步是导致种植失败的常见原因。辅助孵化使孵化提前,胚胎与子宫内膜接触较早,种植也可能因此提早。因此辅助孵化有利于调整二者的时间差,使胚胎发育和子宫内膜尽可能达到同步化,实现妊娠。

辅助孵化主要用于早期卵裂胚胎，考虑到过早卵裂胚胎透明带开孔，子宫收缩胚胎移动，胚胎细胞有被挤出透明带而丢失的可能，胚胎辅助孵化一般在细胞间连接加强之后，即受精后3天，6～8细胞的卵裂胚胎期进行。囊胚期胚胎辅助孵化提高种植率也有报道，资料表明采用1 480 nm双极激光在人囊胚的透明带上钻孔后，囊胚移植妊娠率和种植率分别可达到44.4%和30.6%，而未经辅助孵化的对照囊胚移植妊娠率和种植率分别只有23.8%和11.6%。1 480 nm非接触式双极激光还用于体外成熟—体外受精—体外培养（IVM/IVF/IVC）的鼠囊胚的辅助孵化，应用短时间激光暴露（3～5毫秒），使孵出率明显提高。Fong等最近还报道了酶法处理囊胚透明带的方法，具体是在胚胎培养至囊胚后，将中后期有腔胚胎或早后期囊胚置于含链霉蛋白酶的液体，37 ℃1分钟，在移植后透明带完全消失前，取出囊胚置于新鲜培养液洗涤2次，再培养数小时。结果显示经过操作的囊胚种植率提高至33%，再经降低移植囊胚数，实现了高妊娠率和低多胎率。

辅助孵化多在开放条件下的显微操作仪上进行，故操作时注意尽量缩短胚胎在培养箱外的时间，以尽可能减少培养液pH及温度的变化，因为这种变化对胚胎发育不利。为减少环境变化，辅助孵化操作可在覆盖液体石蜡加热至37 ℃的Hepes缓冲液的微滴中进行。辅助孵化透明带上产生的孔应大小适当，过大会使胚胎卵裂球丢失，过小则可能使胚胎发生嵌顿。孔的大小通常是30～40 μm。操作后的胚胎用新鲜培养液洗涤2遍，并在移植以前恢复标准培养条件，放入培养皿至少需培养30分钟，可延长至4～6小时。胚胎移植入宫腔时应尽量无创伤，以避免损伤操作过的胚胎。

由于透明带对于早期胚胎有多种保护功能，辅助孵化后透明带上形成的裂隙，有可能增加免疫细胞或宫腔内环境微生物入侵透明带内，直接或间接影响卵裂球的生长发育。因此，可考虑从获卵后4天开始，使用广谱抗生素如四环素及免疫抑制剂如皮质类固醇（如甲泼尼龙，每天16 mg），这种治疗对于辅助孵化后胚胎防止感染及免疫细胞侵犯是有效的。有临床资料表明用药组的胚胎着床率为28%，而对照组是7%，差异显著。

关于辅助孵化的临床应用实际迄今为止仍存争议。有学者通过前瞻性研究后认为，通过上述三种方法对胚胎进行的辅助孵化，虽然能提高胚胎种植率和临床妊娠率，但流产率和宫外孕的发生也显著性升高，活胎分娩率并没有提高。美国42个IVF中心的一项研究提示，辅助孵化和ICSI可增加单羊膜囊双胎的妊娠比率，这显然与辅助孵化形成的透明带孵化口对胚胎的嵌顿作用有关。辅助孵化透明带操作后的单羊膜囊双胎增加，可增加严重的产科和新生儿并发症的风险，其后果可能是严重的。当然，对辅助孵出在辅助生殖中的作用和地位的讨论还在继续，不同的学者也有各自不同的观点，只有随机性大样本前瞻性的对照研究，才有望得到更为可信的结论。

（五）其他相关技术

自世界第一例IVF-ET婴儿诞生至今，ART不仅在不孕不育的治疗，而且在遗传病的防治、生殖发育机制的探讨、组织工程新材料的来源等众多领域发挥了巨大作用，已成为遗传学、分子生物学、组织胚胎学等多学科交叉的一门新学科。原单纯IVF-ET技术已衍生出了多种相关技术，部分常用技术已在本篇其他章节中专门介绍，本节重点介绍的内容有配子输卵管内移植、合子输卵管内移植、囊胚培养及移植、赠卵试管婴儿、代孕、卵浆置换、生殖半克隆、人类胚胎干细胞建系和治疗性克隆等技术。其中有些技术目前已经不常用，有些技术还有待进一步研究，期望将来在临床中得以应用。

(一)配子输卵管内移植

GIFT是将取出的成熟卵子与经洗涤的精子通过注入输卵管壶腹部,使精子、卵子在输卵管结合、受精、卵裂,并移行至子宫内膜着床受孕。1984年,Asch报道第一例GIFT妊娠成功,此后相当一段时间,GIFT是继IVF-ET之后最常用的ART技术。丧失输卵管功能的不孕女性是IVF理想的候选对象,而输卵管有功能的不孕女性可能是GIFT的候选对象。输卵管的作用不仅仅起着机械的输送作用,它是自然受精的场所,而且可提供营养因子支持胚胎的发育。与在培养箱里的合成培养液环境相比,输卵管应该是更适合卵母细胞和精子相互作用的场所,这是支持应用GIFT的核心观点。

GIFT的主要适应证:①不明原因的不孕症;②夫妇一方因免疫因素导致不孕,经保守治疗无效;③宫颈因素;④各种精液缺陷;⑤继发不孕者,仅有一侧卵巢及对侧输卵管;⑥子宫内膜异位症;⑦未破裂卵泡黄素化综合征等造成的不孕症。

GIFT的卵子和精子获取及其随后的黄体支持同于IVF-ET。移植途径有两种,即宫腔镜经宫腔输卵管开口或腹腔镜经输卵管伞端输卵管壶腹部配子移植。

与IVF-ET比较,GIFT的优点:①比较接近生理状态。精子在输卵管内较体外更易获能,故在输卵管内较易受精,在少精症情况下尤其如此,受精卵在输卵管内发育优于体外发育;②不需复杂设备;③成功率较高。

缺点:①不能了解移植后的受精和早期胚胎发育情况;②至少需有一侧输卵管正常;③腹腔内粘连严重时施术困难。GIFT的妊娠率约30%,影响妊娠率的最主要原因是精子运动率。有些不孕女性的输卵管有潜在的病变,影响受精卵的运送,从而可发生宫外孕,因此术后需警惕宫外孕的并发症。

(二)原核期卵输卵管内移植和输卵管内胚胎移植

为克服GIFT受精难以确定的问题,有学者将该技术改良为原核期卵输卵管内移植和输卵管内胚胎移植。前者又称合子输卵管内移植,即在获得两性配子后,先行IVF,培养16～22小时达原核阶段,通过腹腔镜或宫腔镜将合子送入输卵管壶腹部。后者IVF后培养48小时,选择卵裂胚胎同上,将其送入每侧输卵管壶腹部。原核期卵输卵管内移植和输卵管内胚胎移植的适应证与GIFT相似,它们结合了IVF和GIFT的特点,既可以直接观察体外成功受精的过程,又可以使孕体在输卵管内培养,提供了一个比塑料皿和培养箱更好的培养基地,具有理论上的优势。但是实际报道的原核期卵输卵管内移植和输卵管内胚胎移植的妊娠率并不优于IVF,且需两个单独手术,操作复杂,目前已很少应用。

(三)囊胚培养及移植

常规IVF-ET通常在受精后48～72小时实施卵裂胚胎的宫腔内移植,而自然状态下人类胚胎直到受精后的第5天仍位于输卵管内。将受精本该处于输卵管内的卵裂球期胚胎移植到宫腔,理论上有几点不利因素:一是输卵管与宫腔内环境差异对胚胎发育的可能影响,二是胚胎发育与子宫内膜的不同步,三是难以判断卵裂球期胚胎继续生长发育的潜能,只能靠移植多个胚胎来达到理想的妊娠率,从而增加了多胎妊娠的风险。囊胚培养将胚胎的体外培养时间延长到120小时囊胚形成期,通过观察胚胎的囊胚形成与否,及其内细胞团数目、囊腔扩张程度等多个形态指标,更正确地判断其着床妊娠的潜能,降低为达到理想的妊娠率所需的移植胚胎数。

为将72小时的胚胎继续培养至囊胚形成,需要有良好的体外培养系统。近年来建立的序贯

培养是根据胚胎不同发育阶段的需求而设计的培养液，可满足不同发育阶段胚胎的生理需求和营养物质的供应。序贯培养基成分明确，不含异体源性细胞及血清成分，操作简便，目前临床应用最为普遍。囊胚培养移植实际淘汰了发育停滞的胚胎，且胚胎发育时期与子宫内膜发育同步，更符合种植的生理要求，因此囊胚的种植率较常规卵裂胚胎移植要高，较易实现单个胚胎移植，避免多胎妊娠的发生。

不过囊胚培养存在胚胎培养 120 小时无囊胚形成、无可移植胚胎的风险。为了避免该现象发生，多数中心通常只对 72 小时有多个优质卵裂胚胎者，才进行囊胚培养。当然也可采用取卵周期先移植优质的卵裂胚胎，剩余的胚胎继续培养，若形成囊胚后再冷冻保存。如果囊胚冷冻和复苏技术成熟，冷冻囊胚复苏移植有很好的妊娠率，高于取卵周期的囊胚移植。

（四）赠卵试管婴儿

赠卵是解决因卵巢功能衰竭、衰退或遗传病而无法获得正常卵子妊娠的有效方法。适用于各种原因导致的卵巢功能减退、遗传疾病和反复 IVF-ET 失败患者。卵子来源有卵子捐赠者的供卵、冷冻卵子、未成熟卵体外培养等。对供卵者的基本要求是年龄＜35 岁。有文献报道，随着供卵者的年龄增长，受卵者的成功率明显下降，供卵者的生理特征尽可能与受者相似（包括血型、种族等），无传染病及家族遗传病史。我国目前规定供者必须是本人需接受 IVF 治疗、有多余卵子、双方自愿双盲、捐赠卵子与受者丈夫的精子 IVF 后胚胎冷冻保存半年、供者复查无传染病后才可以考虑胚胎移植。

（五）卵浆置换

卵母细胞胞浆的“老化”是导致减数分裂过程中纺锤体结构异常、染色体不分离、染色体异常胚胎发生和 IVF-ET 反复失败的重要原因，据分析这种所谓的胞浆“老化”与胞浆线粒体异常密切相关。将正常卵母细胞的胞浆物质注射到异常卵母细胞，可置换异常卵母细胞的部分异常胞浆，改善卵母细胞质量。

卵浆置换技术多用于年龄较大，易发卵子“老化”的女性。常用的方法是使用显微操作系统术，将年轻供卵者的部分卵浆注入高龄不孕女性的卵浆中，而后实施与夫精的 IVF-ET。该技术在美国已成功实施了 100 多例。虽然决定人类遗传特性的物质基本局限于细胞核的染色体上，但由于胞浆线粒体存在 DNA，并可传递部分母源性的遗传信息，因此卵浆置换后出生的后代，除父母的核遗传物质外，还含有部分供卵者的线粒体 DNA，可引起法律和伦理的争议。此外，作为一种新的技术，卵浆置换的安全性仍需进一步分析。按中华人民共和国卫健委颁布的《人类辅助生殖技术管理办法》，该技术目前在中国内地暂不允许开展。

（六）生殖半克隆

生殖半克隆是指配子和体细胞结合的方法合成胚胎。以往实验证实，生殖半克隆可以有两种组合，体细胞取代女性配子核移入去核卵母细胞中，然后与精子结合形成胚胎；另一种为体细胞取代男性配子核，与卵子作用形成胚胎。

在 ART 中，配子和体细胞的结合应用最初是由 Tesarik 等提出的，通过把体细胞人为单倍体化，将其核移入去核的卵母细胞中形成新的重构卵，然后此重构卵与精子受精形成胚胎。这项技术可使原发性卵巢功能障碍和继发于放疗、化疗、早衰等疾病的卵巢功能丧失女性有可能成为母亲。Lacham-Kaplan 等报道，体细胞还可以取代男性配子，因此非阻塞性生精功能障碍的患者也可以做遗传学父亲。

虽然生殖半克隆可以给一些不孕夫妇带来希望，但该技术仍有许多不确定因素，包括体细胞染色体分裂的正确性、核重组的完整性、基因印迹等问题。因此,生殖半克隆目前仍基本处在技术探索和安全性的评估阶段。目前报道的有关研究有:重构卵纺锤体形成和染色体及细胞的分裂过程,体细胞单倍体化染色体受精后的S期复制能力,复制后染色体数量与正常受精胚胎的差异等。

(七)人类胚胎干细胞的建系和治疗性克隆

胚胎干细胞也称ES细胞,是从动物或人囊胚期胚胎的内细胞团或原始生殖细胞分离出来,经体外培养筛选,具有全能性的胚胎细胞。ES细胞能长期维持自我更新能力,且能在一定条件下分化成体内各种细胞。ES细胞的克隆、培养及其基因操作,对阐明哺乳动物的发育生物学具有非常重要的意义。

ES细胞最早是由Evans和Kaufman(1981)及Martin(1981)分别领导的两个研究小组,分别从小鼠早期胚胎中分离获得并建立细胞系。其后,ES细胞又被证明可构成嵌合体动物,发育成各种不同的组织。2003年,小鼠的ES细胞研究取得了突破性进展,转基因克隆动物的成功培育及核移植技术的成功,为发展新的生殖工程学提供了开创性思路。IVF获得的胚胎是ES细胞的来源之一,可通过建立多种疾病ES细胞系,进行疾病的发病机制及其治疗技术的研究;ES细胞是基因治疗的较理想的载体,它可以自我复制更新,治疗基因通过它带入人体中,并持久地发挥作用。ES细胞应用于治疗,促使IVF技术从原本一项对输卵管因素引起不孕症的治疗发展成为一种解决人类疾病的新方法。人类ES细胞的高度可塑性,在组织器官移植、细胞治疗、组织工程、新药筛选及生殖遗传工程方面有广泛的应用前景,蕴藏很大的社会效益和经济效益。

从通过体细胞核移植技术获得的胚胎中获取胚胎干细胞用于治疗即为治疗性克隆技术。如可以将体细胞核转移到去核的卵母细胞中,利用其发育形成的胚胎干细胞进行治疗性克隆。克隆技术已成功地制造了克隆动物,接下来是否会进行克隆人的研究,已引起全世界的关注和恐慌,一个完整的人不仅具有生命,还具有家庭、社会性。克隆人已引发伦理学上的争论,目前处于暂缓或禁止时期。但通过克隆技术培养出人类不同器官可以解决器官移植中供体来源的问题,无论是科学价值还是挽救生命的实用价值都将是巨大的。

(闫艳荣)

第四节　特殊情况的辅助生殖问题

一、卵巢低反应

控制性促排卵治疗过程中,有9%~24%的女性对促性腺激素的反应差,表现为卵泡数量少、E_2峰值低,妊娠率极低。Garcia等人在1983年首次提出卵巢低反应的概念,并将其定义为HMG刺激后之后E_2峰值<300 pg/mL。至今卵巢低反应的诊断仍没有统一的标准。卵巢低反应的筛查和治疗是COH的棘手的难题,对于多数卵巢低反应患者,尚未确立最佳的COH治疗方案。

(一)卵巢低反应的诊断标准

至今没有明确、统一的标准,以往曾用的诊断指标:成熟卵泡的数目、获得的成熟卵数目、E_2

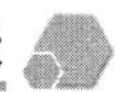

峰值、Gn 用量、既往卵巢低反应病史等。尽管如此，对卵巢低反应比较统一的共识是在超排卵过程中卵巢对 Gn 反应差：卵泡少、E_2峰值低，导致不良的 IVF 结局。

目前多数学者认为在常规的 COH 方案刺激下，发育至成熟阶段的卵泡、直径>14 mm 的卵泡数≤3 个或获卵数≤3 个及排卵前 E_2峰值<300 pg/mL 为卵巢低反应。当超排卵过程中出现下列情况中之一，也应考虑卵巢低反应：①总的 Gn 用量≥44 支；②平均每天的 Gn 用量≥300 U；③Gn 刺激周期≥15 天。

(二)卵巢低反应的原因

超促排卵中卵巢低反应发生的本质是卵巢储备的下降。卵巢储备功能是指卵巢内存留的卵泡生长、发育，形成可成熟的卵母细胞的功能，反映了女性的生育潜能。IVF 周期中，卵巢反应性的降低是卵巢老化的最早征兆。造成卵巢低反应的具体原因有以下几点。

1.高龄

卵巢储备功能随着年龄的增加而降低，表现为自然受孕和 IVF 技术受孕妊娠率的下降。女性体内生殖细胞数量有限(卵巢储备)，每个月经周期退化和凋亡约 1 000 个卵母细胞，但在 37～38 岁时衰减的速度明显加快。随着年龄增加，卵子数目降低的同时，卵子质量也在不断下降。但是不同个体衰减的速度存在明显的差异，出现临床上见到的年轻的卵巢早衰和高龄的卵巢过度刺激综合征的矛盾现象。卵巢功能衰减速度主要由以往的病史、环境和遗传的因素决定。

2.遗传因素

FSH 受体的基因多态性是各种人群中普遍存在的现象，研究者发现其中 Ser/Ser 一型基础 FSH 较高，而且卵巢的反应性较差，这一类型卵巢低反应的发生概率明显较其他基因型高。另外，FSH、LH 和 FSH 受体基因突变及与性腺发育有关的基因突变(*Atm/c-kit* 基因、*DAZL1* 基因等)都会直接或间接影响卵巢对 Gn 的反应。但上述的突变均为少见的病例。

3.促性腺激素信号传导障碍

研究发现 FSH-FSH 受体结合及传导过程若出现异常，也会影响卵巢功能，此类病例在给予 FSH 刺激时，即呈现出反复发生的卵巢低反应。在这些病例中可发现卵泡液中特异性 FSH 受体阻滞物，颗粒细胞上 FSH 受体减少，以及 FSH、LH 受体后信号传导通路缺陷等。

4.免疫性因素

部分卵巢低反应者体内可检测到存在 Gn 抗体，因而对 Gn 的刺激不敏感；部分患者体内存在抗卵巢抗体、抗透明带抗体、抗 Gn 受体抗体，而发生卵巢反应不良；部分自身免疫性疾病患者体内存在抗其他器官、组织的抗体，最常见者为甲状腺疾病、肾上腺免疫性和/或 Addison 病。

5.以往的卵巢功能缺陷或受损病史

卵巢本身的病变如 PCOS，卵巢发育不良，其卵巢本身功能缺陷；因卵巢手术(如卵巢囊肿剔除术、一侧卵巢切除)、子宫内膜异位症、卵巢结核史等外界因素破坏了卵巢组织或影响了卵巢血供，使卵巢功能受损。

6.环境因素

长期接触有机溶剂、氯乙烷、杀虫剂、重金属等有害物质；环境因素如辐射；肿瘤放、化疗；不良生活习惯如节食、肥胖、饮酒、咖啡因等均可直接或间接损害卵巢功能。

(三)卵巢低反应的预测

目前还没有准确的方法来估计卵巢反应性，也缺乏具体的检测指标来筛查卵巢低反应。临床上只能通过评估卵巢储备情况来预测卵巢反应性。卵巢储备的预测指标主要包括年龄、基础内分泌激素检测、B超卵巢测量及一系列卵巢刺激试验。卵巢储备功能的评估不仅能预测 IVF-ET 的预后，而且对 COH 的方案选择和具体用药都有指导作用。

1.年龄

卵巢储备功能随着年龄的增加而降低，卵巢内存留的卵泡逐渐减少。流行病学统计资料显示，女性的生育力随着年龄增加而降低。女性生育力从 30 岁以后开始削弱，年龄＞34 岁，11％女性不会再生育小孩；年龄＞39 岁，33％女性再也不怀孕；年龄＞45 岁，几乎很少有怀孕的报道。而不同年龄的女性 IVF-ET 后的妊娠率也有显著的差异，≤30 岁妊娠率可达 40％～70％，31～35 岁为 20％～40％，在 35 岁以后妊娠率明显下降，仅为 20％，而＞40 岁，妊娠率＜15％。因此，年龄一直是预测卵巢储备的重要指标，年龄＞40，是公认的卵巢低反应的对象。而 35～39 岁的患者存在着潜在的卵巢低反应的可能。

2.基础激素水平

月经周期第 2～3 天血清各项激素的水平如下。

(1)基础 FSH：是目前临床最常用的卵巢反应性的预测指标，当卵巢储备功能下降时，卵巢抑制素生成减少，对垂体的抑制作用减弱，FSH 分泌增加，FSH＞15 U/L 预示卵巢低反应。基础 FSH 和妊娠率呈负相关关系：Scott RT 等发现基础 FSH 高于 15 U/L 时，妊娠率有明显的降低；当基础 FSH 超过 25 U/L 时，几乎无妊娠发生。但不同年龄的基础 FSH 对 IVF 临床结局的影响也存在差异，van Rooij IA 在比较＜40 岁的高 FSH(＞15 U/L)和高龄正常 FSH 女性 IVF 结局时，发现虽然周期取消率高(31％：8％)，但胚胎种植率较高(34％：11％)，单次 ET 的继续妊娠率高(40％：13％)。Abdalla H 对 3 401 个 ART 周期的分析也发现，年纪＜38 岁的高 FSH 患者较之高龄的正常 FSH 组，妊娠率高(21.2％：12.1％)，而且三次移植后累积妊娠率可达 49.3％。因此认为，高 FSH 水平对结局的影响，主要是制约了卵巢储备的卵子数量而非卵子的质量。

单凭基础 FSH 预测卵巢低反应，假阴性的发生率很高，临床上常出现基础 FSH 正常水平患者出现卵巢低反应甚至无反应，其中的原因是由于在卵巢储备功能减退的初期，垂体-卵巢轴的反馈抑制作用即卵巢分泌的 E_2 仍能抑制垂体分泌 FSH，使得基础 FSH 维持在正常水平。另外也应注意的是女性在各个不同月经周期基础 FSH 可能有所波动，平均波动达(4.2±0.4) U/L。其中，高 FSH(＞15 U/L)组中，波动尤其显著[(7.3±0.7) mU/mL：(2.6±0.2) mU/mL]。

(2)基础 E_2：高龄的女性由于卵巢内储备卵泡的减少，不足以产生足够抑制素，可能黄体期就进入卵泡的募集，因此在早卵泡期，实际上卵泡的发育的进程要快于年轻的女性，此时 E_2 水平相对较高。基础 E_2≥45 pg/mL 时，预示卵巢储备功能下降，表现为卵泡数目少，获卵率、妊娠率降低。但是在年龄跨度24～50 岁的有正常月经周期女性的研究中，并没有发现基础 E_2 和年龄的关系。另一项研究在对 758 个 IVF 周期的大型调查中，也没有发现 E_2 和妊娠率的直接关系。因此基础 E_2 的价值还存在争议。

(3)抑制素 B：由卵巢窦状卵泡的颗粒细胞分泌，主要的生理功能是反馈性抑制垂体 FSH 的分泌。卵巢储备下降的女性，首先表现为抑制素 B 下降，然后是 FSH 升高。因此认为，血清抑制素水平测定可以作为预测卵巢储备的直接指标。基础抑制素 B 低于 45 pg/mL 的情况下，卵巢的反应差和妊娠率低。最近有学者提出月经第 5 天的抑制素 B 的预测准确性要高于第 3 天，由于抑制素 B 在此时达到分泌的高峰，月经第 5 天抑制素 B＜80 pg/mL 的女性发生卵巢低反应的概率明显增加。基础抑制素 B 的标准值的界定，尚需要进一步扩大样本进行研究。

(4)副中肾管抑制激素。最近人们将目光投向了另一个卵泡发育过程中产生的激素,副中肾管抑制激素由窦前卵泡和小窦状卵泡(<6 mm)颗粒细胞分泌产生。与抑制素不同的是副中肾管抑制激素的分泌不受Gn的调控,其水平在卵泡期基本无变化。副中肾管抑制激素随年龄增加而降低:在18~29岁,基本上处于稳定的水平(20~25 pmol/L),30岁之后,副中肾管抑制激素水平开始急剧的下降,到37岁时,大约下降了一半,只有10 pmol/L。副中肾管抑制激素<8 pmol/L预示卵巢低反应。

研究发现,血清基础副中肾管抑制激素水平与年龄、FSH、窦状卵泡的数目及IVF周期获卵数都有密切的相关性。分析结果显示,副中肾管抑制激素具有和窦状卵泡计数同样的预测效应,副中肾管抑制激素是早期发现卵巢储备低下的理想的指标。

3.B超测量

(1)卵巢体积。基础状态的卵巢体积:三维B超监测下,若两侧卵巢中,有一侧<3 cm^3预示卵巢低反应。但体积计算是根据椭圆体的体积公式,因此测量时的小误差会对计算结果造成很大的影响。另外也可以用平均卵巢直径来反映,两个最大径线<20 mm预示低反应,平均卵巢直径与卵巢体积相关性达90%,且不需要特殊的仪器,计算也较简单。

(2)窦状卵泡计数。早卵泡期阴道B超下检测到的直径2~10 mm的窦状卵泡数目,TomasC和Chang首先报道窦状卵泡计数预测卵巢反应,发现与获卵数和卵巢体积成正相关。25~46岁健康女性早卵泡期窦状卵泡计数与年龄密切相关。37岁前,窦状卵泡计数每年下降4.8%,而37岁之后,以每年11.7%的速度递减。

当窦状卵泡计数<5时预示卵巢低反应,周期取消率增加,妊娠率几乎为0。与卵巢体积相比,窦状卵泡计数预测卵巢反应的准确性较高。而且,窦状卵泡计数预测卵巢的反应的价值要高于基础FSH、E_2、抑制素B,与基础副中肾管抑制激素相当。由于窦状卵泡计数准确性高、周期间差异小、成本低、实用性高、因此建议作为卵巢反应性预测的首选指标。

(3)卵巢间质血流

Zaidi等首次发现卵巢间质的血流速度与卵巢的反应之间存在着某种关联,即卵泡早期卵巢间质血流速度峰值PSV<10 cm/s,则卵泡反应差。

4.刺激试验

(1)氯米芬刺激试验(CCCT)。1987年Navot首先报道了CCCT对年龄>35岁的不明原因不孕女性的生殖潜能的评估。方法是月经第2、3天测定基础FSH浓度后,周期5~9天口服氯米芬100 mg/d,于周期第10天再测血清FSH水平。CCCT试验的机制:氯米芬的抗雌激素作用,可阻断E_2对H-O-P轴的负反馈调节,此时抑制素B作为FSH分泌的唯一抑制因素。卵巢储备功能正常的女性,卵泡发育所产生的抑制素B能克服氯米芬对H-O-P轴的影响。

基础或者刺激后FSH升高到10 U/L预示IVF预后不良。CCCT正常的女性对COH的反应明显优于CCCT异常者。流行病学资料显示不孕人群中有10%~35%的女性CCCT异常,且随着年龄增加,CCCT异常率增加。一项对353位年龄低于40岁的不孕患者的回顾性研究同样表明,CCCT异常与成功妊娠之间的负相关。年龄>40岁的女性基础FSH>11.1 U/L或者刺激后FSH高于13.5 U/L的情况下,没有一例妊娠。因此对>40岁的不孕女性宜常规做CCCT检查。CCCT试验简单、经济,预测的准确率达95%,CCCT异常者妊娠概率仅4.8%。

(2)外源性FSH刺激试验。1994年由Fanchin R提出,方法是月经第3到6天,每天给予150 U HMG,第7天观察卵泡发育情况和检测血清E_2水平。发育卵泡数目<3个时或血清E_2

<110 pmol/L,判断为卵巢低反应。外源性 FSH 刺激试验直接反映卵巢对 FSH 的敏感性,是预测卵巢反应性最准确的指标。但由于花费较大,不作为首选筛查指标,较少被采用预测卵巢反应性。

(3)GnRH-a 刺激试验。1990 年,Padilla SL 等人首次提出 GnRH-a 刺激试验的概念,GNRH-A 刺激试验即皮下注射曲普瑞林 1 mg,于 24 小时后测定血 E_2的变化,并在第 4、5、6 天重复。它利用了 GnRH-a 的 flare up 效应,短时间内垂体会分泌 FSH 和 LH,在 24 小时内卵巢分泌的 E_2会明显增加。E_2的变化反映了早卵泡期进入募集的卵泡数目。不过 GNRH-A 刺激试验的结果达不到基础 FSH 或窦状卵泡计数等的预测效能。但根据 GNRH-A 刺激试验结果调整 GnRH-a 方案或者增加 Gn 用量,可以改善卵巢的反应性。

卵巢储备的评估可以了解不孕患者的生殖潜能,其中窦状卵泡计数的预测价值最高。年龄>40 岁的女性是公认的卵巢低反应对象。基础内分泌 FSH、E_2水平是常用的预测卵巢低反应指标。若能开展基础抑制素 B 和副中肾管抑制因子的检测,预测的准确性将大大提高。结合多项基础预测指标,能提高预测的敏感性和准确性。基础指标评估为卵巢储备低下的女性,必要时再行卵巢刺激试验。

需要注意的是,虽然预测指标很多,但目前没有一项指标能完全准确的评估卵巢的储备,因此也无法准确的预知卵巢低反应的发生。

(四)卵巢低反应治疗策略

卵巢低反应的处理是目前 COH 的最大难题和挑战。临床上采取了多种改进的超排卵方案以增加卵泡发育数、改善卵子质量、增加种植率和妊娠率,但所有的改进方案用于卵巢低反应者皆不能达到与卵巢正常反应者同样的辅助生殖效果。目前来说,卵巢低反应的处理还没有明确的最佳的处理方案。

1.增加 Gn 用量

目前临床上最常用的策略,1986 年 Laufer 首次提出。机制:通过增加 FSH 来达到适宜的阈值而启动卵泡募集。300~450 U FSH 启动卵巢刺激,临床试验认为能增加获卵数,提高 E_2峰值,降低周期取消率。但是大样本的前瞻性研究发现,增加 Gn 用量仅能改善部分患者 IVF 结局,单纯增加 Gn 对于卵巢反应性的改善疗效极微。

2.GnRH-a 辅助促超排卵方案和改进

GnRH-a 应用虽然抑制自发 LH 峰,但其对卵巢反应却存在负面的影响,因卵巢上也存在 GnRH 受体,GnRH-a 在抑制垂体分泌 Gn 的同时,也直接作用于卵巢,抑制甾体激素的合成、卵子成熟。可导致血清 E_2不足,卵巢反应下降甚至不反应。另外有研究报告 GnRH-a 降低卵巢局部的血液供给。因此针对 GnRH-a 辅助促超排卵方案和改进如下。

(1)GnRH-a 提前终止降调方案:于黄体中期开始每天应用亮丙瑞林 0.5 mg 或那法瑞林 600 mg,至少 7 天或直至月经来潮。然后在 COH 过程中停用 GnRH-a,期望减少对卵巢的直接抑制,同时获得卵泡期垂体 LH 峰提前释放的抑制。历史性对照研究显示:较快的 E_2上升、较高的 E_2峰值水平和较低的 Gn 用量、获卵数和妊娠率有改善。但前瞻性随机对照研究提示:卵巢刺激反应和妊娠结局改善不明显。

(2)GnRH-aflare up 方案:月经第 1 天开始应用 GnRH-a 0.1 mg 直至 HCG 注射日,利用 GnRH-a 的激动作用,增加 IVF 周期卵泡内源性的 Gn 刺激,理论上讲,可以消除 GnRH-a 对卵巢的过度抑制。临床研究发现其增加获卵数、E_2峰值,妊娠率没有改善。有学者认为在短周期

或者超短周期 GnRH-a 辅助超促排卵方案中，GnRH-a 用量仍偏大，可诱发卵巢雄激素提前释放、黄体提前形成，使卵细胞质量和妊娠率下降。由此提出小剂量或微剂量 GnRH-a flare up 方案。

(3)小剂量 GnRH-aflare up 方案：Schoolcraft 报告将 GnRH-a 的剂量降至 20 μg/12 小时，(为常规剂量的 1/50)，月经第 2 天开始直至 HCG 注射日，后来 Surrey 等调整剂量到 40 μg/12 小时，妊娠率提高到41.7%，继续妊娠率也高达 33.3%。没有异常的 LH、P 和 T 的升高。小剂量 GnRH-aflare up 方案能获得较高的 E_2峰值，较多的卵泡募集、获卵数、并提高了妊娠率。也有研究不支持小剂量 GnRH-aflare up 方案，Leondires 等发现与 GnRH-a 减量降调方案相比，周期取消率明显增加，获卵数少、妊娠率低。

3.GnRH-ant 辅助促超排卵方案

卵泡中期使用 GnRH-ant，即时产生抑制效应，不影响卵泡早期垂体功能和卵泡募集，抑制 LH 峰提前释放，同时还能保留垂体反应性。在至少一个卵泡直径≥16 mm 或血 E_2≥1 000 pg/mL 时给药。与标准的 GnRH-a 降调周期比较，周期取消率较低、E_2峰值较高，获卵数和妊娠率提高。早卵泡期使用大剂量基因重组卵泡刺激素减少周期取消率，延迟 GnRH-ant 给药可能避免了其对卵巢旁分泌和卵细胞成熟的不良影响。

4.辅助超促排卵协同用药方案

(1)生长激素 GH 和 GH 释放因子协同使用：GH 能够通过上调卵泡内胰岛素样生长因子的局部合成而调节 FSH 对颗粒细胞和卵泡膜细胞的作用。但是 GH 能否有效的促进卵巢的反应和妊娠率尚有争议。Keay 认为体内不缺乏 GH 的女性应用 GH 不能提高卵巢的反应性。Blumenfeld 也发现对可乐定激惹试验缺乏正常 GH 反应者，用 GH 可减少 Gn 用量，获得明显改善的妊娠率。卵巢低反应患者经 GH 辅助治疗后的结果不一致。

(2)精氨酸协同使用：精氨酸是 NO 的前体物质，通过 NO 酶代谢产生 NO，NO 能诱导细胞因子的产生、激活钙离子信号传导，参与卵泡周边血供调节。Battaglia 等人在低反应者中首先尝试长周期GnRH-a、基因重组卵泡刺激素和协同使用精氨酸，结果在精氨酸组中，卵巢血供改善，获卵数增多，内膜容受性好转，妊娠率提高。精氨酸用于卵巢低反应的治疗还有待进一步的资料支持。

(3)芳香化酶抑制剂协同使用：芳香化酶抑制剂——来曲唑本来是用于绝经后女性乳癌的内分泌治疗，主要通过竞争细胞色素 P450 的特异位点，来抑制芳香化酶的活性，阻止体内的雄激素转化为雌激素。雄激素是卵巢产生雌激素的前体，也是卵泡发育的营养物质，可增加颗粒细胞上 FSH 受体、IGF 及 IGF 受体的表达。芳香化酶抑制剂可以改善卵巢的反应性，有望成为经济、有效的改善卵巢低反应的辅助药物。

GoswamiSK 尝试 D3～7 每天来曲唑 2.5 mg，并在 D3 和 D8 各注射重组 FSH 75 U，对照组 GnRH agonist 常规方案/基因重组卵泡刺激素(300～450 U/d)刺激。结果发现在明显减少 FSH 用量条件下(150 U±0 U 比 2 865 U±228 U)，获卵数、胚胎数、妊娠率在两组均没有差别。M it wallyMF 在曾有宫腔内人工授精卵巢刺激低反应(<3 个优势卵泡)者，于其后的刺激周期 D3～D7 给予 letrozole，2.5 mg/d，D5～D7 用 FSH(50～225 U/d)促排卵，FSH 用量明显少于单纯 FSH 刺激方案，卵泡数明显增加，累积周期妊娠率(3 次)达 21%。

5.口服避孕药(OC)预治疗

使用 OC 的目的主要是抑制内源性 Gn，同时刺激雌激素受体的产生和提高受体敏感性。临床上 OC 预处理方案能改善卵巢反应和妊娠结局。具体用法：于月经周期 1～3 天开始 OC 预处理 12～22 天，在停用 OC 前 1～3 天开始应用小剂量 GnRH-a，待月经来潮后开始 Gn 刺激。

6.自然周期和改良的自然周期方案

Bassil 报道 11 例卵巢低反应患者在其后 16 个纯自然周期获得了 18.8%的妊娠成功率。提示是卵巢低反应患者的一种治疗选择。自然周期最主要的缺陷是较高的周期取消率(19%～32%)。由此推出改良的自然周期方案：自然周期通过单纯追加 GnRH-ant(短效多次给药方案)，或合并添加低剂量的 FSH(75～100 U)，抑制垂体 LH 峰的提前释放，轻微刺激卵巢，缓解 GnRH-ant 使用对卵巢正常 E_2 分泌的影响，减少周期取消率。具体用药自主导卵泡直径≥14 mm开始，直至 HCG 注射日的前一天。报道周期取消率明显减少，仅为 16%；而妊娠率明显提高(ET 周期妊娠率 26%)。

7.针对卵巢低反应的实验室拯救和处理

ICSI 技术有较稳定的高受精率，因此在低反应者少量的成熟卵子采用 ICSI 成为很多中心常规的处理，但是受精率的提高却不能改善低下的妊娠率。辅助透明带孵出干预低反应者的种植率，辅助透明带孵出能改善 FSH 高、年龄大和 IVF 失败的病例。可利用 IVM 技术来挽救 IVF 周期中的卵巢反应不良。

8.赠卵胚胎移植技术

赠卵胚胎移植是对于卵巢早衰、反复 IVF 失败的卵巢低反应患者最后的选择。最大的困难是卵子的来源。

二、高龄女性辅助生育

随着社会的发展和人们意识形态的改变，越来越多的女性推迟生育，高龄女性寻求不育治疗的人数逐渐增加。随着女性年龄的增加，生育力逐渐下降，女性卵母细胞的质量、卵巢对促性腺激素的反应、种植率均呈下降趋势，自然流产率升高。女性在 37～38 岁时卵巢的储备卵泡数目明显下降，女性的生育能力急剧下降。高龄丧失生育能力的确切原因尚不清楚，可能与下列因素有关：性生活频率下降、始基卵泡数减少、卵子质量下降、子宫问题、染色体异常胚胎丢失增加。

(一)高龄女性的生殖生理

女性年龄相关的生殖能力下降和自然流产风险增加归咎于卵子的异常。随着年龄的增加，细胞内积聚的过氧化物如氧自由基等对处于第一次减数分裂静止期的卵子破坏作用增加，高龄女性分裂期纺锤体通常显示染色体排列异常和微管基质组成异常，引起卵母细胞染色体非整倍体增加，植入前胚胎和持续妊娠胚胎中异倍体发生率高，高异倍体是导致自然流产增加和出生率下降的主要原因。

高龄女性是否存在子宫内膜容受性降低而导致生育力下降尚有争议。尽管赠卵模型并不支持高龄女性子宫内膜容受性下降。但随着年龄的增加，子宫内膜细胞中雌、孕激素受体减少，子宫内膜血流量减少，均导致子宫内膜容受性明显下降，另外子宫的病变如子宫肌瘤和内膜息肉随年龄增加。Barini 等将来自同一供者的胚胎分别移植到≤39 岁组和 40～49 岁组受者的子宫内，结果发现着床率和妊娠率在年轻组和年长组分别为 24.8%和 47.3%与 14.9%和 24.5%，表明随着年龄增长子宫内膜容受性下降。

(二)高龄女性接受 ART 前的评估

由于年龄＞35 岁的女性获取成功妊娠时间的有限，因此对高龄女性建议更早进行不孕的评估。高龄不孕女性除了进行基础 FSH、E_2和抑制素 B 水平的测定、氯米芬刺激试验、卵巢体积和基础窦状卵泡的超声测量等卵巢储备评估外，ART 前尚需进行高血压、糖尿病等疾病的筛查，对 40 岁以上女性还应进行乳腺影像学检查。

(三)高龄不孕女性处理

年龄相关不孕症的 ART 治疗包括促排卵+宫腔内人工授精、IVF 和卵子捐赠。除赠卵外，其余治疗目的是缩短获得妊娠的时间，而并非直接影响卵子或胚胎质量。由于期待治疗在高龄女性中获妊娠机会较少，作为一种治疗手段，这种方法仅应用于不希望医疗干预的夫妇，不宜提倡。Guzick 等回顾性分析发现 COH+夫精人工授精对 40 岁以上原因不明不孕女性疗效有限。高龄女性 IVF 的妊娠率随年龄增加而下降。但高龄组女性 IVF 成功率是宫腔内人工授精组的 5 倍。Lass 等报道≥40 岁女性行 IVF 治疗3 个周期累积妊娠率达 31%，活产率为 21%，继续再进行同样治疗妊娠率无改善。高龄女性 IVF 妊娠率下降的部分原因是超排卵反应差，即使增加促性腺激素剂量也仅能获得少数几个卵子，周期取消率高。有学者认为如果年龄>39 岁以上的女性前一个周期获得≥2 个胚胎，应进行下个周期的尝试，直至治疗达到 3 个周期。妊娠率在≥42 岁后直线下降，≥45 岁无妊娠。周期取消率 40～41 岁与≤40 岁组相似。ICSI 技术主要用于同时存在男性不育的女性不孕患者，ICSI 技术不改善高龄女性的 IVF 结局，因此临床上不建议使用。胚胎异倍体是高龄女性着床率下降的主要原因，透明带显微操作、着床前胚胎遗传学诊断处理可能会适当提高成功率，但并不起决定性作用。因此对高龄不孕女性应给予适当指导，使其了解年龄越大治疗成功率越低，并且费用更昂贵。

(四)高龄女性卵巢刺激方案

对卵巢储备检测正常的高龄不孕女性来说，长方案是首选，但往往随着年龄增大，卵巢的储备能力下降，超排卵通常表现为低反应。对卵巢储备低下的高龄患者单纯增加每天的促性腺激素剂量疗效不佳，为改善卵巢的反应性，人们提出了各种促排卵方案：低剂量 GnRH-a 抑制方案；微剂量 GnRH-a flare-up 方案；GnRH-拮抗剂方案；口服避孕药或雌激素预处理；尽管采用各种企图改善预后的超排卵方案，但结果并不理想，因而人们重新审视自然周期。

1.自然周期-IVF

由于控制性超排卵在低反应的高龄女性中的效能低下，而自然周期避免此缺陷，自然周期-IVF 在低反应人群可获得与 COH 相同的结局，因而是卵巢反应不良的一种有效的治疗手段。通常在月经周期的第 9 或第 10 天，进行阴道超声监测卵泡生长情况，当卵泡直径达到 14 mm 左右时，每天监测血或尿 LH 峰，卵泡直径达到 18 mm 或 LH 峰出现时肌内注射 HCG，36 小时或 24 小时经阴道超声引导下取卵，受精、移植同常规 IVF。

2.半自然周期-IVF

半自然周期-IVF 又称改良自然周期或微刺激方案。由于自然周期-IVF 存在临床妊娠率偏低、周期取消率高等不足。自然周期-IVF 的起始周期临床妊娠率平均 7.2%、移植周期的平均临床妊娠率为15.8%；而 LH 峰过早出现、取卵未获得卵子、不受精、多精受精、受精后不分裂等，使得自然周期起始周期的平均 ET 率为 45.5%。自然周期-IVF 在减少患者对治疗焦虑的同时由于高取消率令人失望。为减少由于提前排卵引起的周期取消，人们采用在卵泡生长至 13～14 mm时加用 GnRH-拮抗剂的改良自然周期方案。与长方案比较，微刺激方案具有价格低廉，治疗可以在几个连续周期中进行，具有费用低，步骤简单，患者对治疗焦虑程度轻等优点。

3.未成熟卵体外培养

人类卵泡内卵母细胞由于受成熟抑制因子的作用而处于第一次减数分裂的核网期,将卵母细胞取出并在适当的条件下培养,使其在体外发育成熟。对于卵巢内具有一定数量的小卵泡而对超排卵反应不良或无反应的患者,应用未成熟卵体外培养技术可以避开超排卵的困难。但尚缺乏随机试验比较该方案的效能。

4.胚胎辅助孵化的应用

尽管促排卵方案和胚胎培养技术的进步,IVF-ET 后妊娠仍相对较低。许多胚胎无法孵出或着床,有研究认为在体外培养的过程中,由于透明带变硬变厚,尤其是高龄女性,会不利于受精及胚胎的孵出,使胚胎无法种植;或即使延长培养至胚胎孵出,也错过了子宫内膜允许种植的时机,导致种植失败。辅助孵出能克服了透明带的机械障碍,使孵出过程更便利;可降低胚胎孵出所需的能量,有助于活力相对不足的胚胎孵出;卵巢刺激周期种植窗提前,辅助孵出允许胚胎较早孵出,从而在着床窗关闭前种植;透明带开口有利于胚胎-内膜更早对话,促进胚胎发育种植。有建议对高龄女性 IVF 和反复 IVF 失败者,可通过辅助胚胎孵出有利于胚胎的种植,进而提高妊娠率。目前辅助孵出应用的主要对象为年龄≥38 岁、IVF 失败≥2 次、冷冻胚胎移植和卵巢反应性差基础 FSH≥15 U/mL 及透明带厚度 15 μm 患者。但近期研究辅助孵化对高龄女性 IVF 可能无益,对多次 IVF 失败者辅助孵化是否具有潜在的益处需更多资料来明确。

5.PGD 在高龄女性 IVF 中的应用价值

染色体数目异常不仅导致流产、死产和胚胎早期丢失,也是新生儿遗传病的主要原因之一。随着女性年龄的增加新生儿染色体异常发生率升高,女性年龄越大,卵母细胞在第 1 次减数分裂前期的停留时间也越长,其减数分裂过程中发生异常的可能性也就越大,卵细胞非整倍体的发生率也就相应越高,文献报道 35 岁之后的卵母细胞非整倍体率明显上升。除年龄因素外,环境中各种物理性、化学性、生物性及医源性的因素均可对卵细胞的发生过程产生不良影响,诱导卵细胞减数分裂过程中的错误分裂,导致非整倍体的产生。关于女性年龄与其卵细胞非整倍体相关性的原因尚不清楚,可能与卵细胞的纺锤体老化和两条同源染色体间的交叉互换减少有关。非整倍体卵细胞与精子结合后,产生非整倍体胚胎。目前对 IVF 期间胚胎的研究也多表明年龄超过 37 岁女性的胚胎大部分存在染色体数目异常,即非整倍体改变。绝大部分非整倍体的胚胎都在围着床期或孕早期死亡,这可能是高龄女性 IVF 成功率低,流产率高的一个主要原因。由于高龄女性非整倍体卵子及胚胎明显增多,采用植入前遗传学诊断技术对胚胎进行非整倍体筛查是胚胎植入前遗传学诊断的主要内容。经过筛查移植双倍体胚胎,已成为提高高龄女性妊娠率、降低自然流产率和防止染色体异常胎儿的出生的一种有效的方法。由于目前检测的染色体数量有限,现阶段非整倍体检测后的着床率低于预期值,因此有学者建议增加检测染色体的数量以达到提高 PGD-AS 后胚胎着床的目的。应用 FISH 技术能检测的染色体已增加至 2、3、4、11、13、15、16、17、18、21、22、X、Y 等 13 条之多。

尽管 PGD-AS 在高龄不孕患者通过检出非整倍体胚胎有利于提高着床率,对超排卵卵巢反应正常患者具有诱人的应用前景,但对真正高龄卵巢储备不良患者由于获卵数少,形成的优质胚胎数量少,在经过 PGD-AS 后可供移植的胚胎数目明显减少而应用受到限制。

6.核移植技术

近年来有学者尝试用年轻女性卵子的胞浆替换高龄女性的胞浆,从高龄女性的卵子中取出的核植入年轻女性去除核的卵子中,以消除可能因胞浆带来的不利因素及生发泡期卵子核移植(卵子重建),以提高高龄女性的妊娠率。可有望在不远的将来,通过该技术帮助高龄女性无须通过赠卵,而能成为孩子的生物学母亲。但此技术的安全性和有效性及有关伦理问题有待研究。

7.卵子赠送

高龄不育夫妇卵子的染色体异常率高于一般人群,且体外受精率仅为30岁以下女性的1/5～1/4,IVF后的胚胎染色体异常比率高达50%以上。卵子赠送妊娠率明显高于自然周期和常规IVF周期,赠卵的成功率取决于捐赠者的年龄而非受者年龄,因此对40岁以上和卵巢储备低下女性赠卵是最佳最有效的手段,这是年龄相关的不孕在其他治疗方法无效的一个选择。但从生物学角度孩子与母亲无血缘关系,实际应用时需遵循国家相关的法律、法规和伦理原则。

总之,年龄相关的不孕是由于卵子异常和卵巢储备下降,对不孕评价和治疗不应延迟至35岁以上。对超排卵卵巢反应正常的高龄不孕女性可进行3个周期以上的IVF,PGD-AS可提高着床率,减少流产率。部分超排卵效果不理想的高龄不孕女性,自然周期或改良自然周期IVF可以作为一种选择方法,但仍有相当高比例的高龄不孕女性无法成功生育。卵子赠送是解决年龄相关不孕的有效手段,但必须遵循相关法律和伦理。

三、子宫内膜异位症

(一)子宫内膜异位症概况

从1885年Von Recklinghausen首次提出并命名子宫内膜异位症(简称为内异症)至今,已经100多年,内异症作为"现代病"成为生育年龄女性的多发病和常见病。内异症是一种始于细胞水平而终止于以盆腔疼痛和不孕为特点的持续性病变。

1.病因学说

内异症的真正病因仍未完全明了,可能有以下几种学说。

(1)种植学说:1921年Sampson提出子宫内膜随经血通过输卵管逆流种植的学说。

(2)体腔上皮化生学说:卵巢表面上皮、盆腔腹膜都是由胚胎期具有化生潜能的体腔上皮化生而来。

(3)淋巴和静脉播散学说:有学者在盆腔淋巴管、淋巴结和盆腔静脉中发现镜下子宫内膜组织,因此提出子宫内膜细胞可通过淋巴或静脉播散学说,并认为远离盆腔部位的器官如肺、鼻、手或脚的皮肤和肌肉发生子宫内膜异位病灶可能是淋巴或静脉播散的结果。

(4)遗传学说:临床观察和流行病学调查发现,内异症具有遗传倾向和明显的家族聚集性,一级亲属患病率为5%～7%,杂合子的丢失可达40%～70%。

(5)在位内膜决定论:郎景和教授提出在位子宫内膜决定论,认为患者与非患者经血逆流或经血中的内膜碎片能否在异地黏附、侵袭、生长,在位内膜是关键,在位内膜的差异是根本差异,是发生内异症的决定因素。

(6)免疫学说:内异症患者表现为免疫抑制与免疫刺激不平衡状态。

(7)外界环境污染:如二口+恶英可能对内异症的发生有一定影响。

子宫在位内膜决定论是对最多见的腹膜型内异症发生的最好解释,卵巢型内异症可能是种植和卵巢上皮化生的双向作用的结果,而阴道直肠型内异症则是残余副中肾管化生和腹膜型内异症深入阴道直肠间隔的两种方式形成的。也许,至今尚无一种理论可以解释所有内异症的发病,所以内异症的发生更倾向于多种机制、多种因素共同参与的结果。

2.病理过程

子宫内膜黏附-侵袭-血管形成是内异症病灶形成的病理生理过程，黏附是异位内膜入侵盆、腹腔腹膜或其他脏器表面的第一步，继而突破细胞外基质，血管形成是种植后生长的必要条件。

3.内异症的诊断、分型和分期

(1)内异症的诊断：根据符合无创伤原则，又符合国情，将以下5项临床和检查指标进行综合分析，可以成为新的内异症诊断模式，也可获得相当高的准确性，但有待于循证医学的考证。①症状(痛经、性交痛，下腹痛或统称为慢性盆腔痛，又称CCP)；②不育(原发性或继发性不育，特别是继发不育)；③盆腔检查(附件包块、直肠窝痛性结节等)；④影像学检查(B超、MRI)发现：附件有无回声区，内有点状细小增强回声，壁厚、界线不清及其他部位图像；⑤血清 CA_{125} 水平(>35 kU/L，一般为50～80 kU/L)。

有学者称腹腔镜检查是诊断内异症最有效、准确的手段，为诊断的“金标准”，但所得组织经病理学证实只达40%～70%，联合症状和检查可有效准确诊断。

(2)内异症的分型和分期：内异症的临床病理分型不统一，但很重要，一般可分为腹膜型内异症、卵巢型内异症、深部浸润型内异症和其他部位内异症。内异症虽属于良性病变，但其病变累及广泛，生物学行为与恶性肿瘤相似，故正确性分期很重要。1979年AFS推出了内异症的分期法，并在1985年进行了修订，即现行的r-AFS分期法。以腹腔镜检查为基础的评分较为细腻，对诊断和治疗的选择也有一定的帮助，但腹腔镜检查的缺陷及术者的经验差异，可造成内异症期别判定的误差，另外r-AFS不能反映和评估疼痛和不育，而这两方面是内异症最主要的临床症状。所以，有人提出将疼痛和不育也作为评分内容，或者将现行的Ⅳ期、40分，增加到≥70分、Ⅴ期等。

(二)阐述子宫内膜异位症与不孕的关系

不孕症患者合并内异症为30%～58%，内异症女性中不孕症的发病率为30%～50%。

内异症对生育的影响可能有以下因素。

(1)盆腔机械性因素。

(2)卵巢卵泡发育和排卵功能异常。①卵母细胞质量下降，导致了卵母细胞受精、发育和种植能力受损。②黄体功能不足也是子宫内膜异位症者不孕的常见原因，其发生率为25%～45%，这可能是有些患者合并PRL升高所致。③未破裂卵泡黄素化综合征是另一种类型的排卵障碍，子宫内膜异位症患者合并未破裂卵泡黄体化综合征占18%～79%。

(3)在位子宫内膜和子宫本身的改变。子宫内膜整合素异常、芳香化酶细胞色素P450的表达异常、NO合成酶异常、子宫内膜结构和蠕动性改变、细胞凋亡率降低、血管发生增强、甲基化受体趋化性蛋白-1及同源盒基因表达异常等可不同程度影响子宫内膜容受性，导致不孕或流产。

(4)免疫功能异常。近年来众多研究发现子宫内膜异位症患者的免疫功能异常与不孕有关。抗子宫内膜抗体达到一定量时，可与自身靶细胞-子宫内膜组织产生抗原抗体结合反应，并激活补体引起损伤性效应，造成子宫内膜组织细胞生化代谢和生理功能的损害，干扰和妨碍精、卵结合，受精卵的着床和胚囊的发育而导致流产或不孕。

(5)盆腔内微环境改变。大量的文献报道内异症患者的腹水中含有大量有害的细胞因子，引起输卵管的“拾卵”障碍，使精子活动力减低，妨碍精子的穿透能力，妨碍受精和受精卵的分裂。腹水中的单核细胞数量增多和活性增强，且没有周期性变化，其吞噬精子的作用亢进。另外，腹水中与不孕症有关的物质还有前列腺素，$PGF_{2\alpha}$、PGE_2、TXB_2等花生四烯酸的代谢产物，与排卵、黄体功能及输卵管运动有关，如前列腺素病理性增加，即成为不孕的原因。

（三）子宫内膜异位症的辅助生殖问题

内异症发病及其导致不孕的机制尚不清楚，因此内异症合并不孕的治疗方针也无定论。

内异症的治疗原则基本明确：即减灭和消除病灶、缓解和解除疼痛、改善和促进生育、减少和避免复发。内异症的治疗还要考虑患者的年龄、婚姻状况和生育要求、症状的轻重、病变部位和范围，以及既往的治疗和患者的意愿。

郎景和在2003年第8期的《中华妇产科杂志》中提出内异症合并不孕症患者的诊治模式：①首先行腹腔镜检查，明确诊断，去除病灶，解除解剖因素；②行内分泌检查，排除其他的不孕原因；③年轻、内异症生育指数较高，轻、中度内异症患者，术后期待半年给予生育指导，如仍未妊娠，进而行COH-宫腔内人工授精，如不成功，行IVF-ET；④重度内异症者，或用GnRH-a治疗1～3个月后及时行IVF-ET，或直接行IVF-ET，总之要利用术后半年黄金时间，速战速决；⑤强调治疗个体化，年轻女性轻微内异症，期待疗法最适合；⑥年龄已接近生育末期的女性（≥35岁），内异症生育指数低，妊娠机会直线下降，以COH-宫腔内人工授精或IVF-ET妊娠可能性更大。

治疗方法包括手术治疗、药物治疗、介入治疗等，在临床中对盆腔包块不主张试验性治疗，特别是长期试验性治疗，更倾向于腹腔镜检查或剖腹探查术。观察时间要视肿物变化而定，以不长于3个月为宜；行口服避孕药等治疗时，若肿物缩小或消失，可继续观察，若肿物无变化或增大，则应施行手术。在1996年国际内异症大会上已经取得共识——腹腔镜手术是内异症患者的第一选择。治疗方案如下。

1.期待疗法

为对症治疗，可以口服止痛药或肛门内放置吲哚美辛栓。

2.药物治疗

治疗目的：抑制卵巢功能，防止内异症的生长，减少内异症病灶的活性及减少粘连的形成。

选择原则：①应用于基本确诊的病例，不主张长期“试验性治疗”；②尚无标准化方案；③各种方案疗效基本相同，但不良反应不同，所以选择药物要考虑到药物的不良反应；④患者的意愿和经济能力。

可供选择的药物包括从20世纪60年代的避孕药、70年代的达那唑或睾酮衍生物，到80年代后期的GnRH-a。GnRH-a疗效较好，但药物所致绝经反应明显，且价格不菲。所有治疗内异症的药物均以抑制排卵为基础，故对不孕患者不作为首选，也不宜长期应用，多作为手术前、后或IVF前的辅助治疗。

3.手术治疗

单纯药物治疗卵巢子宫内膜异位囊肿不能有效缩小囊肿体积，即使囊肿直径<3 cm时，也难以完全用药物有效治愈。卵巢子宫内膜异位囊肿一经明确诊断，多以手术治疗为主。当前，腹腔镜手术已成为治疗内异症的首选方法，手术方法包括囊肿剥出术或囊肿穿刺+囊壁烧灼术，分离粘连恢复解剖，而后者不易完全烧灼囊内壁，术后易复发。剔除卵巢内异囊肿时要特别注意保护正常卵巢组织；术中同时进行输卵管通液，了解输卵管的通畅情况；同时行宫腔镜检查，了解宫腔情况。

4.辅助生育技术的应用

内异症相关不孕的病因牵涉到多个方面，治疗上也由单一方案转为多种方案综合治疗。通常认为内异症患者经药物、手术及促排卵后仍未受孕或病情加重、长期不孕，以及合并多种因素不孕，需考虑进行 ART 治疗。不同期别的内异症采用不同的 ART 治疗。对于Ⅰ、Ⅱ期内异症患者的治疗原则是，在腹腔镜下明确诊断，排除机械因素并烧灼异位病灶，术后可短期等待，若仍不育，积极诱导排卵或 COH，必要时可行宫腔内人工授精，如仍不育可考虑 IVF-ET；对于Ⅲ、Ⅳ期患者也可先在腹腔镜下明确诊断，排除机械因素，分离粘连及烧灼异位病灶，如有卵巢子宫内膜异症囊肿应手术剔除，术后应用 2～3 个月 GnRH-a，然后行 COH 或 IVF。对于复发的卵巢内异囊肿可在 B 超下穿刺囊肿，应用 2～3 个月 GnRH-a 后行 COH 或 IVF。

四、子宫腺肌症

子宫腺肌症(adeno myosis，AM)，是指子宫内膜腺上皮和间质异位在子宫肌壁层，可累及宫颈肌层。1908 年 Cullen 首先较详细描述了此病，并加以命名。

AM 多发生于 40～50 岁经产妇。近年来，常可见到一些 40 岁以前的不育女性发生 AM。对于未育的年轻女性来说，AM 引起的痛经与不孕不育，不仅严重损害其本人的健康和生活质量，也危害其家庭的幸福。

(一)流行病学

1.发病率

从全部人群中统计发病率比较困难。随着统计方法的不同，AM 的发病率差异很大，一般在 5%～7%。

2.影响发病的因素

AM 的病因和发病机制尚不明确，以往曾有两种学说。

(1)子宫内膜组织直接自子宫腔内膜处向子宫肌层生长。

(2)子宫内膜细胞经过淋巴或血管向子宫肌层扩散。

目前认为创伤和卵巢功能失调是重要的发病因素。此外，还可能与遗传、免疫机制异常、生殖道阻塞、环境及饮食习惯等因素有关。

(二)病理学

AM 按子宫内病灶的分布形态可分为弥漫型和局限型两种。弥漫型子宫呈均匀增大，因多累及后壁，故后壁常较前壁厚；子宫剖面仅在肌壁中见到粗厚的肌纤维和微囊腔，腔中偶可见陈旧血液。局限型子宫呈不规则的结节状，类似肌壁间肌瘤，故又称为子宫腺肌瘤。腺肌瘤不同于肌瘤之处在于其周围无包膜存在，故与四周的肌层无明显分界，因而难以将其自肌层剥出。

镜检见肌层内出现呈岛状分布的子宫内膜腺体与间质，内膜岛离基底层-基层交界处至少一个低倍视野直径。

(三)临床表现

1.症状

(1)约 35%的 AM 患者无临床症状，而临床症状也与病变范围有关。

(2)痛经：15%～30%的患者有痛经，表现为整个月经期挛缩样痛经，进行性加剧，疼痛程度与肌层中病灶多少有关。

(3)月经异常：月经过多约占 40%。

(4)不孕不育：AM 病灶小时可能带灶生育，病灶增大时一般不易受孕。

2.体征

检查时主要体征为子宫增大，可以弥漫性增大，也可有局限性突出。病灶有时触痛，子宫偏硬。

(四)诊断

AM 诊断的金标准仍然是病理诊断。凡 30 岁以上的经产妇出现经量多，经期延长及进行性加剧的痛经，检查时子宫呈均匀性增大，或有局限性结节突起，质硬而有压痛，经期压痛尤为显著者，首先考虑 AM。

AM 术前诊断率为 20.35%～83.8%，多数报道为 60%左右。为提高术前诊断准确率，诊断困难者尚需依靠以下辅助检查。

1.超声

到目前为止，B 超仍是诊断 AM 最常用的手段。AM 患者 B 超均显示子宫非均质回声，而子宫肌层内的小囊样回声是超声诊断 AM 最明显的特征。阴道 B 超诊断准确率仅为 25%～84%。

2.MRI

AM 的 MRI 表现主要有两个特征，即 AM 病灶本身的 MRI 信号低于周围正常肌肉组织，但与周围组织边界不清，病灶内可见散在点状强回声，系由侵入肌层的子宫内膜岛出血而形成；另一个特征是因为病变信号的强度与结合带很接近，表现为子宫结合带增宽。正常情况下，子宫结合带宽度为 1.5～3.0 mm，而 AM 患者结合带宽度多＞5 mm。MRI 是术前诊断 AM 最可靠的非创伤性方法。

3.血清学诊断

AM 的血清学诊断指标有 CA_{125} 和子宫内膜抗体，以 CA_{125} 为主。血清 CA_{125} 水平与病灶体积呈正相关，病灶切除后 CA_{125} 水平明显下降。因此，血清 CA_{125} 不仅用来协助诊断 AM，而且还作为 AM 疗效观察和复发预测的一项指标。

有报道认为术前联合进行超声检查及血清 CA_{125}、子宫内膜抗体检测，是目前无创伤性诊断 AM 的较为理想的方法。

4.腹腔镜、宫腔镜下子宫肌层活检

近 10 多年开展腹腔镜、宫腔镜下子宫平滑肌组织活检技术用于 AM 的诊断。

(五)治疗

绝大多数 AM 患者已完成生育，其痛经及经量增多又常很严重，而且药物治疗对许多患者效果并不好。所以，手术切除子宫一直是 AM 最有效的治疗方法。近几年来，由于该病发病有年轻化倾向，故患者常要求保留生育功能。因此，对于有生育要求或临近绝经期要求保留子宫的患者，药物治疗、保守性手术及介入治疗等就显得十分重要。

1.药物治疗

药物治疗的疗效只是暂时性的，治疗 AM 的药物有达那唑、孕三烯酮和 GnRH-a 等，用药剂量及方法同子宫内膜异位症的治疗。达那唑、孕三烯酮用于治疗 AM，主要是缓解痛经症状，而 GnRH-a 治疗，可使患者闭经、痛经症状消失、子宫体积缩小，停药后有发生妊娠并分娩的报道。因此，GnRH-a 目前被认为是治疗 AM 伴不孕患者最有效的药物。夏薇等报道，通过 6 个月 GnRH-a 的治疗，停药后再辅以促排卵及辅助生育技术，所治疗的 10 例中 5 例成功妊娠，妊娠率达 50%。这与用药后 AM 病灶吸收、子宫变软、局部循环改善及消除了病灶刺激引起的子宫应激性升高，从而改善和提高了子宫内膜对胚胎的接受性有关。

近年来，还有其他药物治疗 AM 的报道，如米非司酮(10 mg/d)、更血停、左炔诺孕酮埋植剂、LNG-IUS 或含达那唑 IUS、甲氨蝶呤、中药等，这些药物主要用于缓解痛经、减少月经症状。

2.介入治疗

近年来，有不少报道用子宫动脉栓塞疗法治疗 AM，月经量减少约 50%，痛经缓解率达 90%以上，子宫及病灶体积缩小显著。近期效果明显，远期疗效及对日后生育功能的影响尚待观察。

3.手术治疗

手术治疗是 AM 的根本治疗，对于长期有剧烈痛经的患者，应行子宫切除术。但对于要求生育或保留子宫提高生活质量的患者，是否行子宫切除术，还需视病情和患者的要求而定。手术治疗可分为保守性手术和根治性手术。

(1)保守性手术主要有子宫腺肌瘤挖除术、子宫内膜切除术和腹腔镜下子宫动脉阻断术。

子宫腺肌瘤挖除术：此术适用于年轻、要求保留生育功能及临近绝经期要求保留子宫的 AM 患者。虽然病灶难以彻底切净，但术后明显改善症状，并增加妊娠机会。有学者推荐手术前后使用 GnRH-a，术前 GnRH-a 治疗 3 个月，可以缩小病灶；术后应用 GnRH-a 可以改善生育能力，尤其是计划采用辅助生育技术的患者。

子宫内膜切除术：手术对月经过多的 AM 患者效果显著，同时可缓解痛经。手术方式有宫腔镜子宫内膜切除术、微波或热球子宫内膜消除术等。最近有报道子宫内膜切除术后即刻放置 LNG-IUS，明显增加了术后 1 年的闭经率，减少了再干预。

腹腔镜下子宫动脉阻断术：疗效不如子宫动脉栓塞疗法，多数患者对手术效果并不满意。

(2)根治性手术：子宫切除是治疗 AM 最有效的方法，适用于年龄大，无生育要求、长期剧烈痛经患者。

六、生殖系统肿瘤患者的辅助生殖技术

生殖系统肿瘤尤其是恶性肿瘤是导致人类生育功能丧失的直接原因，而肿瘤的治疗如外科手术、放射治疗或化学治疗将进一步损害生育功能。肿瘤及治疗对人类生殖功能的危害主要表现为配子生成功能的损害和胚胎生存环境的破坏，前者指因卵巢或睾丸功能丧失而无法提供配子，后者主要指女性因子宫切除后无法提供胚胎发育的场所而导致不孕。辅助生育技术的发展将最大程度上帮助因肿瘤并发不育的患者，使生育成为可能。

我们将在介绍生殖系统肿瘤及治疗手段对生育造成的损害的基础上，总结目前已成熟运用临床的解决肿瘤患者不育问题的 ART 技术，并展望其新进展，以帮助临床医生和患者在进行肿瘤治疗前对未来生育计划的实施做出恰当的决策和准备。

(一)生殖系统肿瘤及其治疗对生育功能可能造成的损害

1.肿瘤本身的危害

肿瘤组织对周围正常卵巢组织或睾丸组织的压迫和侵蚀，导致性腺合成配子功能受损，无法提供优质配子。

2.外科手术的影响

对生殖系统肿瘤尤其是恶性肿瘤实施手术治疗，切除部分或全部生殖器官导致不育。另外手术还可能损伤盆腔神经、血管从而导致男性射精能力降低或性功能障碍引起的不育。

3.化学治疗的影响

常用于生殖系统肿瘤的化疗药物，如环磷酰胺，长春碱等对两性生殖器官有很大的毒性。药

物将直接导致卵泡数量减少和质量下降，通过对始基卵泡微结构的破坏，加速其闭锁、凋亡，同时干扰激素的生成。上述对卵巢功能的永久性损害在临床可以表现为卵巢早衰、不孕。35岁以上女性接受化疗更容易丧失卵巢功能。

4.放射治疗的影响

因宫颈癌或阴道癌等生殖系统恶性肿瘤实施放射治疗后将导致卵巢功能的损伤，其影响程度取决于放射线的剂量、照射的部位和患者的年龄。女性患者接受盆腔放疗还能引起输卵管、子宫和阴道形成瘢痕粘连，从而导致不孕。虽然男性生殖系统肿瘤患者接受放疗后其生精功能能够部分或完全恢复，但仍建议实施放疗时对睾丸组织采用防护措施，以减少损害。

(二)生殖系统肿瘤患者生育功能的保留

1.女性生育功能的保留

主要探讨女性生殖系统肿瘤患者行保留生育功能的ART治疗。

(1)胚胎冻存：冰冻胚胎技术是ART中一个非凡的进展。目前已广泛应用于临床。有生育要求的肿瘤患者，应在进行治疗前实行IVF和冰冻胚胎技术。经超促排卵后尽可能多地获取卵子，将所有成功受精的胚胎冻存，等待肿瘤治疗后再行移植，从而保留其生育功能。各个发育初级阶段的胚胎均可以实行冻存，但研究证明囊胚期为最佳冻存时期。

(2)卵子冻存：自ART开展以来，卵子冻存技术即成为研究者的一大挑战。细胞渗透性改变、细胞膜和胞浆内细胞器受损、冻存液的毒性等多种因素都可能引起卵子的致命性损伤。目前已报道的卵子冻存后成功妊娠率仅为27%，因此该技术仍待进一步完善。研究初期最常用于冻存的是生发泡期卵，随后发现对生发泡期卵实施冻存可能导致纺锤体失活，染色体的损伤，透明带坚硬，影响卵子质量。现已证实卵子最佳冻存时期为MⅡ期。卵子冻存技术适用于未婚的要求保留生育功能的肿瘤患者，同时也可以避免夫妇双方关于冻存胚胎所有权争议等伦理问题。

实施卵子冻存须满足以下条件：①恶性肿瘤为非雌激素敏感性肿瘤；②超排卵时间不少于2周；③患者为生育年龄，卵巢功能正常，以确保卵子质量。

(3)卵巢组织冻存/自体移植或未成熟卵体外成熟：卵巢组织冻存技术已在近十年取得显著进展。卵巢组织冻存适用于无法获取成熟卵子或胚胎的肿瘤患者，如青春期前儿童。也有学者认为卵巢组织冻存更优于对成熟卵子的冻存。卵巢组织中的始基卵泡体积较小，冻存液能更快速全面地渗透平衡，因而更耐受低温的影响，同时由于始基卵泡缺乏纺锤体和透明带结构，避免了冻存操作对细胞结构的破坏。

冻存的卵巢组织复苏后可以通过以下两种方法恢复配子合成功能：卵巢自体移植或始基卵泡(未成熟卵)体外成熟。卵巢自体移植可以将卵巢组织移植到盆腔(原位移植)，也可以移植到腹壁皮下组织等其他部位(异位移植)。移植后组织恢复排卵功能的表现有恢复正常月经周期，组织内可见各个发育阶段的卵泡。目前采用卵巢组织冻存/自体移植技术后成功妊娠的病例已有报道，但冻存复苏后始基卵泡的存活率仅20%～25%，其重要原因为移植组织的缺血性坏死。另外所合成的卵子质量是否降低需进一步证实。

冷冻复苏的卵巢组织还可以分离得到始基卵泡(未成熟卵)，经体外培养后获得成熟卵子，提供生育所需的配子。结合ICSI技术将进一步提高未成熟卵妊娠率。目前华中科技大学附属同济医院对PCOS患者新鲜未成熟卵体外培养已取得成功，并获得临床妊娠。

2.男性生殖功能的保留

(1)冰冻精子库：精子冰冻技术是保留男性生育能力的一种成熟有效手段。冰冻复苏后精子与新鲜精液相比，受精的成功率无显著差异。主张在男性生殖系统肿瘤患者开始治疗前，应尽可能多地储存精子，在治疗后有生育要求时可以提供优质的配子。男性肿瘤患者经治疗后，可以采用宫腔内人工授精、IVF-ET结合ICSI技术等辅助生育技术提高妊娠率，其中ICSI技术对因肿瘤而发生少精、弱精的男性患者治疗效果最佳。

（2）睾丸组织（精母细胞）冻存/自体移植：人睾丸组织（精母细胞）冻存/自体移植后成功妊娠病例至今仍无报道。由于精子远较卵子容易获得，该技术的临床价值不及卵巢组织冻存。但对青春期前的儿童肿瘤患者保留生育功能仍有一定的意义。

（三）生殖系统肿瘤患者实行辅助生育治疗的原则

1.肿瘤患者生育功能的评估

（1）一般评估：包括患者的年龄、性别和肿瘤的预后。应对患者的全身健康情况和肿瘤预后进行全面的评估，以判断该患者是否耐受辅助生育治疗和后续的抗瘤治疗。

（2）卵巢功能的评估：女性肿瘤患者经放化疗后可能发生卵巢早衰或卵巢储备功能受损（月经周期仍规则）。对于后者还需对卵巢储备功能进行全面的评估。目前常用的筛查手段包括内分泌激素（FSH、LH、E_2）基础水平、卵巢体积和窦状卵泡的数量、卵巢血流的测定，抑制素和氯米芬、促性腺激素释放激素激动剂（GnRH-a）、FSH、HMG刺激试验等。

2.辅助生育技术

上述简单且可靠的评估方法可以引导临床医生判断该患者是否可以实施辅助生育治疗，以及采用何种辅助生育技术。

（1）根据肿瘤的类型和年龄性别等因素，采用冻存的精子、卵子及胚胎等辅助生育技术结合IVF-ET，保留患者生育功能。

（2）应用ICSI技术辅助并发于肿瘤或肿瘤治疗后的严重少、弱精患者的生育。

（3）应用IVF-ET结合赠卵、赠精及代孕技术辅助生殖器官严重破坏或已被切除的肿瘤患者的生育。

辅助生育技术的发展为肿瘤患者带来了福音。目前，辅助生育治疗是否有引起肿瘤复发的可能，仍是临床医生和研究者担心和争议的重点。已有的资料提示卵巢交界性肿瘤行IVF-ET后，未发现IVF引起肿瘤复发的证据。另外，当前用于肿瘤患者的超促排卵药物方案和正常不孕患者基本相同，但对于雌激素敏感的肿瘤，该方案将不利于肿瘤的治疗和预后，所以急需建立新的促排卵药物和方案用以治疗这类肿瘤患者。

（何顺之）

第五节　辅助生殖技术并发症

一、辅助生殖技术引发的伦理问题

伦理是人类社会行为和活动的人际“应然”关系和道德规范，是关于“应该”的学说、行为和实践，是人类社会共识的集中体现。伦理作为人类社会发展进步的力量，体现个人利益和社会公共利益的矛盾统一。

人类生殖工程技术作为一类(医学)社会活动,涉及许多人际关系和医疗实践活动,从而也存在许多相应的人际“应然”关系和道德规范,即人类生殖工程技术的伦理。

人类生殖工程技术中的伦理是医学伦理在人类生殖工程技术服务中的特定表现和要求,合乎医学伦理一般原则和规范,又有其特殊的伦理要求和考虑。

人类生殖工程技术改变了人类自然的生殖过程,添加了许多新的人际关系和医疗实践活动,从而也催生了许多新的、较为复杂的专项伦理问题。

(一)人工授精技术引发的伦理问题

人工授精是指用人工的方法将男性的精子注入女性体内,从而达到受孕目的。这种技术实际上是取代自然生殖过程中的性交环节。

人工授精有夫精人工授精和供精人工授精之分,前者的精子源于丈夫本身,后者的精子来自捐精者。由于夫精人工授精使用的是丈夫的精子,出生的子女与父母有血缘关系,所以不会导致明显的伦理问题和法律纠纷。但供精人工授精使用的是非丈夫精子,妻子妊娠所怀的实际上是捐精者(非配偶)的孩子,可引发一系列伦理问题。

供精人工授精引发的伦理问题首先是供精者(非配偶)的精子与妻子的卵子结合是否隶属通奸或乱伦问题?供精人工授精技术通过人工注射方式供精,妻子与捐精者彼此互不照面,所以不存在通奸或乱伦问题。具体实施时要明确丈夫的精子是否确有问题(如丈夫无精症或患有严重的遗传性疾病等),是否确实需要供精人工授精技术解决不孕问题,是否事先隶行了夫妻双方的知情同意。若确实需要供精辅助生育,夫妇双方又知情同意,就该不孕夫妇而言,供精人工授精的“通奸或乱伦”伦理问题就不存在。

供精人工授精切断了婚姻与生儿育女的纽带,破坏了婚姻的心理、生物统一性,使出生的子代有两个父亲,即提供精子的生物学/遗传学父亲(生父)和出生后抚养教育的社会学/法学父亲(养父),从而引发亲子关系和子代法律地位的复杂化。与此相关的财产继承、抚养与赡养义务履行等也受到影响。供精人工授精还可引发家庭成员身份和关系的多元化。假如两兄弟中有一个是无精症,需要供精辅助生殖,而捐精者又恰好是其弟弟,那么,这两兄弟究竟是孩子的什么人?捐精者究竟是生物学父亲?还是叔叔?此种家庭成员身份和关系的多元化必然会挑战传统的家庭结构和人际伦理关系。我国卫健委 2003 年 10 月 1 日颁布实施的《人类辅助生殖技术和人类精子库伦理原则》规定:“医务人员有义务告知受者通过人类辅助生殖技术出生的后代与自然受孕分娩的后代享有同样的法律权利和义务,包括后代的继承权、受教育权、赡养父母的义务、父母离异时对孩子监护权的裁定等;医务人员有义务告知接受人类辅助生殖技术治疗的夫妇,他们对通过该技术出生的孩子(包括对有出生缺陷的孩子)负有伦理、道德和法律上的权利和义务。”

日常生活中有单身女性要求生育的情况。对单身女性是否可以实施供精人工授精是要考虑的又一实际伦理问题。选择单身就意味着放弃成家和生育孩子。若单身女性生育孩子,组成的家庭是不完整的,对孩子的身心发育有不利影响。强行单亲生育是对子代不负责任的做法。同时,假设认可单身女性生育孩子,也即满足了单身女性的生育权,那么,男人的生育权又怎样得到保护?是否认为为满足单身男性的生育权,代孕母亲也合乎伦理呢?显然,为满足个人的生育愿望,不顾子代的身心健康,不管对代孕母亲的身心损害,对单身女性实施供精人工授精生育或对单身男性实施代孕服务是违反伦理的。我国卫健委2003 年10 月 1 日颁布实施的《人类辅助生殖技术和人类精子库伦理原则》规定:“医务人员必须严格贯彻国家人口和计划生育法律法规,不得对不符合国家人口和计划生育法规和条例规定的夫妇和单身女性实施人类辅助生殖技术。”

为了避免信息公开可能引发的亲子情感危机和不孕夫妇相应的心理负担和精神障碍，供精服务是按照互盲和保密原则进行的。单纯如此处理，会与供精人工授精出生的子代对自己的出生(主要指血缘关系)知情权相冲突，并有与供精者所生的孩子近亲结婚的风险。为解决这些问题，我国卫健委在2003年10月1日颁布实施的《人类辅助生殖技术和人类精子库伦理原则》规定："建立完善的供精使用管理体系，精子库有义务在匿名的情况下，为未来人工授精后代提供有医学信息的婚姻咨询服务。"

(二)精子库技术引发的伦理问题

人类精子库是以治疗男性不育症、预防遗传病和提供男性生殖保险等为主要目的的辅助生殖技术和医疗支持服务，使用得当，可以造福人类；使用不当，则可引发诸多的伦理问题。

由于同一捐精者的精液标本可供多人多次使用。若捐精者多次捐精、捐赠的精液多人使用则有引发供精生育的后代近亲婚配/繁殖、罹患相应遗传病的伦理风险。为了防范相关风险，我国卫健委2003年10月1日颁布实施的《人类辅助生殖技术和人类精子库伦理原则》规定："建立完善的供精者管理机制，严禁同一供精者多处供精并使五名以上女性受孕。精子库有义务在匿名的情况下，为未来人工授精后代提供有关医学信息的婚姻咨询服务。"如此，通过有效控制一人多处捐精、同一人的捐精标本多人使用，以及对人工授精后代提供有关医学信息的婚姻咨询服务，防范近亲婚配/繁殖和相应遗传病。

(三)赠卵相关的伦理问题

赠卵目的类同捐精，可帮助部分女性解决妊娠难题和预防遗传病。赠卵还可用于科学研究，如人类胚胎干细胞研究等。但是，赠卵的过程明显较捐精复杂，增加了药物卵巢刺激、卵泡发育监测、超声引导下经阴道取卵手术和取卵后必要的随访等处理和操作，对赠卵者有一定的危险性。赠卵还可引发与捐精类似的辅助生育后代近亲婚配/繁殖、罹患相应遗传病风险增加的伦理问题。赠卵求大于供的情况还易引发赠卵商业化和对赠卵者欺诈的倾向。所以，我国卫健委2003年10月1日颁布实施的《人类辅助生殖技术规范》规定："赠卵是一种人道主义行为，禁止任何组织和个人以任何形式募集供卵者进行商业化的供卵行为；赠卵只限于人类辅助生殖治疗周期中剩余的卵子；对赠卵者必须进行相关的健康检查(参照供精者健康检查标准)；赠卵者对所赠卵子的用途、权利和义务应完全知情并签订知情同意书；每位赠卵者最多只能使5名女性妊娠；赠卵的临床随访率必须达100%。"我国卫健委同期颁布实施的《人类辅助生殖技术和人类精子库伦理原则》还规定："禁止以多胎和商业化供卵为目的的促排卵；机构和医务人员对要求实施人类辅助生殖技术的夫妇，要严格掌握适应证，不能受经济利益驱动而滥用人类辅助生殖技术。供精、供卵只能是以捐赠助人为目的，禁止买卖，但是可以给予捐赠者必要的误工、交通和医疗补偿。"

(四)体外受精-胚胎移植技术引发的伦理问题

体外受精-胚胎移植，俗称试管婴儿，是将取出的精子和卵子实施体外受精/培养操作，再将体外受精/培养获取的胚胎植入母体子宫的人类生殖工程技术。主要用于解决女性不孕问题。依据精子、卵子的来源和怀孕者是否为配偶，体外受精-胚胎移植可有下列6类组合形式：①丈夫精子和妻子卵子的组合形式；②丈夫精子和捐卵者卵子的组合形式；③捐精者精子和妻子卵子的组合形式；④精子和卵子均为捐赠的组合形式；⑤怀孕者非配偶的组合形式，即代孕母亲形式；⑥其他特殊的组合形式，如克隆人等。如此，不难想象，体外受精-胚胎移植可引发很多复杂的伦理问题。

首先，体外受精-胚胎移植可引发类似人工授精、精子库和赠卵引发的伦理问题，相应的伦理问题说明和解决办法参见本节相应专题。

其次，代孕母亲形式的体外受精-胚胎移植，若非出于道义、以解决病者不孕痛苦为目的，而是为了赚钱或获利，就与人格尊严的价值原则违背，有明显的伦理问题。不仅如此，若代孕母亲在怀孕中途不愿继续妊娠，或者经过10月怀胎后，对娩出的孩子有感情，决意要自己抚养，就会引发纠纷和相应的社会问题。若母亲为女儿代孕或妹妹为姐姐代孕，代孕母亲还会引发人伦关系的混乱和一系列的社会和法律问题。就我国国情而言，代孕对现行计划生育政策也有冲击。尤其是“代生孩子”一旦被委托方拒绝抚养时，带来的问题会更严重。所以我国明令禁止代孕母亲。

（五）胚胎干细胞和克隆人技术引发的伦理问题

胚胎干细胞是一类特殊细胞，不仅具有无限的自我增殖能力，而且具有全能分化能力。人胚干细胞主要从人胚胎发育早期的胚囊内细胞群或受精后5～10周的胎儿生殖腺嵴原始生殖细胞分离、纯化、培养而成。

克隆人是一种人工诱导的人无性繁殖方式和过程，具体是通过亲代的体细胞核移植或亲代的生殖细胞单性生殖技术完成的。克隆人技术创建的子代，其遗传背景（含组织相容性抗原信息）与亲代几乎完全一致，可用于以医疗为目的的胚胎干细胞研究和临床应用（特称为治疗性克隆），也可用于生命个体的复制（特称为生殖性克隆）。治疗性克隆和生殖性克隆不仅目的不同，两者进行的过程、对胚胎的操作时间和最终“产品”也不尽相同。

不可否认，胚胎干细胞和克隆人（胚）技术代表着人类生物科学与现代医学的发展与进步，为解决许多医学疑难杂症带来了新的曙光，但是，不管是胚胎干细胞、治疗性克隆、还是生殖性克隆，皆存在诸多伦理上的争论和问题。

有关胚胎干细胞和治疗性克隆技术，涉及的伦理问题主要是急需治疗的患者与人类胚胎之间利益冲突问题。以某些宗教和反堕胎组织为典型代表的反对者认为胚胎干细胞使用的胚胎和克隆技术创建的子代隶属生命的范畴，相关操作是故意制造生命、谋杀生命的行为，是对生命神圣性和人类尊严的践踏，即使以医疗为目的，也是欠伦理、不道德的。但是，支持的伦理辩护认为：人类胚胎的伦理学地位不妨碍我们有控制地利用胚胎于治病救人的人道目的。因为相关操作的胚胎在其发育的14天内，这时的胚胎没有神经系统发育，没有感知能力，只是人类生物学生命，尚未成为人格意义上的生命（人类人格生命）。人类人格生命是具有特定人类基因组、具有意识能力或潜在的意识能力、处于社会关系中的实体，享有人的完整道德地位；而胚胎的道德地位不完整，要低于有感知能力的完整人的道德地位。这就是为什么在胚胎的生命和孕妇生命发生冲突时，我们可以实施堕胎手术，牺牲胎儿以保护孕妇生命的理由。同样的道理，在患者急需治疗性克隆和胚胎干细胞的情况下，道德地位相对较低或不完整的胚胎的生命应让位于道德地位相对较高或完整的患者的生命，治病救人是一个更高的伦理/道德目标，它体现了对人类生命更高层次的尊重。所以，中国常驻联合国副代表张义山2003年11月6日在第58届联合国大会法律委员会上表示：“中国政府始终认为，治疗性克隆研究与生殖性克隆人有本质的不同。治疗性克隆研究并不产生严重的道德、伦理、社会或法律问题，如加以严格管理和控制，也不会损害人类尊严。相反，治疗性克隆对于挽救人类生命，增进人类身体健康却有着广阔前景和深厚潜力，如把握得当，可以造福人类。”

有关生殖性克隆，相关的伦理问题更多。生殖性克隆涉及的伦理问题首先是生殖性克隆给克隆人及与之有关的人造成的严重伤害。此伦理辩护主要基于生殖性克隆的无性繁殖方式及其危害。生殖性克隆的无性繁殖方式违背自然，存在极大的技术风险和安全隐患，将破坏人类基因的遗传多样性机制，降低人类对多种环境的适应性，使人类有退化、甚至灭绝的风险。动物实验已经表明，母本染色体对胚胎本身的发育是必需的，父本染色体对胚外组织的发育是重要的，缺少任一方染色体对子代的发生和发育皆有明显的负面影响。如果进行人的生殖性克隆，就完全有可能发生类似的问题。在目前相关技术尚不成熟、安全性不能保障情况下，反自然地随意制造仅有亲本一方染色体的生殖性克隆人是一种对生命不尊重、对社会不负责的行为，是违背生命价值论、道义论和公益论等伦理原则的。

其次，基于尊重人类尊严的考虑，生殖性克隆涉及的伦理问题是对人类尊严的亵渎和侵犯。人的生殖性克隆发展下去，有可能建立生产人的流水作业线，婴儿像产品一样被制造和处理，与之相关的供卵和代孕女性将被工具化和客体化（物化）。但是，人的尊严不允许人像产品一样被制造或被工具化和物化，人的尊严要求人不受他人操纵。人的生殖性克隆发展下去还可能会被滥用。例如，种族主义者可能用克隆来培育“优秀”民族，贪婪的企业主可能用克隆来复制适应特别环境的劳工，战争狂人用它来复制特别的士兵等。如此，会增加对人权和人类尊严损害的风险，甚至导致新的社会问题和不平等。

生殖性克隆涉及的伦理问题还包括生殖性克隆人面临的家庭代际关系和代际伦理定位困难问题。还可引申出许多相应的社会、心理和法律问题，传统的婚姻、家庭、宗教和性观念等将受到极大的冲击，是明显的引发社会伦理问题和社会秩序混乱的动因。

目前，有关生殖性克隆技术的伦理评估，由于上述诸多的伦理问题，以及生殖性克隆技术还不成熟、总体风险大于收益的情况，世界上大多数国家皆持谨慎态度，明确表示禁止生殖性克隆。

（六）植入前胚胎遗传学诊断技术引发的伦理问题

植入前胚胎遗传学诊断是一项早期产前诊断技术，其在体外对受精的卵子或胚胎行极体或卵裂球活检，做染色体和/或基因检测，将检测正常或所需的胚胎植入子宫妊娠，使出生正常子代。近年来，植入前胚胎遗传学诊断还用于胚胎组织相容性抗原的配型和选择，以治疗同胞的遗传病或白血病。

植入前胚胎遗传学诊断涉及的伦理问题，主要是该技术的安全性问题，需要权衡这种技术给人们带来的好处与给母亲和胎儿可能造成的风险，并且看这种风险/受益比是否在伦理学上能接受。目前有关植入前胚胎遗传学诊断的研究报告未发现明显的直接与该技术相关的母、胎风险和并发症。但是，由于植入前胚胎遗传学诊断采用的是单细胞遗传学诊断技术，可检测材料极为有限，很难保证检材的纯净度和诊断的准确性，存在相对较高的诊断失败和错误风险。所以，我国卫健委在 2003 年 10 月 1 日颁布实施的《人类辅助生殖技术规范》中明确规定：“植入前胚胎遗传学诊断适应证目前主要用于单基因相关遗传病、染色体病、性连锁遗传病及可能生育异常患儿的高风险人群等。开展植入前胚胎遗传学诊断的机构，必须有专门人员受过极体或胚胎卵裂球活检技术培训，熟练掌握该项技术的操作技能，掌握医学遗传学理论知识和单细胞遗传学诊断技术，所在机构必须具备遗传咨询和产前诊断技术条件。必须同时具备产前诊断技术的认可资格。”

植入前胚胎遗传学诊断涉及的伦理问题还包括相应对胚胎的操作和取舍（含胚胎性别的选择）是否可以接受、合乎伦理的问题，该问题取决于对胚胎的道德地位的看法，类同胚胎干细胞和治疗性克隆技术涉及的伦理问题，相应的伦理问题说明参见本节相应专题。

(七)人类辅助生殖技术实施过程中生育与夫妻性爱分离的伦理问题

传统的生殖方式必须通过性生活才能完成。正常的性生活除延续生命外，还涵盖许多情感因素。辅助生殖技术多不需性生活就能完成辅助生殖活动，从而有引发生育与夫妻性爱分离伦理问题的疑惑。该伦理问题疑惑的相应情感影响可能波及夫妻和亲子关系。问题的关键是接受辅助生殖服务的夫妇是否确有不孕问题？该不孕问题是否确实需要辅助生殖技术加以解决？事先是否隶行知情同意手续？若确实存在不孕问题，确实需要辅助生育，又已例行知情同意，那么，就该不孕夫妇而言，辅助生殖技术帮助解决了生育问题，实际上就是帮助解决了不孕夫妇业已存在的生育与夫妻性爱分离的问题，而非辅助生殖技术引发生育与夫妻性爱分离的伦理问题。

(八)人类辅助生殖技术实施过程中商业化运作的伦理问题

目前，无论是人工授精还是体外受精-胚胎移植，皆存在商业化的伦理问题。在国外，精子、卵子的买卖十分盛行，“名人精子库”和“卵子经纪公司”相继出现。国内还有私下的代孕母亲、非法采集精液出售的情况。合法的供精和捐赠卵子，获取必要的营养和医疗补助是应该的，但是要坚决反对商品化。人体细胞(包括精子和卵子)、组织、器官的商品化有损人的尊严。人类辅助生殖技术服务应以优生和服务于社会为首要目标，不能片面地追求经济效益而降低服务质量，不能通过建立“名人精子库”或“卵子经纪公司”谋利。我国卫健委 2003 年 10 月 1 日颁布实施的《人类辅助生殖技术和人类精子库伦理原则》规定：机构和医务人员对要求实施人类辅助生殖技术的夫妇，要严格掌握适应证，不能受经济利益驱动而滥用人类辅助生殖技术。供精、供卵只能是以捐赠助人为目的，禁止买卖，但是可以给予捐赠者必要的误工、交通和医疗补偿。

(九)人类辅助生殖技术引发的医源性疾病及相关伦理问题

医源性疾病是直接与医疗干预相关的疾病。目前确认与人类辅助生殖技术明显相关的医源性疾病主要是多胎妊娠，其他被认为与人类辅助生殖技术可能相关的医源性疾病还有发病率明显增加的子代出生缺陷和基因印记疾病。这些与人类辅助生殖技术直接相关的医源性疾病隶属高危妊娠，不仅可以引发母体及其子代的诸多生命健康问题，而且可造成家庭及社区的卫生保健负担过重和资源浪费，是违背生命伦理的不伤害/有利原则和社会公益原则的，也由此促发人们对人类辅助生殖技术的伦理思考和改进。针对人类辅助生殖技术可引发较多的多胎妊娠伦理问题，我国卫健委在 2003 年 10 月 1 日颁布实施的《人类辅助生殖技术规范》中明确规定：“实施体外受精与胚胎移植及其衍生技术的机构，必须遵守国家人口和计划生育法规和条例的规定，并同不育夫妇签署相关技术的《知情同意书》和《多胎妊娠减胎术同意书》；机构必须具备选择性减胎技术；每周期移植胚胎总数不得超过 3 个，其中 35 岁以下女性第一次助孕周期移植胚胎数不得超过 2 个；对于多胎妊娠必须实施减胎术，避免双胎，严禁三胎和三胎以上的妊娠分娩。”对于多胎妊娠实施的选择性减胎手术是以降低(医源性)多胎妊娠的母、胎危害和风险为目的、在妊娠早期对三胞胎或三胞胎以上的多胎妊娠女性实施的减少妊娠胎儿数的手术。该手术虽然以牺牲部分胎儿为代价，但是减少了并发症，保护了母亲，也为其他胎儿的生存创造了更好的条件和机会。这是医学伦理有利原则的特例，比母体和胎儿全部冒险，最终极大可能全部患病、残疾，甚至死亡要强。选择性多胎妊娠减胎手术在保证母体安全和部分胎儿生存的基本前提下，使医源性多胎妊娠风险最小化，同时又减少了卫生资源的浪费，维护了社会公益。

二、辅助生殖技术子代安全性问题

(一)辅助生殖技术子代随访的流行病学研究

ART 应用于临床近 30 年,已经对各种不育症的治疗做出了巨大的贡献。随着辅助生殖技术在世界范围内的广泛应用和蓬勃发展,其子代的安全性问题越来越引起了人们的重视。一方面,大量 ART 子代的出生为大范围随访、研究奠定了基础;另一方面,ART 子代出现低出生体重、出生缺陷,甚至罕见遗传病的事实促使了广大学者对其安全性问题进行研究。到目前为止,已有许多研究分别对 IVF-ET、ICSI 及 PGD 等子代进行了安全性评估。

早在 20 世纪 80 年代末开始,就有学者对 ART 子代的出生缺陷进行描述。大部分研究指出与自然妊娠相比,ART 子代并不增加不良健康风险。早期也有部分研究表明 ART 妊娠过程中子代早产、低出生体重及先天畸形的发生率增高。但学者们多把其归因于 ART 的高多胎妊娠率及父母的背景因素,如年龄、体型、精神因素等,而非 ART 技术本身。

近年来,越来越多的研究发现,排除多胎因素,ART 子代不良健康风险仍增加。2002 年,Hensen 的一项研究发现 ART 子代(包括常规 IVF 及 ICSI)出生缺陷发生率较自然妊娠婴儿高 2 倍;同年,Schieve 对美国 1996－1997 年出生的 ART 子代的研究发现,足月单胎 IVF-ET 婴儿低出生体重及极低出生体重的发生率为自然妊娠婴儿的 2.6 倍;2004 年,Schieve 对美国 1996－2000 年 ART 后单胎妊娠出生的62 551 个子代进行风险评估,发现低出生体重和极低出生体重的发生风险明显增加。2005 年,K lemetti 在芬兰的一项大型研究将 IVF 与自然妊娠子代的先天畸形发生率进行比较,发现 IVF 子代中单胎男性与对照组相比先天畸形率(特别是泌尿生殖系统和骨骼肌系统畸形)明显增高。

最近的多项循证医学方面的系统分析也指出 ART 可能增加子代不良健康风险。2004 年,Jackon 对 15 项相关研究做了系统分析,结果发现,IVF 子代与自然妊娠子代相比,围生期死亡、早产、孕周减小和低出生质量等风险均增加。同年,Helmerhorst 对 25 项相关研究进行系统分析,发现 IVF 单胎子代发生早产与低出生体重风险较自然妊娠单胎子代明显增加。Rimm 对 19 项相关研究进行系统分析,发现 ART 子代与自然妊娠相比,出生缺陷增高具有统计学意义。2005 年,Hansen 等对 25 项相关研究结果进行分析,发现其中三分之二的研究认为 ART 子代出生缺陷发生率较自然妊娠者增加 25%或以上。Meta 分析结果显示 ART 婴儿出生缺陷发生率较自然妊娠婴儿增高 30%～40%。

因此,大量证据支持 ART 可能增加子代不良健康风险。但是,以上研究多集中于 ART 子代出生早期的随访,而长期随访报道较少,ART 技术是否会对子代长期生长发育及智力造成影响,目前没有足够的证据得出结论。

ICSI 作为 ART 中的一项特殊技术,本身具有侵入性,且跨越自然选择,其安全性更加引起学者们的关注。早期对于 ICSI 技术的担忧多来自于理论推断。近年来,尽管少量报道指出 ICSI 子代发生先天畸形,特别是尿道下裂等出生缺陷比例增加,但大部分研究均指出,多胎、亲代不孕背景、IVF 其他技术可能是引起这些风险增高的原因,而没有 ICSI 技术本身引起子代先天畸形的证据。最近,Lie 对 4 篇相关文献中常规 IVF 子代及 ICSI 子代的出生缺陷发生率进行系统分析,发现与常规 IVF 相比,ICSI 并不增加子代出生缺陷的风险。因此,到目前为止,并没有 ICSI 技术增加子代不良健康风险的流行病学证据。但是,已有多项实验室研究发现,ICSI 子代发生 Y 染色体微缺失、精子非整倍体、性染色体异常等的概率明显增高。这是否会引起子代生长发育不良及成年后的不孕需要进一步的随访、观察才能得出结论。

综上所述，ART 子代的安全性问题已经受到了人们的广泛关注，目前的证据提示 ART 可能对子代的健康造成多方面影响。尽管对于一对夫妇来说，子代出现不良健康的风险仍然是低的，但是，在患者接受 ART 之前，告知其目前的研究状况和可能存在的风险是必须的。而关于 ART 与子代安全性之间的确切结论，需要更深入、更广泛的随访研究和实验室研究才能得出。

(二)辅助生殖技术影响子代的机制研究

第一例试管婴儿出生至今已有 28 年，但 ART 技术影响子代的机制尚无明确结论。根据 ART 的不同步骤其影响机制的研究可分为以下几个方面。

1.超促排卵

通过超促排卵刺激卵母细胞成熟可能导致未成熟的卵母细胞提前排出，从而导致卵母细胞未能完成印迹过程或者诱导转录活性异常，影响子代。促性腺激素超促排卵的结果往往是很多卵母细胞同时成熟，研究发现这与 2 细胞期胚胎甲基化发生增加有关。

2.未成熟卵母细胞体外培养

大量的研究证明体外成熟的人类卵母细胞发育能力不如体内成熟卵母细胞。IVM 卵母细胞中细胞核与细胞质成熟不同步，减数分裂纺锤体、染色体及细胞核异常的发生率增高。共聚焦显微镜和免疫荧光法显示在 IVM 卵母细胞中更易出现染色体结构异常及减数分裂纺锤体微管紊乱，提示体外成熟可能影响卵母细胞减数分裂纺锤体的结构和染色体的排列。小鼠模型显示 IVM 可导致 Igf2r 和 Peg1 的甲基化缺失，以及 H19 甲基化的获得。

3.卵母细胞质单精子注射

ICSI 技术回避了对精子的自然选择过程，它对子代的影响主要来自精子本身的异常及 ICSI 操作的影响两个方面。

首先未成熟精子可能通过 ICSI 技术注入卵母细胞。长形和圆形精细胞是正在发育的未成熟精子的两种类型，在长形和圆形精细胞中精母细胞Ⅰ阶段的染色质结构与成熟精子中的显著不同。已证明卵母细胞激活的延迟及精子染色质同时暴露于中期促进因子可诱导染色体浓聚的提早发生及胚胎非整倍体。生精功能异常的 ICSI 患者的染色体异常发生率增加。近 10 年来对经 ICSI 妊娠的病例 meta 分析研究发现，在少精症患者中出生前新发染色体异常的比例是 2.1%，显著高于非少精症患者中的 0.24%。

研究发现 ICSI 受精的合子发生异常的细胞核重组，在精子头部区域染色质去浓聚不同步，延迟了 DNA 合成的开始。其原因可能是通过 ICSI 带入卵母细胞的精子顶体和核膜压缩这个区域的 DNA，导致 DNA 去浓聚过程中的染色质损害。同时数个顶体完整的精子注入单个卵母细胞后会导致卵母细胞变形和溶解，但去除顶体后注射则不会，因此推测顶体酶会使卵母细胞变形及溶解。由于收集的精液样本常常会被细菌污染，因此 ICSI 过程中可能将外源性的 DNA 注入卵母细胞中，形成转基因后代，而动物实验也确实证明了这一点。

4.体外培养

大部分动物实验证明体外培养环境可影响胎儿的生长发育。可能是由于培养成分通过与甲基群、组蛋白尾相互作用与 DNA 结构混合，或通过正常反应时间的改变导致了表观遗传调控的改变。

5.激素黄体支持

有研究发现在 ART 小孩中性早熟发生率较高，原因可能为 ART 孕妇血清和羊水 HCG 水平增高，而胎儿内分泌系统发育和内分泌控制系统的成熟受胎儿激素水平的影响。

（三）辅助生殖技术对人类表观遗传规律的影响

表观遗传修饰是近年来生命科学的重大发现和研究热点之一，随着"表观遗传学"的兴起，经典的遗传观念正面临着巨大的挑战。我们知道，同卵双生的孪生子具有完全相同的基因组。如果这两个孪生子在同样的环境下成长，按照经典遗传学理论，俩人的气质和体质应该非常相似。但研究者发现，一些孪生子的情况并不符合预期的理论，往往在长大成人后出现性格、健康方面的很大差异。经典的遗传学教科书都明确告诉：遗传的分子基础是核酸，生命的遗传信息储存在核酸的碱基序列上。但是现在，科学家的研究发现，在不影响DNA序列的情况下改变基因组的修饰，不仅可以影响个体的发育，而且还可以遗传下去。这类变异就被称为"表观遗传修饰"，并被认为是导致遗传物质一致的孪生子出现个体差异的主要原因。

表观遗传学是指基于非基因序列（DNA）改变所致基因表达水平的变化，它主要包括DNA甲基化，组蛋白的共价修饰和非编码RNA调控。DNA甲基化是一种表观遗传修饰，它是由DNA甲基转移酶催化S-腺苷甲硫氨酸作为甲基供体，将胞嘧啶转变为5-甲基胞嘧啶的一种反应。CG二核苷酸是最主要的甲基化位点，它在基因组中呈不均匀分布，根据CG分布的不同，基因组中存在高甲基化、低甲基化和非甲基化的区域。一般说来，DNA的甲基化会抑制基因的表达。

"表观遗传修饰"除了DNA甲基化这种主要的方式外，还有一种常见的方式是修饰染色质结构。细胞内的DNA不是裸露存在的，而是与组蛋白一起包装成致密结构的染色质。通过乙酰化或磷酸化等化学方法对组蛋白进行修饰，可以引起染色质结构的改变，不同的染色质结构常常影响到基因的表达。组蛋白乙酰化与基因活化及DNA复制相关，组蛋白的去乙酰化和基因的失活相关。另外，非编码RNA的调控也是表观遗传调控基因表达的一种方式。RNA可通过某些机制实现对基因转录的调控及对基因转录后的调控，如RNA干扰。

基因组印记是表观遗传修饰的一种特殊形式。所谓的基因组印记是指来自父方和母方的等位基因在通过精子和卵子传递给子代时发生了修饰，使带有亲代印记的等位基因具有不同的表达特性，这种修饰不涉及DNA序列的改变，主要通过对相应基因位点（差异甲基化区域）的胞嘧啶和鸟嘌呤二核苷酸的5′端的胞嘧啶碱基甲基化完成，也包括组蛋白乙酰化。基因印记要么存在于父源性等位基因位点上，要么存在于母源性等位基因位点上，具体因具有印记的等位基因（印记基因）不同而不同。基因印记导致印记基因不遵循孟德尔遗传定律所表述的（等位基因的两个位点显性全部表达、隐性全部不表达）表达规律，而是亲缘性相关的差异性表达或抑制，即单等位基因表达或抑制（等位基因的两个位点一个表达，一个抑制）。等位基因的两个位点具体哪个位点表达或抑制，取决于印记的亲缘性。若印记在母源性等位基因位点，则该印记基因的母源性等位基因位点多表现为抑制（不表达），而该印记基因对应的父源性等位基因位点多表达（不抑制）。如定位于人类染色体11p15.5上的胰岛素生长因子-2印记基因（*IGF-2*）为母源性印记基因，甲基化印记在母源性等位基因位点上，*IGF-2*的母源性等位基因位点则表现为抑制（不表达），而*IGF-2*的父源性等位基因位点表达（不抑制）。一般认为每个个体的基因组印记在亲代配子发育成熟阶段重新形成，形成的基因组印记在精子和卵子受精形成新的个体后保持稳定，影响新个体（含胎盘）的生长发育和出生后的生物学行为。印记基因在整个人类基因组中只占很小的比例，多成群存在。

印记基因的存在反映了性别的竞争。从目前发现的印记基因来看，父方对胚胎的贡献是加

 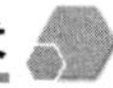

速其发育，而母方则是限制其发育。亲代可以通过印记基因来影响其下一代，使它们具有性别行为特异性。

基因印记是由基因的表观遗传修饰所决定的，即 DNA 差异甲基化、组蛋白修饰、特殊的染色质结构和反义转录等表观遗传学修饰可能是基因印记产生和维持过程中的重要因素，其中 DNA 甲基化是主要的修饰方式，研究也最为深入。基因印记在体细胞的分裂中是稳定传递的，但在生殖细胞的形成过程中经历印记擦除、重新建立和印记维持三个阶段。印记建立发生在原始生殖细胞分化为成熟生殖细胞的过程中；印记维持主要发生于体细胞，开始于受精卵形成阶段，经历种植前发育、胚胎期、胎儿期，一直到成人期；而印记擦除发生于原始生殖细胞，原始生殖细胞从胚胎发育早期性腺未分化时期即开始基因印记擦除，直到完全擦除印记。印记擦除阶段的错误主要发生在父源性印记基因上，通常见于严重的少、弱和畸精症患者，错误发生于原始生殖细胞逐渐向生殖嵴移动而印记被擦除的过程中；生殖细胞由原始状态逐渐发育成熟的过程是一个印记基因印记逐步建立的过程，不管是精子还是卵子，均需到成熟状态才能完全建立父系或者母系的印记，在此过程中发生的错误则为印记建立错误；配子成熟后基本完成了印记的建立，其后在受精卵的发育过程中（包括种植前的胚胎发育过程）很可能发生已经建立的印记模式维持的异常。

到目前为止，共有 80 余种印记基因被证实。很多印记基因均参与胚胎和胎儿的能量摄取。实际上，印记是胎儿和胎盘共同进化的。在包括人类在内的兽亚纲类哺乳动物，胚胎的生长是以消耗母体能量为代价的。正如基因冲突学说提出的，父方的基因组致力于从母体摄取尽可能多的能量，而相反，来自母方的基因组则尽可能保护母体，避免被胚胎耗尽能量。

（四）辅助生殖技术相关经典病种

与辅助生殖技术相关的疾病中最明确的是低出生体重，其他文献报道较多的还有先天畸形，包括泌尿生殖畸形、骨骼肌系统畸形等；还有一类亦是目前的研究焦点：基因印记相关疾病。

基因印记异常引起的疾病主要有三方面的原因。①染色体片段的微小缺失；②单亲双体：单亲双体是指一对同源染色体中的两条都来源于同一亲代，而不是父源和母源各一；③印记丢失。Prader-Willi 综合征（PWS）、Angelman 综合征（AS）、脐疝-巨舌-巨人综合征（BWS）是三种经典的印记基因病，以下将一一介绍。

1.脐疝-巨舌-巨人综合征

BWS 是一种先天缺陷综合征，患者特征为新生儿脐疝，巨舌，多种器官的肥大，患者身材高大，儿童期易患肿瘤。BWS 的遗传学病因是 11p15 区域内相关表达基因的缺失。父源表达的 *KvLQT1* 基因内的 *LIT1* 片段的表达可使 *KvLQT1* 基因失活。约 60％的 BWS 患者病因是 *LIT1* 双等位基因的表达（在 ART 出生子代占 70％），导致父源和母源的 *KvLQT1* 基因均失活。25～50％的 BWS 是由于 *IGF-2* 印记丢失而导致的双等位基因表达，鼠的试验证明 *IGF-2* 的过度表达可引起胚胎过度生长及舌、肾、心等器官的肥大等主要的 BWS 症状，说明 *IGF-2* 的过度表达在 BWS 的发病中起到了关键的作用。在 5％～17％的 BWS 患者中存在 $P57^{KIP2}$ 的突变失活，且不一定伴随 *IGF-2* 的表达异常，说明 $P57^{KIP2}$ 可以不依赖 *IGF-2* 而单独致病，可能是由于基因突变导致其对细胞增殖的抑制功能丧失而引起细胞的过度增殖。发生 BWS 的另一原因为 11q 的父源单亲双体，由此造成的 BWS 常合并肿瘤的发生。印记基因 *TSSC3* 也可能与 BWS 发病有关，有待进一步研究。

2.Prader-Willi 综合征

PWS 是第一个致病因素被确定为印记基因异常的疾病。其临床特征为:宫内胎动减少,儿童期后性腺功能减退,轻度智力障碍,因摄食过多而显著肥胖,并且是主要的死亡原因。PWS 的病因为缺失父源 15q11～15q13 上表达的相关基因。其中 70%的患者是由于父源 15q11～15q13 片段缺失,28%的患者是由于 15 号染色体发生母源双体,1%～3%的患者是由于印记基因突变。父源表达的*SNRPN* 基因在 PWS 发病中起到了关键作用。*SNRPN* 编码核蛋白相关的小核蛋白 N,是调节 mRNA 拼接的必须颗粒。*SNRPN* 基因上存在一个印记中心,在配子形成时期对 15q11～15q13 区印记的形成起着关键作用,印记中心的缺失可造成该区的印记基因*IPW*、*ZFP127*、*NDN*、*MAGEL2* 的印记紊乱,导致 PWS。

3.Angelman 综合征

AS 又被称为快乐木偶综合征,发病率约占新生儿的 1/15 000,其临床特征为多动、过度活跃、严重智障、共济失调、语言障碍、癫痫,呈现巨大下颌及张口露舌为特征的特殊面容,在儿童期有明显的攻击性行为。PWS 的病因为缺乏母源 15q11～15q13 上表达的相关基因。约 70%的 AS 患者是由于母源 15q11～15q13 片段缺失;4%～7%是由于 15 号染色体发生父源单亲双体,20%～25%是由于该区 *UBE3A* 基因突变造成。*UBE3A* 编码一种泛素连接酶,参与蛋白的更新过程,主要在脑组织中表达,是父源印记基因。仅不足 5%的病例为印记缺失引起,然而值得注意的是,ICSI 出生的病例均为印记缺失所致。有学者认为 15 号染色体的母源印记于受精时或以后才完全建立,ICSI 很可能会增加 AS 的发生。

三、影响辅助生殖技术临床妊娠结局的因素

目前,以体外受精-胚胎移植和卵母细胞质单精子注射为主要方法的辅助生殖技术的成功率已经稳定在一定的水平。临床上,影响辅助生殖技术临床妊娠成功的因素很多,也很复杂,往往是多种因素同时存在,主要为两个方面。首先,是不孕不育患者本身的病情对临床妊娠成功率的影响;其次,是辅助生殖技术相关的临床和实验操作对临床妊娠的影响。这两方面的因素最终都是通过胚胎质量和子宫内膜的容受性影响辅助生殖技术的成功率。虽然,患者本身的病情较难改变,但是通过个体化的临床处理,辅助生殖技术的临床妊娠率仍有可能提高。多年来,生殖医学临床学家和胚胎学家在人类辅助生殖技术上进行了艰苦的努力,相关的临床和实验室技术有了极大的提高,临床妊娠率从早期的低于 10%,提高到近年的40%～50%。但是,影响辅助生殖技术临床妊娠成功率的因素仍有待于进一步揭示和阐明,不断提高成功率。

(一)不孕不育患者病情对辅助生殖技术结局的影响

不孕不育患者的年龄、不孕年限、体重、内分泌状态、不同的病因等主要通过影响卵巢和子宫内膜的功能影响辅助生殖技术的临床妊娠成功率。

1.年龄

不孕女性的年龄是影响辅助生殖技术成功的最重要因素之一。在女性整个生育期中,年龄因素起着重要作用,女性的生育能力随年龄的增长而逐渐下降。根据美国疾病控制和预防中心 2003 年对全美人类辅助生殖技术数据统计,在体外受精-胚胎移植中,＜35 岁的不孕症女性的活婴率可以高达 40%～49%。在 35 岁后,这一比率每年降低 2%～6%。43 岁后,体外受精-胚胎移植的活胎率降到 5%。造成高龄女性 IVF-ET 成功率下降的主要原因是卵子的质量下降和子宫内膜容受性的降低。卵子质量的下降可能与卵子的染色体异常、线粒体减少和凋亡增加相关。

而高龄女性子宫内膜容受性降低可能与内膜胶原含量增加、雌激素受体减少、血流下降相关。

2.不孕年限、体重

随着不孕年限的增加自然妊娠的可能性下降，特别是不孕年限超过 3 年的不孕不育患者，其自然妊娠的概率显著降低。不孕年限对辅助生殖技术成功率影响的机制尚不清楚，但研究发现纠正年龄的影响后，不孕年限越长，辅助生殖技术成功率越低。

多项回顾性研究发现体重与辅助生殖技术成功率呈负相关性，其中尤以肥胖患者最受关注。肥胖是指体重指数(BMI)$\geqslant 25\ kg/m^2$，肥胖特别是腹部肥胖损害生育力，降低不孕症治疗后的妊娠率。据统计，相对于自然妊娠者接受 ART 治疗的患者中肥胖者所占比例较大。研究认为肥胖可导致辅助生殖技术妊娠率下降，而流产率增高。其原因可能是影响了卵泡正常生长所需要的性激素、促性腺激素、旁分泌生长因子等的合成及功能的平衡，引起低卵泡募集数，使肥胖者可用的卵泡数少于正常体重患者，较少的卵泡数使移植时可供选择的胚胎较少，胚胎质量得不到很好的保障。因此在进一步研究体重影响 ART 成功率机制的基础上，患者控制体重可能是增加 ART 成功率的途径之一。

3.内分泌状态

患者内分泌状态对辅助生殖技术结局的影响逐渐受到人们的重视。多项不同的研究分别涉及患者基础 FSH 水平、基础 E_2 水平、雄激素水平、催乳素及甲状腺激素水平对 ART 妊娠结局的影响。

(1)基础 FSH 水平：月经第 3 天的基础 FSH 水平能反映卵巢对刺激的反应能力，间接反映患者的生育潜力，基础 FSH 水平低的患者妊娠率高于基础 FSH 水平高的患者，Toner 认为在预测 IVF 成功率上，月经第 3 天的 FSH 水平比年龄更好。

(2)基础雌激素水平：Evers 进行研究显示基础 E_2 水平高的患者其周期取消率高，妊娠率低，而且与 FSH 水平无关。早期高水平的雌激素可见于早绝经女性，多预示卵巢功能衰退，IVF 结局不良。然而对于高雌激素的年轻患者来说，并不一定预示预后不良，因此基础 E_2 水平更适于作为年龄超过 35 岁的患者 IVF-ET 不良结局的预测指标之一。

(3)雄激素：高雄激素状态对生殖潜能有不良影响。在 IVF-ET 治疗中，卵泡的生长会被高浓度的雄激素阻碍。已有的研究表明高雄激素状态患者在 IVF-ET 治疗过程中，较雄激素正常患者，周期取消率和卵巢过度刺激综合征发生率高，妊娠率低。

(4)催乳素：PRL 已被认为是构成胚胎着床良好微环境的内分泌因素之一，在子宫有高亲和力的结合位点。有研究发现，低浓度的 PRL(3～30 ng/mL)促进子宫内膜细胞的生长和黏附，而高浓度的 PRL 却产生抑制作用，可降低 IVF 的成功率，并使流产率上升。因此在应用 ART 助孕之前，有必要监测 PRL 水平。

(5)甲状腺功能异常：甲状腺功能低下和甲亢均可影响生殖潜能，甲状腺功能低下与 TRH 产生增加有关，而 TRH 刺激 TSH 和 PRL 的分泌。甲亢与产生过多的性激素结合球蛋白和雄激素有关。因此，甲状腺功能异常的患者在实施 IVF 治疗前，应将其甲状腺功能调整到正常状态，以期提高此类患者的助孕结局。

4.不孕的病因

(1)子宫内膜异位症：多年来，子宫内膜异位症导致不孕的机制仍然不明。IVF/ICSI 是治疗子宫内膜异位症的有效技术。Landazabal 进行的研究显示，子宫内膜异位症患者 IVF-ET 的临床妊娠率低于非子宫内膜异位症不孕患者。进一步的研究认为，子宫内膜异位症卵巢局部微环境的变化引起卵子生成异常，卵子的质量下降，从而导致受精率下降、胚胎质量差、着床率下降。孕激素的影响、IL-6、IL-1、VEGF、TNF-α 等细胞因子水平的变化、卵巢局部白细胞数量和状态的改变、细胞凋亡等因素均被发现可能与子宫内膜异位症卵子质量的变化相关。大量的研究涉及了子宫内膜异位症对子宫内膜容受性的影响。虽然，目前具体的分子机制仍然没有明确，但是子宫内膜异位症子宫内膜在超微结构上的变化、胚胎种植相关分子整合素 $\alpha_v\beta_3$ 表达下降、抗子宫内膜抗体的形成和细胞凋亡分子的变化均对子宫内膜的容受性有影响。

(2)子宫肌瘤：发生率占育龄女性的 20%～25%，子宫肌瘤对辅助生殖技术的影响与子宫肌瘤的大小、数目、位置及与对宫腔形态有无影响等有关。有些学者认为子宫肌瘤引起的子宫肌壁、子宫内膜充血及扩张，导致子宫内环境改变而不利于孕卵着床或是胚胎发育供血不足而致流产。但 Yarali 进行的研究显示肌壁间肌瘤或浆膜下肌瘤对 IVF/ICSI 的种植率和临床妊娠率无影响。导致子宫宫腔变形的肌瘤，可能会降低 IVF 的妊娠率，目前尚无前瞻性研究评价是否切除子宫肌瘤会改善助孕结局。

(3)输卵管积水：输卵管不孕是 IVF-ET 的主要适应证。以往的研究显示，输卵管积液对 IVF/ICSI 的成功率有不利影响。多个荟萃分析的结果显示，输卵管积水患者 IVF 的临床妊娠率降低一半，而流产率增加两倍。目前，多数学者认为，输卵管积水对 IVF-ET 的影响机制可能与异常的输卵管液对胚胎的直接毒性作用和对子宫内膜容受性的损害有关。实验研究发现，输卵管积水对胚胎的毒性作用具有浓度依赖效应。输卵管积水引起的宫腔积液，造成胚胎着床的机械障碍，并引起子宫内膜的组织反应和细胞因子的释放，损害着床的微环境。临床上，多采用输卵管结扎、切除、造口和积水抽吸等方法在 IVF-ET 前治疗输卵管积水，以期排除输卵管积水对 IVF-ET 结局的不利影响。目前，阴道 B 超引导下的输卵管积水抽吸对 IVF-ET 结局的影响仍有不同的研究结果，仍存在争议，有待进一步的大样本、前瞻性随机对照研究。回顾性研究分析和前瞻性随机对照研究显示，输卵管切除术对于 IVF-ET 临床妊娠率有改善。但是，手术过程中要注意对卵巢血液循环和功能的保护。

(4)宫腔解剖的异常：在 IVF 反复失败的患者中，虽然子宫输卵管碘油造影正常，但是仍有 26%的患者经宫腔镜检查发现有宫腔内异常。此类常见的宫腔解剖的异常有不完全子宫纵隔、黏膜下子宫肌瘤、子宫内膜息肉和部分宫腔粘连，这些宫腔解剖的异常经宫腔镜治疗后，IVF 的种植率获得提高。

(二)临床和实验室技术对辅助生殖技术结局的影响

多年来，人类辅助生殖技术本身有了很大的改善，人们通过改进超排卵方案、改进临床技术操作、发展实验室技术等方面，来达到提高妊娠率、降低多胎率，减少并发症，出生健康婴儿的辅助生殖技术的最终目的。

1.控制性促超排卵

世界上第一例试管婴儿是在自然周期下获得一个卵子进行体外受精与胚胎移植而诞生的。1980 年，澳大利亚莫纳什大学的人类生殖学家首先应用药物刺激超排卵，获得较多的卵子以提高 IVF-ET 的成功率并很快得到全世界同行的共识与推广，使控制性促超排卵术成为 IVF/ICSI 良好结局的前提。研究显示，取得的卵母细胞数目与实施 IVF 的每周期的活产率呈正相关。

目前 COH 技术有了很大的发展，已应用的 COH 方案包括氯米芬，氯米芬-HMG，氯米芬-rhFSH，单一 HMG，单一人尿免疫纯化 FSH(hFSH)，单一基因重组人 FSH(rhFSH)，HMG 和 hFSH 或 rhFSH 联合应用。目前大多数中心采用 GnRH 类似物(激动剂或拮抗剂)与促性腺激素联合方案进行 IVF/ICSI 周期的促超排卵。大量的资料显示 IVF/ICSI-ET 中 GnRH 激动剂联合促性腺激素超排卵远优于单独促性腺激素超排卵。加用 GnRH 激动剂降调节的目的是为了遏制早发 LH 峰的出现，避免卵子过早黄素化。近年来 GnRH 拮抗剂的出现弥补了 GnRH 激动剂降调节方案用药时间长、用药量大、费用高等缺点。目前 GnRH 类似物（激动剂或拮抗剂）联合促性腺激素是 IVF/ICSI 中 COH 的金标准方案，主要方案有三个：①GnRH 激动剂降调节方案；②GnRH 激动剂激发方案；③GnRH 拮抗剂方案。值得注意的是 COH 并非是一成不变的，在实际操作过程中应根据患者的具体情况对各种药物的使用及其剂量的调整以实现治疗方案的个体化。在追求个体化最佳的 COH 治疗过程中，注意以下几个激素的监控及影响。

（1）LH 水平：大部分研究结果支持在卵泡期“合适”的 LH 水平与好的 ART 结局有关，当 LH 水平过低时，泡膜细胞产生的雄烯二酮少、E_2 水平低，可能阻碍子宫内膜的正常发育，从而影响植入。当 LH 浓度过高时，泡膜细胞产生的雄烯二酮增加，卵泡环境可能过度“雄激素化”，导致卵泡发育不良。所以，在 ART 的超促排卵实施过程中一个重要目标是保持 LH“合适”水平，以使卵泡和子宫内膜发育最佳化。

（2）E_2 水平：HCG 注射日过低的 E_2 水平往往意味着较差的妊娠结局，这一点已获得多数研究者认同。HCG 注射日过低的 E_2 水平表明患者对控制性超排卵的反应差，患者卵巢储备少，获卵数少，可供移植的胚胎数量少，导致较差的妊娠结局。HCG 注射日过高的 E_2 水平对妊娠结局影响存在较大争议。

（3）HCG 注射日孕酮水平：HCG 注射日孕酮水平升高是否对 IVF/ICSI 的结局有影响一直有争论。有多位学者报道 HCG 注射日孕酮水平升高对 IVF/ICSI 临床妊娠率降低。钟依平进行的研究显示，当 HCG 注射日孕酮水平＞9.54 nmol/L（3 ng/mL）时，其种植率和妊娠率显著下降。孕酮水平升高对卵母细胞质量影响不明显，而主要影响子宫内膜容受性。

2.胚胎移植技术

胚胎移植的终极目标是将胚胎移植到对子宫内膜损伤最小而种植可能最大的位置上。过去人们常常忽视胚胎移植技术对 IVF 成功率的影响，随着辅助生殖技术的广泛应用，大量的研究工作证明，胚胎移植技术是影响妊娠结局的重要因素，提出精确的胚胎移植技术是 IVF 成功的必要条件。

（1）移植胚胎数量对结局的影响：IVF 的妊娠率随移植胚胎数量的增多而升高，同时多胎妊娠率亦上升。由于多胎妊娠并发症较单胎妊娠明显增多，所以专业人员应摒弃通过增加移植胚胎数目来提高妊娠率的做法。在实施 IVF-ET 过程中通过提高胚胎质量和子宫内膜的容受性来提高胚胎的种植率，从而减少移植胚胎数目来降低多胎妊娠发生率。

（2）移植难易程度对 IVF 成功率的影响：多数研究显示，胚胎移植困难者妊娠率与着床率较移植容易者显著降低。在影响胚胎成功移植的诸多因素中，移植管上无血迹、避免使用探针及不要接触宫底是最重要的。

（3）移植管的类型及移植管放置的位置：以往的研究显示，移植管的类型及移植管放置的位置对成功率也有影响。Buckett 对多个前瞻性随机对照研究的荟萃分析结果显示：移植时使用柔软的移植管较质地硬的移植管可获得更高的妊娠率。移植管接触宫底会显著降低妊娠率。同时有研究结果显示：移植管接触宫底或胚胎移植距宫底距离＜5 mm，会导致宫外孕的发生率增加。

（4）B 超引导下移植的评价。超声引导下进行胚胎移植有诸多优点：它可使放置软的移植管比较容易、避免接触宫底、对于宫颈管较长的患者可确保移植管位于宫腔、可以使移植管沿着子宫内膜轮廓进入宫腔,以避免引起内膜损伤或移植管尖端刺入内膜及引起的内膜出血。其他益处还包括:①经腹部B超引导下胚胎移植时需要充盈膀胱,这对于改变宫颈与宫体之间的角度有益;②可了解胚胎移植前子宫腔及盆腔有无异常情况,如宫腔积液、子宫内膜厚度形态异常、盆腔积液等,从而更好地为是否安排胚胎移植提供依据,避免不适宜的移植降低妊娠率,同时可减少并发症的发生率。Abou-Setta对多个研究的荟萃分析结果显示:B超引导下移植可显著提高IVF的临床妊娠率、继续妊娠率和活产率。

3.实验室技术

(1)胚胎培养技术重点是胚胎培养方法的选择、胚胎选择和胚胎移植时机的选择。

胚胎培养方法的选择:胚胎培养技术要求严格,任何胚胎培养程序上的改变,都可能影响胚胎培养的结局。胚胎培养的发展经历了三个阶段:单一培养基培养、共培养和序贯培养。由于单一培养的囊胚形成率和着床率低,逐渐被囊胚形成率和着床率更高的共培养方法所取代,但异体甚至异种辅助细胞共培养操作繁琐,同时存在生物安全性的问题,在序贯培养方法出现后已很少应用。序贯培养是按照体外培养胚胎在不同的发育阶段发育需求的不同,配制成一系列不同成分的培养液,进行序列更换以期更适应胚胎生长发育的需要,提高胚胎的囊胚形成率及着床率,是目前常规选择的培养方法。也有研究将自体内膜细胞共培养联合序贯培养应用于人类胚胎培养,为早期胚胎体外培养提供了一种新的思路,初步的研究结果显示,临床妊娠率及着床率有升高趋势,有待更多的研究加以确证。

胚胎选择:在体外受精-胚胎移植技术中,卵子和胚胎的质量是影响妊娠结局的重要因素,如何判断和选择优质胚胎进行移植,成为提高辅助生殖技术妊娠率的重要课题。目前形态学评价是IVF技术中最常用的无损伤性卵子和胚胎质量的评价方法,从卵母细胞评估、合子评估、分裂期胚胎评估到囊胚评估,形成一个动态的评价系统,在选择胚胎时应全方位对胚胎进行综合评价,以增加选择胚胎的科学性,增加IVF妊娠率。

胚胎移植时机的选择:最初胚胎移植的时机多选择在取卵后2天的2～4细胞期胚胎,成功率明显低于目前常规采用的取卵后3天的8细胞期胚胎。囊胚移植较取卵后第3天移植,理论上具有以下优点:胚胎到达子宫的时间更符合生理情况、与子宫内膜同步化更好、延长体外培养时间有利于胚胎的自然选择等,较多文献支持囊胚期移植可提高妊娠率,但就其是否适合于所有病例尚有争议。

(2)卵母细胞质单精子注射技术给男性不育症的治疗带来革命性的改变,解决了传统试管婴儿技术无法解决的男性严重少、弱、畸形精子症及部分无精子症、常规IVF受精失败等棘手问题。就技术本身而言,影响ICSI妊娠结局的因素主要有以下几个方面。①精子因素:根据文献报道,ICSI的受精率在50%～70%,是否有活精子注入卵母细胞是影响ICSI受精率的关键,而与常规精液检查指标及精子的来源均无显著关系。②卵子的激活:卵子自然受精的激活发生在精子与卵子特异性受体结合,穿透卵膜及精卵融合过程,ICSI时不发生自然激活过程。对于在显微注射过程中是否应该猛烈来回抽吸卵浆以激活卵子,尚存在争议。理论上认为在注射过程中对卵子猛烈抽吸可引起细胞内Ca^{2+}震荡,与卵子激活有关。③卵细胞损伤:显微注射可损伤卵子结构,严重时导致卵细胞死亡,一般报道其发生率为7%～14%,这可能与注射时卵细胞膜结构或超微结构、纺锤体的破坏和/或卵胞质外漏有关。另外卵细胞损伤还与操作者的技术熟练程度及卵子在培养箱外暴露的时间长短有关。近年来的研究认为,卵细胞损伤与卵子本身的质

量也有一定的关系，研究发现：卵膜易破的卵子常见于大剂量 Gn 治疗、血 E_2 水平较低的患者。

(3)胚胎冷冻技术：胚胎冷冻保存及冻融胚胎移植技术基于其增加了单一刺激周期的累积妊娠率、避免了可利用胚胎的浪费、降低了多胎率及卵巢过度刺激综合征发生率等优点，已广泛应用于辅助生殖技术临床。由于冷冻有可能对胚胎造成不同程度的损伤，从而影响胚胎的发育潜能及着床能力。影响冷冻胚胎成功率的因素包括以下几点。①冷冻方法：长期以来胚胎冷冻主要采用的是慢速程序化冷冻的方法，近年来出现的玻璃化冷冻方法可克服慢速程序化冷冻法需要昂贵的仪器设备、耗时长、消耗液氮等缺点，主要用于慢速程序化冷冻效果不佳的囊胚冷冻中。也有研究结果显示，采用玻璃化冷冻方法冷冻保存的第 3 天的胚胎解冻移植后，其着床率显著高于慢速程序化冷冻的方法保存的胚胎。但该方法能否比传统方法获得更好的冷冻效果，尚需进一步研究探索。②解冻后胚胎形态完整性：早期胚胎解冻后至少有一半卵裂球完整即可认为胚胎存活。临床数据显示，解冻后冷冻胚胎的着床能力与该胚胎丢失的卵裂球数目相关，丢失的卵裂球越多，该胚胎的着床能力越低。完整性存活的胚胎(胚胎内所有的卵裂球均存活)着床能力明显高于部分性存活的胚胎，其胎儿出生率也明显高于部分性存活的胚胎。由此可见，使胚胎完整地存活下来，是胚胎冷冻保存所追求的目标。③胚胎的分裂和发育能力：解冻后胚胎是否具有进一步的分裂和发育的能力是以胚胎内所含细胞数增加与否作为判断标准的。原核期胚胎解冻后，24 小时内应发育成2～4 细胞的分裂期胚胎；分裂期胚胎解冻后，若不立即移植入人体内而继续体外培养，胚胎内细胞数应在 24 小时内增加。植入解冻后有分裂和发育能力的胚胎，是冻融胚胎移植成功妊娠的关键因素之一。

(4)胚胎人工辅助孵化技术(AH)。研究认为透明带的厚度和结构异常、高龄女性胚胎透明带失去弹性、胚胎体外培养，特别是胚胎经冷冻复苏后，透明带变硬，均可造成胚胎孵出困难，导致胚胎种植失败。在此背景下产生了胚胎人工辅助孵化技术，但其在辅助生殖技术实际应用中的作用仍有争议，一般认为 AH 可以提高预后不良的患者的成功率。现有多数前瞻性随机对照研究结果支持 AH 有助于提高冻融胚胎的妊娠率。目前 AH 技术主要用于：胚胎透明带厚度 $\geqslant 15\ \mu m$；以往 $\geqslant 3$ 次 IVF 或 ICSI-ET 治疗移植形态发育正常的胚胎却发生着床失败的患者；年龄 $\geqslant 39$ 岁；基础 FSH >10 U/L；发育速度较慢或质量较差的胚胎；冻融胚胎等。

(何顺之)

第十章

孕 期 保 健

第一节　孕期卫生指导

一、精神方面

母体在怀孕期间受精神压力而影响胎儿发育问题，一直被社会所关注。精神刺激可诱发流产和早产。母亲情绪的变化可直接激起自主神经系统活动的变化，并释放出肾上腺素及乙酰胆碱等化学物质，这些物质会经胎盘、脐带而达到胎儿，影响其发育。长期的情绪应激会使胎动次数增加，胎儿出生后则常常有躁动不安、睡眠少或频繁哭闹等行为表现。孕期应多听轻快悦耳的音乐，不可听刺激强的摇滚音乐，应培养对养花、养金鱼的兴趣爱好来分散不良情绪，陶冶情操。

二、饮食

妇女怀孕以后，无疑需要比普通人为多的食物。孕妇的食物应该是多方面的，要时时更换，不要单吃两三种食物，这样才能得到较多的维生素和矿物质。

三、大小便

怀孕时容易便秘，尤其平时已经有便秘习惯的人更易发生。孕期中肾脏的工作增加了很多，所以对它要特别注意保护。应该喝足够的水分，比没有怀孕时要多喝一些。不要吃或尽量少吃刺激性的食物，如蒜、辣椒、酒等。

四、睡眠及休息

怀孕期间比平时更容易感到疲劳，所以每天的睡眠要充足，时间可以因人而异，最好是晚上感到困倦时就入睡，早晨睡到自然醒来。对于平时晚睡晚起的孕妇来说，每晚 12 点之前一定要睡了，这样早晨可以在 8 点左右起床，尤其是在孕早期有晨呕反应的准妈妈，一定要早点睡，让自己睡足。在条件许可的情况下，白天最好能午睡 1～2 小时。从睡眠姿势上来说，早期妊娠主要是采取舒适的体位，如仰卧位、侧卧位均可。此期胎儿在子宫内发育仍居在母体盆腔内，外力直

接压迫或自身压迫都不会很重，因此睡眠姿势不必很在意。但随着胎龄的增加，胎儿体积变大，子宫也增大及右旋，此时孕妇采取左侧卧位为宜。仰卧位可使增大的子宫压迫子宫后腹主动脉，影响子宫动脉的血流量，还能引起下肢和外阴部的静脉曲张。而右侧卧位使右侧输尿管受到挤压，以致尿液积滞，由于右侧的肾脏与邻近的升结肠和盲肠之间有淋巴管相通，因而肠道细菌侵入右肾的机会也较左肾为多，这样，就容易发生右侧肾盂肾炎。

五、衣着

一般从妊娠 5 个月以后，孕妇就需要特制的“孕妇服”了。孕妇服可选用颜色明快、质地轻柔、容易洗濯的衣料，腹部宽松，腹围最大为 99～110 cm，胸部及腹部为筒式，保温适度，穿脱方便。胸罩应该选用质地轻柔的宽带型，借以托住乳房，但不压迫它。袜子应该选用弹性大的，有利于血液循环，减少下肢和足部水肿，不宜使用窄紧的袜带。孕妇不宜穿高跟鞋。鞋跟超过 3 cm的高跟鞋会使孕妇重心不稳，容易跌倒，还会增加腹坠和腰酸等不适。过于平薄的鞋底也容易使人疲惫。皮鞋过于板脚，一般以布鞋、运动鞋为好，鞋要有点后跟（约 2 cm），尺寸合脚，穿着舒服平稳。

六、乳房卫生

妇女怀孕后，乳房进一步发育长大，这就要求选择合适的胸罩来支持它，孕期不宜穿过紧的上衣，以免由于压迫乳房而妨碍其发育；应佩戴合适的乳罩，防止乳房下垂。孕妇的皮脂腺分泌旺盛，乳头上常有积垢和痂皮，强行清除可伤及表皮，应先用植物油（麻油、花生油或豆油）涂敷，使之变软再清除。有乳头内陷者应每天用手指将乳头向外牵拉，以免哺乳时吮吸困难，有早产倾向者不宜使用此方法。

七、洗澡

怀孕时皮肤的功能加强，因为这时水分和废物的排泄增加了，所以必须要保持皮肤清洁卫生。怀孕以后应淋浴，一般不主张盆浴，孕期阴道内具有灭菌作用的酸性分泌物减少，体内的自然防御功能降低，盆浴会导致上行性感染。孕妇洗澡温度不能太高，特别是早孕的时候，温度对胚胎的发育是有影响的，水的温度应掌握在 38 ℃以下。时间不宜太长。因为孕妇的汗腺是开放的，容易出汗，开放了以后，与外界热量交换的多了，再加上她本身的免疫力降低，时间长了很容易感冒，每次的时间应控制在 20 分钟以内。

八、口腔护理

由于性激素分泌增加，牙龈组织血管扩张，会导致血液淤滞，口腔卫生保持不好，有利于细菌生长繁殖，孕妇比常人更容易患牙周疾病。怀孕期间的口腔卫生应该做得比平时更好，除了正常的一天三次刷牙外，最好每次吃东西后都漱口。在牙膏的选择上，应该尽量避免使用含有药物成分的牙膏、牙粉产品，一般的清洁牙齿产品就可以了。

九、性生活

怀孕期间应合理安排性生活。妊娠头 3 个月和临产前 2 个月不宜性生活。孕早期会导致流产，临产前性生活会引起子宫收缩，就可能导致早产、早期破膜、感染和增加新生儿死亡率。孕期应该减少性交次数，即使性交，应注意性交姿势，避免压迫孕妇腹部，性交动作要轻柔，不能过于频繁和粗暴，还要注意性生活前后的清洁卫生。对有习惯性流产史、早产史、孕期有阴道流血、妊娠高血压综合征，以及妊娠合并心脏病、高血压和糖尿病者，在孕期还是应该避免性生活。

十、旅行

多数孕妇在旅行时并没有出什么危险，但是在火车或船上出现临产情况的也不少见。所以在孕期中应当尽量避免长途旅行，一定要去时，也应尽量选择比较平稳的途径。

十一、吸烟

不管是主动吸烟还是被动吸烟，对胎儿均有危害，吸烟导致胎儿畸形、流产、低体重儿、早产发生率增高。孕前吸烟的妇女应戒烟，丈夫吸烟的应避免在孕妇前吸烟。

十二、饮酒

孕期应禁止饮酒。酒精对胎儿影响极大，有致畸作用，且可导致胎儿生长受限、胎儿酒精综合征。

（李利霞）

第二节 孕期营养

母体是胎儿热量和营养供给的唯一来源。妊娠期对热量、蛋白质、脂肪、碳水化合物、维生素、矿物质等各种营养素需要量均较非孕期增加。从妊娠的 3 个时期来说：妊娠早期（1～3 个月）胎儿生长缓慢，体重平均每天增加 1 g；这段时期孕妇的营养需求与正常人相近或略增。妊娠中期（4～6 个月），胎儿生长发育加快，平均每天增重 10 g，热能和各种营养素的需求相应增加。妊娠晚期（7～9 个月），胎儿生长发育加快，尤以妊娠 32～38 周胎儿生长更加迅速，此时母体还需要贮备更多的营养素为分娩和产后哺乳做准备。因此应特别注意孕中后期营养素的补充。要保证供应足够的热能和各种营养素，才能达到优生的目的。此外必须强调在妊娠期应给予合理的营养和平衡的膳食。平衡膳食是指各种营养素的供给量足够，而且营养素之间的比例适宜。妊娠期的营养不仅关系到孕妇本身的健康，而且直接影响胎儿和婴儿的体格发育和智力发育。孕期营养不足可造成胎儿宫内发育迟缓，影响智力发育，且容易诱发妊娠并发症，如妊娠期高血压疾病、早产、胎膜早破、感染等。孕期营养过剩则可能造成妊娠期糖尿病，胎儿过大增加难产率、手术产率和产后出血率，巨大儿成年后患肥胖、糖代谢异常、高血压等潜在因素。因此加强妊娠期营养对保证孕妇和胎儿的身体健康、实现优生优育、提高人口素质有着十分重要的意义。

一、推荐的孕期体重增加标准

（1）孕前体重正常，产后哺乳，孕期体重增加 12 kg。孕中、后期每周增重 400 g。

（2）孕前体重正常，产后不哺乳，孕期体重增加 10 kg。孕中、后期每周增重约 350 g。

（3）孕前体重大于标准体重 20%，孕期体重增加 7～8 kg。孕中、后期每周增重约 300 g。

(4)孕前体重低于标准 10%,孕期体重增加 14～15 kg。孕中、后期每周增重 500 g。

(5)双胎孕期体重增加 18 kg。孕中、后期每周增重 650 g。

体重增加过多或过少均对孕妇健康和胎儿生长不利。孕期体重增加偏低可造成胎儿生长受限,围生期危险性增加。孕期体重增加过多则可造成胎儿头部过大引起头盆不称而导致产妇死亡危险性增加,因此保证孕期体重适当的增加很重要。

二、热量

热量是能量之源。通过膳食摄入足够的热量对孕妇十分重要。特别是怀孕中后期,胎儿生长速度加快,所需的热量就更多。有研究结果表明,膳食的热量摄入与新生儿体重密切相关,在营养补充试验中观察到热量摄入的增多能增加新生儿的出生体重。孕妇从妊娠中期至末期,基础代谢比正常人增加 10%～20%,即在孕妇体力活动与平时相同的状态下,每天需增加 418.68～1 256.04 kJ(100～300 kcal)。

三、蛋白质

人体各种组织组成均需要蛋白质。孕期孕妇本身组织增长和胎儿发育均需要摄入大量的蛋白质。丰富的氮储存可使孕妇产后功能恢复加快,防止产后贫血,还可以刺激乳腺分泌,增加乳汁分泌量。孕妇孕期摄取蛋白质不足可导致胎儿脑细胞分化缓慢,影响智力,且出生后发病率及死亡率均增高。我国建议孕妇蛋白质供应量为妊娠中期每天增加 15 g,妊娠 7～9 个月每天增加 25 g。动物蛋白质为优质蛋白质,能提供最佳搭配的氨基酸,如肉类、鸡蛋、奶酪、鸡肉和鱼等。

四、脂肪

胎儿的生长发育需要脂肪,脂肪能帮助脂溶性维生素吸收。胎儿发育期间,体内脂质的比重增长很快。在胎龄 20 周时脂质占体重的 0.5%,到出生时达 16%。在妊娠的最后 6 周,体内开始大量蓄积脂肪以备生产和哺乳期的需要。胎儿的神经系统发育也需要中性脂肪、磷脂和胆固醇。神经组织是脂肪含量和种类最多的组织。所以应重视必需脂肪酸的供给。亚油酸、亚麻酸在体内能合成 AA(花生四烯酸)和 DHA(二十二碳六烯酸),而 AA、DHA 是胎儿、婴儿脑及视网膜的功能脂肪酸。对婴儿的视力和智力发展非常重要。推荐的孕期每天脂肪摄入量为 60～70 g/d。其中,必需脂肪酸(亚油酸、亚麻酸)3～6 g。脂肪来源主要是肉类食品和烹调油。

五、维生素

(一)维生素 A

维生素 A 可维持正常视力和上皮组织健康。孕期缺乏维生素 A 可导致胎儿畸形、早产、宫内发育迟缓及低出生体重。我国维生素 A 的营养素参考摄入量(DRI)900 μg/d(3 000 U/d),可耐受最高摄入量(UL)2 400 μg/d(8 000 U/d)。维生素 A 主要存在于动物性食物中,如牛奶、肝等。

(二)维生素 D

包括维生素 D_2 和维生素 D_3。维生素 D 可促进钙的吸收和在骨骼中的沉积。缺乏维生素 D 可使孕妇和胎儿钙代谢紊乱,胎儿骨骼发育异常。我国孕期维生素 D 的 DRI 为 10 μg/d,UL 为 200 μg/d,妊娠期间应多晒太阳。鱼肝油含量最多,其次是肝、蛋黄和鱼。

(三)叶酸

叶酸是甲基转移酶的辅酶。参与同型半胱氨酸转化为蛋氨酸的代谢。参与血红蛋白、肾上腺素、胆碱、肌酸的合成。孕期缺乏叶酸可引起流产、早产、巨幼红细胞贫血等症。怀孕初期缺乏叶酸可引起同型半胱氨酸血症,影响胎儿早期心血管发育,增加母体血管疾病的危险。补充叶酸应从计划怀孕或可能怀孕前开始。神经管的形成在妊娠的头 28 天。如缺乏叶酸即可发生畸形。孕期叶酸 DRI 为 600 μg/d,UL 为 1 mg/d。叶酸最重要的来源是谷类食品。

(四)维生素 B_{12}

维生素 B_{12} 是体内的重要的甲基转移体,与叶酸共同参与同型半胱氨酸转化为蛋氨酸的代谢。如果缺乏维生素 B_{12} 可导致神经系统和血管系统病变。世界卫生组织建议供给量为4 pg/d。

(五)维生素 B_1

维生素 B_1 缺乏能导致新生儿脚气病。孕期推荐摄入量(RNI)为 1.5 mg/d。

六、微量元素

(一)钙

胎儿需要钙构成骨骼和牙齿。成熟胎儿约积累 30 g 钙。在孕早、中、晚期日均积累量分别为 7 mg、110 mg、350 mg。由于中国人饮食中钙含量普遍不足,母体内钙储存量也不多,孕期低钙供应可使母体骨密度降至同龄非孕妇女的 85%。孕期缺钙可影响胎儿及产后的泌乳。孕期钙 DRI 为 1 200 mg/d,UL 为 2 000 mg/d,可于妊娠 4 个月后服用钙剂。食物中牛奶、奶制品及鱼含钙量高,且容易吸收。

(二)铁

铁是构成血红蛋白的原料。铁缺乏可引起缺铁性贫血。孕期贫血是孕妇一种常见疾病。孕早期贫血与早产、低出生体重儿、胎儿和孕妇死亡相关。贫血影响心理、智力发育,导致行为改变,降低免疫、抗感染能力。孕期铁储存量为 1 g。其中胎儿储铁 30 mg,可满足出生后 4 个月的需要。中国营养学会推荐的铁 DRI 为 35 mg/d,UL 为 60 mg/d,因很难从饮食中补充,故主张从妊娠 4 个月开始口服硫酸亚铁 0.3 g 或富马酸亚铁 0.2 g,每天一次。含铁丰富食物有猪肝、瘦肉、蛋黄等。

(三)锌

锌是体内多种酶的成分。参与热能代谢和蛋白质、胰岛素的合成。有研究资料表明孕早期严重缺锌可导致先天性畸形。我国建议孕妇锌供应量为 20 mg/d。动物肝脏、花生、鱼、蛋、奶、肉等含锌丰富。

(四)碘

碘是甲状腺素的组成成分。妊娠期甲状腺功能旺盛,碘的需要量增加。孕妇缺碘可导致母亲甲状腺功能减退,也可导致胎儿甲状腺功能低下,从而引起以智力发育迟缓为标志的克汀病。我国推荐的孕期碘 DRI 为 200 μg/d,UL 为 1 000 μg/d,提倡在孕期服用加碘盐。

(李利霞)

第三节 孕期运动训练

产后运动在产褥期保健中早已受到重视及开展，但是孕期的运动训练对妊娠及分娩有着重要的作用，却在我国孕期保健中做得较少，有待加强。

一、孕期运动训练的好处

(一)增强心脏功能

妊娠使心脏负担加重。通过运动增强心脏功能，就能保证供给胎儿充足氧气，有利胎儿发育，并减缓怀孕期间出现的心慌气短、呼吸困难、下肢水肿等症状。

(二)增强肌肉和骨力量

运动能使全身的肌肉血液循环得到改善，肌肉组织的营养增加，使肌肉储备较大的力量。增强的腹肌，能防止因腹壁松弛造成的胎位不正和难产。腹肌、腰背肌和骨盆肌得到锻炼将为日后顺利地自然分娩创造有利条件。

(三)可增强神经系统功能

这能帮助母体各个系统在妊娠期间发生一系列适应性变化。更能有效地协调工作。

另外，体育运动可增加抵抗力，减少疾病的发生。

二、孕期运动训练的目的

孕期运动训练的主要目的是为了增强与分娩关系密切的腹直肌和后背相应肌肉的肌力，增加盆底肌肉的活动。

三、孕期运动训练的原则

孕期运动训练的原则是适量适度。所谓适度，是以运动不令孕妇感到疲倦为标准。孕期适当的活动有利于优生，也能减少孕妇孕期不适的反应。如果不参加体育运动，或活动量太小，会使胃肠的蠕动减少引起食欲缺乏，消化不良，便秘等，对母婴健康不利。因此，孕妇应该适当参加体育运动，避免一味休息，要避免高强度的体力劳动，这会使孕妇过度疲劳，容易导致流产。应避免抬举重物和会导致受伤的任何劳动，以免引起流产及早产。不要从事任何从未做过的重体力劳动。

如果孕妇平时不喜爱运动，妊娠后只要每天做 10 分钟的体操并步行半小时即可，避免过度运动影响胎盘血液供给，对胎儿不利。如果孕妇原来就一直习惯于从事某项运动，妊娠期间可以在绝对避免高强度及过量运动的前提下继续这些活动。一般情况下，以步行、游泳、骑自行车等运动方式比较适宜。在妊娠早期，孕妇可参加一些不剧烈的活动，如骑自行车、跳交谊舞等。到妊娠中晚期，则应选择一些节奏缓慢的运动项目，如打太极拳、散步等。散步可以提高神经系统和心肺等脏器的功能，促进新陈代谢，并且可以使腿肌、腹壁肌、胸廓肌、心肌加强，是适合在整个孕期进行的运动。

四、运动时的注意事项

运动时除应掌握上述原则外，还应注意选择好运动的地点和时间。如条件许可，尽可能到花草茂盛、绿树成荫的地方，这些地方空气清新，氧气浓度高，尘土和噪声都较少，对母体和胎儿的身心健康大有裨益。城市下午四点到七点之间空气污染相对严重，孕妇要注意避开这段时间锻炼和外出，以利于母亲和胎儿的身体健康。运动时不要空腹，运动中多饮水，如果出现不适感应及时停止。孕妇如在孕期已有不适或有呼吸急促、头晕、心率加快、发热等情况不宜锻炼。有合并症、并发症等时应遵医嘱。

五、运动的内容

(一)全身关节活动

肢体的伸屈、抬举、后伸、扭转及举肩转腕等动作使全身关节灵活。但要根据不同孕期活动程度适当改变。

(二)手的小关节活动

如握拳、伸开等动作运动指关节。

(三)头颈部活动

低头、抬头、左右转动、后仰等动作。

(四)全身运动

向前走、向后退、向左、右走、向侧滑步、转圈、原地踏步等，但不追求速度。

(五)腹直肌的训练

不同孕期有所不同，一般在孕 4 个月以前可采用仰卧位，腹式呼吸、收缩腹部肌肉 4～5 分钟，仰卧时可手抱头向前胸靠拢，或抬肩，使肩离开卧垫，然后放松休息。如果在 4 个月以后可采用左侧卧位或骑坐在椅子上，将双肘放在椅背上训练腹肌收缩动作。

(六)训练背部肌肉

站立弓背，肌肉收缩及放松交替进行。放松时选好姿势同样如左侧卧位或骑座椅上双肘放椅背上，最好闭目养神、深呼吸，全身彻底放松。这样深呼吸及放松，在产程中是两次宫缩间极好的休息方法，会休息才能有力配合分娩。

(七)锻炼盆底肌肉

肛缩运动可以训练盆底肌肉，盆底肌肉有力可以减轻分娩造成的盆底肌肉损伤，减轻产后阴道松弛。

(李利霞)

第十一章

产褥期保健

第一节　产褥期母体的生理变化

一、生殖系统

生殖系统在产褥期的变化最大。子宫从胎盘娩出后到恢复至未孕状态的过程称为子宫复旧，主要包括子宫体肌纤维的缩复和子宫内膜的再生。在子宫复旧的过程中，其重量减轻，体积减小。子宫肌纤维的缩复是指肌细胞长度和体积缩减，而肌细胞数目并未减少。细胞内多余的胞质蛋白在胞内溶酶体酶系作用下变性自溶，最终代谢产物通过血液和淋巴循环经肾脏排出体外。分娩后的子宫重约 1 000 g，17 cm×12 cm×8 cm 大小；产后 1 周的子宫重约 500 g，如12 孕周大；产后 10 天子宫降至骨盆腔，腹部触诊不能扪及；产后 2 周子宫重约 300 g；6 周约 50 g，大小亦恢复至未孕时状态。分娩后 2～3 天，子宫蜕膜分为浅、深两层。浅层蜕膜发生退行性变，坏死、脱落，成为恶露的一部分，随恶露排出。深部基底层的腺体和间质迅速增生，形成新的子宫内膜。到产后 3 周，新生的子宫内膜覆盖了胎盘附着部位以外的子宫内壁。胎盘附着部位的子宫内膜至产后 6 周才能完全由新生的子宫内膜覆盖；产后宫颈松弛如袖管，外口呈环状。产后 2 天起，宫颈张力才逐渐恢复，产后 2～3 天，宫颈口可容 2 指，宫颈内口 10 天后关闭，宫颈外形约在产后1 周恢复，宫颈完全恢复至未孕状态约需 4 周。但宫颈由于分娩中 3 点或 9 点不可避免的轻度裂伤，外口由未产时的圆形变为经产后的一字形；产后阴道壁松弛，阴道皱襞消失，阴道腔扩大。产褥期阴道壁张力逐渐恢复，产后 3 周阴道皱襞开始重现，阴道腔逐渐缩小，但在产褥期末多不能恢复至原来的弹性及紧张度；会阴由于分娩时胎头压迫，多有轻度水肿，产后 2～3 天自行吸收消失。会阴裂伤或切口在产后 3～5 天多能愈合；处女膜在分娩时撕裂形成处女膜痕，是经产的重要标志，不能恢复；盆底肌肉和筋膜由于胎头的压迫和扩张，过度伸展而致弹性降低，并可有部分肌纤维断裂。若产褥期能坚持正确的盆底肌锻炼，则有可能恢复至正常未孕状态。但盆底组织有严重裂伤未能及时修补、产次多，分娩间隔时间过短的产妇，可造成盆底组织松弛，也是造成子宫脱垂，阴道前后壁膨出的主要原因。

二、循环系统

胎盘娩出后子宫胎盘循环终止，子宫肌的缩复使大量血液进入母血液循环，加之妊娠期水钠潴留也被重吸收进入血液。因此，产后第 2～3 天，母血液循环量可增加 15%～25%。心功能正常的产妇尚可耐受这一变化。若心功能不全可由于前负荷的增加诱发心力衰竭。循环血量经过自身调节在产后 2～6 周可恢复至未孕时水平。

三、血液系统

产褥早期产妇的血液仍呈高凝状态，这对于减少产后出血，促进子宫创面的恢复有利。这种高凝状态在产后 3 周才开始恢复。外周血中白细胞数增加，可达(15～30)×10^9/L，以中性粒细胞升高为主，产后1～2 周恢复正常。产褥期贫血较常见，经加强营养和药物治疗后可逐渐恢复。血小板数在产后增多。红细胞沉降率加快，产后 3～4 周恢复正常。

四、呼吸系统

产后膈肌下降，腹压减低，产妇的呼吸运动由妊娠晚期的胸式呼吸变为胸腹式呼吸。呼吸的幅度较深，频率较慢，每分钟 14～16 次。

五、消化系统

产妇体内孕酮水平下降，胃动素水平增加，胃肠道的肌张力和蠕动力逐渐恢复，胃酸分泌增加，于产后1～2周恢复至正常水平。因此，产褥早期产妇的食欲欠佳，喜进流食，以后逐渐好转。由于产妇多卧床，活动较少，膳食中的纤维成分少，盆底肌和腹肌松弛，胃肠动力较弱，易发生便秘。

六、泌尿系统

产后循环血量增加，组织间液重吸收使血液稀释，在自身调节机制的作用下，肾脏利尿作用增强，尿量增加，尤以产后第 1 周明显。妊娠期肾盂和输尿管轻度生理性扩张，于产后 4～6 周恢复正常。膀胱在分娩过程中受压，组织充血、水肿，处于麻痹状态，对尿液的刺激不敏感，再加上会阴伤口疼痛，产妇不习惯卧床排尿等因素，易发生尿潴留，多发生在产后 12 小时内。

七、内分泌系统

胎儿娩出后，胎盘分泌的激素在母体中的含量迅速下降。雌激素 3 天、孕激素 1 周降至卵泡期水平。人绒毛膜促性腺激素(HCG)一般在产后 2 周消失。胎盘生乳素(HPL)的半衰期为 30 分钟，其消减较快，产后 1 天已测不出。其他的酶类或蛋白，如耐热性碱性磷酸酶(HSAP)、催产素酶(CAP)、甲胎蛋白(AFP)等，在产后 6 周均可恢复至未孕时水平。妊娠时的高雌、孕激素水平，负反馈抑制了下丘脑促性腺激素释放激素(Gn-RH)的分泌，使垂体产生惰性，产后恢复也较慢，恢复的时间与是否哺乳有关，一般产妇于产后 4～6 周逐渐恢复对 Gn-RH 的反应性。不哺乳的产妇，产后 6～8 周可有月经复潮，平均在产后 10 周恢复排卵。哺乳产妇的月经恢复较迟，有的在整个哺乳期内无月经来潮。但月经复潮晚来潮前有排卵的可能，应注意避孕。

妊娠过程中母体的甲状腺、肾上腺、胰岛、甲状旁腺等内分泌腺体的功能均发生一系列改变，

多在产褥期恢复至未孕前状态。

八、免疫系统

妊娠是成功的半同种异体移植，孕期母体的免疫系统处于被抑制状态，以保护胎儿不被排斥，其表现有抑制性 T 淋巴细胞与辅助性 T 淋巴细胞的比值上升等。产后免疫系统的功能向增强母儿的抵抗力转变，母血中的自然杀伤细胞（NK 细胞）、淋巴因子激活的杀伤细胞（LAK 细胞）、大颗粒细胞（LGLs）数目增加，活性增强。但产褥期机体的防御功能仍较脆弱。

九、精神心理

产妇的心理变化对产褥期的恢复有重要影响。产妇的心理状态多不稳定且脆弱。在产后 1 周，绝大多数产妇都有不同程度的焦虑、烦闷等情绪，严重者可能发生产后忧郁综合征。对产妇进行社会心理护理，特别是产妇丈夫和家庭的支持和关怀，有利于避免产后不良心理反应。

十、泌乳

妊娠期胎盘分泌大量雌激素促进了乳腺腺管发育，大量孕激素促进了乳腺腺泡发育，为产后泌乳准备了条件，但同时也抑制了孕期乳汁的分泌。分娩后，产妇血中雌、孕激素水平迅速下降，解除了对泌乳的抑制，同时母体内催乳激素（prolactin，PRL）水平很高，这是产后泌乳的基础。此后乳汁的分泌在很大程度上依赖于婴儿吸吮，当婴儿吸吮时，感觉冲动从乳头传至大脑，大脑底部的腺垂体反应性地分泌催乳素，催乳素经血液到达乳房，使泌乳细胞分泌乳汁。同时感觉冲动可经乳头传至大脑底部的神经垂体反射性地分泌缩宫素，后者作用于乳腺腺泡周围的肌上皮细胞，使其收缩而促使乳汁排出。乳房的排空也是乳汁再分泌的重要条件之一。此外，乳汁分泌还与产妇的营养、睡眠、精神和健康状态有关。

乳汁是婴儿的最佳食品。它无菌、营养丰富、温度适中，最适合婴儿的消化和吸收。母乳的质和量随着婴儿的需要自然变化，产后最初几日内分泌的乳汁称为初乳，质较黏稠，因其含较多的胡萝卜素，色偏黄，蛋白的含量很高。此后分泌的乳汁称成熟乳，蛋白含量较初乳低，脂肪和乳糖的含量较高。乳汁中除含有丰富的营养物质、多种微量元素、维生素外，还含有免疫物质，对促进婴儿生长、提高婴儿抵抗力有重要作用。

（李利霞）

第二节　产褥期保健要点

为产妇在产褥期内提供的保健服务有分娩后住院休养、产后家庭访视和产后 42 天健康检查。产后家庭访视一般由社区卫生服务中心的团队医师或妇保人员担任，在产妇出院后 7 个工作日内进行第一次访视，有特殊情况者增加次数，产后 42 天健康检查一般由接产医院提供。产褥期保健要点包括以下几个方面。

一、密切观察并促使产褥期的顺利康复

(一)子宫的复旧

产褥早期每天要观察子宫缩复情况是否正常，宫底有无压痛；查看恶露性状，有无臭味；腹部、会阴伤口愈合情况，检查伤口有无渗血、血肿及感染。产后 42 天健康检查时了解生殖器官全面恢复的情况。

(二)全身健康

通过测量体温、脉搏了解全身情况，注意精神、睡眠、饮食及大小便是否通畅等。检查乳房，有无红肿、硬结、乳头破损。对妊娠期有并发症或合并症的产妇要注意相关症状的消退和疾病的治愈情况。

产褥早期的体温由于产程中的疲劳，可在产后略升高，但不超过 38 ℃，若产后 3 天因乳房胀痛引起的发热，一般不超过 38.5 ℃，并在 24 小时内降至正常。产后 3～4 天，由于乳房胀痛亦可引起低热，乳汁分泌畅通后即可恢复正常。如体温持续 24 小时以上不下降者，应做全面检查寻找发热原因。

产后脉搏多较慢，每分钟为 60～70 次，可能与胎盘循环停止及卧床休息有关。如脉搏过速，应检查心脏，并注意是否因失血过多引起。血压一般都正常。

二、预防产后出血与感染

产褥期的最初 2 小时很可能发生严重的产后出血，必须严密观察。大量出血容易发现，少量持续性出血易被忽视，甚至亦会危及生命。因此，要严密观察血压、脉搏、阴道出血量及子宫收缩情况。产后 24 小时以后、在产后 1 周或更晚，也可能因胎盘残留或胎盘附着部复旧不良而发生的产后出血称为晚期产后出血，此时应迅速查明原因，及时做出处理。

现在产褥感染的发病率虽有所降低，但仍应加强预防，发现有感染症状时应及早处理。

三、异常情况和并发症

要密切关注产褥期常见并发症的表现特征和危急征象，以及早发现、早处理，详见表 11-1、表 11-2。

表 11-1　产褥期常见的并发症的表现特征及其提示的疾病

表现特征	提示的疾病
产后 10 天内体温两次在 38 ℃以上	产褥病
会阴伤口疼痛、有硬结	会阴伤口轻度感染
宫底有压痛、恶露有臭味	子宫内膜炎
高热、寒战、下腹部有明显压痛，一般感染经治疗无好转者	产褥感染
一侧下肢水肿	下肢血栓性静脉炎
乳腺肿块伴发热，经一般处理无效	乳腺炎
阴道出血，特别是剖宫产后	晚期产后出血
悲伤、沮丧、哭泣、孤独、焦虑、恐惧、易怒、自责及自罪、处世能力低下	产后抑郁症

表 11-2　产褥期危急征象及其提示的疾病

危急征象	提示疾病
产后高热、寒战	产褥感染
产后大出血	晚期产后出血

四、心理保健

做好产褥期产妇的心理适应工作，丈夫、家庭的支持和关怀是非常重要的环节。

五、新生儿护理指导

新生儿十分娇嫩，免疫能力低。为新生儿营造一个清洁、安静、空气新鲜的环境，母乳喂养、充足的睡眠、注意保暖和预防感染是护理中的重点。

(1)注意保暖：室温要调节恰当，婴儿的衣着和被褥要适宜，暴露部位如头、面部对寒冷刺激很敏感，在室温低时戴帽可减少热量散失。

(2)注意观察新生儿的睡眠、呼吸、大小便的性状和有无眼分泌物、鼻塞、口腔内有无白点。

(3)皮肤护理：包括应及时清洁大小便，保持婴儿臀部皮肤清洁、干燥。经常沐浴更衣，搽婴儿爽身粉。气候干燥时，为宝宝擦上婴儿润肤油或润肤露。

(4)进行婴儿沐浴指导或示教。

(5)在了解新生儿代谢性疾病、听力筛查等结果的基础上，督促有问题的新生儿进行复查或接受治疗，以及梅毒筛查(RPR)阳性者的复查。

(6)预约婴儿预防接种及满月时转儿保门诊随访管理。

六、计划生育指导

产褥期内应停止性生活，产后 42 天检查未发现异常后，可恢复性生活。如果产后检查发现恶露未净，会阴伤口有触痛、硬结，子宫偏大、偏软，复旧欠佳时，还应暂缓性生活。在恢复性生活的同时，应采取避孕措施，避免意外妊娠。

(李利霞)

第三节　母乳喂养方法指导

一、母乳喂养技巧

婴儿与母亲乳房的正确含接，是保证母乳喂养顺利进行最重要的技巧，母亲要掌握，同时帮助婴儿学会。

二、母亲哺乳体位

喂哺婴儿的正确姿势也很重要。母亲可以任意选择坐着或躺着的体位进行喂哺，但必须采用使自己感觉轻松、舒适，能够放松的体位。抱婴儿时应注意使婴儿面向乳房，鼻子对着乳头；婴儿的腹部要紧贴母亲，并要托住婴儿的肩背部，而不只是托着头或后脑勺。头和身体呈直线，颈部不要扭曲。母亲的手应呈“C”形支托乳房；手指不应呈剪刀状向胸壁方向压迫乳房，也不必在喂奶时用一手指放在婴儿鼻子旁。

三、喂哺的持续时间和频率

持续时间取决于婴儿的需求，让婴儿吸空一侧乳房后再吸吮另一侧。据报道，有效吸吮时最初 4 分钟可获得 80％的乳量，10 分钟时几乎达 100％。但是婴儿吸吮不仅仅是为了充饥，同时也为了从中得到享受与安慰。乳房在满足了婴儿充饥需要后仍有少量乳汁流出，但其流速很慢。因此，此时婴儿若继续吸吮，并不会摄入过多，可以让他在乳房上多吸吮。

喂哺的频率应遵循按需喂哺的原则，出生后 24 小时内每 1～3 小时一次，也可更多些。出生后2～7 天是母亲泌乳过程，喂奶次数应频繁些。当婴儿睡眠时间较长或母亲感到奶胀时，则应唤醒婴儿并给予喂哺，间隔不要超过 3 小时，以后通常每 24 小时 8～12 次。

四、挤奶

挤奶对于母乳喂养的建立和维持都极有益，手法挤奶不需要设备，随时随地可以进行，产后1～2 天乳母就应该掌握挤奶的技术。

手法挤奶时将拇指放在乳头、乳晕上方，示指放在乳头、乳晕下方，与拇指相对，其他手指托住乳房。将拇指和示指向胸壁方向轻压，再相对轻挤乳晕下面的乳窦部位。各个方向都要挤到，手指的动作应类似于滚动，反复一压一放，将乳汁挤出。

经常挤奶，可增加乳汁分泌，若奶量不足，可以每小时挤一次来增加泌乳量。挤奶还可以缓解乳房肿胀，帮助婴儿含接；解除乳腺管阻塞和乳汁淤积。在婴儿还没学会吸吮凹陷的乳头时、婴儿生病时或低体重儿不能吸吮时，应该使婴儿能吃到母乳。

五、母亲常见问题的预防和处理

(一)乳胀

产后 3～4 天，乳房可能会膨胀、变硬、疼痛及有热感，这一方面是由于泌乳开始，乳房中有乳汁充盈；另一方面是由于乳房内淋巴潴留、静脉充盈和间质水肿所致，一般于产后 7 天乳腺通畅后症状自然消退。实行母婴同室，产后即多给婴儿吸吮，则较少出现这种情况。因此，出现乳胀后要帮助母亲让婴儿多吸吮、勤吸吮，疼痛严重者可适当采用局部热敷或冷敷，亦可局敷发酵的生面粉饼，借助发酵时发生的温热起到热敷作用。中药王不留行及鹿角粉等口服亦有助于通乳消胀。

(二)乳腺管阻塞

乳房的腺组织结构是分叶排列的，每一叶有一导管引流。有时乳腺管阻塞使乳汁不能排出，某一叶便会形成一个痛性肿块，必须及时处理以预防发展成乳腺炎和乳房脓肿。局部热敷，继续给婴儿吸吮，帮助乳房排空。另外，也可在肿块上面轻轻地向乳晕方向按摩，促使乳腺管通畅。

(三)乳头痛

最常见的原因是婴儿吸吮不当。婴儿没有把足够的乳晕含入口中，而仅仅吸吮乳头顶部。有乳头痛的乳母常会因疼痛而减少哺乳次数或缩短哺乳时间，婴儿也会因吸吮不当，吃不到足够的奶，这样导致乳汁未能排空而使泌乳量减少，常会因此而导致母乳喂养的失败。正常的哺乳是不会引起乳头疼痛的，有乳头疼痛时必须注意纠正婴儿的吸吮姿势，做到正确含接。同时不要用肥皂清洗乳头。

(四)乳头皲裂

婴儿错误的吸吮会损伤乳头皮肤发生皲裂，损伤的皮肤容易引入细菌，发生感染。发现乳头皲裂后首先要纠正婴儿的吸吮姿式，继续喂哺。喂哺时让婴儿先吃无皲裂的一侧乳头。每次喂奶结束后在乳头上留一滴乳汁，且在哺乳间隔时尽可能让乳房暴露于空气和阳光下，有助于皮肤的愈合。

(五)乳头内凹或乳头短

“休息”时乳头的长短其实并不重要，婴儿吸吮时是将乳晕和乳头一起拉长在其口中形成一个“长奶头”。因此不必为此而发愁，许多较短的乳头在孕期可发育得较好，在产后经婴儿的吸吮和牵拉更会有所改善。真正的乳头内陷即当你想把乳头拉出时，乳头反陷得更深，此现象临床上往往很少见。

(六)乳腺炎和乳房脓肿

重在预防。一旦发生乳腺炎，应给予抗生素治疗，以控制感染，局部热敷以缓解疼痛和加速消炎。如果脓肿形成，则要切开引流。患乳腺炎时，母亲必须尽可能休息。

在处理乳房感染时，应将乳汁排尽，如果乳汁淤积在乳房中，单使用抗生素及其他方法也是无助的。此时可鼓励母亲继续给婴儿哺乳，这是安全的不会使婴儿得病。如母亲不想喂乳，则必须用手或吸奶器将乳汁排出，每天坚持挤多次。

(七)漏奶

喷乳反射活跃的乳母在产后初几周内常会出现漏奶，有的乳母当想到可爱的婴儿时便会出现漏奶，亦有的乳母为在外工作时出现漏奶而感到窘困。出现这种情况时可用一块小毛巾或卫生巾垫在胸罩内，并经常更换。漏奶一般都会自然停止。

(八)乳汁不足

有些母亲常因为自己不觉得乳胀或乳房不漏奶，认为自己乳汁分泌不足；亦有因为婴儿总是想吸吮得更长些、更多些，或是婴儿常哭闹而认为乳汁不足。这些其实都不能成为乳汁不足的根据。

判断婴儿是否吃到足够的乳汁可根据湿试验及体重测试来决定。①每天小便在 6 次或以上，尿呈无色或淡黄色，说明进食的奶量足够。②通过生长图检测婴儿体重增长的情况，如果婴儿体重增长曲线在生长图的“健康之路”范围之内，说明给予喂哺的奶量充足。一个健康的婴儿每月应该增加体重0.5～1 kg，或至少每周增重 125 g。切勿误认为乳汁不足而过早为婴儿添加辅食。

六、母婴有病时的母乳喂养问题

(一)乳母患病时的母乳喂养

以往母乳生病就停止母乳喂养，一是怕乳母的病会传染给婴儿；二是怕乳母太劳累。现代新的医学观点认为，乳母在有病的情况下几乎都可以继续母乳喂养。因此，在西方一些国家，当哺乳母亲患病需住院时也允许并鼓励把婴儿带进医院，继续其母乳喂养。当然亦需按疾病的程度、疾病对母亲体力的影响、疾病治疗所用药物，以及其在乳汁中的浓度和对新生儿的影响等问题进行全面考虑。乳汁中含有母亲抵御感染性疾病的抗体，能帮助婴儿增加抵抗力。乳汁中含有的药物浓度，虽有些对婴儿有不良影响，但有一些亦同样有治疗的作用。乳母所患疾病大体上可分为以下 3 种类型。

(1)急性感染性疾病：如感冒、产褥感染、乳腺炎。这类疾病都是可以继续喂哺的，因为母婴经常密切接触，导致感染的细菌或病毒在潜伏期时早已与婴儿接触，继续哺乳可使婴儿在母乳中得到相应的抗体。乳母发热时乳汁浓缩，可使婴儿发生消化不良，应将奶汁挤出稀释后再喂。

(2)主要脏器疾病：如心、肺、肝、肾等疾病，主要需考虑疾病的程度和乳母的体力，应听取内科医师的意见，同时也应考虑到所用的药物对乳汁和婴儿的影响。

甲型肝炎和乙型肝炎在非活动期是可以母乳喂养的。现在婴儿出生后都常规注射 HBV 疫苗，即使 HBsAg 阳性患者的婴儿亦不会增加感染机会，当然最好给婴儿加注高效免疫球蛋白。如果是 HBeAg 阳性(e 抗原阳性)，由于传染性强，不宜喂哺。

(3)其他一般疾病：基本上都可继续喂哺。如果乳母非常不愿意在患病时继续母乳喂养，则需按时将乳汁挤出，使泌乳仍能继续，病愈后仍可继续喂哺。

(二)婴儿特殊情况及有病时的母乳喂养

(1)早产儿、低体重儿：早产儿母亲的乳汁优于足月儿母亲的乳汁，更能满足早产儿出生后迅速生长发育的需要。其母亲乳汁中所含蛋白质要比足月儿母亲乳汁中的含量高 80%，而且蛋白质为溶解状态的乳清蛋白，乳汁中还含有帮助消化的蛋白酶，使蛋白质更容易消化吸收和利用。早产儿母亲乳汁所含的不饱和脂肪酸、乳糖和牛磺酸等大脑发育所必需的原料都比牛奶高，为早产儿大脑发育提供营养保证。而且所含有的维生素 E 的量也比牛奶高数倍。早产儿消化道黏膜尚未发育成熟，对牛奶很容易发生过敏现象，母乳则无此弊端。因此，早产儿更应用自己母亲的乳汁喂哺才能获取生长发育所需全部的、适宜的营养。

由于胎儿约从第 34 孕周起才能自主吸吮和吞咽，满 37 孕周时才能完全做到自主吸吮和吞食。一般需要乳母将乳汁挤出后用胃管进行鼻饲。一旦有吸吮能力，就尽量让早产儿吸吮母乳，同时加用小杯或勺喂养，以保证需要。

(2)双胎儿：母亲的生理本能可以哺喂双胎儿。乳房可根据实际需要分泌乳汁，婴儿越勤吸吮乳汁分泌就会越多。研究证实，单胎的母亲 3～5 个月时每天泌乳为 800～1 500 mL，双胎儿母亲每天能泌乳2 500 mL，可满足她的两个宝宝的需要。因此，母亲完全有能力同时哺喂两个孩子。

(3)患病儿：患病儿应坚持母乳喂养。如果患儿需要住院治疗，应允许母亲和患儿一起住院。

对于 6 个月以下的患儿来说，母乳是唯一的食物来源。只要孩子能吸吮，就应该母乳喂养。患儿可能比没有患病时吸吮力量弱，时间要短，有时可能会拒哺，乳母需要更大的耐心，增加母乳喂养的次数，并且延长母乳喂养的时间。如果患儿不能吸吮，乳母可以挤奶并用杯子、勺子或管子喂给患儿。医护工作者应建议母亲坚持挤奶，有助于母亲的乳汁保持充足。

腹泻和肺炎是乳儿的常见病，婴儿患这些疾病时更加需要继续母乳喂养。发热和腹泻的小儿，需要的水量增加，可用小匙或杯加喂开水或糖盐水。上呼吸道感染时可能因鼻塞患儿不肯吸奶，则先要用软棉签轻轻地清除鼻腔内分泌物。

对于 6 个月以上的患儿，母乳是他们患病期间的重要食物。患儿可能不愿吃固体食物而愿意吃母乳，因为在母乳喂养过程中他们不但能获得营养还能得到爱抚和安慰。

(4)患有半乳糖血症、苯丙酮尿症和枫糖尿症的患儿：因为有先天性半乳糖症缺陷和氨基酸代谢异常，都不宜进行母乳喂养，诊断明确后需在医师的指导下接受治疗食品。

(李利霞)

参 考 文 献

[1] 郭晶.临床妇产科诊断学[M].长春:吉林科学技术出版社,2019.
[2] 冯晓玲,陈秀慧.妇产科疾病诊疗与康复[M].北京:科学出版社,2022.
[3] 郎景和,张晓东.妇产科临床解剖学[M].济南:山东科学技术出版社,2019.
[4] 历建兰.妇科疾病临床实践[M].北京:科学技术文献出版社,2020.
[5] 张海亮.妇产科常见病诊疗[M].长春:吉林科学技术出版社,2019.
[6] 马明宁.临床妇科疾病诊疗[M].长春:吉林科学技术出版社,2020.
[7] 王敏.实用妇产科诊治精要[M].长春:吉林科学技术出版社,2019.
[8] 马建婷.常见妇产科疾病科普知识荟萃[M].北京:科学技术文献出版社,2022.
[9] 李红.妇产科诊疗思维与实践[M].上海:同济大学出版社,2019.
[10] 刘慧赏.实用妇产科新实践[M].长春:吉林科学技术出版社,2019.
[11] 董萍萍.妇产科疾病诊疗策略[M].北京:中国纺织出版社,2022.
[12] 郎潞燕.实用妇产科基础与临床[M].长春:吉林科学技术出版社,2019.
[13] 宋继荣.妇产科基础与临床实践[M].北京:中国纺织出版社,2022.
[14] 孙会玲.妇产科诊疗技术研究[M].汕头:汕头大学出版社,2019.
[15] 崔静.妇产科症状鉴别诊断与处理[M].开封:河南大学出版社,2020.
[16] 温丽宏.新编妇产科疾病诊断与治疗[M].长春:吉林科学技术出版社,2019.
[17] 李明梅.临床妇产科疾病诊治与女性保健[M].汕头:汕头大学出版社,2020.
[18] 于晨芳.现代妇产科疾病诊断精要[M].长春:吉林科学技术出版社,2019.
[19] 胡相娟.妇产科疾病诊断与治疗方案[M].昆明:云南科技出版社,2020.
[20] 李洪国.妇产科疾病鉴别诊断与处置[M].长春:吉林科学技术出版社,2019.
[21] 李境.现代妇产科与生殖疾病诊疗[M].开封:河南大学出版社,2020.
[22] 刘典芳.妇产科常见疾病诊断与治疗[M].长春:吉林科学技术出版社,2019.
[23] 成立红.妇产科疾病临床诊疗进展与实践[M].昆明:云南科技出版社,2020.
[24] 李强.实用妇产科疾病手术学[M].长春:吉林科学技术出版社,2019.
[25] 孔德玲.新编产科临床诊疗精粹[M].长春:吉林科学技术出版社,2020.
[26] 陈玉阁.妇产科诊疗技术与手术要点[M].长春:吉林科学技术出版社,2019.
[27] 赵艳.实用产科疾病诊治[M].北京:科学技术文献出版社,2020.

[28] 赵骏达,李晓兰.新编妇产科疾病诊疗思维与实践[M].汕头:汕头大学出版社,2019.

[29] 薛振美.现代产科疾病诊疗[M].哈尔滨:黑龙江科学技术出版社,2020.

[30] 于彬.妇产科诊疗基础与临床实践[M].北京:科学技术文献出版社,2019.

[31] 郭历琛.妇产科诊断与治疗[M].天津:天津科学技术出版社,2020.

[32] 周静.临床妇产科疾病诊断与综合治疗[M].开封:河南大学出版社,2019.

[33] 赵云燕.临床产科疾病诊疗[M].长春:吉林科学技术出版社,2020.

[34] 王玲.妇产科诊疗实践[M].福州:福建科学技术出版社,2020.

[35] 张静.实用临床妇产科诊疗学[M].长春:吉林科学技术出版社,2022.

[36] 唐淑琼.米非司酮联合甲氨蝶呤治疗异位妊娠的临床效果[J].中国当代医药,2022,29(14):119-122.

[37] 文燕青,漆洪波.妊娠剧吐合并肝功能损害的诊治[J].实用妇产科杂志,2022,38(12):885-888.

[38] 路艳辉.胎盘早剥孕妇血液中凝血因子等参数的变化研究[J].河北医药,2022,44(23):3602-3604,3608.

[39] 晁冰迪,谢禄美,漆洪波,等.从不同指南解析妊娠期高血压疾病的诊治筛防[J].实用妇产科杂志,2022,38(12):906-908.

[40] 杨冠兰,郑丹,杨冠佼,等.妊娠合并糖尿病对产妇剖宫产后产褥期感染病原菌特点及耐药性的影响[J].中国现代医学杂志,2022,32(19):80-85.